Paul Trendelenburg

Grundlagen der
allgemeinen und speziellen
Arzneiverordnung

Sechste Auflage

von

Ludwig Lendle

Professor der Pharmakologie an der Universität Leipzig

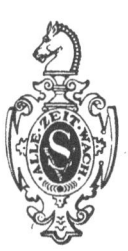

Springer-Verlag Berlin Heidelberg GmbH 1944

ISBN 978-3-642-88902-8   ISBN 978-3-642-90757-9 (eBook)
DOI 10.1007/978-3-642-90757-9

Vorwort zur sechsten Auflage.

Der fünften Auflage, deren Fertigstellung sich aus technischen Gründen leider stark verzögert hatte, folgt nun im kurzen Abstande die sechste Auflage, in der außer einigen Druckfehlerverbesserungen keine Änderungen vorgenommen werden konnten. In späteren Auflagen hoffe ich auch die mir zugehenden Vorschläge zur Ergänzung und Richtigstellung berücksichtigen zu können. Dem Verlag spreche ich meinen besonderen Dank aus für die Förderung dieses so lange vergriffenen Lehrbuchs.

Leipzig, im Oktober 1944.

L. LENDLE.

Vorwort zur fünften Auflage.

Die Neubearbeitung eines Lehrbuches erscheint oft schwieriger und weniger dankbar als die Abfassung eines eigenen Werkes. Einem so bewährten Buch wie der Arzneiverordnungslehre von TRENDELENBURG gegenüber gilt dies nicht. Seine Gesamtanlage und die Durchgliederung der Einzelabschnitte hat sich in vier Auflagen kaum wesentlich geändert. Das beweist, daß die Grundabsicht der Darstellung erreicht wurde, nämlich die praktische Auswertung von Erfahrungen der experimentellen Pharmakologie zur Begründung medikamentöser Maßnahmen und zur kritischen Sichtung des alten und neuen Arzneimittelschatzes.

Meine Überarbeitung ist von diesen Zielen nicht abgewichen. Größere Änderungen finden sich nur im Allgemeinen Teil, wo es mir nötig erschien, durch eine noch schärfere Durchgliederung die Übersicht zu erleichtern. Hier wurden auch Erörterungen über einige allgemeine Fragen des Arzneimittelverkehrs und der neuen Arzneimittelgesetzgebung aufgenommen, um den Studenten oder jungen Arzt auch in diese Aufgaben einzuführen, über die ihn keine klinische Vorlesung belehrt.

Im Speziellen Teil war es notwendig, eine Anzahl ganz neuer Abschnitte einzufügen, ein Beweis dafür, daß auf dem Gebiet der Arzneimitteltherapie trotz der — schon bald vergessenen — „Krise in der wissenschaftlichen Medizin" Neuland gefunden wurde. Es wurden freilich noch nicht alle neuen Vitamine und Hormone aufgenommen, weil ihre praktische Bewährung in der Therapie trotz weitgehender theoretischer Klarstellung noch aussteht. In einigen Abschnitten wurde vielleicht stärker, als es in TRENDELENBURGS erster Absicht lag, auf die Wirkungsweise der Mittel Bezug genommen. Dies war gelegentlich zur Charakterisierung der Stoffe oder zum Verständnis gewisser Besonderheiten der Verwendungsart notwendig.

Eine große Schwierigkeit bot die Auswahl der Arzneimittel, insbesondere die notwendige Beschränkung bei der Neuaufnahme der noch immer stark anwachsenden Zahl von Spezialitäten. Ich konnte mich nur selten entschließen, manchen heute „obsolet" erscheinenden Heilstoff der alten Materia medica zu streichen. Eine Arzneiverordnungslehre ist kein Taschenbuch der medikamentösen Therapie[1], sondern sie soll den Lehrstoff zusammentragen und dem Arzt über grundsätzliche Fragen und die Hauptmittel der Arzneitherapie Auskunft geben. Dazu gehört auch manches, was heute vom praktischen Standpunkt aus „historisch" erscheinen mag. Der Leser findet aus der gleichen Erwägung auch noch die kurzen historischen Einführungen am Beginn der verschiedenen Abschnitte beibehalten. In welchem modernen Werk könnte der Arzt sich sonst eine kurze Auskunft übe rsolche Fragen holen?

Um Raum für die Ergänzungen zu gewinnen, mußten sehr viele Abschnitte in Kleindruck gesetzt werden. Möge das den Studierenden nicht zu der Ansicht verleiten, daß dies immer unwichtige Dinge sind.

Zu besonderem Dank verpflichtet fühle ich mich Fräulein Dozent Dr. E. HEISCHKEL für die Beratung bei der Überarbeitung der historischen Abschnitte, Herrn cand. med. G. MUSSGNUG für die Durchsicht der Preisangaben (vgl. S. 25) und Formeln, die Ausarbeitung des Sachverzeichnisses und für Mithilfe bei der Korrektur, sowie Frl. M. GERLINGHOFF für die geleistete Schreibhilfe.

Münster i. W., im März 1943.

L. LENDLE.

Aus dem Vorwort zur ersten Auflage.

Dies Buch versucht, dem Studierenden der Medizin und dem Arzte die Grundlagen der praktischen Arzneibehandlung zu vermitteln. Es hält sich bewußt von aller Theorie frei, verzichtet auf alle Erörterungen über das Wesen der Wirkung der einzelnen Mittel, wie sie in unübertroffener Darstellung das Lehrbuch von MEYER und GOTTLIEB (Experimentelle Pharmakologie) bringt und beschränkt sich auf eine Beschreibung der Drogen und Mittel, ihrer Zubereitungen, ihrer Indikationen und ihrer Darreichungsformen. Da kaum ein innerlich gegebenes Heilmittel ohne Kenntnis seines Schicksals und der mit den Darreichungen verbundenen Nebenwirkungen und Gefahren richtig dosiert und angewandt werden kann, wurden kurze Angaben über das Schicksal, soweit dies beim Menschen untersucht ist, sowie über die Nebenwirkungen und Gefahren eingefügt.

Bei der Darstellung wurde absichtlich auf die lückenlose Behandlung aller zur Zeit für Arzneizwecke verwandten Mittel verzichtet. Verschiedene Umstände machen es dem Arzte seit einigen Jahrzehnten immer schwerer, den therapeutischen Wert seiner Arzneibehandlungen zu beurteilen. Früher war der Arzneischatz etwas relativ Stabiles, und die Stimmen, die seinen therapeutischen Wert beurteilten, bemühten sich im allgemeinen der Objektivität. Seit die Arzneimitteldarstellung fast ganz dem Kapitalismus unterworfen ist, erschwert die Unsumme immer neu auftauchender Spezialitäten und die oft recht subjektiv

---

[1] Als solches sei hier ausdrücklich empfohlen das im Auftrag der deutschen Arzneimittel-Kommission von HEUBNER, KRAUTWALD und ZINN herausgegebene Büchlein „Arzneiverordnungen. Ratschläge für Studenten und Ärzte". Leipzig 1944.

gehaltene Form ihrer Empfehlung die Bildung eines sicheren Urteiles — um
so mehr, als der mehr und mehr sich ausbreitende Nebel mystisch-spekulativer
Betrachtungen über das Wesen der Arzneitherapie die durch die naturwissen-
schaftlichen Methoden der Erforschung der Arzneiwirkungen geschärfte Kritik
zu trüben begonnen hat.

Es war die Absicht des Verfassers, durch Auswahl der wichtigen Mittel und
Zurücktretenlassen des Unwichtigen oder noch nicht genügend Erprobten dazu
beizutragen, daß der werdende Arzt wieder in den Stand gesetzt wird, besser
zu beurteilen, wann er mit seinem therapeutischen Handeln auf festem Boden
steht.

Inhaltsverzeichnis.

Aufgaben der Arzneiverordnungslehre.

Die praktische Verwendung der Arzneimittel setzt die Kenntnis ihrer pharmakologischen Wirkungsweise (Angriffspunkt und Verhalten im Organismus) und ihrer chemischen Eigenschaften (Löslichkeit, Haltbarkeit usw.) voraus. Die klinische Erfahrung muß die daraus abgeleitete Anzeigestellung für die Verwendung und Verordnungsform sowie die Dosierungsverhältnisse am Menschen begründen. In sehr vielen Fällen ist die therapeutische Brauchbarkeit von Heilstoffen noch nicht im Sinne einer solchen „rationellen Therapie" zu begründen, sondern rein empirisch gefunden worden. Alle diese Erfahrungen gehören zum Stoff der *speziellen* Arzneiverordnungslehre. Einen Hauptbestandteil macht die sogenannte „materia medica" aus, d. h. eine Aufzählung der bewährten Medikamente mit ihren für die Verordnung bedeutsamen Grundeigenschaften.

Die *allgemeine* Arzneiverordnungslehre hat die gesetzlichen Bestimmungen über die Abgabe und den Verkehr mit Arzneimitteln, die anerkannten Regeln der Arzneiverschreibung und die möglichen Formen der Arzneiverarbeitung darzustellen. Sie muß also zunächst die Grundbegriffe und Grenzen der Verordnungsweise lehren.

Es ist ein verbreitetes Vorurteil, daß das Verschreiben von Rezeptarzneien eine schwer zu lernende „Kunst" sei und daß allein in früheren Zeiten die alten Ärzte noch „schöne Rezepte" zu schreiben vermochten. Darüber kann man gänzlich anderer Ansicht sein. Wir wollen den Arzt anleiten, eine zweckvolle Arzneiverordnung durchzuführen, d. h. die richtigen Mittel in der richtigen Dosis und richtigen Form zu verschreiben (W. STRAUB). Dazu genügt die Kenntnis der allgemeinen Regeln der Arzneiverschreibung und eine richtige Arzneimittelwahl. Unter Förderung der „Rezeptierfreudigkeit" des Arztes soll nicht die Empfehlung von reich zusammengesetzten Arzneimittelverarbeitungen verstanden werden, wie sie in vergangenen Jahrhunderten[1] üblich waren. Nur bei Vereinfachung der Verschreibungsweise läßt sich vom Arzt bei den Schwierigkeiten der Arzneimittelwahl aus der unendlichen Anzahl von alten Drogen und neueren Präparaten die Hauptaufgabe der Rezeptur erfüllen: eine sorgfältige Auswahl und individuelle Dosierung von Medikamenten für einen bestimmten Krankheitszustand (HEUBNER).

I. Allgemeine Arzneiverordnungslehre.

A. Bestimmungen über den Verkehr mit Arzneimitteln.

Um die Gefahr einer Schädigung des Kranken durch unsachgemäße Anwendung von Arzneimitteln einzuschränken, hat der Staat einige — allerdings im Vergleich mit Schutzmaßnahmen auf anderen Gebieten (z. B. Nahrungsmittel-

---

[1] „Je länger recepten, je weniger tugendt" (PARACELSUS).

und Unfallgesetzgebung) noch unvollkommene — Maßnahmen ergriffen. Die in Deutschland zur Zeit geltenden Schutzmaßnahmen sind folgende:

1. Rezeptzwang.

Eine Anzahl stark wirkender Chemikalien, Drogen und Zubereitungen sind dem „*Rezeptzwang*" unterworfen. Diese rezeptpflichtigen Arzneimittel sind in einer „Vorschrift betr. Abgabe stark wirkender Arzneimittel" vom 13. 5. 1896 und in einer Neufassung vom 3. 12. 1926 benannt. Sie dürfen nur auf schriftliche, mit Datum und Unterschrift versehene Anweisung (Rezept) eines in Deutschland approbierten Arztes, Zahnarztes oder Tierarztes — hier nur für veterinärmedizinische Zwecke — als Heilmittel an das Publikum abgegeben werden.

Die nicht dem Rezeptzwang unterworfenen Heilmittel können auch ohne Rezept im „*Handverkauf*" aus der Apotheke bezogen werden. Werden Handverkaufsmittel z. B. auch nach dem Abgabewert verschrieben („für 70 Pf. Lanolin"), dann wird die Abgabegebühr nicht verrechnet, das Mittel also billiger als auf Rezept abgegeben.

Im allgemeinen kann ein Patient sich eine Arznei auf ein Rezept beliebig häufig bereiten lassen, sofern nicht die Verordnungen über die Abgabe der Betäubungsmittel oder der stark wirkenden Arzneimittel dem Apotheker die *wiederholte Abgabe* ausdrücklich verbieten.

Ein Teil der in einem besonderen Verzeichnis angeführten Chemikalien, Drogen und Zubereitungen (z. B. Chloralhydrat, Barbitursäurederivate wie Diäthyl-, Diallyl-, Phenyläthylbarbitursäure und ihre Salze, ferner Paraldehyd, Sulfonal, Optochin) bedarf zur Abgabe als Heilmittel für inneren Gebrauch an das Publikum einer jedesmal erneuten schriftlichen Anweisung; bei einem anderen Teil ist die wiederholte Abgabe für inneren Gebrauch ohne erneute schriftliche Anweisung dann erlaubt, wenn die Wiederholung im Rezept vorgeschrieben wurde oder wenn die vorgeschriebenen Einzelmengen nicht die in der Verordnung festgesetzten Grenzen überschreiten (z. B. Folia Digitalis 0,2).

Bei jenen dem Rezeptzwang unterworfenen Mitteln, die der Apotheker auch für inneren Gebrauch wiederholt abgeben darf, kann der Arzt durch einen Vermerk „ne repetatur" derartige Wiederholungen der Abgabe sperren.

2. Apothekenpflichtige Arzneimittel.

Die grundsätzliche Regelung über freiverkäufliche und *apothekenpflichtige Arzneimittel* ist niedergelegt worden in der „Verordnung betr. den Verkehr mit den Arzneimitteln" vom 22. 10. 1901, Neufassung 1928. Das Verzeichnis A dieser Verordnung führt die Zubereitungen auf, welche, ohne Rücksicht auf den Heilwert, apothekenpflichtig sind, sofern sie als Heilmittel gebraucht werden. In einem Verzeichnis B werden die Stoffe aufgezählt, welche außerhalb der Apotheken nicht feilgehalten oder verkauft werden dürfen. (Die Liste der dem Apothekenzwang unterworfenen Mittel deckt sich nicht mit der Liste der dem Rezeptzwang unterworfenen Mittel.) Indifferente Hausmittel sind dem freien Verkehr überlassen, dürfen aber nur in stehenden Betrieben feilgeboten werden.

3. Apotheken.

Apotheken sind staatlich zugelassene Abgabestellen für Arzneimittel. Die Führung einer Apotheke ist an eine bestimmte Ausbildung und Approbation der Apotheker sowie an gewisse gesetzliche Bestimmungen geknüpft. Die Apotheke garantiert beim Bezug von Arzneimitteln a) eine vorgeschriebene Reinheit der offizinellen Mittel, b) einen vorgeschriebenen Gehalt an Wirkstoffen und c) eine zweckmäßige Zubereitung der Arznei. Der Apotheker ist als Mitarbeiter des Arztes auch für die Volksgesundheit verantwortlich. Seine Berufspflicht stellt also Forderungen an ihn, welche außerhalb der kaufmännischen Aufgaben liegen.

Die Einrichtung von Apotheken läßt sich unter dem Einfluß der arabischen Medizin in Europa schon im 12. Jahrhundert nachweisen. Von entscheidender Bedeutung für die Weiterentwicklung wurde das Medizinaledikt des Kaisers *Friedrich II.* um die Mitte des 13. Jahrhunderts, nach welchem der Beruf des Arztes und Apothekers streng getrennt werden mußte. In den folgenden Jahrhunderten entwickelten sich in verschiedenen Städten Deutschlands zahlreiche öffentliche Apotheken, die der Kontrolle der Behörden unterstellt waren. Für die Arzneiverwendung und Verarbeitung wurden an verschiedenen Orten in sogenannten „Antidotarien und Dispensatorien" die Erfahrungen gesammelt. In Deutschland gewann von diesen das Werk des VALERIUS CORDUS die größte Bedeutung, nachdem es vom Rat der Stadt Nürnberg 1546 amtlich herausgegeben worden war. Es stellte die erste sogenannte *Pharmakopöe* dar. Derartige Sammlungen von Vorschriften über Beschaffenheit und Behandlung der Arzneimittel in den Apotheken wurden später in allen großen Staaten eingeführt.

4. Deutsches Arzneibuch.

Die letzte deutsche Pharmakopöe, das *„Deutsche Arzneibuch, 6. Ausgabe"*, ist seit dem 1. 1. 1927 gültig. Ältere Ausgaben bis 1890 hatten noch einen lateinischen Text, heute erfolgt nur noch die Bezeichnung der Arzneimittel und der Zubereitungen in lateinischer Sprache.

Das DAB. 6. Ausgabe enthält im ersten Teil einige für den Apotheker wichtige fachtechnische Vorschriften, dann im zweiten, größten Teil in alphabetischer Reihenfolge die Beschreibung zahlreicher Arzneimittel (der sog. *„offizinellen"* *Mittel*) und eine Reihe von Vorschriften allgemeiner Art, die sich auf die Herstellung der verschiedenen Zubereitungen (z. B. Pilulae, Infusa usw.) beziehen. Schließlich folgen einige Listen mit den Atomgewichten, mit Angaben über die zur Prüfung der Arzneimittel notwendigen Reagenzien, mit einem Verzeichnis der für ärztliche Untersuchungen notwendigen Reagenzien, mit Angaben über die spezifischen Gewichte einiger Flüssigkeiten und einige Tabellen: die Tabelle A, welche die Maximaldosen nennt, die Tabellen B und C, welche Vorschriften über die Art der Aufbewahrung giftiger Arzneimittel geben („unter Verschluß und sehr vorsichtig aufzubewahren" bzw. „von den übrigen Arzneimitteln getrennt und vorsichtig aufzubewahren"). Die Tabellen B und C sind für den Arzt wichtig, der eine Hausapotheke führt.

Bei den einzelnen Arzneimitteln ist die chemische Zusammensetzung, sofern sie bekannt ist, genannt; ihre Herstellung wird beschrieben, soweit sie noch vom Apotheker ausgeführt wird; ihre wichtigsten physikalischen Eigenschaften, wie Haltbarkeit, Löslichkeit und Identitätsreaktionen sowie Reaktionen zur Prüfung der Reinheit, werden angeführt. Die Mittel werden unter dem offizinellen (meist lateinischen) Namen genannt. Um Verwechslungen zu vermeiden, sollte sich der

Arzt stets an diese „offizinellen" Namen halten, wie es auch in diesem Buche geschieht.

Unter den im Hauptteil des DAB. näher erörterten Zubereitungen findet sich eine Anzahl gebräuchlicher Arzneiformen, die sog. „*Formulae officinales*" (z. B. Pil. Ferri carbonici Blaudii, Infusum Sennae compositum), deren Kenntnis für den Arzt nicht nur deshalb wichtig ist, weil sie die Verschreibung ausführlich gehaltener Rezepte erübrigt, sondern besonders auch deswegen, weil die Ausfertigung einer Formula officinalis meist billiger ist als die Herstellung der gleichen Arzneiform nach der Vorschrift eines ausführlichen Rezeptes.

5. Hausapotheke.

Praktiziert ein Arzt an einem Orte, an dem keine Apotheke vorhanden ist, so kann er sich von der Staatsbehörde die Genehmigung zur Führung einer die notwendigsten Heilmittel enthaltenden *Hausapotheke* geben lassen[1].

Für den Arzt, der nicht die Genehmigung zur Führung einer Hausapotheke für die eigene Praxis erhalten hat, gilt der § 367 des Strafgesetzbuches, der bestimmt, daß bestraft wird, „wer ohne polizeiliche Erlaubnis Gifte oder Arzneien, soweit der Handel mit denselben nicht freigegeben ist, zubereitet, feilhält, verkauft oder sonst an andere überläßt". Hiernach darf der Arzt auch die von den pharmazeutischen Firmen ihm zur Verfügung gestellten Muster, sofern sie nicht freigegebene Medikamente enthalten, nicht seinen Patienten mitgeben; hingegen ist die Verwendung dieser Medikamente in der Sprechstunde zulässig.

6. Abgabebedingungen der Arzneimittel in Apotheken.

Eine reichseinheitliche Bestimmung für die *Abgabebedingungen der Arzneimittel in Apotheken* besteht lediglich für die Beschaffenheit der Arzneimittel laut DAB. und für die Preisberechnung laut DAT. (vgl. später S. 25) sowie durch einige gesetzliche Verfügungen wie das Betäubungsmittelgesetz, das Gesetz über die Abgabe stark wirksamer Arzneistoffe u. a. Eine einheitliche *Apotheken-Betriebsordnung* fehlt noch. Aus den allgemein anerkannten Verordnungen einzelner Länder seien für den Arzt die wichtigeren Punkte herausgegriffen.

Alle offizinellen Arzneimittel müssen vom Apotheker vorrätig gehalten werden. Neuere Arzneistoffe, die nicht offizinell sind, insbesondere auch Fertigpackungen („Spezialitäten"), müssen auf Verordnung des Arztes vom Apotheker beschafft werden. Die Abgabe von Arzneimitteln muß jederzeit erfolgen, auch die von Handverkaufsmitteln. Wenn einem Rezept die Anordnung „cito" beigefügt wird, muß die Herstellung bevorzugt erfolgen.

Der Apotheker muß bei Irrtümern oder unleserlichen Angaben in einem Rezept vor dessen Anfertigung den Arzt befragen. Wenn in einem Rezept die Maximaldosis (vgl. S. 5) eines Mittels ohne eine entsprechende Kennzeichnung durch den Arzt überschritten wird, dann darf höchstens die Hälfte bis die volle Maximaldosis ausgehändigt werden. Bei einer solchen Verordnung für Kinder darf die Arznei nicht vor Klarstellung ausgehändigt werden.

Eine Arzneizubereitung kann vom Arzt telephonisch vom Apotheker angefordert werden. Ihre Aushändigung erfolgt jedoch erst auf Vorlage des Rezeptes. Die Gültigkeitsdauer eines Rezeptes ist unbegrenzt, abgesehen von den Bestimmungen des Betäubungsmittelgesetzes. Die Anforderung einer Arznei kann in jeder beliebigen Apotheke erfolgen (Freizügigkeit).

---

[1] Nähere Bestimmungen vgl. bei URBAN: Apothekengesetze Berlin, 1927. S. 353.

7. Maximaldosen.

Die Festsetzung von Maximaldosen im DAB. 6 erfolgte auf Grund von Erfahrungen über die Möglichkeit toxischer Nebenwirkungen bei höheren Dosierungen. Die M.D. liegen im allgemeinen zwischen den erforderlichen therapeutischen Dosen und den möglicherweise toxischen Gaben. Sie wirken also selbst noch nicht toxisch.

Für die meisten Mittel ist neben der Einzelmaximaldosis (E.M.D.) eine meist etwa 3 mal größere Tagesmaximaldosis (T.M.D.) genannt, z. B. für Morphin hydrochl. 0,03! und 0,1!

Wenn in einem Rezept eines der mit Maximaldosen versehenen Mittel verschrieben ist und das Mittel innerlich einzunehmen ist oder in Form von Augenwässern, Einatmungen, Einspritzungen, Klistieren oder Suppositorien einverleibt werden soll, so hat der Apotheker die Pflicht, nachzurechnen, ob in der verschriebenen Einzelmenge und Tagesmenge die M.D. nicht überschritten wurde. Das kann er nur, wenn genaue Angaben über die einzunehmende Menge vom Arzt gemacht wurden, d. h. es muß in diesen Fällen die Signatur (s. unten) sorgfältig ausgefüllt sein.

Die genaue Kenntnis der M.D. erübrigt sich im allgemeinen für den Arzt, welcher die therapeutisch zulässigen und gebräuchlichen Dosierungen beherrscht. Denn nur sehr selten ist der Arzt gezwungen, Medikamente in einer die M.D. überschreitenden Dosierung zu geben, z. B. bei der Verschreibung von Morphin für einen Morphinisten, bei der Durchführung einer energischen Arsenikkur oder bei der Atropinbehandlung von postencephalitischen Störungen.

In solchen Fällen muß hinter der verordneten Menge ein Ausrufungszeichen angebracht und dahinter in Einklammerung die Menge auch in Buchstaben wiederholt werden. Wenn diese besondere Kennzeichnung vom Arzt vergessen wird, muß sich der Apotheker mit dem Arzt vor der Herstellung der verordneten Arznei in Verbindung setzen.

Nachdrücklich ist hervorzuheben, daß das Nichtüberschreiten der Maximaldosen keine Sicherheit gegen Vergiftungen gewährt und den Arzt nicht von der Verantwortung entlasten kann. Wird z. B. die für Suprarenin aufgestellte Einzelmaximalmenge von 0,001 auf einmal intravenös eingespritzt, so kann der Tod des Patienten dadurch bewirkt werden, oder wird die T.M.D. der Folia Digitalis von 1,0 zu lange Zeit hindurch dargereicht, so können sehr schwere kumulative Giftwirkungen auftreten. In Fällen von Arzneimittelüberempfindlichkeit können auch schon therapeutische Dosen schädlich wirken.

Für *Kinder* sind keine besonderen Maximaldosen genannt. Es ist also bei der Verschreibung von Rezepten für Kinder doppelte Vorsicht geboten. Man kann die für Kinder erlaubten Mengen nicht einfach aus den Maximaldosen für Erwachsene errechnen, da manche Heilmittel für Kinder (auf das Kilogramm umgerechnet) besonders giftig sind, wie Morphin, andere dagegen besser vertragen werden, wie z. B. Atropin.

Besondere Vorsicht ist weiter bei der Verschreibung neu eingeführter, stark wirkender Heilmittel geboten, für die Maximaldosen noch nicht aufgestellt sind. Es geschieht dies nur bei jeder Neuherausgabe des DAB., also in großen Zeitabständen.

Anhang: Dosierung im Kindesalter. Die großen Unterschiede der Empfindlichkeit von Kindern verschiedener Altersstufen gegen einzelne Arzneimittel
gestatten es nicht, die erforderliche therapeutische Dosis einfach aus der Körper-
größe oder dem Gewicht im Verhältnis zur Erwachsenendosis zu berechnen.
Zweckmäßige Arzneiverordnungsbücher enthalten tabellarische Zusammen-
stellungen für die üblichen therapeutischen Dosen der wichtigsten Heilmittel
bei Kindern von verschiedenen Altersgruppen. Diese Zahlenangaben sind auf
klinische Erfahrungen gegründet.

Es gibt auch formelmäßige Ableitungen der Kinderdosen aus dem Lebensalter, die
aber aus dem oben genannten Grunde nur eine annähernde Schätzung erlauben. Von solchen
Formeln sei die folgende angeführt:

$$\text{therapeutische Dosis beim Kind} = \text{Erwachsenendosis} \times \frac{\text{Anzahl der Jahre}}{12 + \text{Anzahl der Jahre}}.$$

Für ein 6jähriges Kind würde sich demnach eine therapeutische Dosis mit ⅓ der Erwachsenendosis schätzen lassen.

Normdosen. Von HAFFNER ist der Vorschlag gemacht worden, für die wichtigsten
Arzneistoffe die durchschnittlichen Dosierungen festzulegen als eine gewisse Norm, wie
dies in Amerika und auch in England schon üblich ist. Diese Vereinheitlichung soll keine
Normierung der Therapie bedeuten. Die Individualisierung der Dosierung könnte bei der
Verordnung unter Bezugnahme auf diese Norm erfolgen, indem etwa $1/2$-, $2/3$-, 2fache N.D.
aufgeschrieben würden. Es bestehen jedoch gewisse Schwierigkeiten, weil die Dosierung
bei Verwendung der Arzneistoffe unter verschiedenen Indikationen und in verschiedener
Verabreichungsart nicht die gleiche ist. Es sind also für die einzelnen Stoffe verschiedene
Normdosen bzw. Normkonzentrationen erforderlich. Immerhin liefern die von HAFFNER
und SCHULTZ schon zusammengestellten „Normdosen der gebräuchlichen Arzneimittel"
(Stuttgart 1937) eine gewisse Hilfe für eine gleichmäßige Dosierung. Zur amtlichen Einführung gelangten sie nicht.

B. Allgemeine Formen der Arzneiverschreibung.

Das Rezept stellt eine schriftliche Anweisung eines Arztes für den Kranken
zum Bezug eines Arzneimittels in einer Apotheke dar. Das Rezept hat demnach
rechtlich den Charakter einer Privaturkunde. In den älteren Vorschriften über
die Abgabe stark wirkender Arzneimittel war nur Datum und Unterschrift des
Arztes (Zahnarzt und Tierarzt) gefordert. Erst in späteren Verordnungen wurde
auch die Beifügung einer Gebrauchsanweisung vorgeschrieben. Die strengste
Form der Rezeptur ist bei der Verschreibung von Betäubungsmitteln zu beachten
(vgl. S. 29). Abänderungen am Rezept durch zweite Hand stellen Urkunden-
fälschungen dar. Die Ausstellung von Rezepten, welche rezeptpflichtige Mittel
enthalten, ist Unbefugten verboten.

Das Rezept zerfällt, einer überlieferten Form entsprechend, in zwei Teile.
Der erste Teil — Praescriptio und Subscriptio — ist an den Apotheker gerichtet
und wird, altem Herkommen nach, möglichst in lateinischer Sprache abgefaßt.
Der zweite Teil — Signatura — ist für den Patienten bestimmt und gibt in der
Landessprache Anweisungen über die Art des Einnehmens.

Zur Sicherung gegen Irrtümer bei der Rezeptverschreibung empfiehlt es
sich, im ersten Teil sich streng pedantisch an die übliche, dem Apotheker ge-
läufige, alt überlieferte Form zu halten. Die Mittel sind — soweit sie offizinell
sind — nur mit der offizinellen Bezeichnung des DAB. anzuführen. Zu weit-
gehende Abkürzungen sind zu vermeiden, da sonst leicht Verwechslungen vor-

kommen, z. B. kann „Kal. chlor." sowohl das verhältnismäßig ungiftige Kalium chloratum (KCl) wie das giftige Kalium chloricum (KClO$_3$), bezeichnen.

Nach einer Vorschrift des DAB. werden alle Gewichtsmengen im allgemeinen in Gramm genannt, wobei 1,0 = 1 Gramm bedeutet, und größere ebenso wie kleinere Mengen nur nach dem Dezimalsystem bezeichnet. 10 Gramm wird also „10,0" (ohne g!), 2 Dezigramm „0,2", $^1/_2$ Milligramm „0,0005" geschrieben. Wünscht der Arzt, daß eine verschriebene Lösung ein bestimmtes Volumen ausmacht, so ist 10,0 ccm oder 20,0 ccm zu schreiben. Alle nicht die Grammengen oder Kubikzentimeter der Heilmittel betreffenden Zahlenangaben werden stets mit lateinischen Ziffern verschrieben, so die Pulver- oder Pillenzahl und besonders die Tropfenzahl. (Mehrfach sind gerade dann, wenn die Tropfenzahl mit arabischen Ziffern bezeichnet wurde, irrtümlicherweise Gramm abgegeben worden und Vergiftungen vorgekommen.)

Inscriptio:		Ort, Datum
Invocatio:	**Rp.**	
Praescriptio = Ordinatio {	Basis:	Hydrargyri chlorati 0,15
	Adjuvans:	Tartari depurati 0,20
	Constituens Vehiculum:	Sacchari albi 0,40
	Corrigens:	Olei Menthae piperitae gtt. II
Subscriptio:	Misce, fiat pulvis.	
	Da tales doses Nr. III	
Signatura:	S. Im Abstand von 5 Std. je ein Pulver zu nehmen.	
Für Frl. Else Zimmermann		
		Dr. W. Müller, prakt. Arzt.

Die in der *Praescriptio* genannten Mittel werden in der Reihenfolge aufgeführt, wie sie der Apotheker zugeben soll, jedoch ist der Apotheker an die Reihenfolge nicht gebunden. Das lösende, verdünnende, formende Mittel (Constituens) wird hinter den eigentlichen Heilmitteln angeführt. Eingeleitet wird die Praescriptio durch ein Rp. = recipe, d. h. „nimm". Die Mittel werden im Genitiv, die Mengen im Akkusativ genannt. Wenn mehrere Mittel in der gleichen Menge verordnet werden, so wird die Mengenangabe nur bei dem letzten dieser Mittel nach dem Zeichen $\overline{aa}$ (= ana partes, zu gleichen Teilen von ...) angeführt. Die *Subscriptio* wird meistens eingeleitet durch ein M. = misce, es soll gemischt, gelöst werden; gegebenenfalls folgen hier die bei den einzelnen Rezeptformen näher zu schildernden ausführlicheren Angaben. Nach einem D. = Da, es soll gegeben werden, folgt eine nähere Angabe über die Anzahl der Einzelmengen usw. Hier kann z. B. durch die Beifügung von „da ad scatulam, ad vitrum nigrum, ad chartas amylaceas" auch die Art der Verpackung oder Aufbewahrung vorgeschrieben werden. Weitere vielfach noch übliche lateinische Anordnungen bzw. ihre Abkürzungen werden später erwähnt.

Der letzte Teil des Rezeptes, die *Signatur*, wird durch S. (= Signa!) eingeleitet. Hier soll schriftlich in der Landessprache für den Kranken vermerkt werden, wie er die verordnete Arznei zu verwenden hat. Leider wird gerade diese „Signatur" von vielen Ärzten weggelassen oder unachtsam und mißverständlich ausgefertigt. Der Arzt sollte bedenken, daß diese schriftliche Festlegung für die richtige Dosierung des Arzneimittels durch den Kranken die einzige Sicherheit bietet, da er nach dem Abschluß einer Beratung doch häufig in seiner Angst bald alle mündlichen Anweisungen vergessen hat. Ferner dient die Signatur dem Apotheker zur Nachrechnung, ob in dem verschriebenen Rezept die Maximaldosierung eines Arzneimittels nicht überschritten wurde. In sehr vielen Fällen, wo es zu gerichtlicher Stellungnahme wegen einer möglichen Schädigung eines Kranken durch eine Arzneiverordnung kam, diente die Signatur zur Klarstellung der etwaigen Schuld. Das Fehlen einer Signatur entlastet den Apotheker dem Arzt gegenüber.

Bei der Verordnung von Spezialitäten, welchen eine Gebrauchsanweisung von der Herstellerfirma beigefügt zu werden pflegt, ist es vielfach üblich, auf die Signatur zu verzichten, um die Sonderkosten von 0,10 RM. für diese Ausfertigung einzusparen, oder der Arzt macht es sich mit der Angabe „nach Vorschrift" bzw. „nach Bericht" bequem. Solche Lässigkeiten sind zu tadeln. Der Arzt soll sich bemühen, eine klar verständliche Formulierung für seine Vorschriften zu finden.

Wenn der Arzt für sich oder für seine Sprechstundenpraxis eine Arznei verordnen will, dann kann er, ohne besondere Signatur, das Rezept mit „da ad usum proprium" oder „pro statione" oder „für meinen Praxisbedarf" abschließen. Für die Verordnung der dem Betäubungsmittelgesetz unterliegenden Arzneien gelten auch hier besondere Vorschriften (vgl. S. 29).

Für die Ausstellung eines Rezeptes sind, wenn die Auswahl der Arzneistoffe getroffen ist, einige rechnerische Überlegungen erforderlich, für welche die einfachste „Regel de tri" genügt. Man tut gut, sich folgende Fragen planmäßig zu beantworten und in kurzen Notizen vor Ausführung des Rezeptes niederzuschreiben. Sie mögen an Hand einer kleinen Rezeptaufgabe (Jodkalium als Expectorans) erläutert werden:

1. Welche Einzeldosis soll abgegeben werden? (0,5.)
2. In welcher Form soll die Arznei verabreicht werden? (In Lösung.)
3. Welche Einzelabmessung soll die Einzelgabe enthalten? (1 Eßlöffel = 15 g.)
4. Wie viele solcher Einzelgaben soll aufgeschrieben werden? (12 Eßlöffel = 180 g Lösung mit 6 g Jodkalium.)

Das Rezept könnte also lauten:

Rp. Kalii jodati 6,0
Aquae dest. ad 180,0
Fiat solutio
D. S. 3mal täglich 1 Eßlöffel nach dem Essen zu nehmen.

Man mache es sich zur Pflicht, nach der Zusammenstellung des Rezeptes als Probe auf seine Richtigkeit noch einmal rückwärts aus der Signatur nachzurechnen, ob die verschriebene Einzeldosis die beabsichtigte ist.

C. Die Arzneiformen.

Die Auswahl der Arzneizubereitung richtet sich nach der Art der vom Arzt geplanten Zufuhr und den Eigenschaften des zu verordnenden Arzneistoffes (Konsistenz, Löslichkeit, Haltbarkeit u. a.). Einen weiteren Gesichtspunkt liefert die Preisgestaltung bei den verschiedenen Arzneiformen (vgl. S. 27 über wirtschaftliche Verordnungsweise).

1. Pulveres, Pulver.

Als Pulver können alle an der Luft nicht zerfließenden oder sich zersetzenden pulverisierbaren Mittel dargereicht werden. Kommt es auf eine genaue Dosierung

nicht an, wie bei den Streupulvern, Zahnpulvern usw., so wird das Pulver un-
abgeteilt meist als „Schachtelpulver" verschrieben. Bei allen stark wirkenden,
innerlich zu nehmenden Pulvern muß entweder die jeweils in ein besonderes
Papiersäckchen zu füllende Einzelmenge verschriebenen werden („Dispensiermethode") oder angegeben werden, in wie viele Einzelteile das verschriebene
Gesamtquantum abgeteilt werden soll („Dividiermethode"). Im allgemeinen
wird heute in der Verschreibung die Dispensiermethode bevorzugt (vgl. Rezeptbeispiele).

a) **Nichtabgeteilte Schachtelpulver.** Es werden meist 20—50 g verordnet.
Von Teemischungen, welche äußerlich für Bäder oder Umschläge, Spülungen
usw. dienen sollen, werden auch größere Mengen bis 500 g aufgeschrieben. Die
Dosierung wird dem Patienten überlassen. Man berechnet die Menge einer Messerspitze mit 0,1—0,5 g je nach dem spezifischen Gewicht des Pulvers und für einen
gestrichenen Eßlöffel 3—5 g. Bei Drogen wiegt diese Menge nur 1,5 und bei
Magnesia usta nur 0,5 g.

Als billigste Form der Verpackung verordnet man die Abgabe in einem Pa-
piersack „da ad chartam" oder bei hygroskopischen Pulvern „ad chartam
ceratam" oder „paraffinatam". Bei längerem Gebrauch ist die Verschreibung
der Abgabe in einer Schachtel, „da ad scatulam", oder auch in einer Glasflasche
mit weitem Hals vorzuziehen („da ad vitrum cum collo amplo"). Bei Augen-
streupulvern wird die Substanz meist mit einem Pinsel zum Einstäuben („da
cum penicillo") verordnet.

b) **Abgeteilte Pulver.** Sie werden auch ohne besondere Anweisung in Einzel-
säckchen von Papier abgegeben. Das Einzelquantum eines abgeteilten Pulvers
soll etwa 0,2—0,3—0,5 betragen. Ist die Einzelmenge des Arzneimittels kleiner,
so wird als Konstituens ein indifferentes Pulver zur Verdünnung zugegeben.
Hierfür sind geeignet: *Saccharum* (offiz.), Zucker, *Saccharum lactis* (offiz.), Milchzucker, *Pulvis gummosus* (offiz.), mit Süßholzpulver und Zucker versetztes Gummi
arabicum-Pulver (Pulv. gummos. kommt besonders bei schlecht schmeckenden,
in etwas Wasser einzunehmenden Substanzen in Betracht), *Bolus alba* (offiz.),
weißer Ton, der aus Aluminiumsilicaten besteht, oder auch *Talcum* (offiz.), Talk,
Magnesiumsilicat.

Bei der Pulverherstellung ist erst nach 5 Min. langer Verreibung eine einigermaßen
gleichmäßige Mischung erreicht, wie verschiedenartige Kontrollversuche ergeben. Der Apotheker geht bei der Verreibung so vor, daß er immer zur kleineren Arzneimenge die größere
Menge des Konstituens schrittweise zugibt.

Den *Geschmack* kann man *korrigieren* durch einen Zusatz von etwas *Rhizoma
iridis pulv.*, welches den wohlriechenden Stoff Iron enthält. Man kann auch den
dem Pulver zugesetzten Zucker mit einem wohlschmeckenden ätherischen Öl
verreiben. Solche Verreibungen heißen *Elaeosacchara* (offiz.), sie enthalten ein
Teil des ätherischen Öles auf 50 Teile Zucker. Sie werden stets „ex tempore",
frisch hergestellt und sollen wegen der Flüchtigkeit der ätherischen Öle ad chartam paraffin. verordnet werden. Geeignet sind z. B. Elaeosacch. Menthae piperitae (s. S. 204) oder Elaeosacch. Foeniculi (s. S. 204). *Pulvis dentifricius* (offiz.),
Zahnputzpulver, ist mit Pfefferminzöl versetztes Calciumcarbonat. Pulv. dentifric.
cum sapone (offiz.) enthält außerdem Sapo medicatus.

Enthalten Einzelpulver hygroskopische Substanzen, so sind sie „ad chart. cerat." oder „paraffin." zu verschreiben. Schlecht schmeckende Substanzen können auch in *Oblaten*, „ad chartas amylaceas" verordnet werden[1]. Sie werden dann samt Umhüllung mit einem Schluck Wasser eingenommen. „*Capsulae amylaceae*" sind runde, aus Oblatenscheiben gepreßte kleine Schalen, die nach Einfüllen des Pulvers mit einer zweiten Schale verschlossen werden. Die Darreichung in Oblaten macht natürlich den Zusatz von Korrigentien überflüssig.

Für das Mengen von Pulvern bis 100 g wird einschließlich einer Teilung bis zu 6 Teilen 0,55 RM. berechnet, für die weiteren 100,0 bzw. 6 Teilungen je 0,20 RM. Für das Füllen in Caps. amylac. wird pro 6 Stück 0,20 RM. zugeschlagen.

Rp. Bismuti subgallici 10,0
    Talci ad 100,0
    M.D. (ad chart. oder scatul.)
    S. Äußerlich. Als Wundstreupulver.

Rp. Codeini phosphorici 0,02
    Sacchari (oder Sacchari lactis, odeɪ
    Elaeosacch. Menth. pip.) 0,3
    M.D. tales doses Nr. X
    S. 3mal täglich 1 Pulver zu nehmen.

Rp. Codeini phosphorici 0,2
    Sacchari 3,0
    M. Divide in part. aequal. Nr. X
    S. 3mal täglich 1 Pulver zu nehmen.

2. Pilulae, Pillen.

Die Pillenverschreibung kommt in Betracht, wenn pulverisierbare oder dickflüssige Arzneimittel, deren Einzelgabe unter 0,2 liegt, längere Zeit hindurch innerlich gegeben werden sollen. Die Pillenverordnung gestattet ·eine leichte Änderung der Dosierung durch die Anzahl der auf einmal verabreichten Pillen. Außerdem ist diese Arzneiform billig im Vergleich zur Verordnung von Pulvern. Bei kleinen Kindern wird sie weniger geschätzt wegen der Gefahr des Verschluckens.

Zur Bereitung der Pillen auf der Pillenmaschine muß das Arzneimittel zunächst in eine knetbare Form gebracht werden. Dies geschieht durch Mischen mit geeigneten festen und flüssigen Konstituentien. Auf alle möglichen Kombinationen, welche gute Pillengrundlagen abgeben können, soll hier nicht eingegangen werden. Man kommt bis auf wenige, im speziellen Teil in Rezepten wiedergegebenen Ausnahmen mit den Grundlagen aus, welche der Apotheker nach einer Vorschrift des DAB. zu verwenden hat, wenn keine näheren Angaben über eine Zusammensetzung der Grundlage gemacht werden. Diese Grundlagen sind Gemische von gleichen Teilen *Radix Liquiritiae pulv.* (offiz.), pulverisierte Süßholzwurzel, und *Succus Liquiritiae depuratus* (offiz.), gereinigter Süßholzsaft (s. S. 127), oder von *Extract. Faecis* (offiz.), Hefeextrakt und Glycerin. Sie können unter der allgemeinen Bezeichnung „Massa pilularum" in der Verschreibung angeführt werden.

In seltenen Fällen, z. B. wenn besonders empfindliche Substanzen verschrieben werden, kommt Bolus alba oder Talcum, mit etwas Vaselinum album oder Lanolinum angerieben, in Betracht.

Das Aneinanderkleben der Pillen wird durch Bestreuen mit Lycopodium verhindert. Im Rezept braucht dies nicht besonders verlangt werden, weil das

---

[1] Man verordnet auch „da cum oblatis" oder „adde hostias Nr....".

DAB. es schon dem Apotheker vorschreibt. *Lycopodium* (offiz.), Bärlappsporen, besteht aus den reifen Sporen des einheimischen Lycopodium clavatum und bildet ein blaßgelbes, leicht fließendes, geschmackloses, mit Wasser sich nicht benetzendes Pulver. Zur Geschmacksverbesserung kann mit dem Pulver der Cortex Cinnamomi (offiz.), Zimtrinde (s. S. 162), oder der Radix Liquiritiae bestreut werden. Dies ist durch die Vorschrift „Conspergantur cort. Cinnamomi pulv." usw. zu verlangen. Diese Maßnahme verteuert die Pillen.

Bei der fabrikatorischen Herstellung in der Industrie werden die Pillen häufig „*obduziert*", d. h. mit einem festen Überzug versehen. Im Rezept wird dies selten verschrieben, da es die Herstellung verzögert und besonders verteuert. Die Verschreibung „Obducantur saccharo" liefert Pillen mit einem Zuckergußüberzug, „Obducantur gelatina" mit einem glatten Überzug; eine Spielerei ist das Obduzieren mit Gold- oder Silberblatt („Obducantur fol. aureis, fol. argenteis"). Um magenreizende oder säureempfindliche Stoffe ungelöst durch den Magen gelangen zu lassen kann durch die Angabe: „Obducantur ceratino" ein Überzug von Hornstoff bewirkt werden, der, erst im Dünndarm gelöst, dort das Mittel freigibt. Dieses Keratinieren ist unnötig, seitdem die gehärteten Gelatinekapseln (s. u.) für Arzneistoffe zur Verfügung stehen. In neuester Zeit verwendet man auch geeignete synthetische Kunststoffe zum Obduzieren von Pillen.

Dragées sind im Fabrikgroßbetrieb hergestellte Pillen oder Pastillen mit einem Überzug aus Zucker oder Schokolade.

Bei der Pillenverschreibung verordnet man die gesamte Menge des Arzneistoffes und gibt an, wie viele Pillen unter Verwendung einer Pillenmasse daraus bereitet werden sollen („Dividiermethode"). Jede Pille soll etwa das Gewicht von 0,1—0,2 g haben. Man läßt sie meist „ad scatulam" aushändigen; dies braucht aber nicht ausdrücklich erwähnt zu werden. Die Herstellung von Pillen kostet je 30 Pillen 0,55 RM.

oder einfacher:

Rp. Atropini sulfurici 0,015	**Rp.** Atropini sulfurici 0,015
Radicis Liquirit. pulv.	Massae pilul. q. s. f. (= quantum satis
Succi Liquirit. depurat. $\overline{aa}$ 3,0	fiant) pil. Nr. XXX
M. f. pil. Nr. XXX. D. (ad scat.)	D. S. Abends 1 Pille.
S. Abends 1 Pille zu nehmen.	

(„Conspergantur Cort. Cinnamomi" usw. wäre vor dem D. einzufügen.)

Erwähnt sei, daß es auch eine Reihe offizineller Pillenzubereitungen gibt, die nach DAB.-Vorschrift vorrätig gehalten oder frisch hergestellt werden müssen.

Rp. Pilulae Ferri carbonici Blaudii (DAB.) Nr. LX
D. S. 3 mal täglich 1 Pille nach dem Essen zu nehmen.

3. Granula, Körner.

Körner sind sehr kleine Pillen, bei denen die Grundmasse nach dem DAB. aus Milchzucker, Gummi arabicum pulv., Sirupus simpl. und Glycerin besteht. Ihr Normalgewicht ist 0,05. Sie werden selten verschrieben, hauptsächlich mit Arsenik, Colchicin oder Strychnin. Der Preis ist der gleiche wie für Pillen.

Rp. Colchicini 0,06
f. Granula Nr. LX
D. S. 3 mal täglich 1 Stück zu nehmen.

4. Pastilli, Pastillen. Trochisci, Zeltchen, Tabulettae, Tabletten.

Zur Herstellung der Pastillen, Zeltchen und Tabletten werden die gepulverten Mittel meist nach Zusatz eines Bindemittels zur Pulvermasse (z. B. Weizen-

oder Maisstärke mit Gummi arabic. und Talcum oder auch das Quellmittel Pektin zusammen mit Dextrin) in die Form von Scheiben, Tafeln, Kegeln usw. gepreßt. Die Verordnung kann nach der Dispensiermethode erfolgen unter Angabe der Einzeldosis und der Anzahl der herzustellenden Tabletten. Sie werden aber nur noch selten nach Rezept hergestellt, da die Herstellung zu lange dauert und nicht jede Apotheke die Apparatur zur Herstellung besitzt.

Die Großindustrie liefert außer den wenigen Mitteln, für welche die Pastillen-form offizinell gemacht ist, fast alle häufig dargereichten pulverförmigen Mittel in der sehr zweckmäßigen Pastillen- oder Tablettenform (z. B. die Kompretten M.B.K. von Merck, Boehringer und Knoll). Die Verordnung derartiger meist in „Originalpackungen" (O.P.) vorrätig gehaltener Pastillen oder Tabletten ist einfach.

> **Rp.** Tabulett. Acidi diaethylbarbit. 0,5 Nr. X 1 O.P.
> S. Abends 1 Tablette in Wasser zu nehmen.

Bei der Verordnung von Tabletten als *Fertigpackungen* („Spezialitäten") ist die Angabe von „1 O.P." aus Gründen der Verbilligung erwünscht (vgl. später S. 28). Mit dieser Bezeichnung O.P. ist dem Arzt aber nicht die Angabe der Einzel-dosis und der Anzahl der Tabletten im Rezept erspart, da es oft eine verschiedene Größe und Anzahl von Tabletten in den Packungen gibt. Ferner sollte diese Beifügung von 1 O.P. den Arzt nicht in allen Fällen von der Pflicht zur Ausschrei-bung einer genaueren Signatur befreien.

Die Herstellung solcher Spezialitätenpackungen durch die pharmazeutische Industrie hat die Verwendung mancher Arzneimittel allzusehr gefördert. Es darf aber nicht in zu billiger Kritik für den später erwähnten Mißstand (vgl. S. 23) auf dem Arzneimittelmarkt allein die Herstellung solcher Tabletten-packungen verantwortlich gemacht werden.

„*Tabulettae hypodermicae*" sind kleine Tabletten, welche die zu Subcutaninjektionen gebräuchlichen pulverförmigen Medikamente enthalten. Zum Gebrauch wird eine Tablette in etwas sterilem Wasser gelöst. „*Tabulettae ophthalmicae*" sind kleine Tabletten mit den in der Augenpraxis verwandten Alkaloiden, die direkt in den Bindehautsack eingelegt werden.

Die Anfertigung von Tabletten oder Pastillen nach Rezeptvorschrift bis zu 6 Stück wird mit 0,55 RM. berechnet.

5. Capsulae gelatinosae, Gelatinekapseln.

In Gelatinekapseln läßt man besonders schlecht schmeckende oder flüssige, innerlich zu nehmende Mittel einfüllen. Ein Zusatz von Oleum Ricini macht die Kapseln elastisch = Caps. gelatin. elasticae. Durch die Behandlung mit Formaldehyd kann man die Kapselmasse derart härten, daß der Magensaft sie nicht mehr löst, während der Darmsaft ihre Auflösung bewerkstelligt. Derartige *Glutoid-* oder *Geloduratkapseln* verwendet man, wenn magenreizende Mittel den Magen passieren sollen, ohne die Schleimhaut zu berühren (z. B. Acid. salicylic.). Besonders von der Firma Pohl, Danzig, werden alle in Betracht kommenden Mittel in derartigen gehärteten (Gelodurat-)Kapseln geliefert. Nach dem Rezept angefertigt werden sie nicht.

Die Caps. gelatinos. fassen bis etwa 1,0 des Mittels. In elastischen Kapseln kann bis 2,0 Flüssigkeit per os gegeben werden. Für Pulverdarreichung kommen auch die Caps. operculatae in Betracht. Diese bestehen aus zwei einseitig abgeschlossenen Gelatinehohlzylindern, die das Mittel einschließen, wenn sie übereinandergeschoben werden.

Für das Füllen von Kapseln, einschließlich der Vergütung für die Kapseln, bis zu 6 Stück wird 0,20 RM. berechnet.

Rp. Chinini hydrochlorici 0,5
 D. tal. dos. Nr. X ad caps. gelatin. (oder
 ad caps. gelat. operc.)
 S. 2mal täglich 1 Kapsel zu nehmen.

Rp. Extracti Filicis 2,0
 D. tal. dos. Nr. IV ad caps. gelat. elast.
 S. Im Laufe einer Stunde alle Kapseln
 nehmen, 1 Std. später Ricinusöl
 (Extr. Fil. ist dickflüssig).

6. Suppositoria, Stuhlzäpfchen. Globuli, Vaginalkugeln.

Die Grundmasse besteht aus einem Konstituens, das bei gewöhnlicher Temperatur fest ist, aber in Körperhöhlen (Rectum, Vagina) schmilzt. Meist verwandt wird *Oleum Cacao* (offiz.), Butyrum Cacao, Kakaobutter, das bei 30—35° schmelzende Fett des Kakaosamens. Auch das Gemisch von 1 Teil Gelatina alba, 4 Teile Aqua und 10 Teile Glycerinum gibt eine geeignete Grundmasse. Die Grundmasse wird mit dem Medikament vorsichtig verrieben in Formen gepreßt oder auch durch Erwärmen in Lösung gebracht und in zylindrische (Rectal-Suppos.) oder eiförmige (Vaginalglobuli) Hohlformen gegeben. Das Gewicht beträgt 2,0—5,0.

In den letzten Jahren sind als Ersatzstoffe für Kakaobutter wasserlösliche Suppositorienmassen eingeführt worden, z. B. das *Postonal* (I.G.), ein hochmolekulares Polymerisationsprodukt des Äthylenoxyds. Dieser Stoff ist eine beständige reizlose Verbindung, die bei Körpertemperatur schmilzt und sich gleichfalls in Formen gießen läßt. Das Postonal soll der Kakaobutter gegenüber sogar den Vorzug besitzen, daß die Medikamente daraus leichter als aus der Kakaobutter resorbiert werden können.

Glumae suppositoriae, Hohlsuppositorien, sind hohle Behälter, die durch einen Deckel verschlossen werden können. Sie werden aus den angeführten Grundmassen hergestellt. Das Arzneimittel wird in den Zylinder gefüllt. Der Deckel wird aufgesetzt.

Die Bereitung von drei Zäpfchen oder Kugeln kostet 0,55 RM.

Rp. Extracti Belladonnae 0,05
 Olei Cacao q. s. f. suppositor.
 D. tal. dos. Nr. VI
 S. 2mal täglich 1 Suppos. einzulegen.

Rp. Acidi tannici 1,0
 Olei Cacao 4,0
 M. f. globulus vag.
 D. tal. dos. Nr. VI
 S. 1mal täglich 1 Kugel einzuführen.

7. Bacilli, Arzneistäbchen. Cereoli, Wundstäbchen. Styli caustici, Ätzstifte.

Arzneistäbchen oder Wundstäbchen dienen zum Ätzen oder Einführen von Medikamenten in Fisteln, in den Cervicalkanal oder in die Harnröhre. Sie enthalten als Grundmasse Oleum Cacao oder das obengenannte Gelatine-Glycerin-Wasser-Gemisch. Der Grundmasse wird das Mittel, das auf die Fistelwand, die Wand der Harnröhre usw. einwirken soll, beigemischt. Die Preisberechnung ist die gleiche wie bei den Suppositorien.

Speziell für die Behandlung der Urethralgonorrhöe werden von der Industrie derartige Stifte im großen hergestellt, so daß sie selten nach Rezeptvorschrift angefertigt zu werden brauchen. Anthrophore sind ähnlich aufgebaute Arzneistäbchen, deren Masse über eine biegsame Metallspirale gezogen ist. Sie werden fabrikmäßig hergestellt und besonders bei der Behandlung der Urethralgonorrhöe verwandt.

Die Ätzstifte — Silbernitratstift, Kupfersulfatstift, Alaunstift — sind vorrätig in der Apotheke und werden nicht auf Rezeptvorschrift angefertigt.

Rp. Argenti proteinici 0,5
    Olei Cacao q. s. f. cereolus longitud. 10 cm, diametri 4 mm
    D. tal. dos. Nr. XX
    S. Täglich 3mal in die Harnröhre einzuführen.

8. Solutiones, Lösungen. Mixturae, Mischungen.

Bei den Lösungen und Mischungen bezeichnet nach dem DAB. die Angabe 1 : 10, daß 1 Teil der Substanz mit 9 Teilen des Lösungsmittels gelöst werden soll.

Bei Verschreibung von Arzneien für den innerlichen Gebrauch wird die gesamte Arzneimenge dem Patienten in ungeteilter Form ausgehändigt und ihm die Abteilung der Einzelgaben überlassen. Für diesen Zweck ist die Verwendung von Maßen üblich, die in jedem Haushalt zur Verfügung stehen. Der Arzt muß dann den Gehalt der Lösung an Arzneistoffen so bemessen, daß die gewünschte Einzelgabe jeweils in dieser Einzelabmessung enthalten ist. Ferner wird er eine gewisse Arznei- und Lösungsmittelmenge verordnen, die einer erforderlichen Anzahl solcher Einzelabmessungen entspricht.

Als durchschnittliche Inhaltsmengen der *üblichen Maße* können folgende Zahlen gelten (die Inhaltswerte schwanken gelegentlich in verschiedenen Gegenden):

    1 Eßlöffel = 15 g,
    1 Kinderlöffel = 10 g,
    1 Tee- oder Kaffeelöffel = 5 g,
    1 Weinglas = 100 g,
    1 Tassenkopf = 150 g.

Soll die Dosierung möglichst genau sein, so empfiehlt es sich, den Kranken ein „Einnehmegläschen", an welchem durch Markierungen die Mengen 10, 15, 20 ccm usw. angegeben sind, kaufen zu lassen.

Wenn konzentrierte Lösungen der Arzneistoffe verordnet werden, muß die Abmessung in kleineren Mengen erfolgen. So ist es z. B. üblich, eine Lösung auch in Anzahl von Tropfen (guttae) dosieren zu lassen. Man muß dann freilich wissen, daß die Tropfengröße bei verschiedenen Flüssigkeiten je nach deren Oberflächenspannung verschieden sein kann. Zuverlässig ist die Dosierung, wenn die Lösung in ein Normaltropfglas gegeben wird und die Tropfenzahl bestimmt wird. Das Normaltropfglas besitzt nach einer Vorschrift des DAB. eine Abtropffläche von der Größe, daß 1,0 Wasser 20 Tropfen liefert. Die gewöhnlichen Tropfflaschen liefern dagegen weit auseinanderliegende Tropfenzahlen pro 1,0. Alkoholische oder ätherische Lösungen liefern pro 1,0 weit mehr Tropfen als Wasser, die Tinkturen z. B. meist 50. (Im Text des speziellen Teiles sind die auf 1,0 entfallenden Tropfenzahlen bei den nichtwäßrigen Flüssigkeiten, die in Tropfenform gegeben werden, genannt.)

Zum *Korrigieren des Geschmacks* der innerlich zu nehmenden Lösungen und Mixturen werden vorwiegend verwandt: Sirupi, Aquae aromaticae und — bei scharf schmeckenden Substanzen — Mucilaginosa.

Sirupi sind zuckerhaltige Lösungen. Sie werden etwa in der Menge 1 Teil Sirup auf 5—10 Teile Lösung zugegeben.

Sirupus simplex (offiz.), eine Auflösung von 60 Teilen Zucker mit 40 Teilen Wasser (100,0 = 0,40 RM.).
Sir. Rubi Idaei (offiz.), Himbeersirup (100,0 = 0,55 RM.).
Sir. Menthae piperitae (offiz.), Pfefferminzsirup (10,0 = 0,20 RM.).
Sir. Cinnamomi (offiz.), Zimtsirup (10,0 = 0,20 RM.).
Sir. Cerasi (offiz.), Kirschsirup (100,0 = 0,55 RM.).

An Stelle der Sirupe ist auch Saccharin solubile (offiz.) (0,05 : 100,0) brauchbar.

Eine Reihe von Sirupen enthalten differente Mittel, z. B. Sir. Sennae; sie sind im speziellen Teil erwähnt und kommen ebenfalls gelegentlich als Korrigentien in Betracht.

Aquae aromaticae enthalten die aus den Drogen abdestillierten ätherischen Öle in Wasser gelöst.

Zum Korrigieren eignen sich (unverdünnt oder als Zusatz): *Aqua Cinnamomi* (offiz.), Zimtwasser (100,0 = 0,25 RM.). *Aqua Foeniculi* (offiz.), Fenchelwasser (100,0 = 0,15 RM.). *Aqua Menthae piperitae* (offiz.), Pfefferminzwasser (100,0 = 0,20 RM.).

Unter den *einhüllenden Mitteln* eignen sich als Korrigentien: *Mucilago Gummi arabici* (offiz.), aus 1 Teil Gummi arab. und 2 Teilen Wasser, von dem 1 : 5 oder 1 : 10. zugesetzt wird (100,0 = 0,45 RM.). *Mucilago Salep* (offiz.), aus Tubera Salep (offiz.), den Knollen verschiedener Orchidaceen ausgezogener Schleim, wird etwa in gleichem Verhältnis zugegeben[1].

Die Schleime werden auch den medizinalen Klistieren zugesetzt, da der Schleimgehalt die reizende Wirkung des Klistiers vermindert.

Die für den innerlichen Gebrauch verordneten flüssigen Arzneien müssen in runden Flaschen mit weißen Zetteln, die zum äußerlichen Gebrauch verordneten dagegen in sechseckigen Gläsern (3 nebeneinanderliegende Flächen sind glatt, die 3 anderen sind längs gerippt) mit roten Zetteln abgegeben werden[2].

Lichtempfindliche Stoffe werden in dunklen Flaschen verabreicht: ad vitrum nigrum. Für die leichtere Tropfenzählung können besondere Tropfengläser verordnet werden: da ad vitrum guttatorium oder ad vitr. patentat. Eine Glasstöpselflasche wird mit „Vitrum cum epistomeo vitreo" bezeichnet.

Die subcutan, intramuskulär, intravenös zu spritzenden Lösungen müssen sterilisiert werden („sterilisa"). Die Vorschrift des DAB. über die Sterilisation der Lösungen ist allgemein gehalten; sie hat nach den Regeln der bakteriologischen Technik und unter Berücksichtigung der Eigenschaften des zu sterilisierenden Gegenstandes zu erfolgen. Um die Entnahme der Injektionslösung zu erleichtern, verwendet man Flaschen mit weitem Hals („da ad vitrum cum collo amplo"). Zweckmäßig ist das Einfüllenlassen der *Injektionslösungen in Ampullen*: Da ad ampullas. Unter der Bezeichnung Amphiolen M.B.K. liefern die Firmen Merck, Boehringer und Knoll die wichtigen Injektionslösungen steril in Ampullen.

Man tut gut daran, die Konzentration der einzuspritzenden Lösungen im allgemeinen so zu wählen, daß das therapeutische Normalquantum in nicht weniger als 1 ccm enthalten ist. Denn mehrfach kam es zu tödlichen Vergiftungen dadurch, daß von Lösungen, welche

---

[1] In neuerer Zeit wird auch *Tylose*, ein synthetisches Cellulosederivat, 4,5%ig als Tyloseschleim verwendet an Stelle der genannten ausländischen Mucilaginosa.

[2] Mittel für die parenterale Injektion, Instillation ins Auge und Inhalation sowie auch Suppositorien sind vom Apotheker wie für den „äußerlichen" Gebrauch zu signieren. Hinsichtlich der Zulässigkeit wiederholter Abgabe werden sie aber wie „innerliche" Mittel behandelt.

in höherer Konzentration verschrieben wurden, statt des notwendigen Bruchteils eines Kubikzentimeters der übliche volle Kubikzentimeter eingespritzt wurde.

Für äußerlichen Gebrauch: **Rp.** Hydrogenii peroxydati soluti 30,0
                            Aquae dest. ad 100,0
                            M. D. S. Äußerlich, zum Wundspülen.

Für innerlichen Gebrauch: **Rp.** Kalii jodati 10,0
                            Aquae Menth. pip. ad 100,0
                            M. D. S. 1 Teelöffel 3mal täglich.

Als Augentropflösung:	Als Klistier:
Rp. Atropini sulfurici 0,1	**Rp.** Chlorali hydrati 10,0
Aquae dest. ad 10,0	Mucil. Gummi arab.
M. D. in Glas mit Tropfpipette	Aquae dest. āā 45,0
S. Augentropflösung, täglich 3mal	M.D.S. 1 Eßlöffel auf etwa 100 Wasser
1 Tropfen ins Auge.	als Klysma.
Zur Injektion:	
Rp. Scopolamini hydrobromici 0,005	**Rp.** Scopolamini hydrobromici 0,0005
Aquae dest. ad 10,0	Aquae dest. ad 1,0
M.D. (ad vitr. cum collo amplo epistom.)	M. D. t. d. Nr. XII ad ampullas
Sterilisa. S. 1 ccm subcutan vor der	Sterilisa. S. 1 ccm subcutan.
Narkose.	

Das Mischen von Flüssigkeiten kostet 0,25 RM., das Lösen eines oder mehrerer Arzneimittel 0,55 RM. Gewöhnliches Wasser wird nicht berechnet; für 100,0 Aqua destillata wird 0,10, für 1000,0 0,30 RM. angerechnet. Für Sterilisieren des Gefäßes wird 300,0 nebst Inhalt ist die Taxe 0,80 RM. Ebensoviel wird für das Füllen, Zuschmelzen und Sterilisieren von Ampullen bis zu 3 Stück berechnet.

9. Mixturae agitandae, Schüttelmixturen.

Schüttelmixturen enthalten ein unlösliches Pulver, welches in so viel Flüssigkeit gegeben wird, daß die Masse sich noch gießen läßt. Damit die durch Umschütteln hergestellte Verteilung länger anhält, gibt man oft Sirupus simplex, Mucilago Gummi arabici oder ähnliches zu.

Rp. Bolus albae 50,0
      Sirupi Menth. pip. 25,0
      Aquae dest. ad 150,0
      M. D. S. Umschütteln, eßlöffelweise zu nehmen.

10. Saturationes, Saturationen.

Zur Bereitung einer Saturation wird ein kohlensaures Salz gelöst und eine (organische) Säure zugefügt, welche die Kohlensäure des Salzes frei macht. Die Kohlensäure dient dann als Geschmackskorrigens. Man kommt mit der offizinellen *Potio Riverii* aus, in der Natriumbicarbonat und Citronensäure aufeinander gewirkt haben. Oder man läßt den Patienten sich die Saturation selbst bereiten, indem er zunächst etwas Brausepulver und dann das einzunehmende Medikament in Wasser löst.

Pulvis aerophorus mixtus (offiz.), Brausepulver, besteht aus Natriumbicarbonat, Weinsäure und Zucker. 1 Teelöffel wird in Wasser gelöst; das Wasser braust durch die entwickelte Kohlensäure auf (10,0 = 0,10 RM.).

Rp. Kalii bromati 10,0
      Potionis Riverii ad 100,0
      M. D. S. 3mal täglich 2 Teelöffel zu nehmen.

11. Emulsiones, Emulsionen.

Emulsionen haben die Zusammensetzung der Milch, d. h. es wird Fett (oder Öl, Balsam, Harz usw.) durch ein beigemischtes geeignetes Kolloid (Eiweiß, Gummi arab. usw.) in einer wäßrigen Flüssigkeit in feinster Verteilung gehalten (= emulgiert).

Man unterscheidet natürliche und künstliche Emulsionen. Für erstere sind z. B. Samen zu verwenden, die neben dem zu emulgierenden Fett das die Emulsion stabilisierende Kolloid, z. B. Eiweiß, enthalten. Meist werden verwandt:

Amygdalae dulces (offiz.), die süßen Mandeln von Prunus amygdalus, die mit Wasser 1 : 10 angestoßen eine milchige Emulsion liefern. (Amygdalae amarae dürfen selbstverständlich nicht an Stelle der süßen Mandeln gegeben werden, da sich in den Emulsionen Blausäure entwickeln würde.)

Wie die süßen Mandeln lassen sich auch die Mohnsamen, *Semen Papaveris* (offiz.), die bis 50% Öl enthalten, verwenden (100,0 = 0,70 RM.).

Diese Emulsionen dienen auch als Geschmackskorrigenzien.

Um eine künstliche Emulsion herzustellen, wird das zu emulgierende Öl, das manchmal als Lösungsmittel von Arzneien dient, mit einem emulgierenden Kolloid zur Emulsion verrieben. Meist wird die Emulsion bereitet aus 2 Teilen Öl, besonders Oleum amygdalarum, 1 Teil Gummi arabicum pulv. und 17 Teilen Wasser. Statt Gummi arabicum kann auch der Tragant benutzt werden[1].

Tragacantha (offiz.), Tragant, ist der in weißen durchscheinenden Stücken erhärtete Schleim kleinasiatischer Astragalusarten. 1,0 emulgiert etwa ebenso stark wie 10,0 Gummi arab. (1,0 Tragacantha = 0,20 RM.). Früher wurde oft Eigelb (Vitellum ovi) als Emulgens benutzt.

Die Verschreibung von künstlichen Emulsionen kommt selten in Betracht; sie ist teuer, da für die Arbeit 0,80 RM. berechnet wird. Die früher oft emulgierten Öle und Balsame werden jetzt meist „ad caps. gelat." verschrieben.

Es gibt brauchbare offizinelle Emulsionsformen und neuerdings auch „Stada"zubereitungen, wie z. B. die Emulsio olei jecoris aselli comp. oder die Emulsio paraffini R.F.

Rp. (Ricinusölemulsion): Olei Ricini 40,0
      Gummi arab. pulv. 12,0
      Aquae dest. ad 200,0
      M. f. emulsio. D. S. Die Hälfte auf einmal einzunehmen.

12. Electuaria, Latwergen.

Latwergen werden nur selten verschrieben. Es sind Gemische von Pulvern mit Sirup oder Pflanzenmus, die für innerliche Darreichung bestimmt sind. Sie vergären leicht. Auf 1 Teil Pulver werden 2—3 Teile Sirup oder 4—6 Teile Fruchtmus genommen.

Das Electuarium Sennae (offiz.) entspricht dem Rezept:

Rp. Folior. Sennae pulv. 10,0
     Sirupi simpl. 40,0
     Pulpae Tamarindorum depur. 50,0
     M. f. electuar. D. S. 1—2 Teelöffel zu nehmen.

13. Die Auszugsformen.

Zur Trennung der wirksamen Stoffe der Drogen von unwirksamen Ballaststoffen bedient man sich verschiedener Auszugsverfahren, welche die sog. *galenischen*[2] *Zubereitungen* der Drogen liefern.

---

[1] Als Ersatz wird jetzt auch ein synthetisches Cellulosederivat, *Tylose*, 4,5% ig verwendet. Dieser Emulgator bietet Mikroorganismen einen schlechten Nährboden.

[2] Bei GALEN finden sich erste Beispiele pharmazeutischer Zubereitungen, nämlich vorrätig gehaltene Extrakte, Latwergen u. a. Solche gemischte Mittel („Galenika") wurden den Rohdrogen („Simplicia") gegenüber unterschieden (KOBERT).

Einige dieser Zubereitungen werden nach den Vorschriften des DAB. in den
Apotheken angefertigt oder auch vorrätig gehalten, sie werden mit den ein-
schlägigen offizinellen Namen verschrieben. Andere Extraktionsformen werden
dagegen vom Apotheker nur auf jedesmalige Rezeptanweisung ausgeführt.

a) Fertigextrakte im Handel.

Extracta, Extrakte, sind eingedickte Auszüge aus Pflanzenstoffen oder aus
eingedickten Pflanzensäften. Als Auszugsflüssigkeit wird teils Wasser, teils
Weingeist, teils Äther verwandt. Das Eindicken wird z. T. bis zur Trockene fortgesetzt, z. T. aber nur bis zur Dickflüssigkeit bzw. Dünnflüssigkeit.

Mit Wasser bereitete Extrakte (z. B. Extr. Opii) können in Wasser gelöst
werden, ätherische Extrakte (z. B. Extr. Filicis) dagegen nicht. Feste Extrakte
können in Pulver- und Pillenform, manchmal auch gelöst gegeben werden; dicke
Extrakte können noch zu Pillen verarbeitet werden, manchmal auch in Lösung
gegeben werden, während dünne Extrakte nur in flüssiger Form eingenommen
werden können.

Extracta fluida, Fluidextrakte, sind flüssige „Auszüge aus Pflanzenteilen,
die so hergestellt sind, daß die Menge des Fluidextraktes gleich der Menge der
verwendeten lufttrockenen Pflanzenteile ist". D. h. also 1,0 Extr. Frangulae
fluid. enthält die wirksamen Bestandteile aus 1,0 Cort. Frang. Die Fluidextrakte
werden in flüssiger Form unverdünnt oder verdünnt eingenommen.

Tincturae, Tinkturen[1], sind dünnflüssige, gefärbte, meist alkoholische Auszüge. Sie unterscheiden sich also von den Extrakten und Fluidextrakten dadurch, daß der erhaltene Auszug nicht eingeengt wird. Das Verhältnis von
Droge zur Auszugsflüssigkeit ist bei Tinkturen mit stark wirksamen Bestandteilen immer 1 : 10, bei Drogen mit schwacher Wirksamkeit auch 1 : 5. Es werden
meist 10—20 g aufgeschrieben und die Dosierung nach Tropfen verordnet.

Vina medicata, medizinische Weine, und *Aceta medicata*, medizinische Essige, werden
durch Ausziehen oder Lösen von Arzneimitteln mit Wein resp. Essig bereitet.

Aquae aromaticae, aromatische Wässer, sind Lösungen von ätherischen Ölen in Wasser
(z. B. Aqua Menthae piperitae).

Rp. Extracti Frangulae fluidi 100,0   **Rp.** Tinct. Digitalis 20,0
    D. S. Abends und morgens ein Kaffee-   D. ad vitrum guttat.
    löffel zu nehmen.   S. 3mal täglich 15 Tropfen zu nehmen.

b) Frischextrakte nach ärztlicher Vorschrift.

Maceratio, Maceration, und *Digestio*, Digestion. Die zerkleinerte Droge wird
bei Zimmertemperatur (Maceration) oder bei etwa 40° (Digestion) mit Wasser oder
seltener mit Weingeist ausgezogen. Die Dauer der Extraktion ist im Rezept
anzugeben. Nach der Extraktion wird der Rückstand abgetrennt durch Kolieren,
d. h. durch Abgießen durch ein grobmaschiges Tuch und Abpressen. Die ab-
gepreßte Lösung heißt Kolatur. Sie ist meist trübe; jedoch empfiehlt es sich
nicht, sie durch Filtrieren klären zu lassen, da das Filtrieren zu lange dauert.

Infusum, Aufguß. Die zerkleinerten Pflanzenteile werden mit siedendem
Wasser übergossen, der Aufguß wird 5 Min. lang im Wasserbad erhitzt und

---

[1] Die Bezeichnung „Tinktur" leitet sich von tingere (Färben) ab. Sie stammt aus der
Begriffswelt der Alchemie.

nach dem Erkalten abgepreßt. Sofern der Arzt kein anderes Mengenverhältnis verschreibt, wird 1 Teil Arzneimittel auf 10 Teile Aufguß genommen. Das Abtrennen von der Droge geschieht durch Kolieren.

Decoctum, Abkochung. Die Abkochungen unterscheiden sich dadurch von den Aufgüssen, daß die zerkleinerte Droge mit kaltem Wasser übergossen, eine halbe Stunde lang im Wasserbad erhitzt und warm abgepreßt wird. Auch hier wird, wenn der Arzt keine andere Anweisung gibt, 1 Teil Droge auf 10 Teile Abkochung genommen.

Die Dauer der Erhitzung braucht also im Rezept nicht angegeben zu werden, da der Apotheker durch die erwähnte Vorschrift des DAB. gebunden ist.

Ob man von einer Droge besser eine Maceration (die Digestion kommt kaum in Betracht) oder ein Infus oder ein Dekokt machen läßt, hängt von der Extrahierbarkeit der wirksamen Substanzen und ihrer Hitzeempfindlichkeit ab.

Im allgemeinen werden Extraktmengen von 150—200 g aufgeschrieben, deren Dosierung dem Patienten mittels Eßlöffel, Kaffeelöffel oder Meßglas überlassen wird. Größere Mengen zu verordnen ist unzweckmäßig, weil die wäßrigen Extrakte nicht haltbar sind und der Gärung unterliegen. Durch Zusatz von 10 bis 20% Alkohol kann diese Zersetzung z. T. vermieden werden.

Da für diese Aufgüsse und Abkochungen bis zu 300,0 0,80 RM. berechnet wird, empfiehlt es sich, wenn möglich, den Aufguß oder die Abkochung aus der verschriebenen, zerkleinerten Droge von dem Patienten selbst bereiten zu lassen. Einige im Speziellen Teil genannten Teegemische, Species, sind hierzu besonders geeignet.

Rp. Foliorum Sennae 10,0	**Rp.** Foliorum Uvae Ursi 10,0
f. infus. colat. 100,0	f. decoct. colat. 100,0
D. S. 2 Teelöffel zu nehmen	D. S. 2 Teelöffel 2mal täglich zu nehmen
(oder einfacher: Infusum Fol. Sennae	(oder einfacher: Decoct. Fol. Uvae
10,0 : 100,0).	Ursi 10,0 : 100,0).

14. Unguenta, Salben.

Die Aufgaben einer Salbenbehandlung können verschiedenartig sein, nämlich die schützende Abdeckung gegen äußere Reizeinwirkung, die Wasser- oder Sekretbindung auf Wunden oder krankhaft veränderten Hautgebieten und schließlich die Vermittlung örtlicher Einwirkungen von Heilstoffen auf oberflächliche Hautschichten oder tiefer gelegene Gebiete (Vehikelfunktion für salbeninkorporierte Stoffe). Für solche verschiedene Zwecke stehen geeignete „Salbengrundlagen" zur Verfügung.

An eine *zweckmäßige Salbengrundlage* werden folgende Anforderungen gestellt: sie muß bei Zimmertemperatur halbfest sein und bei Hauttemperatur erweichen, so daß sie leicht in die Haut eingerieben werden kann (Geschmeidigkeit) und das Eindringen von beigemischten Arzneistoffen erleichtert. Die Salbengrundlage muß reizlos und chemisch indifferent sein, so daß sie nicht die Haltbarkeit der Arzneistoffe beeinträchtigt. Sie darf sich ferner bei längerer Aufbewahrung nicht zersetzen. Wünschenswert ist oft auch die Fähigkeit der Wasserbindung. Nicht jede Salbengrundlage kann allen diesen Forderungen entsprechen. Die praktischen Erfahrungen haben aber schon seit alten Zeiten eine Reihe sehr wertvoller Mittel herausgefunden. Man unterscheidet diese nach ihrer Herkunft als tierische Fette, Mineralfette und fettfreie Salbengrundlagen.

a) Tierische Fette als Salbengrundlage.

α) **Echte Fette** können als Triglyceride von höheren Fettsäuren je nach dem Grad ihrer Sättigung eine mehr oder weniger flüssige oder feste Konsistenz besitzen. Sie haben den Nachteil, daß sie leicht ranzig werden können. Dabei erfolgt nicht allein eine Esterspaltung, sondern es entstehen auch durch oxydative Vorgänge Geruchs- und Reizstoffe.

Adeps suillus (offiz.), das bei 36—42° schmelzende Schweineschmalz (100,0 = 0,75 RM.).

Adeps suillus benzoatus (offiz.) enthält als allerdings unzureichenden Schutz gegen das Ranzigwerden einen Zusatz von Benzoe (10,0 = 0,20 RM.).

Sebum ovile, Hammeltalg, schmilzt bei 45—50°. Er kann zur Mischung mit niedriger schmelzenden Fetten benutzt werden.

β) **Wachsarten** sind Ester höherer Fettsäuren mit einwertigen hochmolekularen Alkoholen. Sie schmelzen erst bei höheren Temperaturen, gewinnen also erst in Mischung mit fetten Ölen eine genügende Geschmeidigkeit; andererseits sind sie beständiger als Schweineschmalz.

Cera flava (offiz.), gelbes Bienenwachs. Schmelzpunkt 62—65,5°. Ester verschiedener höherer Fettsäuren, hauptsächlich Myricin (Palmitinsäure-Melyssylester) (10,0 = 0,15 RM.).

Cera alba, durch Bleichen an der Sonne aus dem gelben Bienenwachs gewonnen (10,0 = 0,20 RM.).

Cetaceum (offiz.), Walrat, findet sich in besonderen Körperhöhlen des Potwales. Die weißen, fettig glänzenden Stücke schmelzen bei 40—45° und bestehen hauptsächlich aus dem Palmitinsäureester des Cetylalkohols.

Ungt. leniens (offiz.), Cold-Cream (10,0 = 0,25 RM.), enthält neben Wachs, Mandelöl und Wasser das Walrat. Diese Salbengrundlage wird besonders gern in der Kosmetik verwendet.

Ungt. cereum (offiz.), Wachssalbe, aus drei Teilen gelbem Wachs und 7 Teilen Erdnußöl (10,0 = 0,15 RM.).

Cerata (offiz.), Wachssalben aus Wachs, Fett, Öl und Ceresin gemischt. Sie sind bei Zimmertemperatur fest und eignen sich für die Herstellung von Lippenpomaden.

Synthetische Wachsester sind Gemische von Fettalkoholen aus inländischen Rohstoffen mit neutralisierten schwefelsauren Estern *(Lanettewachs N)* oder von ungesättigten Fettsäuren und Fettalkoholen (flüssiges *Cetiol*). Diese neuartigen Salbengrundlagen liefern auch „Öl-in-Wasser-Emulsionen" und nehmen dadurch das Mehrfache an Wasser auf.

γ) **Wollfett, Adeps lanae anhydricus** (offiz.), ist das bei ca. 40° schmelzende wasserfreie Fett der Schafswolle. Dieses Gemisch von Sterinen und Cholesterinestern besitzt keine Neigung zum Ranzigwerden. Es nimmt das 2—3fache Gewicht an Wasser auf, ohne seine gleichmäßige Beschaffenheit zu ändern[1]. Eine solche wasserhaltige Salbengrundlage ist nicht mehr aseptisch und kann auch durch Zusatz von Desinfektionsmitteln nicht steril gehalten werden.

Lanolinum (offiz.) wird bereitet durch Mischung von 13 Teilen Adeps lanae anhydr., 4 Teilen Wasser und 3 Teilen Paraff. liquidum (100,0 = 0,65 RM.).

---

[1] Die „*Hydrophilie*" einer Salbengrundlage beruht nicht auf einer echten Lösung, sondern auf einem Emulgationsvorgang. Es gibt „Öl-in-Wasser-Emulsionen" und „Wasser-in-Öl-Emulsionen", je nach dem Charakter des Emulgators, welcher die Verteilung des Fettes im Wasser oder des Wassers im Fett veranlaßt. Dieses unterschiedliche Verhalten der Emulgatoren hängt von deren eigenen Löslichkeitsbedingungen ab. Fettlösliche Emulgatoren wie Cholesterin und Metacholesterinester, wie sie in Adeps lanae anhydricus vorkommen, verursachen eine „Wasser-in-Öl"-Emulgierung. Derartige Emulsionen werden auch in der Kosmetik besonders gerne verwendet, weil sie noch bei hohen Temperaturen bis 60° beständig sind und leicht in die Haut eindringen.

b) Mineralfette (Paraffine).

Es handelt sich dabei um Gemenge von flüssigen bis festen Kohlenwasserstoffen der aliphatischen Reihe, welche aus Rückständen der Petroleumdestillation gewonnen werden. Sie sind völlig haltbar und, weil gänzlich wasserfrei, auch aseptisch. Gelegentlich enthalten sie noch reizwirksame Petroleumreste.

Vaselinum flavum (offiz.). Schmelzpunkt 35—45° (100,0 = 0,30 RM.).

Vaselinum album (offiz.), ein mit Chlor gebleichtes Präparat. Es besitzt daher noch gelegentliche Reizwirkungen (100,0 = 0,45 RM.).

Ungt. molle (offiz.), ein Gemisch gleicher Teile von Vaselin und Lanolin (100,0 = 0,70 RM.).

Ungt. paraffini besteht aus 4 Teilen Paraff. solid., 5 Teilen Paraff. liquid. und 1 Teil Adeps lanae anhydr. Diese Salbengrundlage bindet 10—20% Wasser.

„*Synthetische Vaseline*" besteht aus Glyceriden von Fettsäuren, die bei Oxydation von Paraffin gewonnen werden. Dieses entstammt als Nebenprodukt der katalytischen Erdölsynthese.

c) Fettfreie Grundlage.

Ungt. glycerini (offiz.). Weizenstärke, Wasser und Glycerin werden erhitzt. Es bildet sich eine durchscheinende Gallerte (10,0 = 0,10 RM.). Die Zersetzung dieser Salbengrundlage kann durch Zusatz von 0,1% Nipagin gehemmt werden. Solche rein wäßrige Salben werden bei Hauterkrankungen, die keine Fettsalben vertragen, oder auch für das Einstreichen ins Auge verwendet.

Die *Wahl der Salbengrundlage* richtet sich nach der besonderen Aufgabe. Für die Hautabdeckung bevorzugt man vielfach Mineralfette (Vaselin); bei Ekzematikern und an behaarten Stellen sind diese aber unzweckmäßig, weil sie sich auch mit Seife schlecht abwaschen lassen.

Für den Zweck der Wasserbindung eignet sich besonders Lanolin und noch besser *Eucerinum anhydr.* (W.Z.), aus 1 Teil Wollfettsterin und 19 Teilen Paraffin bestehend (10,0 = 0,10 RM.).

Als Vehikel für Arzneistoffe, die in die Haut eindringen sollen, eignen sich die genannten Salbengrundlagen in verschiedenem Maße, je nach der Eigenschaft der genannten Mittel. Die früher vertretene Auffassung, daß mit Vaseline die örtliche, oberflächliche Wirkung am besten zu erreichen sei, während die percutane resorptive Wirkung am besten aus Lanolin· erfolge, ist zu schematisiert. Nach MONCORPS scheint das Eucerin auch hierfür eine besonders wertvolle Grundlage zu sein. Vaseline gilt nach ZUMBUSCH von allen Grundlagen als die schlechteste, obwohl sie vom Apotheker wegen ihrer chemischen Eigenschaften besonders geschätzt wird. Sehr wertvoll ist auf jeden Fall das altbewährte Schweineschmalz.

Die Arzneistoffe werden meist zu 5—10% in die Salbengrundlage verrieben. Cocainsalben dürfen nicht mehr als 2% Cocain enthalten (s. S. 32). Ichthyolsalben enthalten bis 40%. Wenn feste, pulverisierte Stoffe inkorporiert werden sollen, dann würde sich bei so hohen Konzentrationen die Konsistenz der Salbe zu stark ändern (vgl. Pasten).

Die Salben werden in nicht abgeteilter Form in Kruken verordnet („da ad ollam"). Für die Herstellung bis 100 g werden 0,55 RM. berechnet. Nur die offizinelle graue Quecksilbersalbe, Ungt. hydrargyri ciner., wird in Einzeldosen abgeteilt verschrieben („da ad capsulas ceratas").

Rp. Acidi salicylici 10,0
Vaselini flavi ad 100,0
M. f. ung. D. ad ollam
S. Äußerlich. Hautsalbe.

Rp. Thymoli 1,0
Ung. lenientis ad 30,0
M. f. ung. D. ad ollam
S. Jucklindernde Kühlsalbe.

Rp. Hydrarg. chlorati vap. parat. 1,0
Ung. cerei ad 10,0
M. f. ung. subtil.
D. ad ollam nigram
S. Augensalbe.

15. Pastae, Pasten.

Pasten entstehen aus Salben, wenn durch Zumischen eines indifferenten Pulvers die Konsistenz erhöht wird. Geeignete Pulver sind: Talcum, Bolus alba, Zincum oxydatum, Calcium carbonicum praecipitatum und besonders *Amylum Tritici* (offiz.), Weizenstärke, und *Amylum Oryzae* (offiz.), Reisstärke. Offizinell ist die *Pasta Zinci*, die eine geeignete Grundlage für Medikamente abgibt. Im Rezept würde die Verschreibung lauten:

Rp. Resorcini 5,0
Vaselini 50,0
Amyli Tritici q. s. f. pasta
D. ad ollam. S. Äußerlich.

Zahnpasten werden kaum noch im Rezept verschrieben, da die Industrie viele verschiedene Präparate liefert. Meist enthalten sie in der Grundlage eine Beimischung von *Sapo medicatus* (offiz.), Natronseife und Glycerin. Oft ist ihnen ein Antisepticum, z. B. Thymol und ein ätherisches Öl als Geschmackskorrigens zugesetzt.

Leimpasten enthalten Gelatine, Glycerin und Zinkoxyd als Grundlage. Die Paste wird in der Wärme flüssig und erstarrt auf der Haut zu einer elastischen Masse. Die Zusammensetzung der *Gelatina Zinci* (offiz.) entspricht der Verschreibung:

Rp. Zinci oxydati crudi 10,0
Gelatinae albae 15,0
Glycerini 40,0
Aquae dest. 35,0
M. f. pasta. D. ad ollam
S. Äußerlich; nach Erwärmen zum Zinkleimverband
zu verwenden.

16. Linimenta, flüssige Einreibungsmittel.

Linimente sind zum äußeren Gebrauch bestimmte Mischungen, welche Seife oder Seife und Fette oder Öle enthalten. Die Konsistenz ist fest oder flüssig. Man hält sich an die im Speziellen Teil genannten offizinellen und magistralen Linimente; nach dem Rezept werden sie selten verschrieben.

Rp. Spiritus saponati
Liquoris Ammonii caustici āā 25,0
Aquae ad 100,0
M. f. linim. D. S. Äußerlich.

Die Industrie liefert als Vasogene oder Vasolinimente linimentartige Zubereitungen der wichtigeren Hautmittel (Salicylsäure, Ichthyol, Menthol usw.).

17. Emplastra, Pflaster.

Pflaster sind zum äußeren Gebrauch bestimmte Arzneizubereitungen, deren Grundmasse aus Bleisalzen der Fettsäuren aus Fett, Öl, Wachs oder Harz allein oder gemischt besteht. Teils werden sie in Tafeln oder Stangenform gebracht, teils auf Stoff gestrichen. Klebende Eigenschaften haben die Pflastermassen an sich nicht. Zum Abdecken der Haut dienen die fast indifferenten, nicht klebenden Beipflastermassen:

Emplastrum Cerussae (offiz.). Bleiweiß wird mit Erdnußöl und Bleipflaster gekocht. Diese Pflastermasse ist weiß (10,0 = 0,15 RM.).

Emplastrum Lithargyri (offiz.). Lithargyrum = Bleiglätte, PbO, wird mit Adeps suillus, Erdnußöl und Wasser gekocht. Die Masse ist gelblich (10,0 = 0,10 RM.).

Weitere offiz. Pflastermassen werden im Speziellen Teil erwähnt.

Haftende Eigenschaften gewinnen die Bleipflastermassen durch Zumischen von Harzen.

Emplastrum adhaesivum (offiz.) enthält neben dem Bleipflaster noch die Harze *Dammar* (offiz.) (von Dipterocarpaceen) und *Kolophonium* (s. S. 63) sowie *Terebinthina* (s. S. 63) (10,0 = 0,15 RM.).

Man verschreibt aber diese Pflastermasse nur selten, da die Industrie Heftpflaster liefert, die viel weniger stark hautreizend wirken und deshalb für Streckverbände u. dgl. geeigneter sind.

Collemplastra sind bleipflasterfrei, sie haben haftende Eigenschaften durch einen Gehalt an *Gutta Percha* (offiz.), Kautschuk, dem getrockneten Milchsafte von Bäumen aus der Familie der Sapotaceen. Offizinell sind:

Collemplastrum adhaesivum, aus Kautschuk, Dammar, Kolophonium, Zinkoxyd, Veilchenwurzel und Wollfett (100 qcm = 0,20 RM.) sowie

Collemplastrum Zinci, das ähnlich aufgebaut ist, aber mehr Zinkoxyd enthält (100 qcm = 0,25 RM.).

Von der Industrie werden viele Zinkoxydkautschukheftpflaster in guter Qualität, d. h. ohne hautreizende Eigenschaften geliefert. Meist werden diese fertigen Heftpflaster, z. B. Leukoplast (Beiersdorf), Helfoplast (Helfenberg), verwandt; die Rezeptverschreibung kommt kaum in Betracht.

Rp. Emplastri Cerussae 20,0
D. S. Äußerlich, messerrückendick auf Leinwand streichen.

Emplastrum adhaesivum anglicum enthält Colla piscium, die von der äußeren Haut befreite Hausenblase südrussischer Störe. Es wird stets in den vom Handel gelieferten fertigen Formen bezogen.

D. Spezialitäten, Warenzeichenschutzgesetz und Rezepturarznei.

Die fabrikatorische Herstellung von Arzneimitteln in der pharmazeutischen Industrie hat die Einführung von „Fertigpackungen in bestimmten Dosierungen" (Tablettenröhren, Ampullen u. a.) zur Folge gehabt. Solche „*Spezialitäten*" können selbstverständlich nur von haltbaren Arzneizubereitungen hergestellt werden. Es gibt eine sehr große Anzahl von außerordentlich wertvollen derartigen Präparaten, die wir der Forschungsleistung der deutschen pharmazeutischen Industrie verdanken und die auf dem Arzneimittelmarkt nicht zu entbehren sind.

Daneben ist aber auch eine Inflation in der Erzeugung von überflüssigen Spezialitäten eingetreten, indem weniger verantwortungsbewußte Geschäftskreise allerhand Mischarzneien oder überflüssige Abwandlungen bewährter Arzneien unter neuen Phantasienamen zur Einführung brachten[1]. Der Mangel einer zureichenden Arzneimittelgesetzgebung konnte diese Mißbräuche nicht

---

[1] Allein im Jahre 1923 wurden 800 neue derartige Namen angemeldet. In den letzten Jahren ist eine Besserung eingetreten. Die pharmazeutische Industrie hat auch viele Präparate, die keinen Wert besitzen, aus dem Handel gezogen.

verhüten. Erst in den letzten Jahren ist wenigstens durch Einschränkung einer unlauteren Werbetätigkeit eine Besserung möglich geworden (vgl. S. 25).

Diese Entwicklung auf dem Arzneimittelmarkt ist auf Grund folgender Verhältnisse verständlich: Nach dem Patentschutzgesetz vom 7. 4. 1891 werden Patente für die Auswertung von Erfindungen von Arzneimitteln nur erteilt, soweit die Erfindungen ein bestimmtes Verfahren zur Herstellung eines Gegenstandes betreffen. Danach kann also die Auffindung eines neuartigen Behandlungsverfahrens, wie etwa die Lebertherapie der Perniciosa, nicht patentrechtlich geschützt werden. Das gleiche gilt für fast alle wichtigeren Erfindungen auf dem Gebiet der medikamentösen Therapie. Um aber dem Erfinder doch eine Möglichkeit der Ausnutzung seiner produktiven Leistung zu ermöglichen — dies ist für die Großindustrie eine Notwendigkeit, um die Tätigkeit ihrer großen Forschungslaboratorien erhalten zu können —, wurde ein *Gesetz zum Schutz der Warenbezeichnung* (12. 6. 1894) geschaffen. Danach kann sich die Herstellerfirma eines Präparates einen Namen für dieses Präparat gesetzlich schützen lassen[1], um diesen als Qualitätsbezeichnung reklamemäßig einzuführen. Arzneistoffe wie Salvarsan, Pyramidon, Veronal u. a. haben unter diesen Namen Weltruf erlangt. Es steht aber jeder anderen Firma frei, das gleiche Präparat, soweit nicht das Herstellungsverfahren patentrechtlich geschützt ist, auch herzustellen und unter anderem Namen zu verbreiten. Daraus entwickelte sich die ungehemmte Produktion zahlloser Präparate ohne Sonderwert, aber mit verschiedenen Namen, welche dem Arzt den Überblick über den Arzneimittelschatz äußerst erschweren.

Das Warenzeichenschutzgesetz gibt der Herstellerfirma das Recht, einen höheren Preis zu fordern, als er für das gleiche Mittel, wenn es unter dem chemischen Namen bezogen wird, üblich ist. So ist z. B. „Pyramidon" teurer als derselbe Stoff unter der Bezeichnung Dimethylaminophenazon. Auf diese Fragen wird im Rahmen der Erörterung einer wirtschaftlichen Arzneiverordnung noch eingegangen.

Die Apothekerschaft, welche unter den geschilderten Mißständen auf dem Arzneimittelmarkt besonders gelitten hat, bemüht sich heute, Arzneizubereitungen herzustellen, die den pharmazeutischen Spezialitäten gleichwertig und von gleichem Preis sind. Sie fordert vom Arzt eine vermehrte Berücksichtigung der „Rezepturarznei", die neben einer individuellen Dosierung und Arzneikombination auch die Verwendung von Zubereitungen gestatte, welche nicht lagerungsfähig sind, sondern nur als Frischarznei verwendet werden können. Die Standesgemeinschaft deutscher Apotheker („*Stada*") hat für diesen Zweck besondere Herstellungsverfahren ausgearbeitet und eine Anzahl von Arzneikombinationen zusammengestellt. Diese Vorschläge sind mit den schon erwähnten Formulae magistr. Berolin. und anderen Formeln verschiedener Gaue neuerdings zu den sogenannten „*Reichsformeln*" (R.F.) vereinigt worden.

Diese R.F. enthalten eine große Anzahl von bewährten Rezepten, deren Verwendung dem Arzt zu empfehlen ist. Sie werden aber nur einen Teil der medikamentösen Therapie bestreiten können. Nach ihrer Anlage dient die

---

[1] Der Warenzeichenschutz hat keine zeitliche Begrenzung, während der Patentschutz nach 18 Jahren erlischt, so daß dann eine Nachahmung (mit neuer Namengebung) gestattet ist.

Sammlung auch nicht der Anleitung zum eigentlichen individuellen Verordnen. Sie bringt nur Richtlinien und Vorschläge.

Neuordnung der Heilmittelwerbung. Die Reichsgesundheitsführung griff 1936 in die ungesunden Zustände auf dem Gebiet der Heilmittelwerbung, wo bisher vorwiegend Interessen des Geschäftes maßgebend waren, durch eine erste Polizeiverordnung ein. Inzwischen hat die Reichsgesundheitsführung ihre Forderung allen wirtschaftlichen Interessen gegenüber noch weiter durchgesetzt und im „Reichsanzeiger" vom 25. 7. 1941 Nr. 171 eine Neufassung der 17. Bekanntmachung des Werberates der Deutschen Wirtschaft veröffentlicht, die freilich „noch nicht restlos allen volksgesundheitlichen Notwendigkeiten Rechnung trägt" (CONTI).

Auch durch ein Verbot der „Versandapotheken", die vielfach schuld waren an der Förderung des Arzneimittelmißbrauchs im Volk und manches Schwindelpräparat vertrieben, hat der Reichsapothekerführer mit Erlaß vom 8. 2. 1942 zur Besserung des Arzneimittelwesens beigetragen.

Anhang. Auf dem Arzneimittelmarkt werden noch immer zahlreiche *Geheimmittel* vertrieben, deren Zusammensetzung nicht bekanntgegeben wird oder deren Deklaration zumindest stark verschleiert ist. Solche Geheimmittel dürfen nicht im Umherziehen feilgehalten und in der Öffentlichkeit angepriesen werden. In der Kassenpraxis ist ihre Verordnung nicht gestattet. Ein Geheimmittel zu verschreiben, widerspricht der ärztlichen Standesauffassung.

E. Preisberechnung für Arzneizubereitungen und Vorschriften für wirtschaftliche Arzneiverordnungsweise.

Der Preis einer auf ärztliche Anweisung in Apotheken hergestellten Arznei wird auf Grund einer amtlichen „*Deutschen Arzneitaxe*" (D.A.T.) berechnet, die seit 1905 jährlich erscheint (letzte Ausgabe 1936) und im ganzen Reich Gültigkeit besitzt. In dieser D.A.T. sind die Preise aller in Apotheken geführten Arzneistoffe unter Berücksichtigung der abzugebenden Mengen aufgenommen. Ferner sind darin die Bestimmung über die Herrichtungsgebühr, welche der Apotheker für die vorgeschriebene Zubereitungsform berechnen darf, sowie die Preise der Gefäße zusammengestellt.

Für die in Apotheken in fertigen Zubereitungen vorrätig gehaltenen Tabletten und für die von der pharmazeutischen Industrie hergestellten Spezialitäten gelten die Bestimmungen der D.A.T. nicht. Ihr Verkaufspreis wird von der Herstellerfirma selbst festgesetzt und findet sich in der durch die deutsche Apothekerschaft herausgegebenen „Spezialitätentaxe für das Deutsche Reich". Neuerdings steht dem Arzt auch die sogenannte „*Rote Liste*" zur Verfügung, die im Auftrag der Deutschen Pharmazeutischen Industrie herausgegeben wird und alle Präparate mit Angabe ihrer Zusammensetzung, Packungsgröße und Preise aufzählt (letzte Auflage 1939 und Nachtrag 1940)[1].

Durch die Arzneitaxe sowie die Rote Liste ist also eine einheitliche Preisberechnung für Arzneien im ganzen Reich gewährleistet[2]. Der Apotheker ist

---

[1] Auch die Preisliste Nr. 3 für Spezialpräparate der „*Vepha*" (Vereinigung der Hersteller chemisch-pharmazeutischer Präparate), Ausgabe vom Januar 1941, gibt Auskunft.

[2] Die im folgenden Speziellen Teil aufgeführten *Preise für Arzneistoffe* und deren Zubereitungen sind ohne Verrechnung der Umsatzsteuer angegeben unter Bezugnahme auf die Abgabepreise der D.A.T., soweit die Mittel darin aufgeführt sind. Dabei wurden keine Zuschläge auf die Preise der Mindestmenge berechnet, wo vorausgesetzt wurde, daß die Stoffe zur Rezeptur verwendet werden sollen, oder daß die Abgabe einer vielfachen Mindest-

bei Abgabe von ärztlich verordneten Arzneizubereitungen verpflichtet, die Einzelbeträge, aus denen sich der Preis berechnet, auf den Rezepten zu vermerken.

Bei der Abgabe von Arzneistoffen, auch der Fertigpackungen, wird noch zusätzlich ein Betrag von 2% an Umsatzsteuer berechnet. Dieser Betrag wird nicht erhoben bei Mitgliedern von Orts- und Betriebskrankenkassen, wohl aber bei deren Familienangehörigen und bei Privatkrankenkassen.

Ist auf ärztliche Anweisung der Zusatz einer handschriftlichen Gebrauchsanweisung erforderlich, so darf dafür vom Apotheker eine Vergütung von 0,10 RM. berechnet werden. Als weitere Sonderzuschläge sind zulässig 1,00 RM., wenn die Arzneiherstellung und Abgabe im Nachtdienst zwischen 20^{00} und 8^{00} oder feiertags nach 13^{00} erfolgen muß. Für die Abgabe von Arzneistoffen, welche dem Betäubungsmittelgesetz unterliegen, wird eine Sondergebühr von 0,20 RM. erhoben.

Als *Vergütung für die Herstellung der verschiedenen Arzneizubereitungen* sind folgende Gebühren in der Arzneitaxe festgelegt worden:

a) für die einfache Herrichtung (Einfüllung und Verpackung in Papierbeuteln) einer Arznei ohne besondere Verarbeitung, für das Mischen von Flüssigkeiten bis zu 300 g sowie für das Mengen von geschnittenen Pflanzenteilen bis 100 g: 0,25 RM.,

für die gleichen Arbeiten einschließlich einer Teilung bis zu 6 Teilen: 0,55 RM.;

b) für Lösung oder Anreibung nichtflüssiger Arzneimittel und für die Bereitung von Schleimzubereitungen bis 300 g einschließlich Teilung bis zu 6 Teilen: 0,55 RM.;

für Mengen von Pulvern, Bereitung von Latwergen, Pasten und Salben bis 100 g einschließlich einer Teilung bis zu 6 Teilen: 0,55 RM.,

für die Bereitung von Tabletten und Pastillen bis zu 6 Stück,

für Bereitung von Pillen oder Körnern bis 30 Stück,

für Bereitung von Bissen über 2 g bis zu 3 Stück,

für Streichung von Pflastern bis 100 qcm,

für Bereitung von Suppositorien, Kugeln oder Stäbchen bis zu 3 Stück: 0,55 RM.;

c) für die Bereitung einer Abkochung oder eines Aufgusses, eines Salepschleimes, einer Emulsion, Saturation u. a. einschließlich Teilung bis zu 6 Teilen: 0,80 RM.,

für die Füllung und Zurichtung von Ampullen bis zu 3 Stück,

für Sterilisierung von Lösungen und Gefäßen bis zu 300 g: 0,80 RM.

Bei Überschreitung der angegebenen Menge, Stückzahl usw. wird für jede kleinere bis gleich große Menge zusätzlich 0,20 RM. berechnet. Es ist daher zweckmäßig, die Arzneimengen in der Verordnung so zu begrenzen, daß die oben genannten Grenzen nicht überschritten werden.

---

menge in Frage kommt. In anderen Fällen wurden die amtlichen Zuschläge zum Preis der Mindestmenge berechnet.

Die Preise der Spezialitäten sind nach der Spezialitätentaxe 19. Ausgabe 1941/42 mit teilweiser Berücksichtigung neuer Nachträge für die gebräuchlicheren Handelspackungen angegeben. Die Preissenkungen sind jedoch noch nicht abgeschlossen, so daß die Angaben nicht verbindlich sind.

Auch für die *Abgabegefäße* sind derartige Berechnungsgrenzen in der Arzneitaxe festgelegt. Als solche gelten z. B. für

Flaschen 20, 100, 200, 300, 500 g,
graue Kruken 100, 200, 300, 400, 500 g,
Schachteln 20, 50, 100, 200 g,
Pulverkästchen 6 und 12 Stück.

Neben den Arbeitspreisgrenzen des Apothekers sind auch diese Gefäßgrenzen in der Verordnung genau zu beachten. Der Zusatz „ad" rundet die Arzneimenge auf die Gewichtsgrenze ab. Wenn durch das Fehlen dieses Zusatzes die Gewichtsgrenze auch nur um 1 mg überschritten wird, so darf der Apotheker den Zuschlag zum Arbeitspreis bzw. den Preis des nächsthöheren Gefäßes berechnen.

Da heute weitere Volkskreise als früher auf Grund ihrer Mitgliedschaft in Krankenkassen ein Anrecht auf ärztliche Betreuung und arzneiliche Versorgung besitzen, ist es erforderlich, durch eine sparsame Arzneiverordnung die beschränkten Mittel der Krankenversicherungen nicht zu überanspruchen, damit alle Kranken dem Bedarf gemäß versorgt werden können. Auf Grund einer Vereinbarung zwischen der „Kassenärztlichen Vereinigung Deutschlands" (K.V.D.) und den Krankenkassen wurde ein sogenannter *Regelbetrag* für die Erstattung von Arzneikosten pro Kassenmitglied und pro Vierteljahr festgelegt (Reichsvertrag vom 18. 3. 1938). Dieser Reichsregelbetrag gilt als „Betrag, den die Verordnungskosten im Durchschnitt je Behandlungsfall bei wirtschaftlicher Verordnung von Arzneien und Heilmitteln im allgemeinen nicht zu überschreiten pflegen". Er ist für den Allgemeinarzt auf 4,50 RM. und für die einzelnen Fachärzte in verschiedener Höhe festgesetzt. Der Arzt muß bei seinen Verordnungen diese Grenzen innehalten. Überschreiten die Unkosten seiner Verordnungen die pro Zahl der Behandelten mal Regelbetrag zur Verfügung stehenden Mittel, so kann die Krankenkasse ihn zur Übernahme dieser Unkosten zwingen lassen (Regreßpflicht). Andererseits steht heute nicht mehr wie früher den Krankenkassen das Recht zu, in „negativen Listen" zu bestimmen, welche Arzneistoffe oder Verordnungsweisen von ihr in der Kassenverordnung als zu teuer nicht mehr anerkannt werden. Der Arzt kann heute jedes Mittel wählen, bei dem er einen Patienten die Verordnungsgrenze des Regelbetrages auch überschreiten, da er diese bei anderen, die keine Arzneien benötigen, wieder einsparen kann. Er hat im Einzelfall also eine größere Freiheit, ist aber um so mehr zu einer sparsamen Verordnung verpflichtet.

Durch einen *Erlaß des Preußischen Arbeitsministers über wirtschaftliche Arzneiverordnungsweise in der Krankenversicherung vom 24. 8. 1935 (Bw.A.)* werden eine Anzahl wichtiger Bestimmungen getroffen, deren Kenntnis dem Arzt alle Möglichkeiten einer sparsamen Arzneiverordnung bietet und die ihm gewisse Grenzen der Verordnungsmöglichkeiten auferlegen. Aus diesen Vorschriften, deren Wortlaut in guten Arzneiverordnungsbüchern meist aufgenommen ist, sollen nur einzelne wichtige Punkte herausgegriffen werden:

Nicht jede Beratung erfordert ein Rezept. Die Verordnung soll in der Regel nicht mehr als ein Mittel für den gleichen Zweck enthalten.

Das Verschreiben von wohlfeilen Handverkaufsmitteln (in der Deutschen Arzneitaxe und in Arzneiverordnungsbüchern als „Punktmittel" gekennzeichnet) ohne schriftliche Gebrauchsanweisung stellt die billigste Art der Verschreibung dar. Dabei darf aber weder eine Mischung noch Teilung oder Lösung der Arznei-stoffe verordnet werden. In manchen Fällen kann der Patient sich seine Heilmittel selbst zubereiten. Man verschreibt z. B. kein fertiges Infus. Folior. Uvae Ursi, sondern die Blätterdroge und läßt den Patienten selbst den Teeaufguß herstellen. Eine solche Verschreibung ist selbstverständlich bei Mitteln mit Maximaldosis nicht zulässig.

Die verschriebene Menge soll nicht zu groß sein; andererseits ist es oft billiger, einmal eine größere Menge beziehen zu lassen, als mehrmals entsprechend kleinere. Das liegt daran, daß in der Arzneitaxe kleine Mengen meist verhältnismäßig teurer sind als größere. Bei chronischen Krankheiten verordnet man in der Regel den Bedarf für eine Woche. Leicht verderbliche Arzneien (Infuse) sollen nur für wenige Tage verschrieben werden.

Die Menge des verordneten Arzneimittels ist in genauen Zahlen anzugeben, auch bei Spezialitäten (also nicht „eine Packung" oder „eine halbe Dosis" u. a.).

Man beachte, daß Einzelpulver teuer sind. Bei wiederholten Verschreibungen ist daher die Verwendung von Tabletten oder Pillen preiswerter. Da die Arbeit für die Bereitung von je 30 Pillen berechnet wird, verschreibt man nicht nur einige Pillen, sondern jeweils 30 oder ein Vielfaches davon.

Tabletten in abgabefertiger Packung sind oft eine wohlfeilere Verordnungsart, als wenn Tabletten einzeln abgegeben werden sollen. Der Arzt muß daher bei der Verordnung von Tabletten auf die richtige Wiedergabe der gewichtsmäßigen Mengen und Anzahl in den abgabefertigen „Originalpackungen" (O.P.) achten. Fehlt bei der Verordnung z. B. die Bezeichnung „Tabletten", so ist der Apotheker berechtigt zur Abgabe der teueren Form des Pulvers.

Richtig:	Falsch:
Rp. Dimethylaminophenazon	**Rp.** Dimethylaminophenazon
Tab. 0,1 Nr. X 1 O.P.	1 Röhre.

Die Beifügung von „O.P." ist nicht unbedingt erforderlich. Sie verpflichtet den Apotheker zur Abgabe einer geschlossenen Fertigpackung, während er sonst Tabletten eigener Herstellung lose abgeben kann, wofür gelegentlich der Berechnungspreis höher liegt. Eine Signatur ist bei O.P.-Verordnung nur im „Gebrauchsfalle" beizufügen.

Die Auflösung einer Substanz ist teuerer als die Mischung einer in der Apotheke etwa vorrätigen offizinellen Lösung dieser Substanz mit den Verdünnungsmitteln. Man verschreibt also, sofern derartige Lösungen vorrätig zur Verfügung stehen, stets diese und nicht die Substanz. Beispiel: Phenoli 4,0, Aquae dest. ad 100,0 ist falsch. Es muß verschrieben werden: Phenoli liquefacti 4,0 (oder, um die gleiche Phenolmenge zu erhalten, genauer 4,5), Aquae dest. ad 100,0. Statt Calcium chloratum crystallisatum zu verschreiben, muß vom offizinellen Liquor calcii chlorati ausgegangen werden.

Man gebe nicht unnötig viel Flüssigkeit zur Auflösung, weil dann größere Flaschen benötigt werden.

Falsch ist das Rezept:	Richtig ist das Rezept:
Rp. Kalii jodati 10,0	**Rp.** Kalii jodati 10,0
Aquae dest. ad 300,0	Aquae dest. ad 100,0
M.D.S. 3mal täglich 1 Eßlöffel	M.D.S. 3mal täglich 1 Teelöffel
(= 15,0 mit 0,5 K. j.).	(= 5,0 mit 0,5 K. j.).

Bei der Verschreibung von Lösungen überschreite man nicht die für verschiedene Gewichtsmengen festgesetzten Gefäßpreise.

Im Arzneibuch sind eine Reihe fertiger Arzneiformen, sog. Formulae officinales, aufgeführt (S. 4). Die Verschreibung der Form. offic. ist ebenso wie die Verschreibung der Reichsformeln (S. 24) billiger als die Verschreibung des diesen Formeln entsprechenden ausführlichen Rezeptes.

Man vermeide die Verschreibung der mit einem geschützten Namen versehenen Mittel, wenn das gleiche Mittel unter chemischer Bezeichnung im Handel ist[1]. Das mit dem geschützten Namen Luminal bezeichnete Mittel kostet z. B. 1,10 RM. für 1 g, während der gleiche Stoff als Acidum phenylaethylbarbituricum nur 0,20 RM. kostet. Bei anderen Mitteln können die Unterschiede geringer sein. Die Verwendung der Bezeichnung „Ersatz" (z. B. Veronalersatz) ist in der Rezeptur nicht gestattet.

Wiederholungen von Verschreibungen sollen nicht wahllos erfolgen. Der Arzt soll den Verbrauch nach seiner Anwendungsvorschrift nachprüfen. Bei allen Wiederholungen ist die Verordnung vollständig neu zu verschreiben. Die Vermerke „reiteretur" u. a. sind nicht statthaft. Bei Verordnung flüssiger Arzneien ist das Rezept mit dem Vermerk „Gefäß zurück" zu versehen.

F. Verordnung von Betäubungsmitteln.

Eine Anzahl von Betäubungsmitteln aus der Gruppe der Opiumalkaloide, das Cocain u. a., führen bei häufig wiederholtem Gebrauch zu Gewöhnung und Sucht. Ihre mißbräuchliche oder auch nur leichtfertige Verwendung soll durch strenge gesetzliche Bestimmungen verhütet werden. Es müßte für den verantwortungsbewußten Arzt auch ohne dieses Verbot selbstverständlich sein, daß er solche Heilmittel nur bei strengster Indikation verordnet[2] und daß er die Entwöhnung von süchtigen Patienten ohne Schonung durchführt.

Unter die „*Verordnung über das Verschreiben Betäubungsmittel enthaltender Arzneien und ihre Abgabe in den Apotheken*" vom 19. 12. 1930 (mit Nachträgen vom 24. 3. 1931, 8. 7. 1932 und 20. 5. 1933) fallen außer dem Morphin und Cocain zahlreiche Alkaloide der Opiumreihe und dessen Zubereitungen (Opiate). Praktisch leichter zu behalten ist vielleicht die Feststellung, welche Stoffe aus dieser Gruppe dem Gesetz nicht unterworfen sind. Das sind die hustenstillenden, nicht suchtbereitenden Opiate Codein, Dionin, Peronin und Paracodin, das Brechmittel Apomorphin, das Spasmolyticum Papaverin und *alle* anderen synthetischen Lokalanaesthetica.

Da seit Einführung der strengen Bestimmungen für die Abgabe von Betäubungsmitteln auch zahlreiche Fälle von Codeinmißbrauch zur Beobachtung kamen und da aus der Möglichkeit, mit Codein die Entziehungserscheinungen bei Morphinisten zu bekämpfen, auch ein gewisser Rauschgiftcharakter des Codeins und verwandten Dionins abzuleiten ist, wurden laut Polizeiverordnung vom 18. 11. 1942 auch diese beiden Opiate der beschränkten Abgabe auf Rezept unterworfen. Sie dürfen nicht wiederholt auf das gleiche Rezept ausgehändigt

---

[1] Im Text des speziellen Teiles dieses Buches sind stets an erster Stelle die nicht geschützten Bezeichnungen angeführt, sofern die Mittel unter diesen erhältlich sind.

[2] Richtlinien für die Anwendung von Betäubungsmitteln sind in der Verordnung des Reichsärzteführers vom 13. 2. 1939 enthalten.

werden. Dagegen dürfen Mischungen der beiden Opiate mit anderen Arzneistoffen auch wiederholt abgegeben werden.

Alle Verschreibungen von Betäubungsmitteln sind unabhängig vom Prozentgehalt der Zusammensetzung apotheken- und rezeptpflichtig; dies betrifft also auch homöopathische Zubereitungen oder harmlosere Hausmittel wie Choleratropfen. Das Rezept muß vom Apotheker zur Kontrolle durch die Opiumstelle im Reichsgesundheitsamt 5 Jahre aufbewahrt werden. Es muß also bei Wiederholung auch jedesmal ein neues Rezept ausgefertigt werden. Bei Verschreibungen dieser Opiate bzw. des Cocains erhält der Apotheker eine Zusatzgebühr von 0,20 RM.

1. Allgemeine Vorschriften für die Verschreibung und Abgabe.

Die Rezepte müssen mit besonderer Sorgfalt ausgeführt werden und müssen enthalten:

1. den Namen des Arztes, seine Berufsbezeichnung und seine Anschrift,
2. den Tag des Ausstellens (Vor- oder Rückdatierung ist verboten),
3. die Bestandteile der Arznei und ihre Menge,
4. eine *ausdrückliche* Gebrauchsanweisung (die Hinweise „Nach Bericht", „Nach Vorschrift" oder „Zur subcutanen Injektion" usw. sind ungenügend),
5. Name und Anschrift des Kranken, für den die Arznei bestimmt ist,
6. im Falle der Eintragung in das Morphinbuch und bei allen Cocain enthaltenden Arzneien den eigenhändigen Vermerk „Eingetragene Verschreibung",
7. die eigenhändige ungekürzte Namensunterschrift des Arztes.

Das Rezept für einen Morphinisten würde demnach lauten:

Darf gedruckt oder gestempelt sein.	Dr. med. X. Y. prakt. Arzt	Ort, Straße Nr.'... Fernsprecher Nr....
Muß mit Tinte oder Tintenstift geschrieben sein.	1. 8. 1937. **Rp.** Morphini hydrochlorici 0,4! (vierhundert Milligramm) Aquae dest. ad 10,0 M. D. Sterilisa S. 3mal täglich 1 ccm subcutan. Für Herrn A. B. in Z.... Straße Nr....	
Muß *eigenhändig* mit Tinte oder Tintenstift geschrieben sein.	Eingetragene Verschreibung. Dr. X. Y., Arzt.	

Betäubungsmittel enthaltende Arzneien dürfen in den Apotheken nur gegen Vorlage eines ärztlichen Rezeptes abgegeben werden, wenn das Rezept für einen Kranken oder für den Bedarf in der Praxis des verschreibenden Arztes ausgestellt ist. Die auf dem Rezept angegebene Menge muß auf einmal abgegeben werden. Vordatierte Verschreibungen dürfen nicht beliefert werden. Verschreibungen für einen Kranken, bei denen die Grenzmengen an Morphin oder Opium überschritten sind, dürfen nicht beliefert werden, wenn der fünfte Tag nach Ausstellen des Rezeptes vergangen ist. Betäubungsmittel enthaltende Arzneien dürfen nur dann von einer Apotheke versandt werden, wenn sie zu den dem Bestimmungsort der Verschreibung nächstgelegenen zehn Apotheken gehört. Eintragungspflichtige Verschreibungen werden in der Regel nicht ausgeführt, wenn der Vermerk „Eingetragene Verschreibung" oder der Name des Arztes oder der Name des Kranken fehlt; nur wenn ein dringender Notfall vorliegt, kann auch unter diesen Umständen ausnahmsweise die Belieferung erfolgen. Jedoch dürfen in diesem Falle Morphin oder Opium nur bis zu den täglichen Grenzmengen abgegeben werden.

Wenn die Verschreibung des Arztes über eine ein Betäubungsmittel enthaltende Arznei nicht ausgeführt werden kann, weil sie nicht den Vorschriften entspricht, so hat der Apotheker auf dem Rezept den Vermerk anzubringen: „Die Verschreibung darf nach gesetzlicher

Vorschrift nicht beliefert werden" und das Rezept in einem geschlossenen Umschlag dem Arzte zuzustellen. Jedes belieferte Betäubungsmittelrezept wird in der Apotheke zurückbehalten und gelangt nicht mehr in die Hände des Arztes oder des Kranken.

Bei Führung einer ärztlichen Hausapotheke (vgl. S. 4) ist der Arzt verpflichtet, über den Verbleib von Betäubungsmitteln in einer vorgeschriebenen Weise Rechenschaft zu geben.

In dem Gesetz über den Verkehr mit Betäubungsmitteln (Opiumgesetz) sind für Übertretungen Strafen vorgesehen: bei Verstößen Gefängnis bis zu 3 Jahren und Geldstrafe oder eine dieser beiden Strafen, bei fahrlässigen Verstößen Geldstrafe oder Haft.

2. Sondervorschriften über die Verschreibung von Opiaten.

Arzneien, welche Morphinester enthalten — mit Ausnahme von Diacetylmorphin (Heroin) —, dürfen nicht verschrieben werden. Keines der zur Verschreibung zugelassenen Mittel der Morphinreihe darf in Substanz verschrieben werden. Arzneien, die mehr als 15% Morphin oder Heroin enthalten, dürfen nicht verschrieben werden. Für Dicodid, Acedicon, Dilaudid, Eukodal, Paramorfan, Narcophin, Laudanon, Pantopon oder Opium concentratum ist in Tablettenform ein Gehalt bis 30% zulässig, in anderen Arzneizubereitungen ist ein Gehalt über 15% verboten.

Der Arzt darf für *einen* Kranken, an *einem* Tage (und ebenso für den Gebrauch in seiner Praxis an *einem* Tage) jeweils nur *ein* Opiat verschreiben (*entweder* Opium *oder* Morphin *oder* Laudanon usw.). Die verschriebenen Arzneien für einen Kranken an *einem* Tage (und ebenso für den Praxisgebrauch an *einem* Tage) dürfen insgesamt folgende Grenzmengen des gewählten Opiates erreichen: *entweder* bis 2,0 Opium *oder* die entsprechende Menge einer Opiumzubereitung (z. B. bis 1,0 Extractum Opii *oder* 20,0 Tinctura Opii simplex),

oder bis 0,2 Morphin,

oder bis 0,4 Opium concentratum *oder* Pantopon *oder* Laudanon *oder* Narcophin *oder* einer diesen ähnlichen Zubereitung,

oder bis 0,2 Dicodid *oder* Eukodal *oder* Acedicon,

oder bis 0,03 Diacetylmorphin (Heroin) oder Dilaudid.

Wenn die Grenzmenge eines dieser Mittel für einen Süchtigen oder einen anderen Kranken nicht ausreicht und ärztliche Gründe es nötig machen, eine stärkere Wirkung zu erzielen, so kann der Arzt in einem solchen besonderen Falle nur Arzneien verschreiben, welche Morphin oder Opium (bzw. die entsprechende Menge einer Opiumzubereitung) enthalten. Nur Morphin und Opium dürfen für *einen* Kranken an *einem* Tage in einer größeren als der angegebenen Grenzmenge verschrieben werden. In solchen Fällen müssen jedoch die Verschreibungen (für mehr als 0,2 Morphin oder für mehr als 2,0 Opium bzw. die entsprechende Menge Extractum Opii oder Tinctura Opii) vom Arzt in das Morphinbuch eingetragen und auf dem Rezept durch den Vermerk „Eingetragene Verschreibung" bezeichnet werden. Das Morphinbuch muß 5 Jahre nach der letzten Eintragung aufbewahrt werden. Auf Verlangen der Aufsichtsbehörde ist es vorzulegen.

Der Arzt ist verpflichtet, bei Opiatsüchtigen im Morphinbuch außerdem eine Reihe von Angaben zu machen über die Art der Sucht, über die vom Kranken für nötig gehaltene Menge des Suchtmittels und über die tatsächlich benötigte Mindestmenge von Morphin oder Opium, die zur Zeit der Eintragung zur Vermeidung von Abstinenzerscheinungen ärztlich begründet ist, über vorgenommene Entziehungskuren bzw. über die Gründe der Verzögerung einer notwendigen Entziehungskur, wenn diese nicht umgehend eingeleitet wird.

Rezeptbeispiele für die Verordnung finden sich auf S. 79f.

3. Sondervorschriften für die Verschreibung von Cocain.

Cocain darf nur verwendet werden, wenn andere Lokalanaesthetica für den gleichen Zweck nicht genügen. Jede Verschreibung von Cocain, unabhängig von der Konzentration und Menge, muß in einem Cocainbuch eingetragen werden, für welches die gleichen Vorschriften wie für das Morphinbuch gelten. Cocain darf nicht als Substanz verordnet werden, sondern nur als Lösung, Salbe oder Augentabletten.

Cocainverordnung für den Kranken zu eigenem Gebrauch. Zur Anwendung am Auge sind Lösungen oder Salben mit höchstens 2% Cocain erlaubt. Die Anwendung am Auge ist in der Gebrauchsanweisung ausdrücklich zu vermerken. Zu anderen Zwecken sind Lösungen mit nicht mehr als 1% Cocain unter Zusatz von wenigstens 0,1% Atropin zulässig. An einem Tag darf für einen Patienten maximal 0,1 g Cocain verschrieben werden.

Verordnung von Cocain für die ärztliche Praxis. Zu Händen des Arztes darf Cocain lediglich für die Oberflächenanästhesie am Auge, Kehlkopf, Nase, Ohr, Rachen und Kiefer verschrieben werden. Gestattet ist die Verordnung von Lösungen bis 20%, Augensalben bis 2% oder die Anwendung von Augenkompretten mit 0,003 Cocain. hydrochlor. Für die Praxis darf an einem Tag nicht mehr als 1 g Cocain verschrieben werden.

Für Universitätskliniken, öffentliche und · gemeinnützige Krankenanstalten oder behördlich genehmigte Hausapotheken bestehen Sonderbestimmungen.

Rezeptbeispiele befinden sich auf S. 110f.

Anhang. Durch eine neue Verordnung vom 12. 6. 1941 sind einige weitere Arzneimittel den scharfen Bestimmungen des Opiumgesetzes unterworfen worden (Dolantin, Pervitin, Elastonon, Benzedrin u. a.), weil ihr Mißbrauch auch Anlaß zu Suchterscheinungen geben kann. Ihre Verschreibung in Substanz ist verboten. Die Verordnung muß ärztlich begründet sein. Eine Höchstgrenze des Prozentgehaltes der Arzneizubereitung ist nicht vorgesehen. Eine Überschreitung der angegebenen Tagesgrenzen ist nicht zulässig, auch nicht in Form eingetragener Verschreibungen.

G. „Rezeptsünden" und unverträgliche Arzneimischungen (Inkompatibilitäten).

Es gibt eine Anzahl sich immer wiederholender Fehler der Ärzte bei der Verschreibung von Arzneien, wodurch es zu Schädigungen der Patienten kommen kann. Einige Möglichkeiten und praktisch bekannt gewordene Beispiele mögen hier kurz zusammengestellt werden.

a) Verwechselung der lateinischen Namen. Die offizinellen Bezeichnungen der Materia medica sind oft nicht genügend bekannt. Tartarus stibiatus (Brechmittel) wurde statt Tartarus depuratus (Laxans), Hydrargyrum bichloratum (leicht lösliches, ätzendes Sublimat) wurde an Stelle des schwer löslichen Hydrargyrum chloratum (Kalomel) zum Einstäuben ins Auge verschrieben. Auch Liquor Kalii caustici an Stelle acetici usw.

b) Undeutliche Schrift oder unzweckmäßige Abkürzungen gaben Anlaß zur Verwechselung: Tubera jalapae statt Tubera salep, Veronal statt Kamala, Luminal statt des Wurmmittels Helminal u. a. Bei der Bezeichnung „Barium sulf." wurde statt Barium sulfuricum ($BaSO_4$), welches für Röntgenkontrastdarstellung dienen sollte, das hochgiftige Barium sulfuratum (BaS) verausgabt. Nach Verordnung von „Digital. 0,3" händigte ein Apotheker statt Folia Digit. das Reinglykosid Digitalin aus.

c) Ungenaue Dosierungsangaben. Bei einer Verordnung „1% Novocain-Suprarenin-Lösung 30,0" stellte ein Apotheker eine Lösung von 0,3 Novocain hydrochlor. in 30,0 Suprareninlösung 1 · 1000 her. Einem Klysma sollten 15 Tropfen Opiumtinktur zugesetzt werden. Statt „gtt.XV" fand sich im Rezept die Angabe „Tinct. Opii 15", worauf diese Menge in Gramm zugesetzt wurde.

d) Fehlende oder ungenügende Signatur. Auf die Bedeutung der Signatur als Anweisung für den Patienten ist oben hingewiesen worden. Es werden vom Patienten die unmöglichsten Fehler in der Arzneiverwendung gemacht, wenn die Signatur nicht klare Vorschriften gibt. Ein chirurgischer Kollege berichtete z. B., daß Stuhlzäpfchen mit Bismutum subnitricum (für Hämorrhoidalleiden) innerlich genommen wurden. Der Arzt wurde wegen Verdachtes auf Ileus mit stärkster Verstopfung zugezogen. Oder ein anderes Beispiel: Oleum chenopodii sollte tropfenweise eingenommen werden. Da eine entsprechende Anweisung fehlte, nahm die Patientin die gesamte Menge auf einmal ein. Die Signatur entscheidet oft über die Schuldfrage, wenn eine Arzneischädigung zustande kam.

e) Unkenntnis der chemischen Eigenschaften. Insbesondere die Löslichkeitsverhältnisse von Arzneistoffen werden nicht beachtet. So läßt sich z. B. Morphinum hydrochl. nicht in Konzentrationen über 4% verordnen. Bei Kombination von Arzneistoffen, welche chemische Reaktionen miteinander eingehen, sind gelegentlich gewisse Veränderungen der Arzneien zu erwarten: unverträgliche Mischungen = *Inkompatibilitäten.* Derartige Beispiele sind meist in den Arzneiverordnungsbüchern tabellarisch zusammengestellt.

Für den Arzt, der auf gewagte Arzneikombinationen im Rezept prinzipiell verzichtet, genügt die Kenntnis der wichtigsten Unverträglichkeiten. Sollen mehrere Mittel gleichzeitig gegeben werden, so hält man sich an bewährte überlieferte Rezeptvorschriften oder gibt die Mittel getrennt nebeneinander.

Hauptsächlich ist zu vermeiden, daß durch ungeeignete Zusätze zu Lösungen Fällungen eintreten oder Zersetzungen vor sich gehen. Hier sei besonders darauf hingewiesen, daß alle stärkeren Alkalien, wie Natrium carbonicum und Liquor Ammonii anisatus, ebenso wie Acidum tannicum und alle gerbstoffhaltigen Drogenzubereitungen aus den Lösungen der Alkaloidsalze die Alkaloide ausfällen können[1]. Der Niederschlag setzt sich nieder, so daß die Flüssigkeit alkaloidfrei und unwirksam wird und die gesamte, für eine Einzeldarreichung viel zu hohe Alkaloidmenge mit dem letzten Löffel eingenommen werden kann. Auch die Jodide und Bromide fällen manche Alkaloide. Ebenso werden Glykoside, z. B. die Glykoside des Digitalisblattes, durch Gerbstoffe niedergeschlagen.

Auch in Lösungen von Metallverbindungen können Zusätze von Alkalien oft Niederschläge der Metallhydroxyde verursachen. Daß in Lösungen der dissoziierenden Pb-Verbindungen die Chloride, Sulfate, Carbonate Niederschläge bewirken, ist allgemein bekannt und zu beachten.

Die Zersetzung vieler Alkaloide wird durch Metallverbindungen beschleunigt, so die des Suprarenin hydrochloricum und Morphinum hydrochloricum durch Liq. Ferri sesquichlorati oder Hydrarg. bichloratum. Eisenlösungen zersetzen ferner alle Phenole, also auch Acidum salicylicum, unter Verfärbung. Ebenso sind sie unverträglich mit Gerbstoffen, da sich Tinte bildet.

Stark oxydierende Mittel, besonders Kalium chloricum, Kalium permanganicum, Calcaria chlorata, können beim Verreiben mit leicht oxydablem Material wie Zucker, Glycerin, Kohle explodieren. Jod und Jodsalze können unter bestimmten Bedingungen mit Ammoniak, Ammoniumsalzen, Hydrarg. praecipit. alb. den sehr leicht explodierenden Jodstickstoff bilden. Schwer lösliche Hg-Verbindungen dürfen nicht mit Jodsalzen gemischt werden, da sich leicht lösliche, giftigere Verbindungen bilden.

Nach der Verordnung des folgenden einwandfreien Rezeptes gegen Arteriosklerose traten bei Patienten Magenbeschwerden auf:

Rp. Kalii jodati 8,0
    Natrii nitrosi 3,0
    Natrii bicarbonici 2,0
    Aquae destillatae ad 200,0.

Es hatte sich bei der sauren Reaktion im Magen freies Jod mit entsprechender Reizwirkung gebildet. Auch an diese Möglichkeit wäre also zu denken, daß erst im Organismus sich unzweckmäßige Reaktionen der Bestandteile einer Arzneimischung abspielen können.

---

[1] Dies gilt aber z. B. nicht für Lösungen von Codeinum phosphor. und Liquor ammonii anis., weil die Codeinbase noch genügend löslich ist.

II. Spezielle Arzneiverordnungslehre.

A. Äußerliche Arzneianwendungen[1].

1. Mittel zur Vernichtung von Bakterien und Parasiten, zur Ätzung und Adstringierung der Haut, der Wundgewebe und der Schleimhäute.

Zur Geschichte der Desinfektion. Es ist das unvergängliche Verdienst des Glosgower Chirurgen LISTER, durch die Einführung der antiseptischen Wundbehandlung (1867—1869) die Bahn für die moderne Entwicklung der Chirurgie eröffnet zu haben, ein Verdienst, das dadurch nicht gemindert wird, daß die antiseptischen Methoden der Wundbehandlung später den wirksameren aseptischen Methoden weitgehend gewichen sind. Das Listerverfahren der Wundbehandlung mit carbolsäuregetränktem Verband, das in Deutschland sich besonders unter dem Einfluß des Chirurgen VOLKMANN früher durchsetzte als im Auslande, wurde später wegen der zahlreichen Vergiftungen und Todesfälle, welche die zum Teil ganz kritiklose Anwendung des „Listerns" brachte, vielfach abgeändert. Man führte die Salicylsäure ein (THIERSCH, auf Empfehlung des Entdeckers KOLBE), versuchte Thymol, Chlorzink, Borsäure und seit den 80er Jahren besonders das durch KOCHS Versuche eingeführte Sublimat und das von dem Physiologen MOLESCHOTT empfohlene Jodoform, aber bei allen diesen Mitteln folgte, wie bei der Carbolsäure, einer Periode einseitiger Überschätzung des Wertes eine skeptische Beurteilung, da die Zahl der Vergiftungen, zumal beim Jodoform, sehr groß blieb. Inzwischen war an die Stelle der antiseptischen Bekämpfung der Wundinfektion die aseptische Methode getreten und verdrängte mehr und mehr die alten Verfahren. Erst in der Chirurgie des Krieges 1914—1918 setzten erneut ernsthafte Bestrebungen ein, chemische Substanzen zur Prophylaxe und Therapie der Wundinfektion heranzuziehen. Auch hier war die Beurteilung der Wirkung dieser Mittel, deren starke desinfizierende Wirksamkeit im Laboratorium erkannt worden war, recht optimistisch, aber wieder folgte ihr bald die viel nüchternere Bewertung.

Bekanntlich hat schon vor LISTER der Wiener, später Budapester Geburtshelfer SEMMELWEIS den vollen Wert der chemischen Händedesinfektion zur Verhütung des Puerperalfiebers erkannt. Er benutzte die Waschung mit Chlorwasser (1847). Das SEMMELWEISsche Verfahren stieß auf unverdiente Nichtbeachtung oder Gegnerschaft, und erst nach LISTERS Veröffentlichungen setzten sich die verschiedenen Verfahren der Händedesinfektion und der Hautdesinfektion durch. Chlorwasser wich der Carbolsäure, diese dem Sublimat, Jod, Alkohol und Lysol.

Phenol, Kresol und deren Derivate.

Chemie. **Phenolum** (offiz.), Phenol (früher Carbolsäure), wurde 1831 entdeckt. Es bildet lange, farblose Krystalle, die sich an der Luft allmählich rosa färben. Die Krystalle lösen sich in 15 Teilen Wasser mit fast neutraler Reaktion. Die Löslichkeit ist viel besser in Laugen, Alkohol, Glycerin und Öl. Phenol ist im Teer enthalten und wird auch synthetisch dargestellt.

Phenolum liquefact. (offiz.), *Acidum carbolicum liquefactum*, ein durch Zusatz von wenig Wasser verflüssigtes Phenol, enthält 88—90 % Phenol und ist eine dicke, farblose bis rötliche Flüssigkeit. Bei weiterem Wasserzusatz trübt sie sich zunächst durch Ab-

Phenol
C_6H_6O

---

[1] Mittel zur örtlichen Anästhesierung von Schleimhaut und Wundgewebe siehe S. 108ff.

scheiden von ungelöstem Phenol, um wieder klar zu werden, sobald auf 1 Teil Phenolum 15 Teile Wasser kommen.

Aqua phenolata (offiz.), Phenolwasser (früher Carbolwasser), wird aus 11 Teilen verflüssigtem Phenol, welches mit Wasser auf 500 Teile aufgefüllt wird, bereitet; Phenolwasser enthält also rund 2% Phenol.

p-Chlorphenol bildet Krystalle, welche in Wasser wenig, in Alkohol gut löslich sind.

Cresolum crudum (offiz.), Rohkresol, eine gelbbraune, in Wasser schwer lösliche Flüssigkeit, enthält im wesentlichen die 3 Kresole oder Methylphenole, von denen das m-Kresol in der Menge von mindestens 50% vorhanden sein muß.

Trikresol (Schering) ist ein Gemisch der Kresole.

Zur Verschreibung des Kresols geht man von der fertigen Lösung aus:

Liquor Cresoli saponatus (offiz.), Kresolseifenlösung. Kresol wird dadurch in hoher Konzentration in Lösung gebracht, daß Leinöl und Kalilauge sowie Wasser und etwas Alkohol zum Rohkresol zugesetzt werden. Kresolseifenlösung bildet eine klare, rotbraune ölartige Flüssigkeit mit 50% Rohkresol, die sich mit Wasser in jedem Verhältnis klar mischen läßt.

CH_3

meta-Kresol
C_7H_8O

Lysol (Schülke) enthält 56% Kresol und ist in seiner Zusammensetzung nicht genau bekannt; sie dürfte der des Liq. Cresoli sapon. sehr ähnlich sein.

Solveol (Heyden) ist eine Kresollösung, bei welcher durch Zusatz von kresotinsaurem Salz eine erhöhte Löslichkeit des Kresols erreicht ist.

Phobrol (Roche) ist 50%ige Lösung von p-Chlor-m-Kresol mit ricinolsaurem Kalium.

Saprol (Nördlinger) enthält als wichtigste Bestandteile ebenfalls Trikresole.

Sagotan (Schülke u. Mayr) enthält Chlorkresol und Chlorxylenol in Fettseife gelöst. Es ist ein fast ungiftiges, wertvolles Desinfektionsmittel. Instrumente werden 5 Min. lang in 5%ige oder 20 Min. lang in 2%ige Lösung gelegt. Sporen und Tuberkelbacillen im Sputum werden nicht abgetötet.

Aqua cresolica (offiz.) ist auf das 10fache verdünnter Liq. Cres. sapon., enthält also 5% Rohkresol.

Schicksal im Körper. Zahlreiche Phenolvergiftungen, die nach der oralen Einnahme, nach der Verabreichung von Phenolklistieren, nach der Ausspülung von Wunden oder Empyemhöhlen, gar nicht so selten auch nach der Einatmung von versprühtem Phenol oder nach Phenoleinwirkung auf die intakte Haut vorgekommen sind, zeigen, daß Phenol von den Schleimhäuten und Wundflächen *sehr leicht* resorbiert wird, und daß es das Hautepithel durchdringen kann.

Über das Schicksal des resorbierten Phenols beim Menschen sind wir nur in den Grundzügen orientiert. Sehr rasch beginnt nach der Einnahme die Abgabe in den Harn. Aber nur ein Teil wird unverändert ausgeschieden. Ein in seiner Größe noch nicht endgültig festgelegter Anteil wird zu Hydrochinon oxydiert, das mit Schwefelsäure gepaart im Harne erscheint und teils vor der Ausscheidung, hauptsächlich aber nach derselben zu dunkel gefärbten Körpern weiter oxydiert wird, welche die eigentümlich graugrüne bis grünschwarze Verfärbung des Phenolharnes bewirken. Der Hauptanteil des Phenols wird in unveränderter Form mit Schwefelsäure und der reduzierenden Glykuronsäure gepaart. Da diese Paarung rasch vor sich geht, und da die Paarungsprodukte von geringer Giftigkeit sind, kann eine Phenolvergiftung in relativ kurzer Zeit beendet sein.

Auch Kresol (Lysol) wird von den Schleimhäuten und Wunden rasch resorbiert und durchdringt wie Phenol das intakte Hautepithel. Das Schicksal im Körper ähnelt dem des Phenols: 20—25% der aufgenommenen Menge erscheinen im Harne an Schwefelsäure und Glykuronsäure gepaart, ein Teil wird zu dunkel gefärbten Produkten oxydiert, die auch dem Kresolharn eine eigentümliche dunkelgrüne Farbe verleihen können.

Indikationen. Neben der Änderung der Anschauungen über das Wesen der Wundinfektionen und der Erkenntnis, daß es nur ausnahmsweise gelingt, die Infektionskeime eines Wundgebietes durch chemische Mittel ohne Schädigung der Gewebe abzutöten, sind es die zahlreichen medizinalen Phenolvergiftungen gewesen, die zu einer starken Einengung seiner Anwendung als Antisepticum geführt haben.

Außer zur Desinfektion von Grubeninhalt, infektiösem Sputum oder infektiösen Darmentleerungen wird Phenol hauptsächlich zur sterilen Aufbewahrung von Instrumenten (Injektionsspritzen) und zur Sterilhaltung von Injektionslösungen, wie Morphinlösungen, und Heilseren verwandt. Kresol (Lysol) hat Phenol bei der Desinfektion der Hände und sonstiger Hautgebiete verdrängt.

Beim Eindringen in die Haut wirkt Phenol anästhetisch: schwache Phenollösungen oder Phenolsalben werden zur Juckstillung verwandt. Die gewebszerstörende Wirkung wird zur Verödung von Hämorrhoidalknoten herangezogen. Einige Kubikzentimeter einer 20%igen Lösung in Glycerin werden in die Knoten injiziert. Die Haut der Afterumgebung ist zur Vermeidung von Ätzungen durch Einsalben zu schützen.

Nebenwirkungen, Gefahren. Wenige Mittel haben bei der medizinalen Anwendung zu so zahlreichen Schädigungen geführt wie Phenol. Die lokalen Wirkungen starker Phenollösungen äußern sich an Schleimhaut und Haut in bald einsetzender Anästhesie, der ein starkes Abblassen und Ledrigwerden folgt; das Gewebe kann in kurzer Zeit absterben. Da diese nekrotisierende Wirkung weit in die Tiefe geht, ist nicht selten durch unvorsichtige Phenolapplikation auf die Haut eine trockene Gangrän ganzer Finger usw. zustande gekommen!

Nach wiederholter Einwirkung auch verdünnter Phenollösungen, besonders bei dauerndem Gebrauch des Mittels als Händedesinfiziens, tritt leicht ein hartnäckiges Hautekzem auf.

Kresol (Lysol) hat zwar weit geringere örtlich schädigende Wirkung und ist deshalb zur Hautdesinfektion viel geeigneter als Phenol, aber starke Lösungen können auf Schleimhaut- und Wundgewebe ätzend wirken.

Sehr zu beachten ist die große Gefahr einer resorptiven Allgemeinvergiftung, die, wie erwähnt, nicht nur nach der (jetzt ganz aufgegebenen, früher zur angeblichen Darmdesinfektion üblichen) oralen Phenolzufuhr, sondern auch von Wundflächen, von der Rectalschleimhaut, ja von der intakten Haut aus erfolgen kann. Besonders zahlreich waren die schweren Vergiftungen nach Ausspülungen des puerperalen Uterus. Die Vergiftungserscheinungen beginnen mit bald einsetzender Benommenheit, die dann in ein tiefes Koma übergeht, das selten mit krampfhaften Zuckungen einhergeht. Nach zunehmender Kreislauf- und Atemverschlechterung und starkem Temperaturabfall tritt der Tod an Atemstillstand ein. Wird die akute Vergiftung überstanden, so drohen gefährliche Spätwirkungen infolge degenerativer Veränderungen in den Nieren. Der Harn wird spärlich, eiweißhaltig, er kann ganz versiegen, so daß eine tödliche Urämie eintritt.

Bei der Anwendung von Kresol (Lysol) ist die Gefahr der resorptiven Allgemeinvergiftung wesentlich geringer, aber auch bei diesem Mittel ist es geboten, von Versuchen der Wunddesinfektion am besten ganz abzusehen. Die Symptome gleichen im ganzen denen der Phenolvergiftung.

Darreichung, Dosierung.

Zur Desinfektion von Sputum, Stuhl usw. Man gibt Phenolum liquéfact. oder Kresol zu 10% oder mehr zu dem zu desinfizierenden Material.

Rp. Phenoli liquefacti 100,0 (= 0,70 RM.).
   D.S. Äußerlich. Etwa 1 Teil auf 10 Teile des zu desinfizierenden Materials.
Rp. Liquoris Cresoli saponati 100,0 (= 0,50 RM.).
   D.S. Äußerlich. 1 Teil Kresolseifenlösung auf 5 Teile des zu desinfizierenden Materials.

Zahlreiche weitere Phenol- und Kresolpräparate des Handels sind ebenfalls geeignet.

Zur Desinfektion von Instrumenten. Die Lösung sollte etwa 5% Phenol oder Kresol enthalten.

Rp. Phenoli liquefacti 5,0	**Rp.** Liq. Cresoli sapon. 10,0
Aquae dest. ad 100,0	Aquae dest. ad 100,0
M.D.S. Äußerlich.	M.D.S. Äußerlich.

Zur Sterilhaltung von Injektionslösungen und Heilseren dient ein Zusatz von etwa ½% Phenol.

Phenoli liquefact. gtt. II zu je 10,0 der betr. Flüssigkeiten (2 Tropfen enthalten etwa 0,05 Phenolum).

Zur Händedesinfektion wird nur Kresolseifenlösung, die so stark verdünnt ist, daß die Lösung 1—1½% Kresol enthält, verwandt.

Rp. Liquoris Cresoli saponati 100,0 (= 0,50 RM.).
   D.S. Äußerlich. 2 Eßlöffel = 15,0 Kresol auf 1 l Wasser.
Rp. Aquae cresolicae c. aq. commune paratae 500,0 (= 0,40 RM.).
   D.S. Äußerlich. Auf das 5fache verdünnt zur Hautdesinfektion.

Wie Kresolseifenlösungen werden auch ½—1%ige Lösungen von *Grotan* (Schülke) und *Phobrol* (Roche) angewandt.

Acidum sozojodolicum, Sozojodol (Trommsdorff), Dijod-p-phenolsulfosäure, und zahlreiche Salze desselben, in Wasser meist gut lösliche Verbindungen, werden von den an Zahl abnehmenden Anhängern einer antiseptischen Wundbehandlung gelegentlich als Streupulver, mit gleichen Teilen Talcum vermischt, auf Wunden gebracht.

Thymolum (offiz.), Methylpropylphenol, bildet farblose, eigenartig riechende Krystalle, die in Wasser nur zu etwa 1$^0/_{00}$, aber gut in Alkohol löslich sind.

Die alkoholische Lösung dient, dem Mundspülwasser zugesetzt, als Munddesinfiziens; sie wird in der zahnärztlichen Praxis benutzt, um Kavitäten mit einer desinfizierenden Schicht von Thymol zu versehen.

Auf der Haut wirkt Thymol anästhesierend, eine ¼—1%ige Salbe oder alkoholische Lösung wird bei Pruritus eingerieben:

Rp. Thymoli 0,25—1,0
   Mentholi 2,0
   Glycerini 5,0
   Spiritus ad 100,0
   M.D.S. Äußerlich. Bei Pruritus.
(1,0 Thymolum = 0,05 RM.)

Zephirol (Bayer) wurde 1934 als ein neuartiges, wertvolles Desinfektionsmittel eingeführt. Es stellt ein wasserlösliches, hochmolekulares Alkyl-dimethyl-benzyl-ammoniumchlorid dar. Die Lösung schäumt und reinigt wie Seifenlösung; sie ist reiz- und geruchlos und besitzt größte Haltbarkeit. Die bactericide Kraft ist vielseitig und größer als die von Kresolseifenlösung; Sporen werden aber nicht zuverlässig abgetötet. In Eiweißlösung wird die Wirkung nur wenig abgeschwächt. Die Gegenwart von Seifenresten oder Fett hemmt die Wirkung.

$$\text{Cl} \cdot \text{N} \overset{\displaystyle CH_3}{\underset{\displaystyle R}{\overset{\displaystyle |}{\underset{\displaystyle |}{-CH_3}}}} CH_2$$

R = hochmolekulares Alkylgemisch

Instrumente können in 1%iger Lösung ausgekocht werden. Zur Schnelldesinfektion von Händen, Instrumenten und Seide genügen 10%ige Lösungen. Zephirol greift nicht rostgeschützte Instrumente an. Dies kann durch Zusatz von 1—3% Natrium nitrosum vermieden werden. Auch frische Wunden können mit 2—10%iger Lösung behandelt werden ohne Gefahr einer Zellschädigung. Zur Scheidenspülung 2 Teelöffel pro 1 l Wasser. Das Zephirol ist resorptiv kaum giftig. An der Haut kann Überempfindlichkeit entstehen. (Flasche mit 50 g = 0,68 RM. und mit 150 g = 1,62 RM.)

Quartamon (Schülke u. Mayr) ist ein ähnliches Desinfektionsmittel auf der Basis quarternärer Ammoniumsalze.

Salicylsäure.

Acidum salicylicum (offiz.) (Näheres S.100) ist in Wasser nur 1:500, gut dagegen in Alkohol und Öl löslich.

Als Desinfiziens hat die Salicylsäure in der Wundbehandlung keine Bedeutung. Dagegen wird von der juckstillenden, der epithellockernden und schorflösenden Wirkung vielfach Gebrauch gemacht. Der Blutschorf von Wunden läßt sich schonend dadurch entfernen, daß man einen Salicylsäureverband (1:500 in Wasser) anlegt. Salicylsäureöl dient zum Abweichen von Borken, die Auflösung in Kollodium wird zur Entfernung von Hühneraugen verwandt, Salicylsäuresalben (einige bis 20%) werden auf hyperkeratotische Hautstellen aufgebracht. Offizinell ist die *Pasta Zinci salicylata* mit 2% Salicylsäure (LASSARsche Paste) und *Pulvis salicylicus c. Talco* mit 3% Salicylsäure (bei Fußschweiß zum Einpudern). Geringe Mengen von Salicylsäure werden durch die Haut resorbiert, so daß nach der langanhaltenden Einwirkung auf ausgedehnte Hautstellen resorptive Allgemeinwirkungen (s. S. 101) auftreten können.

Rp. Acidi salicylici 5,0
    Olei Olivar. ad 100,0
    M.D.S. Äußerlich. Zum Entfernen von
    Borken.

Rp. Acidi salicyl.
    Acidi lactici āā 1,0
    Collod. elastici ad 10,0
    M.D.S. Äußerlich, auf Hühneraugen.

Rp. *Pastae antisepticae* F.M.B. 50,0
    (mit 1% Ac. salic. pulv., 10% Acid. boric. pulv.
    und 20% Zinc. oxyd. crud.)
    D.S. Äußerlich bei Ekzem, Verbrennung.

(10,0 Acid. salicyl. = 0,10 RM.; 100,0 Pasta Zinci sal. = 0,50 RM.; 100,0 Pulv. salicyl. c. Talco = 0,30 RM.)

Jod, Jodoform.

Die schwarzgrauen, metallisch glänzenden, beim Erwärmen mit violettem Dampf sich verflüchtigenden Krystalle des Jods lösen sich in Wasser so schwer (bei Zimmertemperatur etwa 1:5000), daß die reine wäßrige Lösung zur Hautdesinfektion ungeeignet ist. Verwandt wird hierzu die

Tinctura Jodi (offiz.), eine dunkelrotbraune, nach Jod riechende Flüssigkeit, in der 7 Teile Jod und 3 Teile Jodkalium auf 100 Teile Weingeist enthalten sind, oder die LUGOLsche Lösung, in der das Jod durch Zusatz von Jodkalium wasserlöslich gemacht worden ist, eine ebenfalls tiefbraune Flüssigkeit, deren Anwendung bei der Hautdesinfektion vor der Jodtinktur den Nachteil hat, daß das Trocknen natürlich viel langsamer erfolgt.

Unter der mit Jod behandelten Oberfläche wird das Hautgewebe hyperämisch, die obersten Epithelschichten stoßen sich nach Tagen ab. Schwere Hautschädigungen kommen nicht vor.

Zu verwerfen ist die Spülung von Wundhöhlen (Uterushöhle!) mit größeren Mengen von Jodlösungen, da es mehrfach hiernach zu schwerster, auch tödlicher Jodvergiftung gekommen ist!

Zur Vernichtung und hauptsächlich Fixierung der Hautkeime vor chirurgischen Eingriffen findet die Jodtinktur ausgedehnte Verwendung. Zur besseren Durchtränkung der obersten Epithellagen und zum besseren Eindringen in die Hautfalten ist es notwendig, vor der Jodpinselung die Haut durch Äther- oder Benzinwaschung zu entfetten.

Rp. Tincturae Jodi 10,0 (= 0,15 RM.)
D.S. Äußerlich. Nach Ätherwaschen der Haut mit Wattestab aufstreichen.

Ersatz für Jodtinktur. Für die Hautdesinfektion ist bisher die Jodtinktur allgemein verwendet worden. Neuerdings bürgern sich Ersatzpräparate ein, weil es aus kriegswirtschaftlichen Gründen notwendig wurde, Austauschstoffe für Jod zu bevorzugen. Dabei stellte sich heraus, daß diese Präparate bei ebenso zuverlässiger Desinfektionswirkung weniger zu Hautreizung führen als Jod, gegen welches außerdem gelegentlich eine Idiosynkrasie bestehen kann.

Sepsotinktur (Lingner), eine alkoholische Lösung komplexer Oxydverbindung bestimmter Metalle mit Brom und Rhodan. Die Lösung ist beschränkt haltbar (Zerfall unter Blausäurebildung). Zum Aufpinseln wird die Originallösung verwendet, zur Spülung eine wäßrige Verdünnung davon zu 3—5% (Flasche mit 50 g = 0,87 RM.).

Jodanatinktur (Schering) enthält Bromeisenrhodanid. Beschränkt lagerfähig (Flasche mit 50 g = 0,96 RM.).

Aquazidtinktur (Weidner), eine stabile alkoholische Lösung von Rhodanwasserstoffsäure. Gut verträgliches und haltbares Hautdesinfizienz (Flasche mit 50 g = 0,87 RM.).

Daneben gibt es eine Reihe von neuen Produkten, die auf phenolischer Basis aufgebaut sind (Jodomuc, Teteform, Kodantinktur u. a.), die unbegrenzt haltbar sind, aber gelegentlich Hautreizung auslösen können.

Trypaflavin (vgl. S. 44) wird in den angelsächsischen Ländern auch viel als Hautdesinfiziens verwendet.

Jodoform (offiz.), Trijodmethan, HCJ_3, bildet fettig anzufühlende gelbe Krystalle von unangenehmem Geruch. Der unangenehme Geruch kann durch Zumischen von Sassafrasöl (Jodoformium desodoratum F.M.B.) oder von Cumarin gemildert werden. Jodoform ist unlöslich in Wasser und Glycerin, löslich in Alkohol, Äther, Kollodium und fetten Ölen.

Trockenes Jodoform ist beständig, aber in ätherischen Lösungen wird bei Lichtzutritt rasch, auf Wundflächen und in Abszeßhöhlen usw. langsam Jod abgespalten.

Jodoform wird von Wundflächen oder aus Empyemhöhlen usw. zum Teil unzersetzt resorbiert. Da das resorbierte Jodoform ungemein langsam ausgeschieden wird (Jod ist im Harn wochenlang nachweisbar), kommt es nach langanhaltender Einwirkung auf größere Wundflächen oder dem Injizieren größerer Depots leicht zu kumulativen Jodoformvergiftungen, die schon bald nach der Einführung des Mittels als Wundantisepticum um 1870 oft beobachtet wurden.

Die Kranken zeigen nach einigen Tagen eine zunehmende psychische Unruhe, oft mit melancholischer Verstimmung, die in schwere Manie mit Wahnideen und Halluzinationen übergehen und zum Erschöpfungstod führen kann. Viel harmloser ist das Auftreten eines Jodoformexanthems bei einer (nicht selten vorkommenden) Idiosynkrasie und des Jodismus mit Acne und Schleimhautreizung. Bei Anwendung größerer Jodoformmengen wird man weiter auf Zeichen von Hyperthyreose zu achten haben.

Die Indikationen sind angesichts der vielen schweren Zwischenfälle gegen früher eingeengt, zumal inzwischen die Ansicht über die Leistung der Wundantiseptik grundlegende Änderungen durchmachte. In Form der Jodoformgaze, der Jodoformstreupulver, des Jodoformkollodiums dient Jodoform noch zur antiseptischen Wundbehandlung. Größer ist seine Bedeutung bei der Behandlung des Ulcus molle, bei dem es eine spezifische Heilkraft entfaltet.

Gehalten hat sich die Einspritzung von Jodoformöllösungen und -glycerinsuspensionen in tuberkulöse kalte Abscesse oder tuberkulöse Gelenkhöhlen, obwohl auch hier die Beurteilung des Wertes schwankt, und obwohl gerade diese Depotbehandlung mit besonderen Gefahren verknüpft ist.

Pulver: **Rp.** Jodoformii subt. pulv. 10,0
S. Äußerlich, zum Aufstreuen auf Wunden und Ulcus molle.
(Zur Vermeidung des ominösen Geruches wird bei Ulcus molle gern Jodoform. desodorat. F.M.B. verwandt.)

Lösung:**Rp.** *Collodii Jodoformii* F.M.B. 15,0
(10% Jodof. in Collod. elastic.)
S. Äußerlich, zum Verschließen kleiner Wunden.

Depotbehandlung:

Rp. Jodoformii 1,0
Aetheris 5,0
Olei Olivar. steril. ad 15,0
M.D. ad vitr. sterilis.
S. Alle 2—3 Wochen 2—5—10 ccm in tuberkulöse Abscesse.

Rp. Jodoformii 2,0
Glycerini ad 20,0
M.D. Sterilisa.
S. Nach Umschütteln alle 2—3 Wochen einige ccm in tuberkulöse Abscesse.

Harnstäbchen (bei Ulcus molle urethrale)

Rp. Jodoformii 0,2
Olei Cacao ad 2,0
f. bacill. urethr. longit. 5 cm, Nr. X
S. 3mal täglich 1 Stäbchen in die Harnröhre. (Jodoforminm 10,0 = 0,60 RM.)

Jodoformersatzmittel.

Zu einer Art Jodoformmanie arteten die Bestrebungen aus, jodabspaltende Moleküle an die Stelle des Jodoforms zu setzen. Außer der Geruchlosigkeit dürften die meisten dieser Präparate keine sicheren Vorzüge vor Jodoform haben. Genannt seien:

Vioform (Ciba), Jod-chlor-oxychinolin, mit 41% Jod, gelbes beständiges, in Wasser unlösliches Pulver (10 g = 2,02 RM.).

Bismutum oxyjodogallicum (offiz.), *Airol* (Roche), graugrünes Pulver mit mindestens 20% Jod, an Stelle von Jodoform und Bism. subgallic. 1,0 = 0,20 RM., bzw. als Airol = 0,30 RM.

Yatren 105 (Bayer), Jod-oxychinolin-sulfonsäure, ein gelbes, mit Natriumbicarbonat versetztes Pulver mit 28% Jod, von hoher desinfizierender Wirksamkeit. Als Wundstreupulver (10% in Talcum), in Lösung zur Wundbespülung usw. 0,1 = 0,20 RM.).

Sozojodol s. S. 37.

Sauerstoffabspaltende Desinfektionsmittel.

Hydrogenium peroxydatum, Wasserstoffsuperoxyd, HOOH, ist eine farblose, in Wasser gut lösliche, sirupartige Flüssigkeit.

Hydrogenium peroxydatum solutum (offiz.) ist eine 3%ige Lösung. Diese schwach saure offizinelle Wasserstoffsuperoxydlösung gibt, zumal in der Wärme und bei Lichtzutritt, leicht Sauerstoff ab und wird dabei unwirksam. Sehr beschleunigt wird die Zersetzung bei dem Alkalischwerden der Lösung, z. B. infolge Auflösens von Glasalkali.

Hydrogen. peroxyd. solut. concentratum (offiz.), *Perhydrol* (Merck), ist eine 10mal stärkere Wasserstoffsuperoxydlösung mit 30 Gew.-% H_2O_2. Sie ist als Vorratslösung der verdünnten offizinellen Lösung vorzuziehen.

Bei der Berührung mit Blut oder Eiter setzt durch den Einfluß von Gewebskatalysatoren sofort eine lebhafte Sauerstoffentwicklung ein, die starkes Aufschäumen bewirkt, eine mechanische Reinigung der Wunden herbeiführt und auf blutenden Wunden gerinnungsfördernd wirkt.

Bei der Anwendung der Wasserstoffsuperoxydlösungen als Desinfiziens oder geruch-stoffzerstörendes Mittel ist zu beachten, daß starke Perhydrollösungen das Hautepithel und Wundgewebe oberflächlich ätzen können, und daß Ausspülungen von Körper- oder Wundhöhlen nur dann vorgenommen werden dürfen, wenn sicher kein Abflußhindernis zu befürchten ist (z. B. Vorsicht bei Empyem). Denn mehrfach brach der sich entwickelnde Sauerstoff — 1 ccm Perhydrol entwickelt 100 ccm O_2 —, der nicht nach außen entweichen konnte und unter Druck stand, in Venen ein und veranlaßte eine tödliche Gasembolie. Die gleiche Gefahr verbietet die Injektion von Wasserstoffsuperoxydlösungen in Wundgewebe, wie sie zur Abtötung von Anaerobiern versucht worden ist. Verschlucken verdünnter Wasserstoffsuperoxydlösungen ist ungefährlich.

Zur Säuberung von Wundflächen und zur Zerstörung riechender Stoffe, bei der Behandlung der Stomatitis und Angina, zur leichten Entfernung mit Blut eingetrockneter Verbände, zur Förderung der Blutgerinnung dient eine ¼—½—1%ige Wasserstoffsuperoxydlösung.

Rp. Hydrogen. peroxyd. solut. 100,0
S. Äußerlich. Auf das 5—10fache verdünnt zur Wundspülung, 1—2 Teelöffel auf 1 Glas Wasser zur Mundspülung. (100,0 = 0,10 RM.)

Rp. Hydrogen. peroxyd. sol. concentr. 100,0
S. Äußerlich. Auf das 50—100fache verdünnt zur Wundspülung. 10—20 Tropfen auf ein Glas Wasser zur Mundspülung. (100,0 = 0,60 RM.)

Von den zahlreichen festen Hydroperoxydverbindungen, die auf Wunden H_2O_2 abspalten, seien genannt:

Pergenol (Byk), ein Gemisch von Na-Perborat und Na-Tartrat, das in Wasser H_2O_2 und Borsäure abgibt. 1,0 auf 1 Glas Wasser bei Stomatitis, Angina usw. (75 Pastillen = 1,70 RM.).

Ortizon (Bayer) und *Perhydrit* (Merck), eine feste, in Wasser lösliche Harnstoff-Hydroperoxyd-Verbindung mit 35% H_2O_2, als Pulver zur Wundbehandlung, in Form fertig zu beziehender Stäbchen zur Fistelbehandlung.

Kalium permanganicum (offiz.), übermangansaures Kalium, $KMnO_4$, dunkelviolette, metallisch glänzende Krystalle, die sich bei 20° in 16 Teilen Wasser lösen.

In der intensiv blauroten Lösung gibt $KMnO_4$ an oxydable Stoffe leicht Sauerstoff ab und wirkt dadurch desinfizierend und geruchstoffzerstörend. Eine katalytische Beschleunigung der Sauerstoffabgabe durch Gewebs- oder Blutfermente findet nicht statt. Bei der Sauerstoffabgabe bilden sich Manganoxyde, darunter der braune, wasserunlösliche Braunstein.

Stärkere Lösungen (1%) erzeugen auf Wunden eine leichte, aber schmerzhafte Ätzung. Nach dem Verschlucken nicht allzu großer $KMnO_4$-Mengen treten außer leichten Magenbeschwerden keine schweren Allgemeinvergiftungserscheinungen auf.

Kalium permanganicum wird in der Lösung von etwa 1 : 5000 viel verwandt zur oxydativen Zerstörung von Bakterien und Geruchstoffen bei Angina, Stomatitis, Wundinfektionen, Cystitis oder gonorrhöischer Urethritis usw. Das Mittel kann bei Morphin- und Opiumvergiftung zur Zerstörung des im Magen noch liegenden oder dorthin ausgeschiedenen Morphins per os gegeben werden. In choleraverseuchten Ländern wird es oft in prophylaktischem Sinne oral einverleibt, bei Biß der Giftschlangen kann die sofortige Umspritzung der Bißstelle lebensrettend wirken.

Im Handverkauf:

Kalium permanganic. 10,0   **Rp.** Kalii permanganici 0,05
(Einige Krystalle bis zur rotweinfarbigen Aquae dest. ad 200,0
Lösung in Wasser, zur Mundspülung.) D. S. Äußerlich, für Urethralinjektionen.

Die braunen Flecken sind von der Haut und aus der Wäsche mit Essigsäure entfernbar. (Kal. permangan. 10,0 = 0,10 RM.)

Kalium chloricum (offiz.), Kaliumchlorat, $KClO_3$, farblose, bis 6% in Wasser lösliche Krystalle.

Kaliumchlorat gibt beim Verreiben mit organischem Material, z. B. mit Kohlepulver, leicht seinen Sauerstoff unter Explosion ab. Mehrfach sind hierdurch in Apotheken Unglücksfälle vorgekommen. Die Ansicht, daß $KClO_3$ auf Bakterien eine starke oxydative Desinfektionswirkung äußert, ist irrig. Schon die schlechte Desinfektionskraft des Mittels sollte dessen Anwendung ein Ende machen. Viel dringender verlangen dies die zahlreichen tödlichen Vergiftungen, die durch irrtümliches Verschlucken größerer Mengen von Kalium chloricum enthaltenden Mundspülwässern zustande kamen. $KClO_3$ wird rasch resorbiert und kann vor seinem rasch beginnenden Übergang in den Harn eine Umwandlung des Oxyhämoglobins in Methämoglobin bewirken. Der Tod kann eintreten, weil der rote Blutfarbstoff nicht mehr zum Sauerstofftransport befähigt ist oder weil die Harnkanälchen durch Schollen von verändertem Blutfarbstoff verlegt werden.

An Stelle des Kalium chloricum sollte immer Hydrogenium peroxydatum solut. oder Kalium permanganicum verwandt werden.

Chlor, unterchlorige Säure.

Die Desinfektion mit Chlor oder mit chlorhaltigen Verbindungen (welche in der wäßrigen Lösung Chlor bzw. unterchlorige Säure enthalten und dadurch zur Bildung von aktivem Sauerstoff führen können) wird hauptsächlich zur Vernichtung von Keimen in Trinkwasser und in Exkrementen benützt. Zur Desinfektion der Hände sind diese Mittel ersetzt worden durch andere, wie Sublimat, Kresol, Alkohol, welche das Epithel weniger angreifen. Während des Krieges 1914—1918 wurde häufig versucht, die Heilung stark infizierter Wunden durch Einwirkung chlorhaltiger Mittel zu begünstigen. Dabei kann durch die Chlorierung der Aminogruppen des Eiweißes neben einer antiseptischen Wirkung auch eine Verflüssigung der verjauchenden Gewebsteile erzielt werden. Ein endgültiges Urteil über den Wert des Verfahrens ist noch nicht möglich; immerhin scheint diese Behandlung aussichtsreich zu sein, da die gewebsschädigenden Nebenwirkungen gering sind und Allgemeingiftwirkungen nicht zu befürchten sind. Eine besondere Bedeutung haben diese chlorabspaltenden Präparate neuerdings für die Entgiftung von Gelbkreuzkampfstoffen erhalten.

Calcaria chlorata (offiz.), Chlorkalk, $Ca\big\langle{}^{O-Cl}_{Cl}$, ist ein weißes, in Wasser unvollständig

lösliches Pulver. DAB. verlangt mindestens 25% abspaltbares Chlor. Das Pulver wird beim Liegen an der Luft feucht und verliert allmählich das wirksame Chlor. Die Lösungen sind, besonders wenn sie Licht und Wärme ausgesetzt werden, nicht haltbar. Bei Zusatz von Säure zu Chlorkalk erfolgt die Chlorabgabe sehr rasch.

Chlorkalk dient zur Desinfektion von Grubeninhalt, auf dessen Oberfläche das Pulver verstreut wird, und zur Entgiftung von Haut und leblosen Gegenständen, die mit Gelbkreuzstoffen beschmutzt wurden (100,0 = 0,10 RM.).

Losantin, gereinigtes Calciumhypochlorit in Tabletten zu 1,0. Verwendung zur Hautentgiftung bei Lostschäden (nicht zur Behandlung!).

Zur Wundbehandlung wird zweckmäßigerweise der Chlorkalk in eine Natriumhypochloritlösung übergeführt und nach Filtrieren neutralisiert (DAKINsche Lösung). Die Lösung est, wenn sie dunkel aufbewahrt wird, längere Zeit haltbar.

Rp. Calcariae chloratae 20,0
  Aquae dest. 950,0
  Adde Natrii bicarbon. 14,0
  Filtra et adde Acidi borici q. s. ad neutralisationem (nötig sind 2,5—4,0)
  M.D.S. Äußerlich, zur Wunddesinfektion nach DAKIN.

Chloramin (Heyden) (offiz.), p-Toluol-sulfonchloramid-Na, ein wasserlösliches Pulver. Wirkt durch Abspaltung von Hypochlorit. In Lösung haltbar, zuverlässiger als Hypochlorit. ½% zur Händedesinfektion, ¼% zur Wundbehandlung und zu Scheidenspülungen, 2—5% zur Hautentgiftung bei Gelbkreuzeinwirkung (10,0 = 0,30 RM.).

Clorina (Heyden), ein Chloraminpräparat (50,0 = 1,02 RM.); 10 Tabletten zu 0,5 = 0,41 RM.; 20 Tabletten = 0,65 RM.

Äthylalkohol.

Die desinfizierende Wirkung des Alkohols ist in 70%iger Lösung in Wasser optimal. 70%iger Alkohol hat unter den für die Händedesinfektion geeigneten Mitteln die geringste hautschädigende Wirkung. Alkohol selbst ist nicht keimfrei.

Spiritus dilutus (offiz.) enthält gegen 70 Vol.-% Alkohol, d. h. die für die Händedesinfektion geeignete Konzentration. (100,0 = 0,75 RM.)

Spiritus saponatus (offiz.) mit Seife und rund 50% Alkohol ist ebenfalls für die Hautdesinfektion geeignet. (100,0 = 0,75 RM.)

Formaldehyd.

Formaldehyd solutus (offiz.), Formalin, enthält 35% des flüchtigen Gases Formaldehyd, HCHO, in Wasser.

Die klare, stechend riechende Flüssigkeit darf höchstens schwach sauer reagieren. Eine stärker saure Reaktion weist auf einen Übergang von Formaldehyd in Ameisensäure hin. Weiße Abscheidungen können bei langem Stehen der Lösungen dadurch auftreten, daß sich durch Polymerisation der wasserunlösliche Paraformaldehyd bildet.

Die 1%ige Formaldehydlösung dient zur Desinfektion von Geschirren, Bürsten, Fußböden usw. Da Formaldehydlösung die Haut stark gerbt, wird sie zur Hautdesinfektion nur wenig verwandt. Die Gerbung der Haut soll zu einer Atrophie der Schweißdrüsen führen. Deshalb werden bei Hyperhidrosis Pinselungen mit 5—10%igem Formalinspiritus angewandt.

Rp. Formaldehyd soluti 5,0
  Spiritus ad 100,0
  M.D.S. Äußerlich. Für Hautpinselungen.
  (100,0 = 0,25 RM.; 100,0 Formalin = 0,35 RM.)

Zur Raumdesinfektion, die man am besten von Berufsdesinfektoren ausführen läßt, wird meist Paraformaldehyd in Form der sog. *Formalinpastillen* verwandt. Für 1 cbm Luftraum sind 5 g Formaldehydgas notwendig, die aus 15 ccm Formaldehydlösung oder 5 Paraformaldehydpastillen entwickelt werden. Gleichzeitig sind pro 1 cbm Raum 30 ccm Wasser zu verdampfen.

Tiefenantiseptica.

Durch Austausch der Methoxylgruppe des Chinins (s. S. 240) durch andere Oxyalkylgruppen kommt man zu Mitteln, deren desinfizierende Wirksamkeit die des Chinins weit übertrifft. Das wichtigste in die Therapie eingeführte derartige Substitutionsprodukt des Chinins (MORGENROTH 1914) ist:

Optochin hydrochloricum (Zimmer), Äthylhydrocuprein, ein weißes, gut wasserlösliches Pulver (0,1 = 0,25 RM.).

Optochin hat eine außerordentlich starke Giftwirkung für Pneumokokken. Es wird bei der lokalen Behandlung des Ulcus corneae verwandt. Eine 2%ige Lösung wird auf die Hornhaut geträufelt; da hierbei Schmerzen auftreten, wird am besten zuvor Lokalanästhesie ausgeführt. (Über die innere Darreichung bei Pneumonie s. S. 261.)

Die Derivate des Acridins, welche zur Tiefenantiseptik verwandt werden, haben keine einheitliche Beurteilung bezüglich ihres Wertes erfahren.

Trypaflavin (Bayer) ist Diamino-methylacridinchlorid. Es hat eine hohe antiseptische Wirksamkeit und dient in einer Konzentration 1 : 1000 in physiologischer Kochsalzlösung zur Wundspülung und zu Verbänden. (0,1 = 0,20 RM.)

Rivanol (Bayer) ist Äthoxydiamino-acridinlactat. Zur Wundbehandlung, zu Injektionen in entzündete Gelenke, zum Umspritzen von Karbunkeln usw. wird die Lösung 1 : 1000 bis 1 : 2000 (zur Injektion in 5%iger Traubenzuckerlösung) verwandt. (0,1 = 0,20 RM.)

Quecksilberverbindungen.

Leicht lösliche Verbindungen.

Hydrargyrum bichloratum (offiz.), Mercurichlorid, Sublimat, $HgCl_2$ (auch Hydr. bichlorat. corrosiv. genannt), bildet weiße Krystalle von guter Wasserlöslichkeit (1 Teil löst sich bei 20° in 15 Teilen Wasser) und vorzüglicher Alkohollöslichkeit. Die wäßrigen Lösungen reagieren sauer. Ein Zusatz von Kochsalz verbessert die Löslichkeit, es bildet sich ein Komplexsalz $HgCl_2 \cdot NaCl$, wodurch die saure Reaktion verschwindet und die hautreizende Wirkung, allerdings auch die desinfizierende Wirksamkeit abnimmt.

Pastilli Hydrargyri bichlorati (offiz.) (ANGERERS Sublimatpastillen) bestehen zu gleichen Teilen aus Sublimat und Kochsalz und enthalten zur Kennzeichnung einen roten Farbstoff. Sie dürfen nur in verschlossenen Gläsern und in schwarzes Papier gepackt abgegeben werden. Das Papier muß weiß die Aufschrift „Gift" und die Angabe der Sublimatmenge tragen.

Bei wiederholter Händedesinfektion mit Sublimat (1 : 1000) wird die Haut vieler Menschen chronisch entzündet, das Sublimatekzem zwingt dann zum Übergang zu anderen weniger reizenden Hg-Verbindungen oder zu Kresolseifenlösung, Alkohol usw.

Die Ausspülung von Wunden und besonders Wundhöhlen (puerperaler Uterus!) ist zu unterlassen, da hierbei so viel Hg resorbiert werden kann, daß die schwersten Hg-Vergiftungen eintreten können. Der Beginn derselben (Näheres S. 246) zeigt sich meist an Speichelfluß und Stomatitis, es folgt schwere Darmentzündung, oft wird vorwiegend die Niere geschädigt, und in diesen Fällen kann die Niereninsuffizienz den Tod herbeiführen. Auch die früher übliche Verödung von Varicen durch Injektion von 1%igen Sublimatlösungen ist heute aufgegeben.

Erlaubt ist die Desinfektion intakter Schleimhaut mit Sublimatlösungen 1 : 5000, z. B. vor Augenoperationen, bei Conjunctivitis. Seltener verwandt wird Sublimat (1 : 10000) zur Harnröhrenspülung bei Gonorrhöe.

In der dermatologischen Praxis wird von der epithelzerstörenden Wirkung stärkerer Sublimatkonzentrationen (1%) und der parasitenvernichtenden Wirkung starker und schwacher Lösungen (1% gegen Pediculi pubis, verdünnter Lösungen gegen Seborrhöe und zur Behandlung luetischer Plaques usw.) Gebrauch gemacht.

Über die Behandlung der luetischen Allgemeininfektionen s. S. 245.

Rp. Pastilli Hydrarg. bichlorati 1,0 Nr. X

D. sub signo veneni. S. Äußerlich, 1 Pastille in 1 l Wasser zur Händedesinfektion, zum sterilen Aufbewahren von Glasgeräten (nicht von Metallinstrumenten). (10 Pastillen = 0,55 RM.)

Rp. Hydrargyri bichlorati 0,1	**Rp.** Hydrargyri bichlorati 0,2
Collodii elastici ad 10,0	Glycerini ad 20,0
M.D.S. Äußerlich. (Auf Clavi aufzu-	M.D.S. Äußerlich, zur Vernichtung
tragen.)	von Pediculi pubis.

Hydrarg. oxycyanatum (offiz.), Quecksilberoxycyanid, $Hg(CN)_2 \cdot HgO$, eine farblose, in Wasser bis 5% lösliche Komplexverbindung von geringer hautreizender, guter desinfizierender Wirksamkeit. Die wäßrige Lösung reagiert schwach alkalisch. Hydrarg. oxycyanat. wird in Form der mit einem blauen Farbstoff versehenen *Pastilli Hydrarg. oxycyanati* (offiz.) zur Händedesinfektion (1 : 1000), zur Urethralspülung (1 : 10000 bis 1 : 3000), zur Desinfektion der Augenbindehaut (1 : 3000) verwandt.

(Pastilli Hydrarg. oxycyanati, 10 Stück zu je 1,0 = 0,85 RM.)

Sublamin (Schering), eine Quecksilbersulfat-Äthylendiamin-Komplexverbindung, farb-los. ½—2⁰/₀₀ zur Händedesinfektion, wenig reizend.

Afridolseife (Bayer) enthält 4% oxymercuritoluylsaures Natrium, zur Händedesinfektion.

Quecksilber und schwer lösliche Quecksilberverbindungen.

Hydrargyrum (offiz.), Quecksilbermetall, wird in Form der Grauen Salbe angewandt.

Unguent. Hydrargyri cinereum (offiz.), Graue Salbe, enthält auf 100 Teile 30 Teile Hg-Metall, feinst verrieben. Die Graue Salbe wird von manchen verwandt zur rascheren Reifung von Furunkeln; sie erzeugt eine leichte Hyperämie und Entzündung der Haut und raschere Demarkierung des nekrotischen Pfropfes. Bei längerer Einwirkung entsteht leicht eine Folliculitis. Eine resorptive Hg-Vergiftung ist bei dieser Anwendungsart auf umschriebene Hautstellen nicht zu befürchten.

Über die Verwendung bei allgemeiner Lues s. S. 247.

Emplastrum Hydrargyri (offiz.) mit 2 Teilen Hg-Metall auf 10 Teile Bleipflastermasse dient vorwiegend (neben Grauer Salbe) zur lokalen Abdeckung luetischer Geschwüre.

Hydrargyrum chloratum (offiz.), Mercurochlorid, Quecksilberchlorür, Kalomel, Hg_2Cl_2, ist ein sublimierbares, krystallinisches, weißes Pulver, das sich am Lichte leicht unter Bildung von Hg-Metall und Sublimat zersetzt und in Wasser nur in sehr geringen Spuren löslich ist. *Man hüte sich vor Verwechslungen mit dem gut wasserlöslichen, lokal ätzenden Hydrargyrum bichloratum, Sublimat, das oft zu schwersten Schädigungen führte.*

Hydrargyrum chloratum vapore paratum (offiz.) ist die gleiche Verbindung, die durch rasche Abkühlung des sublimierten *Kalomels* in viel feinerer krystallinischer Form erhalten wird. Sie entfaltet auf Geweben eine etwas stärkere Wirkung und wird daher vorzugsweise in der Dermatologie verwandt.

Hydrargyrum oxydatum (offiz.), Hydr. oxyd. rubrum, Hydr. praecipitat. rubrum, Mercurioxyd, HgO, ein rotes, in Wasser sehr schlecht lösliches Pulver.

Unguentum Hydrargyri rubrum (offiz.) enthält 1 Teil Hydr. oxyd. auf 10 Teile weiße Vaseline.

Hydrargyrum oxydatum via humida paratum (offiz·), Hydr. oxyd. flavum., Hydr. praecipit. flav., Mercurioxyd, HgO, wird durch Ausfällen aus Sublimatlösung mit NaOH in feiner krystallinischer Modifikation erhalten. Es wirkt auf Geweben etwas energischer als rotes Präcipitat.

Unguentum Hydrargyri flavum (offiz.) mit 5% HgO.

Hydrargyrum praecipitatum album (offiz.), das in Wasser wenig lösliche Salz $HgNH_2Cl$, ein weißes amorphes Pulver, das beim Zusatz von Sublimatlösungen zu Ammoniak ausfällt.

Unguentum Hydrargyri album (offiz.), mit etwa 10% weißem Hg-Präcipitat.

Hydrargyrum sulfuratum rubrum (offiz.), roter Zinnober, HgS, ein' rotes, in Wasser unlösliches Pulver, das seltener verwandt wird.

Weitere schwer lösliche Hg-Verbindungen, wie Hydrargyrum salicylicum, werden fast nur zur Depotbehandlung der syphilitischen Allgemeininfektion benutzt, sie sind deshalb auf S. 247 abgehandelt.

Alle diese schwer löslichen Hg-Verbindungen können, auf große Wundflächen gebracht, in solcher Menge resorbiert werden, daß resorptive Quecksilbervergiftungen auftreten (Näheres S. 246). Bei der üblichen Anwendung auf umschriebenen Haut- und Schleimhautstellen spielt diese Resorption keine Rolle. Sie kann nur dann bedrohlich stark werden, wenn der Kunstfehler gemacht wird, gleichzeitig innerlich größere Mengen von Jodsalzen darzureichen, wodurch leicht lösliche Jodquecksilberverbindungen gebildet werden, die auch lokal ätzend· wirken können.

Als Streupulver oder in Form von Salben werden die schwer löslichen Hg-Verbindungen besonders verwandt in der ophthalmologischen Praxis bei der Behandlung von Lidrandentzündungen, bei ekzematösen chronischen Bindehautentzündungen, zur Hornhautaufhellung bei Keratitis parenchymatosa und in der Dermatologie in Salben bei Dermatomykosen und Pyodermien, Psoriasis, Pediculosis, zur Behandlung luetischer Ulcerationen.

Rp. Hydrarg. chlorat. vap. parat. subtil. pulverat. 5,0
D. ad vitr. nigr. c. penicillio
S. Äußerlich. Mit dem Pinsel auf die erkrankte Bindehaut zu stäuben (z. B. bei Skrofulose).

Rp. Hydrarg. chlor. vap. parat. 1,0—5,0
Talci (oder Sacchari Lactis) ad 10,0
S. Äußerlich auf luetische Geschwüre.
(1,0 Hydr. chlor. vap. par. = 0,05 RM.)

Rp. Ung. Hydrarg. flavi 20,0
D. ad ollam nigr.
S. Äußerlich, gelbe Augensalbe
(z. B. bei Lidrandekzem) (10,0 = 0,20 RM.).

Rp. *Ung. Hydrarg. sulfurati rubri* F.M.B. 50,0
S. Äußerlich. LASSARS Zinnoberpaste bei Folliculitis (1% Hydr. sulfurat., 25% Sulf. sublim., 1% Ol. Bergamott. in Unguent. molle).
(10,0 Ung. Hydr. ciner. = 0,20 RM.; 10,0 Empl. Hydr. = 0,20 RM.; 10,0 Ung. Hydr. alb. = 0,02 RM.)

Wismutverbindungen.

Bismutum subgallicum (offiz.), *Dermatol* (Bayer), basisches Wismutgallat, ein in Wasser unlösliches, citronengelbes, geruchloses Pulver.

Bismutum subsalicylicum (offiz.), basisches Wismutsalicylat, ein weißes, in Wasser kaum lösliches Pulver, das in Wasser etwas freie Salicylsäure abgibt.

Bismutum subnitricum (offiz.), Magisterium Bismuti, basisches Wismutnitrat, ist ein Gemisch verschiedener Wismutnitrate. Es wird beim Kochen der wäßrigen Lösung des Bismutum nitricum, das seiner guten Wasserlöslichkeit wegen nie auf Wunden gegeben werden darf, als weißes, wasserunlösliches Pulver gewonnen.

Bismutum subcarbonicum (offiz.), basisches Wismutcarbonat, weiß, in Wasser unlöslich.

Bismutum tribromphenylicum (offiz.), *Xeroform* (Heyden), gelbes, in Wasser unlösliches Pulver.

Bismutum oxyjodogallicum (offiz.), *Airol* (Roche), s. S. 40, und zahlreiche weitere schwer lösliche Wismutpräparate der Industrie.

Nur von größeren Wundflächen, z. B. Brandwunden, kann so viel Wismut resorbiert werden, daß Allgemeinvergiftungen, die der Quecksilbervergiftung ähneln (Näheres S. 245 u. 248), auftreten können. Das Nitrat des Bismutum subnitricum kann auf Wundflächen zu Nitrit reduziert werden; mehrfach wurde schwere oder tödliche Nitritvergiftung mit Methämoglobinämie und Methämoglobinurie beobachtet, sowohl nach Bestreuen *großer* Wundflächen wie nach der oralen Einverleibung.

Alle diese schwer löslichen Wismutverbindungen wirken vermutlich vorwiegend durch ihre adsorbierende und leicht adstringierende Eigenschaft. Haut und Schleimhaut werden nicht gereizt. In Form von Pulvern, Salben, Pasten werden sie auf (kleinere) Brandwundflächen, auf Ulcera cruris und Decubitalgeschwüre aufgetragen und auch in der Therapie des Ekzems und der Lidrandentzündung viel verwandt.

Über die interne Darreichung bei Gastroenteritis siehe S. 166. Über die Anwendung der Wismutverbindungen bei luetischer Allgemeininfektion siehe S. 248.

Rp. Bismuti subgallici (oder subnitrici usw.) 10,0
Talci 20,0
M.D. ad scat. S. Äußerlich als Streupulver auf Wunden.

Rp. Bismuti subgallici
Zinci oxydati $\overline{aa}$ 2,0
Vaselini flavi ad 20,0
M. f. ung. D. S. Äußerlich auf Brandwunden, bei Ekzem.

Rp. Bismuti subgallici
Zinci oxydati $\overline{aa}$ 0,2
Olei Cacao 2,0
f. suppos. D. t. suppos. Nr. VI
S. Als Stuhlzäpfchen bei Analrhagaden.

(10,0 Bism. subgall. = 0,35 RM., als Dermatol = 1,45 RM.!; 10,0 Bismut. subnitr. = 0,30 RM.; 1,0 Bism. subsalicyl. und subcarbonic. = 0,20 RM.; 1,0 Bism. tribromphenylic. = 0,20 RM., als Xeroform = 0,25 RM.)

Zinkverbindungen.

Je nach der Natur und Menge der verwandten Zinkverbindungen lassen sich alle Grade von Ätzungen, aber auch rein adstringierende Wirkungen auslösen.

Zincum oxydatum crudum (offiz.) und *Zincum oxydatum* (offiz.), auch Flores Zinci genannt, rohes und gereinigtes Zinkoxyd, ZnO, gelblichweiße, in Wasser unlösliche Pulver.

Unguentum Zinci (offiz.), Zinksalbe, aus 1 Teil rohem Zinkoxyd und 9 Teilen Benzoeschmalz.

Pasta Zinci (offiz.), 25% Zinkoxyd mit Talk und Vaselin.

Zincum aceticum, Zinkacetat, $Zn(CH_3COO)_2 \cdot 2 H_2O$, und

Zincum sulfuricum (offiz.), Zinksulfat, $ZnSO_4 \cdot 7 H_2O$, weiße, in Wasser mit schwach saurer Reaktion lösliche Krystalle.

Zincum chloratum (offiz.), Zinkchlorid, $ZnCl_2$, hygroskopische, in Wasser sehr leicht lösliche Krystalle; die wäßrige Lösung ist sauer.

Zinkchlorid macht in Substanz oder starker Lösung tiefe Verätzung des Wundgewebes und wird gelegentlich zur Verätzung von Schankergeschwüren usw. gebraucht. Die früher bei Endometritis ausgeführte Ausspülung der Uterushöhle mit ätzender Zinkchloridlösung sollte unterlassen werden, da hierbei mehrfach tödliche resorptive Zinkvergiftungen (akuter schwerer Kollaps) vorkamen.

Verdünnte Lösungen (0,2—1%) des Zinkacetats oder -sulfats werden bei chronischer Gonorrhöe zu Urethralspülungen angewandt; sie dienen auch als spezifisch wirksames Mittel zur Ausheilung der Diplobacillenconjunctivitis.

Zinkoxyd-Streupulver, -Salben, -Pasten werden zur reizlosen, nur leicht adstringierenden, fast indifferenten Wund- und Hautbedeckung angewandt. Bei der Verschreibung kommt man im allgemeinen mit den Formulae officinales und magistrales aus!

Rp. Zinci oxydati crudi
Talci āā 25,0
D. S. Äußerlich, Streupulver.

Rp. *Ung.* Zinci 100,0
D. S. Äußerlich (100,0 = 1,40 RM.).

Rp. *Pastae Zinci* 100,0
D. S. Äußerlich (100,0 = 0,50 RM.)
(bei Decubitus usw.).

UNNAS Zinkleimverband:

Rp. Gelatinae Zinci 100,0
(Zusammensetzung s. S. 22).
M. D. ad vitr. S. Äußerlich (bei Ulcus cruris), in Wasserbad verflüssigen, Wundränder bestreichen, Watte darüberlegen.

Rp. Zinci sulfurici 0'1—0,5
Aquae dest. ad 100,0
M. D. S. Äußerlich (gegen Diplobacillenconjunctivitis).

Rp. *Inject. adstring.* I (F.M.B.) 200,0
D. S. Äußerlich (bei gonorrhoischer Urethritis in Harnröhre zu spritzen) (0,25% Zinc. sulfuric. in Wasser).

Rp. Zinci sulfurici 0,02
Ichthyoli 1,0
Vasel. albi ad 10,0
M. D. ad ollam. S. Äußerlich (bei Diplobacillenconjunctivitis).

(100,0 Zincum sulfuric. = 0,25 RM., 1,0 Zinc. acet. = 0,20 RM.)

Bleiverbindungen.

Die Lösungen der wasserlöslichen Pb-Verbindungen sind zu nennenswerten Ätzwirkungen nicht befähigt. Bei der Berührung mit Geweben und Blut bilden sich neben den Verbindungen mit den Eiweißstoffen schwerlösliche anorganische Verbindungen, besonders Bleicarbonat. Die medizinische Verwendung der Pb-Verbindungen beruht auf der adstringierenden und geringen desinfizierenden Wirkung.

Lithargyrum (offiz.), Bleiglätte, PbO, ein gelbes oder rotgelbes, schwer wasserlösliches Pulver,

Minium (offiz.), Mennige, Pb_3O_4, ein rotes, nicht wasserlösliches Pulver, und

Cerussa (offiz.), Bleicarbonat, Bleiweiß, $(PbCO_3)_2 \cdot Pb(OH)_2$, ein weißes, in Wasser unlösliches Pulver.

Unguentum Cerussae (offiz.), mit etwa $^1/_3$ Cerussa.

Unguentum diachylon (offiz.), Bleipflastersalbe, 2 Teile Bleipflaster und 3 Teile Vaselin.
Unguentum Plumbi tannici (offiz.), 1 Teil Gerbsäure, 2 Teile Bleiessig und 17 Teile Schweineschmalz, nicht lange haltbar.
Emplastrum Cerussae (offiz.), 7 Teile Bleiweiß, 2 Teile Erdnußöl, 12 Teile Bleipflaster.
Emplastrum Lithargyri (offiz.), 1 Teil Bleiglätte, 1 Teil Erdnußöl, 1 Teil Schweineschmalz.
Unguentum Plumbi (offiz.), Bleisalbe, 1 Teil Bleiessig, 9 Teile Ung. molle.

Liquor Plumbi subacetici (offiz.), Bleiessig, bildet sich beim Hineingeben von 1 Teil Lithargyrum und 3 Teilen Plumb. acet. in 10 Teile Wasser und ist eine Flüssigkeit, die sich an der Luft durch Bleicarbonatbildung trübt.

Plumbum aceticum (offiz.), Bleiacetat, $Pb(CH_3 \cdot COO)_2 \cdot 3 H_2O$, bildet farblose Krystalle, welche in wäßriger Lösung Essigsäure abdissoziieren. Die Löslichkeit in Wasser ist sehr gut.

Bleiwasser und Bleiacetatlösungen werden immer unvermischt verschrieben, da fremde Zusätze der verschiedensten Art Fällungen bewirken.
Die Bleiwasseranwendung zur Wundbehandlung spielt nicht mehr die bedeutende Rolle wie früher. Nur bei langanhaltender Behandlung großer Wundflächen ist das Auftreten einer chronischen Bleivergiftung zu befürchten. Mit den Bleiwasserspülungen bei Conjunctivitis sei man vorsichtig, da bei Bestehen leichter Hornhautläsionen irreparable Bleiinkrustationen der Hornhaut auftreten können.
Man kommt mit der Verschreibung der Form. offic. oder magistr. aus!

Rp. Liqu. Plumbi subacetici 100,0
S. Äußerlich, 1:50 verdünnt.
(100,0 = 0,25 RM.)

Rp. Unguenti Plumbi (oder Cerussae) 20,0 (10,0 = 0,10 RM.)
S. Äußerlich, bei nässendem Ekzem, Decubitus usw.

Rp. Ung. Plumbi tannici 20,0
S. Äußerlich, besonders bei Decubitus.

Rp. *Ung. contra decubitum* F.M.B.
D.S. Äußerlich. (5% Zinc. sulfuric., 10% Plumb. acet., 2% Tinct. Myrrhae in Unguent. molle.)

Rp. Emplastri Lithargyri extensi supra taffet. 100 qcm (= 0,10 RM.)
S. Äußerlich, auf Decubitalgeschwüre.

Aluminiumverbindungen.

Alumen (offiz.), Alaun, $KAl(SO_4)_2 \cdot 12 H_2O$, farblose, bis 9% in Wasser lösliche Krystalle; die wäßrige Lösung schmeckt stark zusammenziehend und reagiert sauer. Bei Alkalizusatz fällt Aluminiumhydroxyd aus.
Alumen ustum (offiz.), durch Erhitzen des Krystallwassers beraubter Alaun, bis 3% wasserlöslich.
Aluminium sulfuricum (offiz.), Aluminiumsulfat, $Al_2(SO_4)_3 \cdot 18 H_2O$, in Wasser sehr leicht lösliche weiße Krystallstückchen, verhält sich wie Alaun.

Liquor Aluminii acetici (offiz.), essigsaure Tonerde, mit rund 8% basischem Aluminiumacetat $(CH_3 \cdot COO)_2 \cdot Al \cdot OH$, eine farblose, Lackmuspapier rötende Flüssigkeit von zusammenziehendem Geschmack, in der beim Stehen leicht Trübungen auftreten.

Liquor Aluminii acetico-tartarici (offiz.) — mit rund 45% *Aluminium acetico-tartaricum*, Alsol (Athenstaedt) — farblose, sirupartige Flüssigkeit, die Lackmus rötet und zusammenziehend schmeckt.

Bolus alba (offiz.), Kaolin, weißer Ton, weißes, hauptsächlich aus wasserhaltigen Aluminiumsilicaten bestehendes Pulver, das in Wasser unlöslich ist.
Zahlreiche weitere Aluminiumverbindungen und Zubereitungen derselben zu Streupulvern, Salben, Lösungen werden vom Handel geliefert.

Indikationen. Die Löslichkeit der Aluminiumverbindungen und die Stärke der Lösungen bestimmt ihre Verwendbarkeit als oberflächliches Ätzmittel, als leicht antiseptisches, erheblich adstringierendes oder als indifferentes Mittel. Zur oberflächlichen Ätzung der Granulationsgewebe, des entzündeten Zahnfleisches usw. dient (selten) der Alaunstift. Alaun- und Aluminiumsulfatlösungen werden bei Conjunctivitis und bei chronischer Gonorrhöe zur Behandlung der erkrankten Schleimhaut herangezogen. Aluminiumsulfatlösungen und essigsaure Tonerdelösungen sind als leicht antiseptische und adstringierende Mittel bei der Behandlung von Stomatitis, Angina, zur Rectalspülung bei Oxyuriasis, als kühlende Umschläge bei Hautentzündungen geeignet.

Bolus alba ist ein indifferentes Streupulver. Über seine innerliche Darreichung s. S. 163.

Die äußerliche Anwendung der Aluminiumverbindungen ist mit keinen Nebenwirkungen oder Gefahren verknüpft, sofern die richtigen Verdünnungen eingehalten werden. Feuchte Verbände führen gelegentlich zur Maceration der Haut. Eintrocknen solcher Verbände kann (wie bei Imprägnation von Stoff) eine Sekretstauung in der Wunde veranlassen.

Darreichung, Dosierung.

Rp. Aluminii sulfurici (oder Aluminis) 0,5
  Aquae dest. ad 100,0
  M.D.S. Äußerlich. (Urethralspülung bei
  Gonorrhöe.)

Rp. Bacill. Aluminis
  S. Alaunstift. Zu Händen des Arztes.

Rp. Liquoris Aluminii acetici 100,0
  D.S. Äußerlich. 1 Eßlöffel auf 1 Glas
  Wasser (zur Mundspülung, als feuchter
  Verband, als kühlender Umschlag usw.).
  Von dem Liq. Alumin. acetico-tart. ist
  nur ½ Teelöffel auf 1 Glas Wasser zu
  nehmen.

(Alumen 100,0 = 0,20 RM.; Alumin. sulfuric. 100,0 = 0,30 RM.; Liq. Aluminii acet. 100,0 = 0,25 RM.; Liq. Alumin. acetico-tart. 100,0 = 0,65 RM.; Alsol 10,0 = 0,25 RM.; Bolus alba 100,0 = 0,15 RM.)

Silberverbindungen.

Geschichtliches. Die Verwendung von Silber war in der Antike unbekannt und kam über die Araber in die mittelalterliche Medizin, wo vielfach astrologische Beziehungen die Indikationsstellung bestimmten (Nervenleiden). Die äußerliche Verwendung von Höllenstein als Ätzmittel datiert ab Anfang des 17. Jahrhunderts. Die desinfizierende Wirkung auf Wunden gebrachter Silberfolien kannte schon LISTER. CREDÉ führte das milchsaure Silber und besonders das Collargol in die antiseptische Therapie ein. Bei der Behandlung der Gonorrhöe spielten die Silberverbindungen vor Einführung der Chemotherapie mit Sulfonamiden (vgl. S. 256) die führende Rolle. Einen wichtigen Fortschritt brachte NEISSER 1898 durch die Einführung schwach dissoziierender Ag-Verbindungen in die Gonorrhöetherapie.

Chemie. **Argentum nitricum** (offiz.), Silbernitrat, Höllenstein, $AgNO_3$, mit 63% Ag, farblose, in der Hitze schmelzende, in Wasser sehr leicht lösliche Krystalle. In der neutralen wäßrigen Lösung sind 95% des Ag abdissoziiert. Die wäßrigen Lösungen werden am Lichte reduziert, man verschreibt also immer „ad vitr. nigrum".

Argentum nitricum c. Kalio nitrico (offiz.) wird zur Herstellung des schwächer ätzenden Lapis infernalis mitigatus verwandt.

Argentum lacticum, milchsaures Silber, *Actol* (Heyden), bis 6% wasserlöslich.

Argentum citricum, citronensaures Silber, *Itrol* (Heyden), nur 1 : 4000 wasserlöslich.

Argentamin, Äthylendiaminsilberphosphatlösung, mit 6% Ag, farblose, kaum Ag-Ionen abdissoziierende Flüssigkeit.

Argentum proteinicum (offiz.), Protargol (Bayer), Albumosesilberverbin-
dung mit etwa 8% Ag, ein braungelbes, in Wasser leicht lösliches Pulver.. In der
nicht dauernd haltbaren wäßrigen Lösung ist nur wenig Ag abdissoziiert.

Argonin (Bayer), eine Silbercaseinverbindung mit 4% Ag, die sich in erwärmtem Wasser
bis zu 10% löst. Ebenfalls kaum dissoziiert.

Albargin (offiz.) (Bayer), eine 15% Ag enthaltende Ag-Gelatoseverbindung.

Hegonon (Schering), Silbernitratammoniakalbumose, mit 7% kaum dissoziierendem Ag,
in Wasser löslich.

Choleval (Merck), 10% kolloidales Ag enthaltende Verbindung mit gallensaurem Natrium, kaum Ag-Ionen abdissoziierend, dunkelbraunes, gut wasserlösliches Pulver.

Targesin (Gödecke), Diacetyltanninsilbereiweiß, mit ungefähr 6% Ag, löslich in Wasser, und zahlreiche weitere schwach dissoziierende Ag-Präparate des
Handels.

Argentum colloidale (offiz.), Collargol (Heyden), blauschwarze, metallisch
glänzende Blättchen, die sich in Wasser tiefbraun bis über 10% kolloidal lösen.
In der wäßrigen Lösung, in welcher das Kolloid durch beigemischte Eiweißsub-,
stanzen stabilisiert ist, sind nur Spuren von Ag-Ionen abdissoziiert. Beim langen
Stehen und Kochen der Lösungen flockt das Silber leicht aus.

Unter verschiedenen Namen kommen zahlreiche weitere Präparate kolloidalen Silbers,
immer mit einem Schutzkolloid versetzt, in den Handel (Elektrargol, Fulmargen, Dispar-
gen usw.).

Unguentum Argenti colloidalis (offiz.), CREDÉsche Salbe, enthält 15% kolloidales Silber
in geeigneter Salbengrundlage.

Indikationen. Das stark dissoziierende Silbernitrat ist zur Ätzung von Wund-
granulationen, Kondylomen, Papillomen, zur Schleimhautätzung bei Entzündung mit Hypertrophie (Pharyngitis) usw. in Form des Lapis infernalis oder L. i.
mitigatus vorzüglich geeignet, weil der Ätzschorf trocken ist und die Ausdehnung
der Ätzung gut beherrscht werden kann. Bei der Berührung mit der Gewebs- und
Blutflüssigkeit bildet sich neben dem Silberalbuminat das unlösliche AgCl, dadurch wird eine unerwünschte Tiefen- oder Seitenwirkung verhindert. Durch
Überspülen der verätzten Stelle mit etwa 1%iger Kochsalzlösung wird die Ätzwirkung sofort beendet.

Silbernitrat in dünnerer Lösung dient zur Gerbung und Desinfizierung der
Schleimhäute bei jauchiger Cystitis und besonders als spezifisch wirksames Mittel
bei gonorrhoischen Schleimhautentzündungen, in deren Behandlung die Silberverbindungen eine beherrschende Stellung einnahmen.

Bei der Verhinderung oder Heilung der Augenblennorrhöe der Neugeborenen,
bei der Abortivbehandlung der gonorrhoischen Urethritis im Frühstadium, bei der
Prophylaxe der Infektion nach Geschlechtsverkehr und bei der voll entwickelten
Gonorrhöe wird im allgemeinen die Behandlung mit den nicht ätzenden, daher
weniger schmerzhaften und besser in die Tiefe wirkenden, schwächer dissoziierenden Ag-Verbindungen, wie Argentum proteinicum, durchgeführt.

Über die intravenöse und percutane Einverleibung des Argentum colloidale s. S. 261.

Nebenwirkungen, Gefahren. Akute Silbervergiftungen kommen nicht vor.
Selbst wenn ein Silbernitratstift z. B. beim Touchieren der Rachenschleimhaut
verschluckt wird, tritt höchstens ein durch lokale Ätzwirkung der Magenschleimhaut ausgelöstes Erbrechen auf.

Zu beachten ist, daß alle Anwendungsarten sämtlicher Silberverbindungen, sofern die Zufuhr monatelang anhält, zu einer Ablagerung von schwarzem Schwefelsilber in der Haut und in inneren Organen führen kann. Diese Argyrie ist nur von kosmetischer Bedeutung; da sie durch kein Mittel zu beseitigen ist, muß sie vermieden werden.

Die meisten zur Gonorrhöetherapie verwandten Mittel, am stärksten Silbernitrat, schwächer Choleval und Argentum proteinicum, erzeugen bei Urethralinjektionen Schmerzen. Bei empfindlichen Menschen enpfiehlt sich die vorherige Anästhesierung der Schleimhaut, z. B. mit 5%iger Lösung von Novocain. *nitricum* (S. 112).

Viele Silberverbindungen, besonders Silbernitrat, machen eine lokale Schwarzfärbung der behandelten Stellen. Man vermeide also besonders unnötiges Benetzen der Haut.

Darreichung, Dosierung.

Ätzung von Granulationen, schlecht heilenden Geschwürsböden usw.

Rp. Bac. Argenti nitrici oder Bac. Argent.
nitrici c. Kal. nitr.
S. Zu Händen des Arztes (Lapis infernalis, bzw. Lapis infern. mitigatus).

Rp. Argenti nitrici 0,2
Balsami peruv. 2,0
Vaselini flavi ad 20,0
M. f. ung. D. ad ollam S. (Schwarzsalbe) bei Ulcus cruris usw.

Augenblennorrhöe, Abortivbehandlung der Urethritis gon.

Rp. Argenti proteinici 2,0
Aquae dest. ad 20,0
M.D. ad vitr. nigr. S. Äußerlich (ein Tropfen in Augenbindehautsack, einige Tropfen in Harnröhre zur Gon.-Prophylaxe, 5 ccm in Urethra 5 Min. lang, zur Abortivbehandlung)
Ebenso Albargin 2,0 : 100,0 usw.

Akute Gonorrhöe des Mannes. Täglich mehrmals Injektionen mit allmählich steigenden Konzentrationen (das Mittel bleibt 5—10 Minuten in der Urethra):

Targesin	2,0—6,0 : 200,0
Argenti proteinici	0,3—3,0 : 200,0
Choleval	0,5—1,0—2,0 : 200,0
Albargin	0,1—0,5 : 200,0
Argentum nitric. (in hartnäckigen Fällen)	0,01—0,1 : 100,0

Seltener verwandt werden die Urethralstäbchen:

Rp. Argenti proteinici 0,1
Olei Cacao q. s. f. bacillus urethralis (5 cm : 4 mm für die weibliche bzw. 10 cm : 4 mm für die männliche Urethra).
S. Äußerlich, 3mal am Tage in Harnröhre (vorwiegend bei weibl. Gon.).

Die Industrie liefert fertige Urethralstäbchen, z. B. Gonostyli (Beiersdorf) mit Arg. nitric., Arg. proteinic., Choleval usw.

Akute Gonorrhöe der Frau. Gleiche Injektionen, aber mit stärkeren Lösungen (etwa 2—3mal so konzentriert).

Blasenspülung bei Cystitis.

Rp. Argenti nitrici 0,01—0,06 : 100,0
D. ad vitr. nigr. S. Äußerlich (zur Blasenspülung, meist schmerzhaft).

Rp. Argenti colloidalis 1,0
　Aquae dest. ad 100,0
　D. S. Äußerlich (schmerzlose, aber weniger wirksame Blasenspülung bei Gonorrhöe),
　auch Argent. proteinicum 0,5—1,0 : 100,0
　Choleval 0,5—1,0 : 100,0
　Targesin 1,0—3,0 : 100,0.

Über die Nachbehandlung einer chronischen Gonorrhöe mit Kalium permanganicum, Hydrargyrum oxycyanatum usw. s. S. 41 und 45.

(Argent. nitric. 1,0 = 0,20 RM.; Argent. lacticum 1,0 = 0,45 RM.; Argent. citric. 1,0 = 0,50 RM., als Itrol 1,00 RM.; Choleval 1,0 = 0,40 RM.; Hegonon 1,0 = 0,45 RM.; Argent. proteinicum 1,0 = 0,20 RM., als Protargol 1,0 = 0,35 RM.; Argent. colloidale 1,0 = 0,40 RM., als Collargol 1,0 = 1,10 RM.)

Kupferverbindungen.

Cuprum sulfuricum (offiz.), Kupfersulfat, Kupfervitriol, $CuSO_4 \cdot 5\,H_2O$, blaue, in Wasser zu 30% lösliche Krystalle; die blaue wäßrige Lösung reagiert sauer.

Cuprum aluminatum (offiz.), Kupferalaun, eine geschmolzene Mischung von Alaun, Kupfersulfat, Kaliumnitrat und etwas Campher, wird nur in Form des Kupferalaunstiftes. Bacillus Cupri aluminati (Lapis divinus), verwandt.

Die wichtigste Anwendung finden die Kupfersalze bei der Behandlung der trachomatösen Conjunctivitis, bei welcher vorwiegend der Lapis divinus als Ätzstift, die Kupfersulfatlösung (auch in Glycerin) oder die Kupfersulfatsalbe benutzt werden.

Die lokale Einwirkung der Kupferverbindungen ist gefahrlos. Über die interne Darreichung als Brechmittel s. S. 157.

Rp. Bac. Cupri aluminati
　S. Ätzstift für Lidhaut (bei Trachom-
　Conjunctivitis).

Rp. Cupri sulfurici 0,025
　Pantocain 0,05
　Aquae dest. ad 10,0
　M.D.S. Äußerlich, Augentropfen (bei
　Trachom).

Rp. Cupri sulfurici 0,2
　Unguenti Glycerini ad 20,0
　M. f. ung. D. S. Äußerlich, Augensalbe
　(bei Trachom).
　(100,0 Cuprum sulfuric. = 0,45 RM.)

Eisenverbindungen.

Liquor Ferri sesquichlorati (offiz.), eine klare gelbbraune, sauer reagierende Flüssigkeit, die etwa 10% Eisen in Form der Ferrichloride enthält.

Eisenchloridlösung hat sehr starke örtliche Ätzwirkung; da diese stark in die Tiefe geht, wird von ihr kein Gebrauch gemacht. Über die Anwendung zur Blutstillung s. S. 65.

Schwefel und Schwefelverbindungen.

Geschichtliches. Schon im Altertum wurde der Schwefel äußerlich bei Hautkrankheiten viel verwandt. Auch die Kenntnis der Heilwirkungen von Schwefelquellen (Aachen) war im frühen Mittelalter schon verbreitet.

Chemie. Sulfur depuratum (offiz.) wird durch Waschen des *Sulfur sublimatum* (offiz.), Flores sulfuris, mit Ammoniak gewonnen. Sulf. depur. wird vorwiegend bei den innerlichen Schwefeldarreichungen (s. S. 173) verwandt.

Sulfur praecipitatum (offiz.), Schwefelmilch, Lac sulfuris, ein feines gelblichweißes, amorphes, in Wasser unlösliches Pulver, das bei äußerlichen Schwefelbehandlungen vorwiegend benutzt wird und wegen der feineren Kornteilung energischer wirkt als Sulf. depur.

Kalium sulfuratum (offiz.), Schwefelleber, wird durch Erhitzen von Schwefel und Kaliumcarbonat dargestellt. Die Schwefelleber bildet braune bis gelbgrüne in Wasser lösliche Stücke. Die gelbgrüne, wäßrige Lösung riecht nach Schwefelwasserstoff und reagiert alkalisch.

Barium sulfuratum, BaS, Bariumsulfid.

Calcium sulfuratum, CaS, Calciumsulfid, graues Pulver, das, mit Wasser angerieben, nach H_2S riecht.

Indikationen. Bei längerer Einwirkung schwefelhaltiger Salben usw. wird die Haut leicht gereizt; dabei tritt eine desinfizierende Wirkung auf. Von diesen Wirkungen macht man bei der Behandlung von hartnäckigen Ekzemen, von Pyodermien, von Acne und Seborrhöe Gebrauch. Diese Wirkungen werden bei der Zumischung von Alkalien und bei Verwendung der Schwefelalkalien sehr verstärkt, so daß verhorntes Epithel gelöst wird (Verwendung bei Ichthyosis) und Milbeneier zerstört werden (Anwendung bei Scabies). Barium sulfuratum und Calcium sulfuratum werden zur Entfernung von Haaren verwandt.

Nebenwirkungen, Gefahren. Zu lang anhaltende Einwirkung konzentrierter Schwefelalkalien macht starke Hautentzündung. Besondere Vorsicht ist bei ihrer Anwendung in der Nähe der Augen geboten. Resorptive Allgemeinwirkungen sind bei äußerer Anwendung nicht zu befürchten.

Darreichung, Dosierung.

Vorwiegend bei Acne, Pilzflechten, Pyodermien, hartnäckigem Ekzem.

Rp. Acidi salicylici 1,0
Sulfuris praecipitati 5,0
Vaselini flavi ad 50,0
Amyli Tritici q. s. f. pasta.
M.D.S. Äußerlich. Abends aufzustreichen.

Rp. Naphtholi 5,0
Sulfuris praecip. 25,0
Saponis kalini venalis
Vaselini flavi āā 10,0
M.D.S. Äußerlich (Lassars Acne-Schälpaste).

Bei Scabies.

Rp. Sulfuris praecip. 40,0—60,0
Vaselini flavi ad 200,0
M.D.S. 3—4mal täglich einzureiben.

Rp. Calcariae ustae 10,0
Sulfuris depurati 20,0
Aquae dest. ad 200,0
Coque ad reman. filtr. 120,0
M.D.S. Äußerlich. Körper mit Bürste einreiben, trocknen lassen. Wiederholung am 2., 4. u. 5. Tag.
(Entspricht Solutio Vlemingkx.)

Zur Depilation.

R. Barii sulfurati (nicht abkürzen!)
Zinci oxydati āā 15,0
M.D.S. Äußerlich.

Rp. Sulf. praecip.
Zinc. oxydati āā 1,0
Ung. lenient. ad 30,0
M.D.S. Äußerlich. Abends einreiben.

Rp. Lotionis cosmeticae F.M.B. 200,0, besteht aus:
Camphorae tritae
Gummi arabici pulv. āā 6,0
Sulfuris praecipitati 25,0
Aquae Calcariae ad 200,0
M.D.S. Äußerlich. Vor dem Gebrauch zu schütteln

Rp. *Unguenti* Wilkinsonii 100,0, besteht aus:
Picis betulinae
Sulfuris sublimati āā 15,0
Cretae praeparatae
Adipis lanae anhydrici āā 10,0
Spiritus 5,0
Unguenti mollis 45,0
M.D.S. Äußerlich (bei Scabies).

Enthaarungsmittel (mit Wasser zu Paste angerührt, messerrückendick auftragen, 3 Minuten liegenlassen, dann mit Öl abreiben, einsalben).

Beiersdorfs Depilatorium nach UNNA:
Calcium sulfuratum in 10%iger Salbe zur Depilation.

Schwefelbäder bei verschiedenen Hauterkrankungen.

Kalium sulfuratum 50,0 auf ein Vollbad, nicht in Metallwannen (H_2S-Entwicklung!). (100,0 Sulf. subl. und depur. = 0,15 RM.; 100,0 Sulf. praecip. = 0,50 RM.; 100,0 Kalium sulfuratum = 0,25 RM.; 10,0 Barium sulfuratum = 0,20 RM.)

Anhang. Schwefelhaltige Destillationsprodukte.

Ammonium sulfoichthyolicum, eine dunkelbraune, übelriechende Flüssigkeit mit 10% S, die durch Behandlung von Schiefern, welche fossile Fischreste enthalten, mit Schwefelsäure und Ammoniak gewonnen wird.

Tumenol-Ammonium, ein in Wasser lösliches Pulver von ähnlicher Zusammensetzung und viele ähnliche Präparate.

Diese die Haut leicht reizenden Mittel werden in der Dermatologie bei Pruritus, Intertrigo und bei Ekzem, in der gynäkologischen Praxis zur Resorptionsförderung bei Parametritis, in der Ophthalmologie bei Conjunctivitis viel verwandt. Nebenwirkungen treten nicht auf.

Rp. Tumenol-Ammonii 5,0—10,0
Zinci oxydati
Talci
Glycerini
Aquae dest. $\overline{aa}$ ad 100,0
M.D.S. Äußerlich für Pinselungen bei Pruritus, Ekzem.

Rp. Ammonii sulfoichthyolici 2,0
Glycerini ad 20,0
M.D.S. Äußerlich, auf Tampon in Vagina bei Parametritis.
(Ammon. sulfoichthyolicum 10,0 = 0,65 RM.)

Rp. Ammon. sulfoichthyol. 5,0
Vaselini ad 50,0
M. f. unguent.
D.S. Äußerlich, zum Einreiben bei Pruritus.

Säuren.

Acidum nitricum (offiz.), eine farblose Flüssigkeit mit 25% HNO_3 und
Acidum nitricum fumans (offiz.), rauchende Salpetersäure, eine braunrote Flüssigkeit mit mindestens 86% HNO_3 und Stickstoffoxyd, die erstickende Dämpfe abgibt, werden zur Verätzung von Warzen benutzt. Gelegentlich bildet sich an der verätzten Stelle ein Keloid (10,0 = 0,20 RM.).

Acidum aceticum (offiz.), Eisessig (Ac. acet. glaciale), mit mindestens 96% $CH_3 \cdot COOH$, eine stechend sauer riechende Flüssigkeit; zur Warzenverätzung (10,0 = 0,20 RM.).
Acidum aceticum dilutum (offiz.), mit 30% $CH_3 \cdot COOH$ (100,0 = 0,35 RM.).
Acetum (offiz.), Essig, mit 6% $CH_3 \cdot COOH$, auf das Doppelte verdünnt zu Hautwaschungen bei juckender Urticaria (100,0 = 0,10 RM.).
Acetum pyrolignosum rectificatum (offiz.), gereinigter Holzessig, mit 5% Essigsäure und Teersubstanzen. Mit Wasser verdünnt zu Scheidenspülungen bei Fluor (100,0 = 0,15 RM.).

Acidum trichloraceticum (offiz.), $CCl_3 \cdot COOH$, farblose, in Wasser sehr gut lösliche Krystalle. Unverdünnt oder in Lösungen bis 1,0 : 10,0 zur Verätzung von Warzen, Kondylomen; 0,1 : 20,0 bei Pharyngitis chronica (10,0 = 0,50 RM.).

Acidum lacticum (offiz.), Milchsäure, eine farblose, dicke Flüssigkeit, die etwa 75% Milchsäure $CH_3 \cdot CH(OH) \cdot COOH$ und etwa 15% Milchsäureanhydrid enthält. Die Milchsäure wird vorwiegend zu Pinselungen bei Larynxtuberkulose verwandt. Man beginnt mit etwa 20%iger Lösung und fährt mit stärkeren Konzentrationen fort. Der Schmerzhaftigkeit wegen muß oft eine Lokalanästhesie durchgeführt werden. Zur Behandlung des entzündeten Zahnfleischrandes wird die 5—10%ige Lösung verwandt (10,0 = 0,20 RM.).

Acidum chromicum (offiz.), Chromtrioxyd, CrO_3, braunrote, zerfließende, leicht wasserlösliche Krystalle. Zur Verätzung von Warzen: 20—30%ige Lösung. Zur Behandlung von

Schweißfüßen: 3—5%ige Lösung. Man vermeide zu intensive und zu lang anhaltende Chrom-säureeinwirkungen, zumal bei Hautrhagaden, da es sonst zu resorptiver Nierenschädigung kommen kann (10,0 = 0,25 RM.).

Acidum arsenicosum (offiz.), Arsenik, As_2O_3, weißes Pulver oder glasige Krystallstücke (Näheres S. 210), äußert eine allmählich auftretende gewebsabtötende Wirkung, von der früher zur Zerstörung von Hautgeschwülsten oder von Lupusknoten Gebrauch gemacht wurde.

Jetzt findet Arsenik nur noch in der Zahnheilkunde zur Zerstörung des Pulpagewebes und zur Abtötung des Pulpanerven Verwendung. Da die Abtötung des Nerven erst nach vielen Stunden erreicht ist und zuvor infolge der Hyperämie des Pulpagewebes lebhafte Schmerzen einsetzen, wird der arsenikhaltigen Paste ein Lokalanaestheticum zugesetzt. Verschlucken von „Arseneinlagen" führt nicht zu resorptiver Vergiftung, weil die dafür verwendeten Mengen der Arsenpaste zu gering sind. Dagegen können örtliche Gewebsschädigungen erfolgen, wenn ein Übertritt von Arsen aus dem Pulpakanal erfolgt.

Rp. Acidi arsenicosi
Novocaini hydrochlorici a̅a̅ 0,2
Kreosoti q. s. f. pasta
M.D.S. Äußerlich. Zur Verödung des Pulpagewebes.

Acidum boricum (offiz.), Borsäure, H_3BO_3, bildet farblose, fettig anzufühlende Krystalle, die bei 15° bis 4% wasserlöslich sind. Die wäßrige Lösung hat eine sehr schwach saure Reaktion ohne lokal reizende Wirkung.

Borsäure wird seit Listers Empfehlung als Streupulver, als Borwasserver-band (1—3 : 100), auch zur Behandlung von Augenbindehautentzündungen (1 : 100), zur Blasenspülung bei Cystitis, zur Einstäubung bei Otitis media oder Fluor albus viel verwandt.

Nur bei der Ausspülung großer seröser Höhlen (Empyem) und bei mangel-hafter Entleerung der eingeführten Lösung kann so viel Borsäure resorbiert wer-den, daß eine schwere, manchmal sogar tödlich verlaufende Borsäurevergiftung (schwerer Kollaps, Nierenschädigung) eintritt.

Unguent. Acidi borici (offiz.) besteht aus 1 Teil Ac. boric. auf 9 Teile Vasel. alb.

Borax (offiz.), Natriumtetraborat, $Na_2B_4O_7 \cdot 10\,H_2O$, weiße zu 4% mit alkalischer Reaktion lösliche Krystalle. Zur lokalen Behandlung des Soors, zur Ausspülung der Mund-höhle bei Verschleimung (Lösung des Schleimes).

Rp. Acidi borici 3,0
Aquae dest. ad 100,0
M.D.S. Äußerlich. Borwasser zur Wund-
waschung.
(Acid. boric. 100,0 = 0,30 RM.)

Rp. Boracis 5,0
Aquae dest.
Glycerini a̅a̅ 15,0
M.D.S. Zur Soorpinselung.
(100,0 Borax = 0,20 RM.)

Rp. Ung. Acidi borici 20,0
S. Äußerlich. Bei Conjunctivitis usw. (100,0 = 0,65 RM.).

Anhang. Neosalvarsan bei Soor und Angina Plaut-Vincentii.

Rasche Heilung ist durch Bepinseln mit einer Neosalvarsanlösung oder Aufstäuben von Neosalvarsanpulver (s. S. 250) zu erzielen.

Gerbstoffe.

Acidum tannicum (offiz.), Tannin, wird als gelbliches Pulver aus den Gall-äpfeln (*Gallae*, offiz.), die bis zu 80% aus Tannin bestehen, gewonnen. Es ist che-misch eine Pentadigalloylglykoseverbindung. Tannin ist gut in Wasser und Al-kohol löslich, die Lösungen schmecken stark gerbend, sie färben sich mit Eisen-verbindungen dunkel (Tinte).

Tannin gerbt die Schleimhäute. Sie werden blaß und trocken und bieten keinen günstigen Nährboden mehr für Bakterien. Man verwendet die Gerbsäure deshalb bei Schleimhautkatarrhen, Stomatitis, Angina, Fluor albus, Laryngitis, Entzündung der Rectalschleimhaut usw. in Form von Streupulvern oder wäßrigen, auch alkoholischen Lösungen. Tanninlösungen wirken örtlich blutstillend. Wegen ihrer hautgerbenden Wirkung werden sie bei Hyperhidrosis gegeben.

Rp. Acidi tannici 1,0—2,0
    Aquae dest. ad 100,0
    M.D.S. Äußerlich, Gurgelwasser.

Rp. Acidi tannici 5,0—10,0
    Aquae dest. ad 100,0
    M.D.S. Äußerlich zu Pinselungen bei Pharyngitis usw.

Rp. Acidi tannici 0,5
    Olei Cacao q. s. f. suppos.
    D. t. d. Nr. VI. S. Zur Behandlung von Hämorrhoiden.
    (10,0 Acid. tannic. = 0,20 RM.)

Radix Ratanhiae (offiz.), von der südamerikanischen Krameria triandra, ist durch hohen Gerbstoffgehalt ausgezeichnet; in Form der

Tinctura Ratanhiae (offiz.) wird sie zur Gerbung entzündeter Mundschleimhaut verwendet: Pinselung mit unverdünnter Tinktur oder Zusatz von ½ Teelöffel auf 1 Glas Wasser (10,0 = 0,20 RM.).

Catechu (offiz.), ein Extrakt aus dem Holze der indischen Acacia Catechu, enthält ebenfalls viel Gerbstoff und wird in Form der

Tinctura Catechu (offiz.) in gleicher Weise verwendet (10,0 = 0,20 RM.).

Teer, Perubalsam, Naphthol.

Pix liquida (offiz.), Holzteer, eine dickflüssige, braunschwarze Masse, die durch trockene Destillation von Kiefernholz gewonnen wird und neben Phenolen und Harzen hauptsächlich niedere Fettsäuren enthält.

Holzteer macht bei energischer Einwirkung auf der Haut eine Entzündung, die Epidermis hebt sich in Blasen ab. Dabei tritt anfänglich Jucken, später Gefühllosigkeit auf. Die Phenole des Holzteers werden zum Teil von der Haut resorbiert; deshalb kann es zu Dunkelfärbung des Harns und besonders zu Nierenentzündungen kommen, wenn zu umfangreiche Hautpartien behandelt werden.

Die Anwendung des Teers bei Prurigo, Scabies, Ekzem, Psoriasis, Acne usw. wird weitgehend durch weniger stark schmutzende Teerpräparate ersetzt.

Rp. Picis liquidae
    Saponis kalini venalis aa 25,0
    Spiritus ad 100,0
    M.D.S. Äußerlich. (HEBRAS flüssige Psoriasisteerseife.)

Rp. Picis liquidae 5,0
    Vaselini flavi ad 20,0
    M. f. ung. D.S. Äußerlich (bei Acne).
    (100,0 Pix. liq. = 0,15 RM.)

Ähnlich zusammengesetzt ist *Sapo Picis liquid.* F.M.B.

Anthrasol (Knoll), hellgelbe, aus Steinkohlenteer gewonnene, mit Öl mischbare Flüssigkeit. Wie Teer zu verwenden. Nicht schmutzend.

Liquor Carbonis detergens (offiz.) ist ein Gemisch aus Pix Lithanthracis und Tinctura Quillaiae, wie Teer verwandt, z. B. als Zusatz zu Salben, mit gleichen Teilen Spiritus dilutus zu Pinselungen oder in Form der Schüttelmixtur:

Rp. Liqu. Carb. deterg. 20,0
    Zinci oxydati
    Amyli Tritici aa 25,0
    Aquae dest.
    Glycerini aa 15,0
    M.D.S. Äußerlich. Nach Umschütteln auf die Haut zu pinseln, bei Ekzem.
    (10,0 Liq. Carb. deterg. = 0,15 RM.)

Pix betulina (offiz.), *Oleum Rusci,* Birkenteer, wie Holzteer zu verwenden, ist ein Bestandteil des Unguentum WILKINSONII (gegen Scabies, S. 54) (100,0 = 0,25 RM.).

Pix Juniperi (offiz.), Oleum cadinum, Teer von Juniperusarten (100,0 = 0,55 RM.) und *Pix Lithanthracis* (offiz.), Steinkohlenteer, beide dunkel und dickflüssig (100,0 = 0,20 RM.).

Balsamum peruvianum (offiz.) wird aus dem mittelamerikanischen Baum Myroxylon balsamum gewonnen. Die dunkelbraune, angenehm riechende Flüssigkeit enthält neben unwirksamem Harz gegen 50% Zimtsäurebenzylester. Der Perubalsam, welcher schon seit dem 17. Jahrhundert in hohem Ansehen als Wundbalsam steht, wird auch heute noch als antiseptisches und granulationsförderndes Mittel in der Wundbehandlung sowie bei juckenden Ekzemen und besonders als gut wirksames Krätzemittel viel verwandt.

Bei Krätze läßt man — je nach der Ausdehnung der Erkrankung — bis 15,0 einreiben; es empfiehlt sich, den Balsam mit gleichen Mengen Spiritus oder Öl zu vermischen. 12 Stunden nach der Einreibung wird gebadet. Störend ist die Verfärbung der Wäsche.

Auf Wunden wird zur Anregung von Granulationen 5—20% Bals. peruv. enthaltende Salbe gegeben, welcher Silbernitrat zugesetzt werden kann.

Rp. Argenti nitrici 0,1
    Balsami peruviani 0,5
    Vaselini flavi ad 10,0
    M. f. ung. D. ad ollam
    S. Äußerlich, Wundsalbe. (Entspricht
Unguentum Argenti nitrici nigri F.M.B.)

Rp. Linimenti contra Scabiem 200,0
    D. S. Äußerlich. (Dieses offiz. Liniment
    enthält 50% Perubalsam in Ol. Ric. und
    Spir.)
    (10,0 Bals. peruv. = 0,55 RM.)

Styrax depuratus wird aus *Styrax crudus*, der aus den Stämmen des kleinasiatischen Liquidambar orientalis erhalten wird, durch Ausziehen mit Weingeist gewonnen; er bildet eine braune, zähe Masse, die sich in Weingeist löst (10,0 = 0,30 RM.). Styrax enthält unwirksames Harz und verschiedene Zimtsäureester. Es wird wie Perubalsam gegen Scabies und Pediculi pubis verwandt.

Rp. *Linimenti Styracis* F.M.B. 100,0
    (enthält Styrax depur. und Spiritus $\overline{aa}$)
    S. Äußerlich, bei Krätze einreiben lassen.

Synthetisches *Benzylbenzoat* ($C_6H_5 \cdot COO$—$CH_2 \cdot C_6H_5$) wird als Ersatz für Perubalsam in Öl gelöst oder mit Seifenspiritus emulgiert gegen Krätze verwendet. Die Verbindung kann auch percutan giftig wirken.

Peruol (offiz.) ist eine derartige 25%ige Lösung in Ricinusöl (50 g = 1,62 RM.), auch 1%ig in Spiritus gegen Kopfläuse. Andere Präparate sind *Favorin* (Alpine chemische AG.) und *Novascabin* (Wander).

Naphtholum (offiz.), β-Naphthol, ein weißes, nur 1 : 1000 in kaltem Wasser, gut in Alkohol und fetten Ölen lösliches Pulver, wurde 1881 in die Hauttherapie eingeführt.

β-**Naphthol**
$C_{10}H_8O$

Die Indikationen sind seit jener Zeit gleich geblieben. Naphthol wird bei trockenen Ekzemen, bei Psoriasis und Eczema marginatum verwandt. Bei Prurigo entfaltet es gute juckstillende Wirkung.

Als Phenolkörper wird das Mittel zum Teil durch die Haut resorbiert und in den Harn, der bei längerer Darreichung dunkel werden kann, ausgeschieden. Dabei treten leicht lebensgefährliche Nierenreizungen (Albuminurie, Hämaturie) auf, so daß man mit der Ausdehnung der Behandlung auf große Hautflächen vorsichtig sein muß.

Rp. Naphtholi 3,0—5,0
    Vasel. flav. ad 100,0
    M.D.S. Äußerlich, bei Pilzflechten,
    Psoriasis.

Rp. Naphtholi 1,0—2,0
    Spiritus ad 100,0
    M.D.S. Äußerlich, bei Prurigo, Ekzem.
    (10,0 Naphtholum = 0,20 RM.)

Rp. *Spiritus crinalis c. Naphtholo* F.M.B. 50,0
(enthält β-Naphthol 0,25, Spir. dil.
ad 50,0)
S. Äußerlich bei Kopfschuppen.

Rp. Naphtholi 10,0
Sulf. praec. 50,0
Sap. kal. ven.
Vasel. alb. āā 20,0—50,0
M.D.S. Äußerlich. Als Schälsalbe bei
Acne.

Resorcin, Pyrogallol, Chrysarobin.

Resorcinum (offiz.), m-Dioxybenzol, farblose, in Wasser, Alkohol und Glycerin gut lösliche Krystalle, wird hauptsächlich bei Acne gebraucht. Geringe Mengen werden auch von der Haut aus resorbiert, doch sind Allgemeinvergiftungen phenolartiger Natur nur bei zu ausgedehnter Behandlung zu befürchten.

Rp. Resorcini 1,0
Sulf. praecip. 5,0
Vaselini flavi ad 50,0
M.D. ad vitr. nigr.
S. Äußerlich (Acne).

Rp. Resorcini 6,0
Lanolini ad 20,0
M. D.S. Äußerlich, zur Lupusbehandlung.

Resorcin
$C_6H_6O_2$

Rp. *Spiritus crinalis c. Resorcino* F.M.B. 50,0
(enthält 2% Resorcin und 1% Ol. Ricini in Spir. dil.)
D.S. Äußerlich, Kopfwasser bei Schuppen.
(1,0 Resorcin = 0,05 RM.)

Pyrogallolum (offiz.), Acidum pyrogallicum, Trioxybenzol, bildet weiße, in Wasser und Alkohol gut lösliche Nadeln. Die wäßrige, anfangs farblose Lösung nimmt besonders bei alkalischer Reaktion Sauerstoff auf und färbt sich dabei dunkelbraun.

Bei der therapeutischen Anwendung ist zu beachten, daß Pyrogallol durch Haut und Wundgewebe leicht resorbiert wird und dadurch Allgemeinvergiftungen verursachen kann. Zum Teil bieten die Vergiftungserscheinungen das Bild der Phenolvergiftung, wie auch der Harn die typische, nach Zufuhr von Phenol auftretende, dunkelgrüne Farbe annehmen kann, zum Teil aber sind die Erscheinungen die Folge einer Hämolyse und Umwandlung des roten Blutfarbstoffes in Methämoglobin. Zur Vermeidung schwerer Vergiftung sollen am Tage nicht mehr als einige Gramm eingerieben werden.

Pyrogallol
$C_6H_6O_3$

Pyrogallol wird bei parasitären Hauterkrankungen, bei kleinen Psoriasisstellen und bei Lupus vulgaris als desinfizierendes und zerstörendes Mittel verwandt (5—10%ige Lösung in Spiritus oder 5—10%ige Salbe).

Rp. Pyrogalloli 5,0—10,0
Vaselini flavi ad 100,0
M. f. ung. D.S. Äußerlich, bei hartnäckigem Ekzem, Psoriasis usw.

Bei der Lupusbehandlung: Beginn mit täglichem Verband mit 10%iger Pyrogallolsalbe, nach mehreren Tagen Übergang auf 2%ige, später auf noch schwächere Salbe. (1,0 Pyrogallol = 0,10 RM.)

Lenigallol (Knoll) ist Pyrogallolacetat, das auf der Haut allmählich verseift wird, so daß Pyrogallol frei wird. Es wirkt wie letzteres, nur schwächer. 5—10% in Salbe bei infiltrierten Ekzemen und kleinen Psoriasisherden (1,0 = 0,30 RM.).

Chrysarobinum (offiz.) wird aus den Goapulver genannten Ausscheidungen des brasilianischen Baumes Andira araroba durch Umkrystallisieren aus Benzol als gelbes, krystallinisches, in Wasser und Alkohol schlecht lösliches Pulver gewonnen. Es besteht vorwiegend aus Anthranoläthern, die zumal bei Alkalieinwirkung begierig Sauerstoff aufnehmen und dabei in die rote Chrysophansäure übergehen.

Lokal macht Chrysarobin neben einer lang anhaltenden Rotfärbung der Haut eine lebhafte Entzündung; es darf deshalb nicht an die Augenbindehaut gelangen. Es wird von der Haut aus gut resorbiert; der Harn wird besonders bei alkalischer Reaktion rot (Chrysophansäure). Auch dieses Mittel bewirkt leicht Nierenreizung, wenn es resorbiert wird.

Chrysarobin ist das wichtigste Mittel zur Entfernung der psoriatischen Schuppen und Efflorescenzen. Außerdem wird es gegen parasitäre Hauterkrankungen wie Eczema marginatum verwandt, teils in Form mehrprozentiger Salben, teils auch als 10%ige Aufschwemmung in Kollodium.

Rp. Chrysarobini 0,25—10,0
  Pastae Zinci ad 100,0
  M. f. ung. D.S. Äußerlich (täglich bei Psoriasis, milde Kur).

Rp. Acidi salicylici 10,0
  Chrysarobini
  Picis betulinae $\overline{\mathrm{aa}}$ 20,0
  Saponis kalini venalis
  Vaselini flavi $\overline{\mathrm{aa}}$ 25,0
  M. f. ung. D.S. Äußerlich. DREUwsche Salbe zur energischen Psoriasisbehandlung (1,0 Chrys. = 0,05 RM.)

Anthrarobin, ein Alizarinderivat, ist unlöslich in Wasser; seine Wirkung gleicht derjenigen des Chrysarobins, doch ist es schwächer wirksam (1,0 = 0,20 RM.).

Naphthalinum (offiz.), Naphthalin, bildet glänzende Krystallblätter von eigentümlichem Geruch, die in Wasser unlöslich, in Alkohol und Ölen löslich sind.

Es wird z. T. durch die Haut resorbiert und im Körper in Phenole übergeführt. Der Harn nimmt eine dunkle Farbe an. Zu beachten ist die starke nierenreizende Wirkung.

Naphthalin wird fast nur noch äußerlich zur Vertilgung von Kopfläusen verwandt. Vorsicht bei wunder Kopfhaut!

Naphthalin
$C_{10}H_8$

Rp. Naphthalini 10,0
  Olei Lini ad 100,0
  M.D.S. Äußerlich (Kopf einreiben, mit Flanellverband für 24 Std. abdecken).
  (100,0 Naphthalinum = 0,60 RM.)

Sabadillsamen, Veratrin.

Semen Sabadillae des mexikanischen Schoenocaulon officinale ist im 18. Jahrhundert aus der mexikanischen Volksmedizin als Läusemittel übernommen worden. Sie enthalten als wirksame Körper einige Alkaloide, von denen das Veratrin statt des Samens angewandt werden kann.

Acetum Sabadillae (offiz.), eine braunrote Flüssigkeit; 1 Teil Samen wird mit 10 Teilen eines Gemisches von Wasser, Alkohol und Essigsäure ausgezogen.

Veratrinum (offiz.), ein weißes, in Wasser kaum lösliches Pulver.

Sabadillsamen und Veratrin werden nur noch selten zur Vertilgung von Läusen oder auch als lokales schmerzstillendes Mittel bei Neuralgien verwandt. Die Haut wird gerötet und nach anfänglichen Schmerzen empfindungslos. Auf Schleimhäuten erzeugen die Mittel heftige Reizung (Niesen, Tränenfluß). Bei verletzter Haut sind sie nicht anzuwenden, da resorptive Giftwirkungen auftreten können.

Rp. Aceti Sabadillae 50,0
 D. S. Äußerlich. (Kopfhaut einreiben, an-
 schließender Flanellverband für 24 Std.)
 (100,0 = 0,95 RM.)

Unguenti Veratrini F.M.B.
 Rp. Veratrini 0,3
 Chloroformii 3,0
 Unguenti mollis 30,0
 D. S. Äußerlich (ebenso anzuwenden).

Thiosinamin.

Thiosinaminum, Allylschwefelharnstoff, farblose, wasserlösliche Krystalle bildend, erweicht bei lokaler Einwirkung Narbengewebe. Man spritzt bei Narben nach Brandwunden, bei Keloid usw. die 10%ige wäßrige Lösung in die Narbenumgebung ein.

Fibrolysin (Merck) ist eine wasserlösliche Additionsverbindung von Thiosinamin mit salicylsaurem Natrium, in 10%iger Lösung geliefert. 0,2 Fibrolysin subcutan, intramuskulär, intravenös (1,0 Thiosinaminum = 0,20 RM.).

Pepsin.

Narbenkeloide und sonstige Hyperkeratosen werden oft überraschend gut erweicht bzw. entfernt durch örtliche Einwirkung von Pepsin.

Pepsinum (offiz.) (Näheres s. S. 160) wird mit verdünnter Säure als feuchter Verband oder in Salbenform angewendet (10,0 = 0,15 RM.).

Rp. Pepsini 1,0—3,0
 Acidi borici 3,0
 Aquae dest. ad 100,0
 M. D. S. Äußerlich, auf Narbengewebe.

Pankreasferment (Näheres s. S. 160) wird in ähnlicher Weise zur rascheren Reifung von Furunkeln, bei der Acnebehandlung usw. mit Erfolg benutzt, z. B. in der Form der Pankreasdispertsalbe (Krause Medico).

2. Mittel zur Erzeugung von Hautreizung und -entzündung und ihrer Behandlung.

Zahlreiche hautreizende und -entzündende Mittel sind aus der Volksmedizin übernommen. Die milde wirkenden machen auch bei langer Einwirkungsdauer nur eine Erweiterung der Hautgefäße, die stärker wirkenden verursachen, meist nach einer einleitenden Hyperämie, das Austreten von seröser Flüssigkeit zwischen die obersten Epithelschichten der Haut; sie wirken blasenziehend. Wird das Mittel im Beginn der Blasenbildung entfernt, so verheilt die Haut ohne Narbenbildung, aber eine dunklere Pigmentation kann jahrelang sichtbar bleiben. Längere Einwirkung, wie sie jedoch in der heutigen Therapie nicht mehr in Frage kommt, erzeugt eine Eiteransammlung in den Blasen und Zerstörung der tieferen Hautschichten. Die Heilung erfolgt unter Narbenbildung.

Indikationen. Bei schmerzhaften Zerrungen, Entzündungen, bei Neuralgien, Pleuritis usw. werden die Schmerzen durch hautreizende Kataplasmen oft gemildert. Werden schmerzhafte Hautreizmittel verwandt, z. B. Senföl, so wird die Atmung reflektorisch erregt.

Im ganzen ist die Anwendung der Hautreizmittel sehr eingeschränkt worden. Man kommt bei der Verschreibung mit den zahlreichen Formulae officinales aus!

Schleimhaltige. Mittel.

Placenta Seminis Lini (offiz.), Leinkuchen, ist der Preßrückstand des Leinsamenpulvers, der bei der Gewinnung des Leinöles zurückbleibt. Das graubraune, viel Schleim enthaltende Pulver wird, mit heißem Wasser angerührt, zu hyperämisierenden Hautumschlägen benutzt (100,0 = 0,15 RM.).

Species emollientes (offiz.), erweichende Kräuter, enthalten im wesentlichen schleimhaltige Drogen (Fol. Althaeae, Fol. Malvae, Herba Meliloti, Flor. Chamomillae, Semen Lini zu gleichen Teilen). Es wird in der gleichen Weise angewandt wie Plac. Sem. Lini (10,0 = 0,10 RM.).

Mittel mit ätherischen Ölen.

Species aromaticae (offiz.), aus Drogen mit ätherischen Ölen: Fol. Menthae pip., Herba Thymi, Herba Serpylli, Flor. Lavandulae, Flor. Caryophylli, Fruct. Cubebae. Mit warmem Wasser angerührt zu Umschlägen (10,0 = 0,15 RM.).

Flores Chamomillae, Kamillenblüten (vgl. S. 196). Ihre Aufgüsse werden als Hausmittel zur Behandlung von Haut- und Schleimhautentzündungen in Form von Bädern, Umschlägen, Spülungen usw. verwendet (10,0 = 0,15 RM.).

Kamillosan-Präparate (Homburg) enthalten standardisiertes Kamillenextrakt und werden in gleicher Weise verwendet. (50 g Puder = 0,94 RM.; 20 g Salbe = 0,79 RM.; 10 g Liquidum = 0,55 RM.).

Unguentum Rosmarini compositum (offiz.) (10,0 = 0,20 RM.), *Spiritus Melissae compositus* (offiz.) (10,0 = 0,10 RM.), ätherische Öle enthaltende Einreibemittel.

Spiritus Formicarum (offiz.), mit 1,25% Ameisensäure, macht wie die letztgenannten Mittel eine gelinde Hautreizung (10,0 = 0,10 RM.).

Campherhaltige Einreibemittel.

Camphora (Näheres s. S. 116) macht auf der Haut eine leichte Entzündung.

Spiritus camphoratus (offiz.), mit 10% Campher (100,0 = 0,95 RM.).

Linimentum ammoniato-camphoratum (offiz.), eine dickflüssige, weiße Masse mit Campher, Liq. Ammonii caustici, Erdnußöl, Ricinusöl und Seife (10,0 = 0,10 RM.).

Emplastrum saponatum (offiz.), aus Bleipflaster, Wachs, Seife, Erdnußöl, mit Campher (10,0 = 0,15 RM.).

Linimentum saponato-camphoratum (offiz.), Opodeldok, ähnlich zusammengesetzt, enthält noch Thymian- und Rosmarinöl, eine feste, fast farblose, in der Hand schmelzende Masse, viel verwandt für Einreibungen (10,0 = 0,15 RM.).

Spiritus saponato-camphoratus (offiz.), ähnlich wie der Opodeldok, doch flüssig (100,0 = 0,90 RM.).

Emplastrum fuscum camphoratum (offiz.), Mutterpflaster, mit etwa 1% Campher, eine schwarzbraune zähe Masse (10,0 = 0,10 RM.).

Unguentum Cerussae camphoratum (offiz.), Ung. Cerussae mit Campher, zur Behandlung von Frostbeulen (10,0 = 0,15 RM.).

Hautreizende Salicylverbindungen.

Verschiedene Ester der Salicylsäure haben wie die Salicylsäure selbst (Näheres S. 38) eine hautreizende Wirkung mittleren Grades (keine Blasenbildung). Ein Teil der Ester wird durch die Haut resorbiert, so daß es bei sehr energischer Hautbehandlung zu Salicylsäurerausch (S. 102) kommen kann. Anwendung vorzugsweise bei rheumatischen Gelenk- und Muskelschmerzen.

Von den ungezählten eingeführten Verbindungen seien genannt:

Methylium salicylicum (offiz.), Methylsalicylat, $C_6H_4(OH) \cdot COO \cdot CH_3$, eine farblose Flüssigkeit, rein oder mit Olivenöl verdünnt zur Einreibung (10,0 = 0,20 RM.).

Mesotan (Bayer), Methyloxymethylester der Salicylsäure, klare Flüssigkeit (1,0 — 0,20 RM.). Ähnlich: *Analgit, Spirosal, Salit, Ulmaren, Rheumasan* usw.

Jodpräparate.

Tinctura Jodi (offiz., Näheres S. 39) wird oft zur Linderung der Schmerzen oder zur schnelleren Resorption von Exsudaten über entzündete Stellen gepinselt, z. B. bei Pleuritis.

Jothion (Bayer), Dijod-hydroxy-propan mit 80% J, ein schwer in Wasser lösliches Öl. 10—20% in Salbe oder Öl, äußerlich (1,0 = 0,75 RM., 10% Öl 25 ccm = 2,35 RM.).

Vasolimentum Jodi „*Stada*" enthält 6% Jod (50,0 ccm = 0,88 RM.), 10% Jod (50,0 ccm = 0,98 RM.).

Jodvasogen (Patentex), 6 bzw. 10% Jod enthaltende ölige Flüssigkeit (30 ccm = 0,82 bzw. 0,99 RM.).

Hautreizende Harze und Balsame.

Terebinthina (offiz.), Terpentin, ist der Balsam verschiedener Pinusarten mit 70—85% Harz und 30—15% ätherischem Öl, eine dicke Flüssigkeit (100,0 = 0,50 RM.).

Colophonium (offiz.), das nach dem Abdestillieren des Terpentinöles übrigbleibende Harz (100,0 = 0,20 RM.).

Oleum Terebinthinae (offiz.), das ätherische Öl des Terpentins (über die interne Darreichung s. S. 128) (100,0 = 0,25 RM.).

Die hautreizende Wirkung des Terpentinöles wird in Form der Fichtennadelbäder bei allen möglichen Allgemeinerkrankungen ausgenutzt; sie spielt eine Rolle bei der Behandlung der Frostbeulen, zur Beschleunigung der Reifung von Furunkeln usw. Bei der Anwendung auf sehr ausgedehnten Hautstellen kann es zu einer resorptiven Nierenentzündung kommen.

Rp. Camphorae tritae 0,5
Olei Terebinthinae ad 15,0
M. D. S. Äußerlich zur Einreibung bei Frostbeulen.

Unguentum basilicum (offiz.), Königssalbe, enthält neben der Salbengrundlage 10% Terpentin und 15% Kolophonium. Zum Reifen von Furunkeln usw. (10,0 = 0,20 RM.). Die gleiche Verwendung findet

Emplastrum Lithargyri compositum (offiz.), in der Salbengrundlage Terebinthina, Galbanum und Ammoniacum (10,0 = 0,20 RM.).

Ammoniacum (offiz.) ist das Harz verschiedener Doremaarten, bräunliche, in der Hand erweichende Körner.

Galbanum (offiz.), das Gummiharz persischer Ferulaarten, bräunliche Körner, beide nur in Form der genannten offiz. Zubereitung.

Senföl.

Semen Sinapis (offiz.), die schwarzen Samen von Brassica nigra, die neben fettem Öl das Glykosid Sinigrin enthalten, das bei Wasserzutritt durch ein Ferment des Samens in das reizende Allylsenföl sowie Kaliumbisulfat und Glykose zerlegt wird. Semen Sinapis muß mindestens 0,7% Allylsenföl liefern (100,0 = 0,40 RM.).

Oleum Sinapis (offiz.). Das Senföl enthält mindestens 97% synthetisches Allylsenföl, $CH_2 = CH \cdot CH_2 \cdot NCS$, eine farblose Flüssigkeit von stechendem Geruch (1,0 = 0,20 RM.).

Charta sinapisata (offiz.), mit gepulverten, entfetteten Samen überzogenes Papier (1 Blatt 0,10 RM.).

Senfumschläge, Sinapismen, bewirken auf der Haut Brennen und eine starke Rötung, bei langer Einwirkung tritt eine Entzündung mit Blasen und Ulcerationen auf. Die hautreizende Wirkung wird vorwiegend zur reflektorischen Atemerregung (z. B. bei Bronchopneumonie der Kinder, bei Morphinvergiftung) herangezogen. Man rührt hierzu Semen Sinapis mit lauwarmem Wasser zu dickem Teig, der, in Leinwand gepackt, für 5—15 Minuten auf die Brusthaut gelegt wird. Oder man taucht die Charta sinapisata in Wasser und legt sie auf die Haut bis zur Rötung derselben.

Canthariden.

Cantharides (offiz.), spanische Fliegen. Der grüne Käfer Lytta vesicatoria (Südeuropa) enthält das chemisch bekannte, N-freie Anhydrid Cantharidin (mindestens 0,7% nach DAB.).

Auf der Haut macht Cantharidin, ohne Hyperämie zu erzeugen, eine allmählich zunehmende, wenig schmerzhafte Hautreizung mit Blasenbildung in den obersten Epithelschichten; die Blasen sind zunächst mit Plasma, später mit Eiter gefüllt.

Cantharidin wird auch von der Haut aus resorbiert. Es können als Zeichen resorptiver Giftwirkung Nierenentzündung und mit starken Erektionen verbundene Reizungen der Harnwege auftreten.

Die früher vielgeübte äußere Anwendung als ableitendes Mittel, z. B. bei Pleuritis sicca, ist ziemlich verlassen. Man halte sich an irgendeines der offiz. Präparate:

Collodium cantharidatum (offiz.), eine gelbgrüne Flüssigkeit (1,0 = 0,20 RM.).

Emplastrum Cantharidum ordinarium mit 2 Teilen Canthariden, 1 Teil Terpentin und 5 Teilen Pflastermasse, macht in etwa 7 Std. Blasen (10,0 = 0,25 RM.).

Emplastrum Canthar. perpetuum enthält neben 10% Canthariden Kolophonium, Terpentin und *Euphorbium* (Milchsaft einer im Atlasgebiet vorkommenden Euphorbiacee mit stark hautreizender Wirkung) (10,0 = 0,20 RM.).

Dies Pflaster wirkt etwas schwächer und macht meist keine Blasenbildung mehr.

Aethylmorphinum hydrochloricum (offiz.), *Dionin* (Merck) (Näheres S. 124). Das wasserlösliche Krystallpulver erzeugt nach dem Eingeben in den Bindehautsack des Auges eine heftige ödematöse Schleimhautschwellung. Bei Hornhauterkrankungen, chronischen Iritiden u. dgl. wird das Mittel gelegentlich als lokales Lymphagogum benutzt. Die Wirkung des Dionins stumpft sich bei wiederholter Anwendung bald ab. Man verreibt die Krystalle unter Zusatz von etwa gleichen Teilen Acid. boricum zu einem feinen Pulver und bringt dieses mit einem Pinsel auf die Augenbindehaut oder verwendet 2—5%ige Lösungen oder Salben.

Oleum Crotonis (Näheres S. 181) und die Stibiate (Näheres S. 126) (*Ung. Tartari stibiati*, offiz., Pockensalbe) wurden früher zur Erzeugung besonders lebhafter Hautentzündungen vielfach verwandt; sie sind obsolet.

3. Mittel zur Erzeugung des Kältegefühles der Haut.

Unguentum leniens (offiz.), Cold Cream, Kühlsalbe (Zusammensetzung s. S. 20), wirkt durch Verdunstung des zu 28% darin enthaltenen Wassers kühlend. Nach anderer Deutung beruht das angenehme Gefühl auf einer Quellung des entzündeten Gewebes.

Mentholum (offiz.), Pfefferminzcampher, ist im Pfefferminzöl enthalten und bildet in Wasser unlösliche, in Alkohol lösliche farblose Krystalle.

Auf der Haut erregt Menthol Kältegefühl und wirkt schwach antiseptisch. Man verwendet das Mittel zur Milderung der entzündlichen Erscheinungen bei Schnupfen, zur Milderung des Juckreizes oder des Hautschmerzgefühles bei Prurigo oder Neuralgie (Migränestifte) und als erfrischend schmeckendes Desinfiziens in Mundspülwässern.

Balsamum Mentholi compositum (offiz.) enthält in 20,0 g 3,0 Menthol und 3,0 Methylsalicylat.

Rp. Mentholi 0,5
    Acidi borici ad 20,0
    M.D.S. Äußerlich, als Schnupfpulver bei
    Schnupfen.

Rp. Mentholi 0,5
    Olei Menth. pip. gtt. II
    Spiritus ad 50,0
    M.D. ad vitr. patent. S. Äußerlich.
    10 Tropfen in Mundspülwasser.

Rp. Mentholi 0,1
    Vaselini flavi ad 20,0
    M. f. ung. D.S. Äußerlich bei Pruritus.
    (1,0 Mentholum = 0,20 RM.)

4. Mittel zur lokalen Blutstillung.

Bei parenchymatösen Blutungen werden zur örtlichen Beeinflussung der Blutung vorwiegend benutzt:

Suprarenin hydrochloricum (offiz.), Adrenalin (Näheres S. 140). Man benetzt etwas Gaze oder Watte mit einigen Tropfen der käuflichen Lösung 1 : 1000, das Gewebe wird darauf für ½—1 Stunde anämisch, und die Blutung steht. Als Nachwirkung tritt oft eine sekundäre Hyperämie auf, so daß alsdann die Blutung erneut und verstärkt einsetzen kann (10,0 der Sol. Supraren. hydrochl. 1 : 1000 = 1,30 RM.).

Hydrogenium peroxydatum solutum (offiz.), 3%ige Wasserstoffsuperoxydlösung (Näheres S. 41). Bei der Berührung mit Blut wird sofort Sauerstoff in feinsten Blasen entwickelt. An den dadurch erzeugten Oberflächen kommt das Blut meist rasch zur Gerinnung. Die Lösung ist so zu verdünnen, daß sie etwa ¼—1% H_2O_2 enthält (100,0 = 0,10 RM.).

Liquor Ferri sesquichlorati (offiz.), Eisenchloridlösung (Näheres S. 208), wirkt durch seine eiweißfällenden Eigenschaften gerinnungsfördernd. Die dunkelbraune Lösung muß notwendig sehr stark verdünnt werden, bis die Farbe hellgelb-braun ist, da sonst schwere Verätzungen eintreten (10,0 = 0,10 RM.).

Gossypium haemostaticum ist mit Eisenchloridlösung getränkte und danach getrocknete Watte.

Ferropyrin, eine Additionsverbindung von Eisenchlorid mit Antipyrin, rotes, gut wasserlösliches Pulver, hat keine ätzende, aber eine koagulationsfördernde Wirkung. In Substanz oder starker Lösung auf die blutende Fläche (1,0 = 0,25 RM.).

Coagulen (Ciba) enthält gerinnungsfördernde Substanzen der Blutplättchen. Verwendung in 1%iger Lösung, die durch kurzes Aufkochen sterilisiert wird, auf der Wunde (5 Tabletten = 3,10 RM.).

Clauden (Luitpoldwerke) enthält gerinnungsfördernde Substanzen der Lungen; ein braunes, wasserlösliches Pulver, das als solches oder in 1—2%iger Lösung auf die Wunden gegeben wird (Streupulver 3 Röhrchen zu 0,5 = 2,51 RM.).

Sangostop (Turon) enthält Pektine (vgl. S. 150), zur Tamponade (Flasche 15 ccm = 0,85 RM.).

Über die Mittel zur Erhöhung der Gerinnbarkeit des gesamten Blutes siehe S. 99 (Calciumsalze) und S. 150 (Gelatine).

B. Innerliche und parenterale Arzneianwendungen.

1. Mittel zur Lähmung von Funktionen des Zentralnervensystems (Narkotica, Hypnotica, Antineuralgica, Antipyretica).

Aether pro narcosi.

Geschichtliches. Die Entdeckung der Inhalationsnarkose, welche eine wichtige Voraussetzung für die Entwicklung der modernen Chirurgie wurde, ist ein Ergebnis des 19. Jahrhunderts. Der Ausbau der Chemie der gasförmigen Stoffe veranlaßte Versuche zu ihrer medizinischen Verwendung bei Lungenkrankheiten in pneumatischen Kammern. Hierbei sowie bei Unglücksfällen in Laboratorien wurden zufällig die ersten „Narkosen" beobachtet (mit N_2O 1799 durch DAVY und mit Äther 1818 durch FARADAY).

Die ersten planmäßigen Operationsnarkosen mit Äther, der schon seit 1540 VALERIUS CORDUS bekannt war, scheint CRAWFORD 1842 ausgeführt zu haben. WARREN führte die Äthervollnarkose aber als erster 1846 in der Öffentlichkeit ein. Schon im folgenden Jahr trat das Chloroform an die Stelle des Äthers, und die Wertschätzung dieser beiden Inhalationsnarkotica schwankte, bis in den letzten Jahrzehnten die Äthernarkose die Chloroformnarkose völlig verdrängte.

Chemie. Aether (offiz.), Diäthyläther, Aether sulfuricus, $C_2H_5 \cdot O \cdot C_2H_5$, wird bei der Darstellung durch Erhitzen von Alkohol und Schwefelsäure nicht sofort in dem für die Anwendung als Narkoticum notwendigen Reinheitsgrad gewonnen. Durch fraktionierte Destillation werden störende Verunreinigungen entfernt.

Aber der vollkommen reine Äther ist, sofern nicht besondere Vorsichtsmaßnahmen innegehalten werden, nicht gut haltbar. Unter dem Einfluß des Luftsauerstoffs bilden sich, zumal in der Wärme und bei Lichtzutritt, Zersetzungsprodukte mit schädlicher Wirkung. Neben Peroxyden (Dioxäthylperoxyd) und Aldehyden (Acet-aldehyd) entstehen Säuren (Essigsäure). Für Narkosezwecke darf nur ein Äther verwandt werden, der frei von diesen Zersetzungsprodukten ist. Das DAB. schreibt vor, daß als **Aether pro narcosi** (offiz.) nur der Äther abgegeben werden darf, bei dem durch einige einfache chemische Prüfungsverfahren die genügende Reinheit festgestellt worden ist.

Aether pro narcosi darf, mit Jodkaliumlösung geschüttelt, innerhalb 3 Stunden keine Gelbfärbung durch frei gemachtes Jod und mit Vanadinschwefelsäure keine Rotfärbung (Peroxyde) geben; er darf mit NESSLERschem Reagens keine Färbung oder Trübung (Aldehyde, Vinylalkohol) geben, und schließlich muß er frei von Aceton sein.

Der Narkoseäther wird in braunen, fast ganz gefüllten und gut verschlossenen Flaschen abgegeben, die nicht mehr als 150 ccm fassen. Er ist kühl und vor Licht geschützt aufzubewahren. Einen noch besseren Schutz gegen Zersetzung bietet der Zusatz von etwas Eisenpulver.

Aether pro narcosi ist eine farblose Flüssigkeit vom Siedepunkt 34,5° und dem spezifischen Gewicht 0,713. Er ist leicht entflammbar, und seine Dämpfe sind, ge-mischt mit Luft, leicht explosibel. Man achte also bei jeder Äthernarkose darauf, daß offene Flammen oder glühendes Metall nicht in die Nähe der Maske gebracht werden.

Schicksal im Körper. Läßt man einen Menschen dauernd ein konstantes Äther-dampfluftgemisch, z. B. von 6 ccm Ätherdampf in 100 ccm Luft, einatmen, so dauert es mehrere Stunden lang, bis sich die jener Ätherdampfmenge entsprechende Äthermenge im Blute angesammelt hat, so daß die endgültige Narkosetiefe erst nach Stunden erreicht wird. Es ist aus diesem Grunde praktisch unmöglich, die theoretisch vorhandene Möglichkeit, „gefahrlos" zu narkotisieren, auszunützen. Vielmehr zwingt die langsame Sättigung des Blutes dazu, zunächst die Narkose mit solchen Ätherdampfkonzentrationen einzuleiten, die lange Zeit hindurch ein-geatmet, zu einer tödlichen Ätheranhäufung im Blute führen müßten.

Der in das Blut und in die Gewebe aufgenommene Äther wird im Körper nicht verändert; er tritt nach Beendigung der Narkose in die Ausatmungsluft über. Auch das Auswandern geht sehr langsam vonstatten, so daß das Blut erst viele Stunden nach Narkoseende wieder vollkommen ätherfrei ist. Man fand z. B. am Ende der Narkose im Blute des Menschen 0,08 g-%, 8 Stunden später waren es noch 0,005 g-%, d. h. innerhalb dieser Zeit war der Gehalt auf $^1/_{16}$ abgesunken. Minimale Äthermengen sind selbst 24 Stunden nach Narkoseende im Blute noch aufzufinden.

Indikationen. Äther ist das zur Zeit weitaus am meisten verwandte Anaestheti-cum für länger anhaltende tiefe Narkosen. Nur wenige Erkrankungen schließen die Äthernarkose aus (s. unten).

Dagegen ist die Verwendung des Äthers für kurzdauernde Rauschnarkosen durch die Einführung des Äthylchlorids und anderer ähnlich wirkender Mittel überholt worden.

Nebenwirkungen und Gefahren. Im Beginn der Narkose macht sich die sekre-tionsfördernde Wirkung des Äthers oft störend bemerkbar. Zumal wenn die Narkose sofort mit hohen Ätherdampfkonzentrationen eingeleitet wird, treten starker Tränen- und Speichelfluß und lebhafte Bronchialsekretion auf; die Anregung der Bronchialsekretion ist besonders bei Kranken mit chronischer Bronchitis, Emphysem und Lungenphthisis gefürchtet. Um die Sekretionswirkung möglichst einzuschränken, wird stets nur der den Vorschriften des DAB. wirklich entsprechende Aether pro narcosi benutzt, da gerade die Zersetzungsprodukte eine lebhafte Schleimhautreizung auslösen; außerdem empfiehlt es sich, daß man im Beginn der Narkose *allmählich* auf die für das Erreichen der tiefen Narkose notwendigen starken Ätherdampfkonzentrationen ansteigt, und daß man den Patienten, die nicht schon Scopolamin. hydrobromicum vor dem Narkosebeginn erhielten, 0,0005 Atropinum sulfuricum subcutan (etwa ½ Stunde vor Narkosebeginn) einspritzt. Aber auch wenn diese Vorsichtsmaßnahmen befolgt werden, behält der Äther eine gewisse bronchialschleimhautreizende Nebenwirkung, die bei den Narkotisierten, besonders wenn sie an einer Bronchitis (z. B. infolge von Herzinsuffizienz) leiden, leicht zur Entwicklung einer postnarkotischen Bronchopneumonie Anlaß geben kann. Ihre Entwicklung ist besonders dann zu befürchten, wenn an den der Narkose folgenden Tagen die Expektoration des vermehrten Sekretes unterbleibt, sei es, daß die Art der in der Narkose gesetzten Wunde (Bauchschnitt!) das Aushusten zu unterdrücken zwingt, sei es, daß zu große Morphingaben den Hustenreflex völlig unterdrücken. Als Gegenmittel dient tiefes Durchatmenlassen an den ersten, der Narkose folgenden Tagen.

An Alkohol Gewöhnte pflegen im Beginn der Äthernarkose in eine sehr starke psychische und motorische Erregung zu kommen, die so stark sein kann, daß sie durch Vertiefung der Äthernarkose kaum überwunden werden kann und zum Weiternarkotisieren mit Chloroform zwingt. Man vermeidet die heftigen Erregungsformen dadurch, daß man 2—3 Stunden vor der Inhalationsnarkose Morphinum hydrochloricum und Scopolaminum hydrobromicum (S. 77 und 82) einspritzt oder die Narkose, wenn eine Äthererregung zu befürchten ist, nicht mit Äther, sondern mit Äthylchlorid (S. 72) einleitet.

Die Atmung zeigt im Erregungsstadium oft (belanglose) Störungen. Zum Teil stellen sich, infolge der Reizung sensibler Nervenendigungen in Nase und Trachea, kurzdauernde, reflektorische Atemstillstände ein, zum Teil ist die Atmung beschleunigt und vertieft. Mit dem Erreichen des narkotischen Stadiums wird die Atmung ruhig und nimmt infolge der Entspannung des weichen Gaumensegels einen regelmäßig-schnarchenden Charakter an. Man achte darauf, daß die erschlaffende und zurücksinkende Zunge nicht die Atmungswege verlegt. Tritt dieser zur Erstickung führende Zwischenfall ein, so muß mit der stets zur Hand liegenden Zungenzange die Zunge vorgezogen werden und der zurückgefallene Kiefer nach vorn geschoben werden; ist der Mund krampfhaft geschlossen, so wird er mit der Kiefersperre gewaltsam geöffnet. An dem Aufhören der schnarchenden Atmungsgeräusche und an den flacher werdenden Thoraxbewegungen ist die beginnende Atmungslähmung leicht zu erkennen. Die Gefahr einer völligen Atmungslähmung durch die Äthernarkose ist bei kräftigen Gesunden nicht groß, während bei Patienten, die im kollabierten Zustand zur Narkose kommen, größte Aufmerksamkeit geboten ist.

Die Herzleistung und die Gefäßspannung werden durch die Äthernarkose so wenig geschädigt, daß die Äthernarkose auch bei Herz- und Gefäßkranken angewandt werden darf, wenn der Eingriff nicht mit lokalanästhetischen Methoden durchzuführen ist. Bei Herzkranken mit Kreislaufinsuffizienz oder bei Patienten, bei denen eine Insuffizienz als Folge der Narkose befürchtet wird, ist, wenn möglich, eine Digitalisvorbehandlung vorzunehmen.

Narkosen bewirken das vermehrte Auftreten intermediär gebildeter Säuren; sie sind begleitet und gefolgt von einer für Gesunde unbedenklichen, für Diabetiker oft verhängnisvollen Acidosis, die aber bei Verwendung von Äther viel geringer ist als bei Verwendung von Chloroform. Bei Diabetikern ist deshalb vorbeugend reichlich Natrium bicarbonicum zuzuführen oder eine Insulinbehandlung vorzunehmen, ehe der operative Eingriff in Allgemeinnarkose ausgeführt wird. Schädigungen der parenchymatösen Organe sind nach Äthernarkose selten. Ikterus und Albuminurie treten nur ausnahmsweise auf. Auch die gelegentlich zu beobachtende Schädigung des roten Blutfarbstoffs (Methämoglobinbildung) nimmt keine bedrohlichen Formen an.

Erbrechen tritt selten im Exzitationsstadium, häufig als Nachwirkung der Äthernarkose auf. Damit nicht die erbrochenen Massen von den noch benommenen Patienten aspiriert werden, darf kein Äthernarkotisierter vor völligem Erwachen ohne Aufsicht gelassen werden. Bei nicht dringlichen Operationen sorgt man dafür, daß der Patient nüchtern zur Narkose kommt.

Darreichung, Dosierung. Da die Spannung des Äthers in der Einatmungsluft die ins Blut und damit in die Gewebe übertretende Äthermenge bestimmt, würde eine ideale Narkosemethode diejenige sein, bei welcher einem Patienten eine Einatmungsluft mit bekannter Ätherdampfspannung zugeführt wird. Eine derartige Methode hat auch praktische Anwendung gefunden; der hierbei benutzte Narkoseapparat erlaubt es, bestimmte Ätherdampfspannungen an Hand einer Skala einzustellen.

Der bei uns viel benutzte ROTH-DRÄGERsche Narkoseapparat gestattet zwar nicht, die Ätherspannungen des aus dem Apparat zur Maske strömenden Äther-Sauerstoff-Gemisches zu messen, aber man kann mit ihm die Menge der in 1 Liter Luft verdampften Ätherflüssigkeit einstellen. Wenn auch das Narkotisieren mit einem derartigen Apparat zweifellos, zumal für den Anfänger, leichter als mit dem sonst üblichen Äthertropfverfahren durchzuführen ist, so ist es aus den oben erwähnten Gründen keineswegs frei von den Gefahren der Überdosierung. Um in 10—15 Minuten die für die tiefe Narkose nötige Äthermenge im Blute zu erzielen (= etwa 0,13 g in 100 ccm Blut), beginnt man mit etwa 0,2 g Äther auf 1 Liter Luft(=0,28 ccm Ätherflüssigkeit auf 1 Liter Luft = etwa 7½—8 ccm Ätherdampf in 100 ccm Luft). Die tiefe Narkose wird dann dadurch aufrechterhalten, daß man auf etwa 0,1 g Äther = 0.14 ccm Ätherflüssigkeit auf 1 Liter Luft = etwa 3,7 Vol.-% Ätherdampf zurückgeht.

In der allgemeinen Praxis ist man auf das Verfahren der Einatmung des auf der Gesichtsmaske verdampfenden Äthers angewiesen. Die alte Methode, Äther in eine große, außen mit luftundurchlässigem Material überspannte Maske zu gießen und den Patienten die verhältnismäßig hohe Ätherdampfkonzentration des Maskeninhaltes einatmen zu lassen, ist zugunsten des schonenderen Verfahrens der Narkose mit der offenen Maske fast ganz verlassen. Hierzu wird meist eine kleine aus porösem Stoff bestehende Maske verwandt, auf die der Äther anfangs schußweise in dünnem Strahl oder in sehr rascher Tropfenfolge aufgebracht wird, bis die Narkose sich dem tiefen Stadium nähert, worauf auf eine individuell anzupassende geringere Tropfengeschwindigkeit zurückgegangen wird. In der Hand des Geübten sind die Gefahren dieses Narkoseverfahrens kaum größer als bei Verwendung genaue Dosierung gestattender Narkoseapparate.

Zur Beaufsichtigung der Narkosetiefe wird in erster Linie die Atmung dauernd beachtet. Sie muß regelmäßig und von genügender Tiefe sein. Bei völliger Muskelentspannung hat sie, wie erwähnt wurde, oft schnarchenden Charakter. Der Grad der Muskelentspannung kann durch passive Bewegungen des Armes kontrolliert werden.

Auf die die Narkosetiefe anzeigenden Reflexe — Lichtreflex der Iris, Lidzuckung bei Berühren der Hornhaut mit der Fingerkuppe — legt der erfahrene Narkotiseur weit weniger Wert als auf die Beobachtung der Atmung und der Muskelspannung. Für den Anfänger empfiehlt es sich, den Lidreflex dauernd zu verfolgen und beim Schwinden desselben die Äthernarkose mit erhöhter Vorsicht fortzusetzen. Das Schwinden des Lichtreflexes zeigt eine bedenkliche Vertiefung der Narkose an, zwingt aber an sich noch nicht zum Nachlassen der dargereichten Äthermengen. Die Pupille ist im Exzitationsstadium zunächst erweitert, später wird sie enger; eine plötzliche Erweiterung in tiefer Narkose ist der Ausdruck der Lähmung des Oculomotoriuszentrums und das Signal drohender Atemlähmung; sie gibt den Anlaß zum sofortigen Vermindern der Narkosetiefe.

Die Methode des *Ätherrausches* — in die mit undurchlässigem Stoff überzogene Maske werden etwa 20 ccm Äther gegossen, man läßt den Patienten die starken Ätherdämpfe einatmen, bis das Exzitationsstadium mit Analgesie erreicht ist — wurde seit dem Bekanntwerden der Äthylchloridnarkose fast ganz verlassen. Sie ist nur für kurzdauernde und oberflächliche Narkosen geeignet.

Das Verfahren der intravenösen Zufuhr des Äthers (0,5% in physiologischer Kochsalzlösung) hat keine weitere Verbreitung gefunden, da es prinzipielle Vorzüge vor der Inhalationsnarkose nicht hat.

Rp. Aetheris pro narcosi 100,0
D.S. Zur Narkose (= 0,55 RM.).

Chloroformium pro narcosi.

Geschichtliches. Sehr bald nach den ersten Äthernarkosen wurden die betäubenden Eigenschaften des von LIEBIG 1831 dargestellten Chloroforms von FLOURES entdeckt und 1847 von SIMPSON in Edinburgh zur Narkose Gebärender ausgenutzt. Jahrzehntelang war dann Chloroform das bei uns meist benutzte Inhalationsnarkoticum, bis sich langsam die Erkenntnis durchsetzte, daß die Chloroformnarkose zweifellos mit größeren Gefahren verbunden ist als die Äthernarkose.

Chemie. Chloroformium (offiz.), Trichlormethan, $HCCl_3$, welches durch Einwirkung von Chlorkalk auf Äthylalkohol gewonnen und durch fraktionierte Destillation gereinigt wird, ist eine klare Flüssigkeit vom Siedepunkt 60—62° und mit dem spezifischen Gewicht 1,5. Es ist schlecht wasserlöslich, gut löslich in Alkohol und Öl. Es brennt nicht!

Chloroform ist schlecht haltbar, wenn Sauerstoff Zutritt hat. Es wird unter Sauerstoffaufnahme in Salzsäure und Phosgen gespalten: $HCCl_3 + O = HCl + COCl_2$. Durch einen Zusatz von 0,6—1% Alkohol wird die Neigung zu dieser Oxydation und Molekülsprengung sehr vermindert. **Chloroformium pro narcosi** (offiz.) muß diesen Alkoholzusatz haben. Weiter muß es auf Abwesenheit von Salzsäure, Chlor, Phosgen und organischen Verunreinigungen geprüft sein. Ein etwaiger Phosgengehalt läßt sich dadurch nachweisen, daß mit Chloroform getränktes Fließpapier nach dem Verdunsten des Chloroforms stechend riecht.

Für Narkosezwecke ist nur Chloroformium pro narcosi des DAB. zu verwenden, oder man benutzt eines der zuverlässigen, reinen Spezialpräparate, von denen genannt seien: Narkosechloroform Schering, aus Chloralhydrat in reinem Zustand gewonnen, Narkosechloroform, bei dem Chloroform als Krystallchloroform an Salicylkrystalle gebunden und aus jenen Krystallen in sehr reinem Zustand gewonnen wird.

Narkosechloroform ist in braunen, höchstens 60 ccm enthaltenden, voll gefüllten und gut verschlossenen Flaschen, die kühl und dunkel aufzubewahren sind, abzugeben.

Ungemein rasch erfolgt die Zersetzung der Chloroformdämpfe zu HCl und Phosgen, wenn die Dämpfe mit frei brennenden Flammen (Gaslicht, Gasofen) in Berührung kommen. In den ersten Jahrzehnten nach Einführung der Chloroformnarkose sind sehr zahlreiche schwere und tödliche Phosgenvergiftungen an Patienten, Ärzten, Schwestern vorgekommen, und erst die Einführung des elektrischen Glühlichtes hat diese Gefahr beseitigt.

Schicksal im Körper. Auch beim Chloroform ist die bei der Einatmung in dem Alveolargasgemisch bestehende Chloroformdampfspannung bestimmend für die Chloroformkonzentration, die sich im Blute und damit auch in den Geweben einstellt. Aber das Gleichgewicht zwischen Chloroformdampfspannung im Alveolargasgemisch und dem Chloroformgehalt des Blutes stellt sich nur langsam her. So fand man beim Menschen nach ½ stündiger Einatmung eines bestimmten Chloroformluftgemisches erst etwa ¾ der schließlich im Blute sich einstellenden entsprechenden Chloroformkonzentration. Nach dem Abbrechen einer Chloroformnarkose dunstet das Chloroform zum ganz überwiegenden Teil unverändert durch die Lungen wieder ab. Auch der Austritt des Chloroforms aus dem Blut erfolgt sehr langsam.

Indikationen. Von den Chirurgen wird für langanhaltende Narkosen dem Äther der Vorzug vor dem Chloroform gegeben. Reine Chloroformnarkosen werden fast nur noch dann ausgeführt, wenn der Äther wegen Erkrankungen der Bronchien und Lungen kontraindiziert ist[1].

Nebenwirkungen und Gefahren. Eine schleimhautreizende Wirkung kommt dem reinen Chloroformium pro narcosi in viel geringerem Grade als dem Äther zu. Daher treten im Beginn der Narkose sehr viel seltener und in viel geringerem Maße Tränen- und Speichelfluß oder Bronchialsekretion auf. Zersetztes Chloroform mit einem höheren Gehalt an Salzsäure und Phosgen kann dagegen starke Schleimhautreizungen und bronchopneumonische Affektionen auslösen.

Ein Vorzug des Chloroforms vor dem Äther ist darin zu sehen, daß es im Beginn der Narkose eine viel geringere Exzitationswirkung hat. So gelingt es mit Chloroform viel leichter, chronische Alkoholiker in eine tiefe Narkose zu bringen. Aber man wird wegen der Gefahr der im weiteren Verlauf der Chloroformnarkose auftretenden Kreislaufschädigung und der sich im Anschluß an die Narkose entwickelnden Stoffwechselschädigungen auch beim Alkoholiker das Chloroform, sobald die tiefe Narkose erreicht ist, möglichst durch Äther ersetzen.

Das Verhalten der Atmung weicht von dem bei der Äthernarkose beschriebenen Verhalten insofern ab, als sich beim Einatmen der ersten chloroformhaltigen Luftmengen oft ein weit stärkerer atmungshemmender Reflex zeigt. Durch Reizung sensibler Nerven in den Schleimhäuten der Luftwege wird die Atmung oft für längere Zeit stillgelegt; dieser Atemstillstand geht fast immer spontan vorüber; immerhin wird man, um ihn möglichst zu vermeiden, mit nicht zu hohen Chloroformdampfkonzentrationen zu narkotisieren beginnen. Da man bei der Chloroformnarkose leichter die das Atemzentrum lähmende Konzentration im Blute erreicht als beim Narkotisieren mit Äther, hat man auf den Gang der Atmung besonders sorgfältig zu achten. Wie bei der Äthernarkose kann es auch in der Chloro-

---

[1] Auch in diesem Kriege ist es nicht erforderlich gewesen, Chloroform an Stelle des weniger schädlichen, aber explosiblen Äthers einzusetzen.

formnarkose infolge Zurücksinkens der Zunge zu einer mechanischen Verlegung der Luftwege kommen, gegen welche man die auf S. 67 erwähnten Maßnahmen ergreift. Die wichtigsten gefährlichen Nebenwirkungen betreffen Herz und Kreislauf. Bei jeder tiefen Chloroformnarkose sinkt der Blutdruck durch Schwächung der Herzkraft und Verminderung des arteriellen Widerstandes ab, der Puls wird kleiner und dabei meist frequenter. Bei Menschen mit atheromatösem Gefäß-system und bei Herzkranken, speziell bei Coronarsklerotikern, ist die Kreislauf-schädigung so oft von lebensgefährdender Stärke, daß bei ihnen Chloroform nicht anzuwenden ist.

Besonders gefürchtet ist der Herzkollaps im Beginn einer Chloroformnarkose. Zumal bei erregten Menschen mit labiler Herztätigkeit kann es im Beginn der Nar-kose, ehe noch das Stadium der tiefen Narkose erreicht ist, zu plötzlichem Ver-schwinden des Pulses kommen, die Herztöne werden schwach, sie hören bald danach auf; wahrscheinlich ist Kammerflimmern die Ursache dieses Zwischen-falles, der deshalb so sehr gefürchtet wird, weil es meist nicht gelingt, durch Wiederbelebungsmaßnahmen (künstliche Atmung, Herzmassage, Kreislaufmittel) die Patienten zu retten.

Die schon bei Äthernarkosen zu beobachtenden Stoffwechselstörungen sind nach längeren Chloroformnarkosen viel häufiger und von viel ernsterem Charakter. Die vermehrte Bildung von Säuren erzeugt eine starke Acidosis; beim Diabetiker hat sie in vielen Fällen das tödliche Koma ausgelöst, so daß man bei Zucker-kranken niemals mit Chloroform narkotisieren soll. Schädigungen des Nieren-epithels bewirken häufig länger anhaltende Albuminurie; die Leberzellenschädi-gung äußert sich im Auftreten von Ikterus. Besonders aber können Herz und Kreislauf in der Nachperiode betroffen sein, so daß die Patienten in den der Nar-kose folgenden Tagen unter zunehmender Verschlechterung der Herztätigkeit zu-grunde gehen oder für lange Zeit die Zeichen der Insuffizienz zeigen können.

Darreichung, Dosierung. Die Technik der Chloroformnarkose gleicht im Prinzip der Technik der Äthernarkose. Da aber zum Erzielen einer tiefen Narkose weit geringere Chloroformdampfspannungen in der Einatmungsluft notwendig sind als bei Äther, sind die absoluten Chloroformmengen, die zur Narkose nötig sind, weit geringer. Gegen 1½—2 Vol.-% läßt man einatmen, bis das Bewußtsein ge-schwunden ist und die Reflexe abzunehmen beginnen. Dann geht man langsam auf die Chloroformmengen zurück, die zur Unterhaltung der tiefen Narkose not-wendig sind.

Neben dem ROTH-DRÄGERSchen Apparate wird vorwiegend die kleine offene Maske ver-wandt. Zur Einleitung der Narkose gibt man etwa jede Sekunde einen Chloroformtropfen, später genügt alle 2—4 Sekunden ein Tropfen, um die tiefe Narkose zu unterhalten. Selbst-verständlich ist aber die Tropfenzahl individuell einzustellen, denn die Menge des aus der Maske in die Lungenluft gelangenden Chloroformdampfes ist von der Temperatur, der Atem-tiefe und anderen Faktoren abhängig, und die Narkotisierbarkeit der einzelnen Individuen ist recht verschieden.

Für die Beaufsichtigung der Chloroformnarkose gilt im allgemeinen das bei Äther Erwähnte, nur muß man wegen der wesentlich größeren Gefährlichkeit der Chloroformnarkose die Atemtätigkeit, den Zustand der Reflexe und besonders die Tätigkeit des Herzens und die Beschaffenheit des Kreislaufes mit erhöhter Aufmerksamkeit dauernd verfolgen.

Auch mit Chloroform hat man durch Infusion einer chloroformhaltigen physiologischen Kochsalzlösung *in eine Vene* Allgemeinnarkosen durchgeführt. Sie haben keine allgemeine Anwendung gefunden und sind technisch schwerer durchzuführen als die Inhalationsnarkose.

Rp. Chloroformii pro narcosi 60,0
  D.S. zur Narkose.
  (50,0 Chlorof. pro narc. = 0,75 RM.; 50,0 Chlorof. Anschütz = 2,33 RM.!)

Aether chloratus.

Geschichtliches. Die narkotische Wirkung des Äthylchlorids wurde schon vor der des Äthers und Chloroforms, nämlich im Jahre 1831, durch französische Ärzte entdeckt, und in den 40er Jahren des letzten Jahrhunderts wurden auch schon an Menschen vielfach Äthylchlorid-narkosen ausgeführt. Sie fanden aber keine günstige Beurteilung. Nachdem das Äthylchlorid 1890 von REDDARD zur örtlichen Anästhesierung der Haut empfohlen worden war, beobachteten Zahnärzte, daß das auf die Mundschleimhaut zur örtlichen Betäubung gespritzte Äthylchlorid bei der zufälligen Einatmung Vollnarkose erzeugte. Aus der zahnärztlichen Praxis, in der das Mittel rasch allgemeine Verwendung fand (HERRENKNECHT, 1904), wurde es bald von den Chirurgen übernommen; es ist heute neben Äther eines der bei uns am meisten verwandten Inhalationsnarkotica.

Chemie. **Aether chloratus** (offiz.), Äthylchlorid, Chloräthyl, C_2H_5Cl, wird durch Erhitzen von Alkohol mit konzentrierter Salzsäurelösung unter Druck oder durch Einleiten von Salzsäuregas in ein Alkohol-Chlorzink-Gemisch als wasserklare, brennbare, eigenartig riechende, in Wasser wenig lösliche Flüssigkeit vom spezifischen Gewicht 0,921 und dem Siedepunkt 12—12,5° gewonnen.

Das DAB. schreibt Prüfungen auf Freisein von Salzsäure und von organischen Phosphor-verbindungen vor, die bei älteren Darstellungsverfahren als Verunreinigungen auftreten konnten und starke Giftwirkungen entfalteten. Die P-Verbindungen erkennt man am knoblauch-artigen Geruch, der bemerkbar wird nach dem Verdunsten des Äthylchlorids in einer Abdampf-schale.

Des niederen Siedepunkts wegen wird das Äthylchlorid in zugeschmolzenen Glasflaschen oder in Gefäßen geliefert, bei denen eine bis zum Boden reichende Capillare am äußeren freien Ende durch eine federnde Kappe verschlossen gehalten wird. Hebt man die Kappe von der Capillarmündung ab, so entweicht die durch die Dampfspannung des bei Zimmertemperatur schon siedenden Äthylchlorids unter Druck verdrängte Flüssigkeit in feinem Strahl. Mehrere Firmen bringen Äthylchlorid in einwandfreier Beschaffenheit und zweckmäßiger Packung in den Handel. Genannt seien die Präparate der Firmen Henning, Merck, Riedel, Thilo.

Beim Verdampfen bindet Äthylchlorid viel Wärme. Die hierauf beruhende Verwendung als lokales Anaestheticum ist S. 115 geschildert.

Schicksal im Körper. Wie bei den anderen Inhalationsanaestheticis ist die im Blute und in den Geweben sich einstellende Konzentration abhängig von der Spannung des Äthylchloridgases in der Lungenluft. Aber das Gleichgewicht zwischen der Spannung des Äthylchloriddampfes in der Einatmungsluft und dem Gehalt im Körper stellt sich viel rascher ein als bei Äther oder Chloroform, so daß es gelingt, mit diesem Mittel schon innerhalb viel kürzerer Zeit eine tiefe Narkose herbeizuführen. Ein weiterer Vorzug besteht darin, daß auch das Abdampfen des Äthylchlorids ungemein rasch erfolgt. Die Patienten erwachen daher innerhalb weniger Minuten nach Abbrechen der Äthylchloridzufuhr.

Indikationen. Für alle Allgemeinnarkosen, deren Dauer sich voraussichtlich nur über wenige (bis etwa 10) Minuten erstrecken wird, verwendet man bei uns vorwiegend das Äthylchlorid. In der Zahnheilkunde und kleinen Chirurgie hat es den früher gebräuchlichen Ätherrausch mit Recht verdrängt, da die Äthylchlorid-narkose für die Patienten viel angenehmer ist.

Nebenwirkungen, Gefahren. Die Gefahren der kurzdauernden Äthylchlorid-narkose sind sehr gering. Selbst im tiefen Narkosestadium ist der Kreislauf nicht verschlechtert, die Atmung ist meist sogar etwas vertieft. Ferner fehlen Rei-zungen der Schleimhäute und schwere Exzitationswirkungen im Beginn der Narkose, und nach derselben fehlt das Gefühl des Narkosekaters; Übelkeit und Erbrechen treten nur ausnahmsweise ein.

Auszuschließen von der Äthylchloridnarkose sind Herzkranke. Bei diesen ist Äther weniger gefährlich.

Bei Überdosierung setzt die Atmung aus, der Patient wird cyanotisch. Dieser Zwischenfall ist aber ungefährlich, wenn sofort die Narkose abgebrochen und künstliche Atmung ausgeführt wird. Spätestens nach wenigen Minuten ist das Äthylchlorid so weit aus dem Körper entfernt, daß die Atmung wieder einsetzt und der Patient erwacht.

Für länger anhaltende Narkosen ist Äthylchlorid wenig geeignet; einmal treten nicht selten vor der völligen Erschlaffung der Muskeln Spannungen in diesen auf, die schwer zu überwinden sind, und zweitens gelingt es infolge des leichten Ein- und Abwanderns des Mittels nur schwer, eine gleichmäßige Narkose-tiefe einzuhalten.

Darreichung, Dosierung. Über Nase und Mund des Patienten wird eine kleine, mit porösem Stoff überzogene Maske gedeckt, oder es werden einige Lagen von Gaze darübergelegt. Man spritzt zur Einleitung der Narkose im Strahl einige Kubikzentimeter (2—3 ccm) Äthyl-chlorid auf; die Eisbildung verhindert die sofortige Verdampfung und mindert die Gefahr der Überdosierung. Der Patient wird aufgefordert, zu zählen: sobald nach ¾—1½ Minuten das Bewußtsein erloschen ist und das Zahlenhersagen aufgehört hat, können kleine Eingriffe, bei denen es nur auf Analgesie, nicht auf völlige Muskelentspannung ankommt, ausgeführt werden.

Soll die Narkose vertieft und verlängert werden, so werden pro Minute etwa 1—2 ccm Äthylchlorid auf die Maske gespritzt oder getropft. Die tiefe Narkose läßt sich innerhalb etwa 2 Minuten erreichen.

Wenige Minuten nach dem Ende der Äthylchlorideinatmung erwacht der Pa-tient vollkommen. Da, wie erwähnt, Nachwirkungen fast ganz fehlen, eignet sich die Äthylchloridnarkose besonders auch in der ambulanten Praxis (15,0 Aether chlorat. = 0,68 RM.).

Aether bromatus (offiz.), Äthylbromid, Bromäthyl, C_2H_5Br, eine klare Flüssigkeit mit dem Siedepunkt von etwa 38°, muß für medizinische Zwecke mit einem Verfahren hergestellt wer-den, bei dem die Bildung giftiger organischer Phosphorverbindungen ausgeschlossen ist. Äthyl-bromid, das eine Zeitlang in der Art des Äthylchlorids für kurzdauernde Narkosen, die aber nicht bis zur völligen Muskelerschlaffung getrieben werden durften, Verwendung fand, ist heute wegen seiner höheren Gefährlichkeit und unzuverlässigeren Wirkung zugunsten des Äthyl-chlorids verlassen, so daß die Einzelheiten der Narkosetechnik hier übergangen werden können.

Solaesthin (Bayer) ist Dichlormethan, CH_2Cl_2, eine eigenartig riechende Flüssigkeit, die gelegentlich zur Einleitung der Vollnarkose oder zur Herbeiführung eines analgetischen Rauschzustandes empfohlen wird. Man gibt auf die Maske 1—2 Tropfen pro Sekunde; die Analgesie ist etwa ebenso rasch wie bei der Äthylchlorideinatmung erreicht. Es ist zweifelhaft, ob das Mittel Vorzüge vor Äthylchlorid hat. (25,0 = 1,36 RM.)

Chlorylen (Schering), Trichloräthylen, wird gegen Trigeminusneuralgie empfohlen (20 bis 30 Tropfen auf Watte gießen und einatmen lassen). Der Erfolg ist unsicher. (25,0 = 1,70 RM.)

Vinethen (Merck), Divinyläther, $\begin{matrix} CH_2 = CH \\ CH_2 = CH \end{matrix}\Big\rangle O$, wurde 1934 in Amerika für Rausch-narkosen und kurze Vollnarkosen eingeführt. Betäubung und Erwachen erfolgen schneller als bei Chloräthyl. Die Verbindung ist explosibel wie Äther und hält sich nur in stabilisierter Form. Bei längeren Vollnarkosen werden Leber und Niere geschädigt.

Stickoxydul. Nitrogenium oxydulatum.

Geschichtliches. 23 Jahre nach Entdeckung des Stickoxydulgases wurde seine berauschende und schmerzbetäubende Wirkung durch den englischen Chemiker DAVY, der dem Gas den Namen Lachgas gab, aufgefunden (1799). Aber sein Vorschlag, das Gas bei Operationen anzuwenden, fand keine Beachtung; erst 1844 machte WELLS in Amerika die ersten zahnärztlichen Operationen im Stickoxydulrausch, der seit 1860 eine große Verbreitung fand, bis die Ausarbeitung der lokalanästhetischen Methoden und die Einbürgerung des Äthylchlorids die Stickoxydulnarkose wieder zurückdrängte. In den angelsächsischen Ländern wird sie neben der Verwendung anderer „Gasnarkotica" heute wieder mehr gepflegt.

Chemie. Stickoxydul, N_2O, wird als farbloses, nicht unangenehm riechendes und süßlich schmeckendes Gas durch trockenes Erhitzen von Ammoniumnitrat gewonnen und komprimiert in Stahlzylindern vom Handel geliefert. Es ist leicht wasserlöslich.

Schicksal im Körper. Da wegen der verhältnismäßig geringen Lipoidlöslichkeit des Stickoxyduls die Narkose mit einer hohen Stickoxydulspannung eingeleitet werden kann, läßt sich die zur Narkose notwendige Konzentration im Blute schon im Laufe von 1—3 Minuten erreichen. Wegen der großen Spannungsdifferenz zwischen Blut und Alveolarluft nach Abbrechen der Stickoxydulzufuhr erfolgt das Abdunsten des Stickoxyduls außerordentlich rasch. Das Erwachen tritt auch aus tiefer Narkose in etwa 2 Minuten ein. Stickoxydul verläßt den Körper unverändert.

Indikationen. Stickoxydul ist für den Patienten das subjektiv angenehmste und das objektiv schonendste Inhalationsanaestheticum, wenn es gilt, für chirurgische Eingriffe das Bewußtsein und die Schmerzempfindung auszulöschen, ohne daß völlige Muskelentspannung für die Operation notwendig ist.

Gefahren, Nebenwirkungen. Die Stickoxydulnarkose ist ohne jede Gefahr, sofern dafür gesorgt wird, daß dem Körper neben diesem Gas die zur Unterhaltung der Oxydationen notwendigen Sauerstoffmengen zugeführt werden. Nach dem Erwachen aus der Narkose ist Übelkeit und Erbrechen selten. Stickoxydul-Luft-Gemische sind nicht explosibel.

Darreichung. Zwei Verfahren sind auseinanderzuhalten. Einmal kann durch Einatmung von reinem Stickoxydul (ohne Sauerstoffzugabe) innerhalb kurzer Zeit eine tiefe Narkose erzielt werden. Nach rund $^3/_4$ Minuten schwindet das Bewußtsein unter heiterer Exzitation, die Schmerzempfindung erlischt, die Muskelspannungen schwinden. Aber schon 1—2 Minuten später zwingt die zunehmende Cyanose zum Abbrechen.

Mischt man dem Stickoxydul so viel Sauerstoff zu, daß bei der Einatmung keine Erstickung mehr möglich ist (z. B. 87% N_2O und 13% O_2), so schwinden zwar ebenfalls innerhalb 1—2 Minuten Bewußtsein und Schmerzempfindung, aber die Muskelerschlaffung bleibt aus, ja nicht selten treten eigenartige Muskelstarrezustände auf. Diese partielle Narkose kann stundenlang fortgesetzt werden, ohne daß irgendwelche bedrohlichen Nebenwirkungen an Atmung und Herz eintreten müssen.

Das von BERT angegebene Verfahren, ein Gemisch von 80% N_2O und 20% O_2 unter so hohem Überdruck einatmen zu lassen, daß die für eine *tiefe* Narkose notwendige N_2O-Menge in das Blut übertritt, erwies sich zwar auch am Menschen als sehr brauchbar, konnte sich aber wegen der technischen Schwierigkeiten nicht einbürgern.

Es besteht die Möglichkeit, die Stickoxydulnarkose in Kombination mit Basisnarkosen oder Ätherzudosierung zur gefahrlosen Vollnarkose zu verwenden. Sie wird aber wohl nie zur allgemeineren Einführung kommen, weil die Aufgaben der Dosierung nicht so einfach wie bei der Äthernarkose zu lösen sind.

Acetylen, $HC \equiv CH$, wird seit 1922 im Anschluß an die Tierversuche WIELANDS zur Narkose des Menschen verwandt. Da das gewöhnliche Handelsacetylen giftige Phosphorverbindungen enthält, muß es für Narkosezwecke besonders gereinigt werden, wobei der Geruch viel schwächer wird.

Narcylen (Boehringer-Ingelheim) ist in Aceton gelöstes Narkoseacetylen. Acetylen-Luft-Gemische sind explosibel.

Im großen und ganzen gleicht der Verlauf der Acetylennarkose dem der Stickoxydulnarkose, doch ist Acetylen dem Stickoxydul an Wirkungsstärke überlegen. Man beginnt damit, ein Gemisch von 60% Acetylen und 40% O_2 (die Mischung wird in einem geeigneten Narkoseapparat reguliert) einatmen zu lassen. Der anfangs störende Geruch schwindet rasch. Nach kurzdauernder Steigerung auf 70% geht man auf 60% zurück, bis das Bewußtsein nach geringer Exzitation geschwunden ist, was meist innerhalb 5 Minuten eintritt. Jetzt senkt man etwa alle 5 Minuten die Konzentration um 5%, solange die Narkosetiefe genügend bleibt. Bei lang anhaltender Narkose ist die Muskelentspannung oft bei 50—40% oder gar bei 30—20% noch vollkommen. Nach Abbrechen der Einatmung erwacht der Patient in der Regel in 1 bis 5 Minuten. Störende Nebenwirkungen auf Atmung und Kreislauf fehlen. Gelegentlich macht es erhebliche Schwierigkeiten, eine im Beginn der Narkose eintretende krampfartige Muskelspannung zu beseitigen.

Die Narcylennarkose ist wegen einiger Explosionsunglücksfälle in Mißkredit gekommen. Neue von der Technischen Reichsanstalt geprüfte Dosierungsapparaturen sollen diese Gefahrenmöglichkeit ausschalten.

Äthylen, $H_2C = CH_2$, ist ein brennbares Gas, das mit Luft explosible Gemische gibt. Durch LUCKHARDT (Chikago) 1918 eingeführt, wird Äthylen besonders in Nordamerika in breitem Umfang für chirurgische Allgemeinnarkosen benutzt. Bei der Einatmung von 77 bis 80% Äthylen und 23—20% Sauerstoff tritt innerhalb weniger Minuten tiefe Narkose mit völliger Muskelentspannung ein. Das Erwachen erfolgt wenige Minuten nach Beendigung der Einatmung. Neben- und Nachwirkungen fehlen oder sind nur sehr gering.

Opium pulveratum. Morphinum hydrochloricum.

Geschichtliches. Zweifellos war die schlafbringende Wirkung des Mohnsaftes schon den Alten bekannt. Schon einige Jahrhunderte vor Christi Geburt wird die Darstellung des Opiums erwähnt. Im Mittelalter wurde Opium vorwiegend in der Form sehr kompliziert zusammengesetzter Arzneiformen, so der vielen Theriakpräparate, angewandt, während das Opium selbst erst im 15. und 16. Jahrhundert in den europäischen Apotheken auftauchte. Um die Klärung der Indikationen für die therapeutische Verwendung des Opiums erwarb sich der Engländer SYDENHAM, der Erfinder der Tinctura Opii crocata (1669), große Verdienste. Eine starke Zunahme der medizinalen Verwendung des im Jahre 1805 aus dem Opium von dem deutschen Apotheker SERTÜRNER dargestellten Morphins brachte die Einführung der Subcutanspritze.

Der Weltbedarf an Rohopium für medizinische Zwecke (zur Herstellung von Opiumpräparaten und von Morphin) beträgt ungefähr 330000 kg jährlich. Dieser Bedarf wird zum größten Teil aus der Opiumproduktion der Türkei und Jugoslawiens gedeckt. Von 390000 kg Rohopium, welche 1930 fabrikatorische Verwendung fanden, stammten z. B. 226000 kg aus der Türkei und 140000 kg aus Jugoslawien.

Die Gesamtproduktion der Welt an Opium, an welcher — neben den Balkanstaaten und der Türkei — besonders Persien, Indien, China und Japan beteiligt sind, läßt sich trotz aller darauf verwandten Mühe nicht in genauen Zahlen erfassen. Sie übertrifft den medizinischen Bedarf um ein Vielfaches. 1925 wurde die illegale Opiumproduktion, welche fast ausschließlich dem Verbrauch als Genußmittel dient, in China allein auf jährlich 15 Millionen Kilogramm geschätzt.

Amtliche Erhebungen über den gesetzlich zugelassenen Verbrauch von Opium zu Genußzwecken in Britisch-Indien ergaben für das Jahr 1930—193 einen Konsum von 200000 kg. Während desselben Jahres wurden 230000 kg Opium aus Britisch-Indien exportiert.

Chemie. Die Kapseln von Papaver somniferum werden vor der Reife mit einem Messer geritzt, der ausfließende weiße Saft erstarrt zu einer zähklebrigen braunen Masse, die zu Kuchen geformt das Opium des Handels bildet. Etwa $1/5$ des Opiumgewichtes entfällt auf Alkaloide. Unter diesen steht der Menge nach Morphin an erster Stelle. Der Gehalt schwankt jedoch sehr stark, eine geringe Ausbeute liefern die Kapseln, die einer zweiten oder wiederholten Ritzung unterworfen werden.

Opium pulveratum (offiz.) ist ein auf etwa 10% Morphingehalt eingestelltes Opiumpulver. Diese Einstellung erfolgt in der Weise, daß man morphinreichere Proben mit Milchzucker und Stärke auf den gewünschten Morphingehalt bringt.

Neben dem Morphin ist besonders reichlich *Narkotin* im Opium enthalten, doch schwankt auch hier der Gehalt sehr stark (von 1,5—12,5%, i. D. 5%). Weiterhin seien genannt das 1843 gefundene *Codein* (i. D. 0,3%), das 1848 isolierte *Papaverin* (i. D. 0,4%) und das *Thebain*. Die zahlreichen Rest-alkaloide sind nur in sehr geringen Mengen vorhanden; sie sind ohne medizinale Bedeutung.

Die Alkaloide sind an Säuren, besonders an Schwefelsäure und Mekonsäure, gebunden. Da die Säuren im Überschuß vorhanden sind, reagiert Opium sauer. Daneben sind als Ballaststoffe Harz, Eiweiß, Kautschuk, Fett, Schleim vorhanden.

Die chemische Erforschung der Opiumalkaloide, durch SERTÜRNERs berühmte Entdeckung der ersten Pflanzenbase Morphin eingeleitet, hat die Konstitution der meisten Alkaloide fast völlig oder ganz aufgeklärt. Die wichtigeren Alkaloide fallen in 2 Gruppen, von denen die erste, mit Morphin als wichtigstem Repräsentanten, durch einen Phenanthrenkern und durch den brückenförmig mit diesem Kern verbundenen Stickstoff charakterisiert ist, während die zweite Gruppe Benzyl-Isochinolin-Derivate umfaßt. Nebenstehend ist die Morphinformel wiedergegeben.

Codein entsteht beim Ersatz der phenolischen OH-Gruppe des Morphins durch eine Methoxylgruppe, beim *Thebain* sind diese und die alkoholische OH-Gruppe durch OCH_3-Gruppen ersetzt. Die Konstitution des *Papaverins* ist bekannt (Näheres s. S. 155).

Die Nebenalkaloide werden, soweit sie überhaupt therapeutische Verwendung finden, mit anderer Indikation als Opium und Morphin dargereicht; ihre nähere Besprechung findet sich deshalb an anderen Stellen (Codein und andere Morphinderivate S. 123, Apomorphin S. 156, Papaverin S. 147 und 155).

Extractum Opii (offiz.), ein rotbraunes, in Wasser trübe lösliches Pulver, wird aus dem Opium pulverat. dargestellt. Sein Morphingehalt ist auf 20% (doppelt soviel wie im Opium pulveratum) eingestellt.

Tinctura Opii simplex (offiz.), eine rötlichbraune, bitter schmeckende Flüssigkeit, wird aus Opium pulverat. mit Wasser und Spiritus im Verhältnis 1:10 bereitet; ihr Morphingehalt beträgt 1%.

Tinctura Opii crocata (offiz.) gleicht der Tinct. Opii simpl. bis auf den Gehalt an aromatischen Substanzen (Safran, Nelken, Zimt); auch diese Tinktur enthält 1% Morphin; sie ist überflüssig.

In der *Tinctura Opii benzoica* ist dagegen nur 0,05% Morphin enthalten, sie wird nur als Hustenmittel gegeben.

Opium concentratum (offiz.) wird aus Opium nach einer Vorschrift des DAB. gewonnen. Das hellbraune, bis schwach rötlichbraune Pulver enthält die salzsauren Gesamtalkaloide des Opiums und ist mit Morphinhydrochlorid auf einen Gehalt von 48—50% Morphin eingestellt. 1 Teil Opiumkonzentrat löst sich in

Morphin $C_{17}H_{19}O_3N$

15 Teilen Wasser; die rotbraune Lösung ist schwach sauer, schäumt stark beim Überschütteln und schmeckt bitter.

Pantopon (Roche) ist ein Opiumauszug mit 50% Morphinhydrochlorid neben den Hydrochloriden der Nebenalkaloide und ist weitgehend von Ballaststoffen befreit.

Laudanon (Boehringer-Ingelheim) ist ein Gemisch von Morphinsalz mit Codein-, Papaverin-, Thebain- und Narceinsalz und enthält 50% Morphin.

Diese Präparate mit ungefähr 50% Morphin kommen hauptsächlich dann in Betracht, wenn man ein Opiat subcutan injizieren will.

Morphinum hydrochloricum (offiz.), stark bitter schmeckende Krystalle, ist bis 4% in Wasser löslich. Die wäßrigen Lösungen sind nur dann dauernd haltbar, wenn man einen kleinen Zusatz einer starken Säure (Acidi hydrochlorici gtt. I auf 10—20 ccm) zufügt. Bei neutraler oder schwach alkalischer Reaktion wird die Lösung allmählich gelbbraun und unwirksam, bei alkalischer Reaktion, d. h. bei langem Stehen in Apothekenglasflaschen, fällt zudem die freie unlösliche Morphinbase aus. Mit dem letzten Teelöffel wird dann die Hauptmenge eingenommen, im Mageninhalt gelöst und damit eine Vergiftung ermöglicht!

Narcophin (offiz.) ist Morphin-Narkotinmekonat, geeignet auch zur subcutanen Einspritzung. Es enthält etwa 33% Morphin und 43% Narkotin.

Schicksal im Körper. Morphin wird leicht resorbiert, so daß die narkotische und schmerzstillende Wirkung auch nach oraler Darreichung in kurzer Zeit eintritt. Das Maximum der Wirkung ist in etwa ½ Stunde erreicht, 3—5 Stunden nach der Darreichung klingt die Wirkung ab, aber es dauert, selbst nach subcutaner Einspritzung der üblichen therapeutischen Menge, über 12 Stunden, bis alle Wirkungen (z. B. die Miosis) wieder verschwunden sind.

Von dem resorbierten Morphin werden 20% unverändert, 60—70% entgiftet im Harn ausgeschieden; nur 10—20% werden wirklich abgebaut. Bei Gewöhnung kann die Zerstörung auf 50% der Zufuhr ansteigen, die Ausscheidung des unveränderten Anteils bleibt gleich.

Die nach wiederholten Morphin- und Opiumgaben zu beobachtende Gewöhnung ist wohl weniger durch eine raschere Oxydation als durch Unempfindlichwerden des Zentralnervensystems (zelluläre Immunität) verursacht.

Indikationen. Für die Schmerzstillung und narkotische Wirkung kommen neben dem Opium und seinen Präparationen unter den Opiumalkaloiden eigentlich nur das Morphin, allein oder in Kombination mit Narkotin und anderen Nebenalkaloiden, in Frage. Bei den Nebenalkaloiden ist die narkotische und schmerzstillende Wirkung so gering, daß sie nur unsicher in Erscheinung tritt.

Bei Opium und Morphin wird die Indikationsstellung durch die große Gefahr, chronischen Morphinismus zu erzeugen, sehr stark eingeengt. Nur solche Schmerzzustände dürfen mit Opium und Morphin bekämpft werden, die erfahrungsgemäß durch die synthetischen Antineuralgica, wie Aspirin, Pyramidon, besonders in Kombination mit Schlafmitteln, nicht genügend zu dämpfen sind, oder bei denen die Natur des die Schmerzen auslösenden Leidens die Berücksichtigung jener Gefahr erübrigt. Besondere Vorsicht ist geboten bei lang anhaltenden, prognostisch nicht absolut ungünstigen, schmerzhaften Leiden, wie Trigeminus- oder Ischiadicusneuralgien, Tabes usw., und bei chronischen Depressionen, da hier die Gefahr, daß der Patient zum Morphinisten wird, besonders groß ist.

Die Schlafwirkung des Morphins erlaubt an sich nicht seine Verwendung als Schlafmittel; nur wenn anders (durch Luminal, Analgetica) nicht zu beseitigende Schmerzen den Schlaf unmöglich machen, ist dieses Mittel heranzuziehen. Bei der Anwendung des Morphins vor chirurgischen Operationen und zur Linderung der Schmerzen nach diesen, ist daran zu denken, daß die hustenunterdrückende Wirkung des Morphins das Auftreten von Bronchopneumonien begünstigen kann.

Über die Anwendung des Morphins zur Beruhigung der Atmung und des Reizhustens s. S. 122, zur Ruhigstellung des Darmes s. S. 156, über die Darreichung des Codeins bei Husten s. S. 123, des Papaverins bei Gefäßspasmen s. S. 147, bei Asthma bronchiale und sonstigen Spasmen der glatten Muskeln s. S. 155.

Nebenwirkungen, Gefahren. Viele Patienten, besonders Frauen, welche nicht an Alkohol gewöhnt sind, reagieren auf Morphin oder Opium auch nach subcutaner Einspritzung mit Erbrechen. Atropin. sulfuric. kann, allerdings nur in einem Teil der Fälle, diese störende Nebenwirkung verhindern.

Alle Gefahren akuter Morphinschädigung gehen von der Atmungslähmung aus. Sie tritt besonders leicht bei Säuglingen und kleinen Kindern auf, so daß man gut daran tut, bei diesen die Opiate und Morphin möglichst ganz zu vermeiden. Während bei Menschen mit unbehinderter Atmung die Lähmung sich nur in einer Abflachung der Atmung und mäßigen Verringerung des Atemvolumens zu äußern pflegt, wenn die üblichen therapeutischen Mengen gegeben werden, können bei Menschen mit behinderter Atmung (Dyspnoe infolge Fremdkörpers in den Luftwegen, abnormem Thoraxbau usw.) schon die üblichen therapeutischen Gaben durch zentrale Wirkung auf das Atemzentrum die Lungenventilation so stark verschlechtern, daß das Leben bedroht wird. In solchen Fällen ist also Morphin mit größter Vorsicht zu gebrauchen!

Der Morphinismus kommt zweifellos außerordentlich häufig im Gefolge therapeutischer Morphin-, Pantopon- oder (seltener) Opiumdarreichungen vor. Möglichst streng sei man mit der Indikationsstellung bei Patienten, denen Morphin beruflich zugänglich ist und deren psychisches Verhalten die Annahme rechtfertigt, daß bei ihnen eine Morphinsucht leicht eintreten könnte. Besonders gefährlich ist die Subcutanspritze: erst nach ihrer Einführung wurde das Krankheitsbild des Morphinismus bekannt!

Die Gefahr der Sucht hat den Anlaß gegeben, genaue Vorschriften über Verschreibung und Abgabe der Opiate zu erlassen (s. auch S. 29—31). Es ist gesetzlich vorgeschrieben, daß diese Stoffe nur verschrieben werden dürfen, wenn ihre Anwendung *ärztlich begründet* ist.

Zu den für medizinische Zwecke in Frage kommenden Mitteln der Morphinreihe, welche den gesetzlichen Bestimmungen über den Verkehr mit Betäubungsmitteln unterliegen, gehören u. a.:

Opium, die Opiumzubereitungen des DAB. (Extractum Opii, Opium pulveratum, Tinctura Opii simplex, Tinctura Opii benzoica, Tinctura Opii crocata und Pulvis Ipecacuanhae opiatus),

Morphin und seine Salze, die Ester und Äther des Morphins und ihre Salze und die Zubereitungen aller dieser Stoffe,

Opium concentratum, Pantopon, Laudanon und diesen ähnliche Zubereitungen; Narcophin und ähnliche Zubereitungen,

Dicodid (Dihydrocodeinon), Acedicon (Monoacetyldihydrocodeinon), Dilaudid (Dihydromorphinon), Eukodal (Dihydrooxycodeinon), Paramorfan (Dihydromorphin) und deren Ester, die Salze aller dieser Stoffe und alle Zubereitungen, welche diese Stoffe oder ihre Salze enthalten.

Codein, Dionin, Peronin unterliegen nicht den strengen Bestimmungen der Betäubungsmittel-Verschreibungs-Verordnung.

Über Einzelheiten der Bestimmungen für die Verschreibung von Opiaten ist auf S. 31 nachzulesen.

Dosierung, Darreichung. Beim Nichtgewöhnten macht Morphin. hydrochlor. 0,01—0,015 eine mehrere Stunden lang anhaltende Schmerzbetäubung. Wegen der Gefahr der Sucht wird man möglichst ohne die Subcutaneinspritzung auszukommen versuchen.

Dr. med. A. B.	Ort.	Straße Nr. . . .	Dr. med. A. B.	Ort.	Straße Nr. . . .
prakt. Arzt	Fernsprecher Nr. . . .		prakt. Arzt	Fernsprecher Nr. . . .	
	Datum			Datum	

Rp. Morphin hydrochlorici 0,01
Sacchari Lactis 0,3
M. f. pulv. D. tal. dos. Nr. VI
S. 3mal täglich 1 Pulver
für Herrn X. Y. in Z., Straße Nr. . . .
Dr. A. B., Arzt.

Rp. Morphini hydrochlor. 0,1
Aquae Menth. pip. ad 100,0
M.D.S. 3mal täglich 2 Teelöffel (mit je 0,01 Morph. hydrochl.)
für Herrn X. Y. in Z., Straße Nr. . . .
Dr. A. B., Arzt.

Für die Injektion verschreibe man keine stärkeren Lösungen als solche, die 0,02 pro ccm enthalten — infolge irrtümlicher Einspritzung von 1 ccm einer konzentrierten (4%igen) Morphiumlösung ist es wiederholt zu Vergiftungen gekommen. Also:

Dr. med. A. B.	Ort.	Straße Nr. . . .
prakt. Arzt	Fernsprecher Nr. . . .	
	Datum	

Rp. Morphini hydrochlorici 0,1
Aquae dest. ad 10,0
M.D. ad vitr. c. collo amplo. Sterilisa. S. 1 ccm
(mit 0,01 Morph. hydrochl.) 3mal täglich subcutan
für Herrn X. Y. in Z., Straße Nr. . . .
Dr. A. B., Arzt.

Soll die Injektionslösung als Stammlösung dauernd haltbar sein, so ist in das Rezept einzuschieben: Acidi hydrochlorici diluti gtt. I.

Bei längerer Morphin- (und Opium-) Behandlung pflegt bald die anfangs erzielte Wirkung auszubleiben, man muß die Dosis steigern, um den therapeutisch gewünschten Effekt zu erreichen. Die Geschwindigkeit, mit der diese Gewöhnung einsetzt, ist individuell verschieden, es muß also die Steigerung der Dosen dem jeweiligen Bedürfnis angepaßt werden. Die Gewöhnung ist nicht selten so ausgesprochen, daß man über die Maximaldosen gehen muß; als E.M.D. ist 0,03!, als T.M.D. ist 0,1! festgesetzt (1,0 Morph. hydrochl. = 2,90 RM.).

Opium concentratum (offiz.) hat ebenso wie Pantopon und andere Zubereitungen mit ungefähr 50% Morphin die gleichen Maximaldosen wie Morphin (0,1 Opium concentratum = 0,25 RM.).

Pantopon (Roche) enthält 0,01 Morph. hydrochl. pro 0,02. 6 Tabletten zu 0,01 = 0,51 RM., 3 Ampullen zu 1,1 ccm 2%1g = 0,94 RM.

Von *Narcophin* (E.M.D. 0,03!, T.M.D. 0,1!) und *Laudanon* werden Dosen gegeben, welche 0,01—0,015 Morphin enthalten; die atmungsabschwächende Wirkung scheint etwas geringer zu sein als nach gleichen Mengen reiner Morphinlösung. Gewöhnung und Sucht treten dagegen nicht weniger leicht ein!

Narcophin (Boehringer), 20 Tabletten zu 0,015 = 1,70 RM., 3 Ampullen zu 1 ccm 3%ig = 1,02 RM.

Laudanon (Boehringer-Ingelheim), 10 Tabletten zu 0,01 = 0,82 RM., 3 Ampullen zu 0,02 = 0,92 RM.

Opium pulveratum enthält in der Einzelgabe von 0,1 = 0,01 Morphin (die E.M.D. und T.M.D. ist dagegen kleiner, als dem Morphingehalt nach zu erwarten. wäre, nämlich 0,15! bzw. 0,5!) (1,0 = 0,20 RM.).

Dr. med. A. B.   Ort. Straße Nr. . . .
prakt. Arzt   Fernsprecher Nr. . . .
                    Datum
Rp. Opii pulverati 0,05—0,1
    Sacchari 0,2
    M.D. tal. dos. Nr. VI
    S. 2—3mal täglich 1 Pulver
für Herrn X. Y. in Z., Straße Nr. . . .
                    Dr. A. B., Arzt.

Extractum Opii mit 20% Morphin (E.M.D. 0,075!, T.M.D. 0,25!) wird hauptsächlich bei rectaler Anwendung benutzt (1,0 = 0,30 RM.).

Dr. med. A. B.   Ort. Straße Nr. . . .
prakt. Arzt   Fernsprecher Nr. . . .
                    Datum
Rp. Extracti Opii 0,05
    Olei Cacao 2,0
    M. f. suppos.
    D. tal. suppos. Nr. VI
    S. 2mal täglich 1 Suppositorium einzulegen
für Herrn X. Y. in Z., Straße Nr. . . .
                    Dr. A. B., Arzt.

Tinctura Opii simplex und *Tinctura Opii crocata* (E.M.D. 1,5!, T.M.D. 5,0!), 20 Tropfen enthalten 0,005 Morphin. hydrochl., werden vorwiegend bei Diarrhöe verwandt, haben aber natürlich in genügender Dosierung auch die volle schmerzstillende Morphinwirkung (10,0 = 0,30 bzw. 0,55 RM.).

Dr. med. A. B.   Ort. Straße Nr. . . .
prakt. Arzt   Fernsprecher Nr. . . .
                    Datum
Rp. Tinct. Opii simpl. 10,0
    D. ad vitr. patentat. (Normaltropfglas)
    S. 20 Tropfen 3mal täglich zu nehmen
für Herrn X. Y. in Z., Straße Nr. . . .
                    Dr. A. B., Arzt.

Säuglinge sollen kein Morphin oder Opium erhalten. Im Spielalter soll nicht über 1 bis 3 Tropfen der Tinct. Opii simpl. oder 0,001—0,002 Morph. hydrochl., im Schulalter nicht über das Doppelte dieser Menge gegeben werden.

Unter den S. 124 abgehandelten Morphinabkömmlingen haben *Eukodal* (offiz.), *Diacetylmorphinum hydrochloricum* (Heroin, offiz.), *Dicodid, Acedicon* und *Dilaudid* eine ausgesprochene narkotische und schmerzstillende Wirkung. Alle diese Stoffe haben eine starke atmungslähmende Wirkung. *Da sie sämtlich zur Sucht führen können, müssen sie mit größter Vorsicht gegeben werden!* Die Einzelgaben sind:

Diacetylmorphinum hydrochloricum (Heroin) 0,003

| Eukodal | 0,01 | Acedicon | 0,0025 |
| Dicodid | 0,005 | Dilaudid | 0,0025 |

Dolantin (Bayer) ist das Chlorhydrat des 1-methyl-4-phenyl-piperidin-4-Carbonsäure-äthylesters. Die Substanz wirkt analgetisch und spasmolytisch gleichzeitig, sie kann also Opiumpräparate bei den üblichen Indikationen ersetzen. Es werden 1—3 Tabletten zu 0,025 täglich verabreicht, parenteral können 0,05—0,15 täglich injiziert werden. Bei wiederholter Verwendung tritt Gewöhnung mit Suchterscheinungen auf. Die Verordnung des Dolantins unterliegt den strengen Bedingungen für die Verordnung von Betäubungsmitteln (vgl. S. 32). An einem Tag darf für einen Patienten oder für den Praxisbedarf des Arztes nicht mehr als 1,0 verschrieben werden.

(10 Tabletten zu 0,025 = 0,82 RM., 5 Suppositorien zu 0,1 = 1,76 RM., 5 Ampullen zu 2 ccm mit 0,1 = 2,15 RM.)

Scopolaminum hydrobromicum.

Geschichtliches. Die berauschend-narkotische Wirkung einer Anzahl scopolaminhaltiger Drogen ist nachweislich schon im Altertum und frühen Mittelalter bekannt gewesen, aber nur ausnahmsweise therapeutisch ausgenutzt worden. Das Scopolamin ist in den Drogen (z. B. in der Belladonnawurzel, in dem Hyoscyamussamen, in der Mandragorawurzel, in der Scopolia atropoides) neben Atropin enthalten. Die volle narkotische Wirkung konnte also erst nach der Isolierung und Abtrennung vom erregenden Atropin erreicht werden. Dies gelang 1880. Aber die ersten Präparate scheinen unrein gewesen zu sein, sie verursachten häufige Vergiftungen. Seit vollkommen reines Scopolaminsalz im Handel ist, hat die Zahl medizinaler Vergiftungen sehr abgenommen.

Einführung der Morphin-Scopolamin-Narkose durch SCHNEIDERLIN und KORFF 1900.

Chemie. Die Konstitution des Scopolamins entspricht der nebenstehenden Formel. Es steht dem Atropin chemisch sehr nahe, denn die gleiche Säure (Tropa-säure) ist in beiden Alkaloiden mit einem alkoholischen Alkaloidkern (dem Tropin bzw. dem Scopolin) verbunden. **Scopolaminum hydrobromicum** (offiz.) (früher auch Hyoscin. hydrobr. genannt), in Wasser gut lösliche Krystalle, ist in wäßriger Lösung haltbar.

Scopolamin $C_{17}H_{21}O_4N$

Schicksal im Körper. Vom Magendarmkanal aus entfaltet Scopolamin wesentlich schwächere und weniger sichere Wirkungen als nach der subcutanen Einspritzung. Vermutlich wird die leicht verseifbare Substanz schon im Dünndarm oder beim Durchtritt durch die Leber zum Teil abgebaut. Über das weitere Schicksal im Körper ist wenig bekannt. Die Wirkung der üblichen therapeutischen Einzelmenge pflegt in 8—12 Stunden abzuklingen. Kumulative Giftwirkungen werden auch bei langer Behandlungsdauer nicht beobachtet, vielmehr stumpft die Wirkung infolge von Gewöhnung stark ab.

Indikationen. Zur Abschwächung der Erregungserscheinungen, die im Beginn der Inhalationsnarkose auftreten, und zur Erleichterung des Zustandekommens einer tiefen Narkose dient die etwa 2—3 Stunden vor Beginn der Inhalations-narkose ausgeführte Einspritzung von Scopolamin. hydrobrom., meist in Verbindung mit Morphin. hydrochlor. oder Opium concentrat. usw. Gelegentlich werden an Patienten, denen man keine Inhalationsanästhesie zumuten mag, z. B. bei Leuten im Greisenalter, Operationen in alleiniger Scopolamin-Morphin-

Narkose ausgeführt. Dabei sind jedoch leichte Schmerzäußerungen und Abwehr-
bewegungen in der Regel noch erhalten.

Die „Dämmerschlaf"-Scopolamin-Morphin-Narkose bei Gebärenden, bei denen durch geeignete Dosierung beider Mittel ein Zustand verminderter Schmerzempfindung und eine Aufhebung des Schmerzerinnerungsvermögens erzeugt wird, hat sich nur in klinischen Betrieben
durchführen lassen (C. J. Gauss, 1906).

Zur Beruhigung schwer erregter Geisteskranker leistet das Scopolamin ausgezeichnete Dienste und hat das früher hierzu oft gegebene Morphin mit Recht
verdrängt. Zum Teil ausgezeichnete therapeutische Erfolge bringt die Scopol-
aminsalzdarreichung bei den verschiedenen Formen extrapyramidaler Muskelstarren, z. B. bei Parkinsonscher Krankheit, bei Folgezuständen der Encephalitis lethargica, indem es die Spannungen und das Zittern für die Dauer seiner Anwesenheit im Körper vermindert oder beseitigt. Eine ähnliche Wirkung hat die
Darreichung von Atropinsulfat; letzteres ist bei den hypokinetischen Formen dem
Scopolaminsalz vorzuziehen.

Über die Anwendung des Scopolamin. hydrobrom. in der Augenheilkunde
s. S. 151.

Nebenwirkungen, Gefahren. Die wichtigeren Nebenwirkungen decken sich mit
den Wirkungen, die das chemisch nah verwandte Atropin zeigt. Störend empfunden
wird die recht lange anhaltende Trockenheit des Mundes und Schlundes, welche das
Schlucken erschwert. Die Pupille wird über einen Tag lang erweitert, bei größeren
Mengen ist die Akkommodation gelähmt. Die Haut ist meist gerötet und trocken.
Eine Pulsbeschleunigung wird erst nach verhältnismäßig großen Dosen beobachtet.

Sehr häufig wird der Scopolaminschlaf — zumal in seinem Beginn — durch
halluzinatorische Erregungen, die in seltenen Fällen sogar recht heftig werden,
durchbrochen.

Die eigentliche Gefahr droht von seiten des Atemzentrums. Es tritt oft
Cheyne-Stokesscher Atemtypus auf. Die Menge, welche die Atmung auf ein
gefahrdrohendes Maß vermindert, ist offenbar von Individuum zu Individuum
sehr verschieden. In der psychiatrischen Praxis werden oft Mengen, die weit über
den Maximaldosen liegen, angewandt — immerhin ist es dringend geboten, bei
häufiger wiederholten Scopolamininjektionen scharf auf die Atmung zu achten.

Als Nachwirkung der Scopolamindarreichung bleibt bis zum folgenden Tag das
Gefühl der Abgeschlagenheit und Nausea. Eine Scopolaminsucht gibt es nicht.

Darreichung, Dosierung. Scopolamin. hydrobromic. wird, um die Wirkung
möglichst zuverlässig zu gestalten, meist subcutan gegeben. Zur Einleitung der
Narkose wird 2—3 Stunden vor Beginn der Operation 0,00025—0,0003 eingespritzt; diese Menge kann bei ungenügender Schlafwirkung 1 Stunde später
nochmals gegeben werden. In der gleichen Größenordnung halten sich die beim
Geburtsdämmerschlaf verwandten Einzelmengen.

Rp. Scopolamini hydrobromici 0,0025
   Aquae dest. ad 10,0
   M.D. ad vitr. c. collo amplo. Steril.
   S. 1 ccm 2 Stunden vor der Narkose subcutan.

Bei schwerer psychischer Erregung wird meist sofort die Menge von 0,0005
subcutan eingespritzt, die im Laufe eines Tages benötigte Menge überschreitet
oft die E.M.D. von 0,001! und erreicht die T.M.D. von 0,003!

Zur Herbeiführung eines Dämmerschlafes bei starken Schmerzen und zur Ein-leitung bzw. Verstärkung einer Allgemeinnarkose und Lokalanästhesie wird neuerdings eine Kombination von Scopolamin, Eukodal und Ephetonin (das letzte zur Kreislaufstützung) verwendet („S.E.E." nach KIRSCHNER[1]). Stärke I enthält pro Ampulle (1 ccm) Scopolamin 0,0005, Eukodal 0,01 und Ephetonin 0,025. Ampullen der Stärke II enthalten die doppelte Dosis. (Stärke I: 3 Am-pullen 1,0 ccm = 1,13 RM., Stärke II: 3 Ampullen 1,0 ccm = 1,23 RM.)

Bei extrapyramidalen Muskelspannungen und bei Paralysis agitans wird Scopolamin zweckmäßigerweise per os gegeben. Man gibt von der 1⁰/₀₀igen Lö-sung zunächst 3mal täglich 3 Tropfen (= 0,0005 am Tage) und steigt, wenn es nötig ist und wenn das Mittel vertragen wird, alle 3—4 Tage um einige Tropfen bis 3mal 10 oder gar 3mal 15 Tropfen (= 0,0015 bis etwa 0,002 täglich). Die in-dividuell festzustellende Tagesdosis wird monatelang bzw. dauernd weiter-gegeben.

(0,01 Scopol. hydrobr. = 0,20 RM.)

Anhang: Atropin bei extrapyramidalen Muskelstarren.

Atropinum sulfuricum (Näheres s. S. 153) wird, wie erwähnt, oft statt Scopolaminum hydrobromicum bei extrapyramidalen Muskelstarren angewandt. Bei der hypokinetischen Form der Paralysis agitans vermag es eine symptomatische Besserung zu bringen, wenn es in ausreichender Dosierung und, falls es möglich ist, dauernd dargereicht wird. Besonders bei der epidemischen Encephalitis lethargica — und zwar sowohl bei den akuten wie bei den postencephalitischen Erscheinungen — sind günstige Erfolge (auch auf Zittern und Speichel-fluß) zu erreichen, wenn große Dosen monatelang bzw. dauernd gegeben werden.

Da die Herabsetzung der Empfindlichkeit gegen Atropin bei diesen Kranken sehr ver-schieden ist, muß die optimale Tagesdosis individuell festgestellt werden. Bei Paralysis agitans liegt diese Dosis nicht höher als 3—5 mg. Bei Encephalitis lethargica läßt sich im allgemeinen eine Tagesmenge von 3—6—9 mg Atropin. sulfuric. erreichen; in einem Teil der Fälle können Tagesmengen von 15—20 mg und mehr dargereicht werden.

Die im Beginn der Behandlung auftretende Trockenheit des Halses, die Störungen der Ak-kommodation und vorübergehende leichtere Beschwerden von seiten des Verdauungskanals zwingen nicht notwendig zum Absetzen der Behandlung. Die Augenstörungen können durch eine Hypermetropiebrille korrigiert werden. Erst Zustände von Depression, Schlaflosigkeit, Schwindel, Wallungen, Herzklopfen, schwere Durchfälle oder starke Verstopfung, Appetit-losigkeit und fortschreitende Gewichtsabnahme es notwendig, mit dem Weiteranstieg der Tagesmenge innezuhalten oder die Zufuhr allmählich einzuschränken. Ein plötzliches Absetzen der Atropinzufuhr, auch wenn keine Nebenwirkungen vorliegen, ist zu vermeiden, da die Kranken sich dabei schlecht fühlen; es können Schwindel und Erbrechen auftreten, und das Wiederauftauchen der encephalitischen Symptome wirkt deprimierend. Über die Frage der Gewöhnung fehlen genaue Kenntnisse.

Man beginnt mit 3mal täglich 1 Tropfen der 0,5%igen Lösung von Atropin. sulfuric. (= 3mal 0,00025). Die Tagesdosis wird im Anfang jeden Tag oder jeden zweiten Tag um einen Tropfen erhöht; im späteren Verlaufe der Behandlung, besonders bei nicht mehr deutlich zu-nehmender Besserung, ist es ratsam, nicht zu rasch weiter anzusteigen, sondern die Perioden unveränderter Dosierung auf 1—2—3 Wochen auszudehnen. Ist die optimale Wirkung ein-mal erreicht, so läßt sie sich oft mit einer etwas geringeren Tagesdosis erhalten. Die empirisch festgestellte, individuelle Tagesdosis für die Dauerbehandlung gibt man zweckmäßig auf 3 Einzeldosen verteilt in der leichter zu handhabenden Form der Pillen oder bei hohen Dosen, um jeden Dosierungsfehler zu vermeiden, am besten in Form der Tabletten. Ist die orale Dar-reichung nicht möglich, so können die gleichen Dosen rectal in Form von Suppositorien zu-geführt werden, oder man injiziert — in Ausnahmefällen — zwei Drittel der enteralen Dosis

---

[1] Das Präparat wird jetzt von der Herstellerfirma „Scophedal" genannt.

subcutan. Bei der Überschreitung der Maximaldosen (Atropin. sulfuric. E.M.D. 0,001;
T.M.D. 0,003) sind die entsprechenden Vorschriften (s. S. 5) beim Verschreiben zu beachten.

In den letzten Jahren hat man an Stelle der von dem deutschen Neurologen RÖMER
zuerst empfohlenen Atropinbehandlung auf besondere Anregung der italienischen Königin
auch in Deutschland die sogenannte „Bulgarische Kur" eingeführt. Hierbei werden Extrakte
aus der Tollkirschenwurzel, die auch Scopolamin enthält, an Stelle des Atropins verwendet.
Diese Medikation wird anscheinend besser vertragen. Es gibt auch schon einige Spezialitäten,
welche solche Extrakte in haltbarer Form bieten, z. B. das Präparat „Homburg Nr. 680" mit
3 mg Gesamtalkaloide in 1 ccm. Davon werden 3mal täglich 1—20 gtt. verabreicht (10 ccm
= 2,55 RM.).

Chloralum hydratum.

Geschichtliches. In der Erwartung, daß Chloralhydrat im Körper durch langsame Abspaltung
von Chloroform narkotisch wirken könne, untersuchte der Pharmakologe LIEBREICH das
schon 1832 von LIEBIG synthetisierte Mittel und entdeckte seine narkotische Wirkung, obwohl
die theoretischen Voraussetzungen nicht stimmten. 1869 wurde Chloralhydrat als Hypnoticum
in die Therapie eingeführt — ein wichtiger Fortschritt war damit erzielt, denn zuvor war
man zur Beruhigung Erregter auf die Opiate angewiesen. Während des ersten Jahrzehntes der
Therapie mit Chloralhydrat unterschätzte man dessen Giftigkeit. Die infolge davon auftretenden zahlreichen Todesfälle gaben später den Anlaß, die Indikationen sehr erheblich
einzuschränken und weniger gefährliche Schlafmittel herzustellen.

Chemie. **Chloralum hydratum** (offiz.), $Cl_3C \cdot C \cdot H(OH)_2$, ist Trichloracetalde-
hydhydrat; es bildet in Wasser sehr gut lösliche farblose Krystalle von brennendem
Geschmack.

Schicksal im Körper. Die starken lokalen Reizwirkungen sind der Anwendung
hinderlich; die Subcutaneinspritzung ist ausgeschlossen; die Krystalle oder die
konzentrierten Lösungen des Chloralhydrates reizen die Schleimhaut des Magens
oder Rectums sehr stark.

Da die Resorption von den Schleimhäuten aus sehr rasch vor sich geht, beginnt die Wirkung sich schon nach $1/4$ Stunde zu äußern, und nach etwa 1 Stunde
erreicht sie ihr Maximum. Charakteristisch ist weiter das schnelle Abklingen der
Wirkung, da das Chloralhydrat leicht zum Trichloräthylalkohol reduziert und
dieser durch Paarung mit Glykuronsäure seiner narkotischen Wirksamkeit be-
raubt wird. Nur ein kleiner Anteil entgeht dieser Paarung und erscheint unverändert im Harn. 6—12 Stunden nach der Einnahme der therapeutischen Normalmengen ist die Wirkung beendet. Die von LIEBREICH angenommene Abspaltung von Chloroform findet nicht statt.

Nach lang anhaltender Chloralhydratbehandlung zeigt sich häufig eine gewisse Gewöhnung an das Mittel.

Indikationen. Chloralhydrat entfaltet auch bei schwereren Erregungen eine
sicher beruhigende und schlafbringende Wirkung. Aber wegen der zur Zeit wohl
etwas überschätzten Nebenwirkungen wird es meist nur dann gegeben, wenn
andere, harmlosere Schlafmittel versagen.

Das Hauptanwendungsgebiet des Chloralhydrates liegt in der Behandlung
verschiedener motorischer Erregungszustände. Die Krämpfe des an Wundstarrkrampf Leidenden, die eklamptischen Krämpfe, die choreatischen Bewegungen
können durch Chloralhydrat gemildert oder aufgehoben werden. Aber bei diesen
Indikationen und zur Unterdrückung der Krämpfe des Epileptikers wird das
Mittel seit der Entdeckung der hier vorzüglich brauchbaren krampfunterdrückenden Wirkung der Phenyläthylbarbitursäure (s. S. 90) seltener gegeben.

Da an der Blutdrucksenkung durch Chloralhydrat eine schädigende Wirkung auf Herz und Gefäße wesentlich beteiligt ist, darf Chloralhydrat zur Behandlung des hohen Blutdruckes nicht verwendet werden.

Nebenwirkungen, Gefahren. Die Reizwirkungen auf die Magenschleimhaut sind manchmal so störend, daß man zur Anwendung als Klysma seine Zuflucht nehmen muß.

Bei überempfindlichen Menschen wird neben starker Gesichtsrötung das Auftreten ausgedehnter Hauterscheinungen wie Exantheme, Ödeme, Urticaria oder Petechien beobachtet.

Die Hauptgefahr bei der Chloralhydrattherapie liegt in dem leichten Übergreifen der narkotischen Wirkung auf das Atem- und Gefäßzentrum und auf das Herz. Der geringe Abstand der tiefnarkotisch wirksamen Mengen von den lebensbedrohlichen hat zu der Zeit, als man noch häufig durch große Mengen starke narkotische Wirkungen zu erzwingen versuchte, in sehr vielen Fällen den Tod verursacht. Nach den unten genannten therapeutischen Mengen ist eine Atmungsschädigung nicht zu befürchten, die Kreislaufschädigung ist aber bei Herzkranken und Hochfiebernden oft schon so stark, daß man am besten das Chloralhydrat bei diesen ganz vermeidet.

Sehr lange Zeit hindurch darf das Mittel nicht gegeben werden. Es stellen sich schließlich Blutarmut, körperlicher Verfall und Psychosen ein; das sich entwickelnde Krankheitsbild hat Ähnlichkeit mit dem chronischen Alkoholismus.

Der Harn reduziert nach Chloralhydratzufuhr infolge des Übertretens von Glykuronsäure.

Darreichung, Dosierung. Man gibt Chloralhydrat per os oder als Klysma in gut verdünnter Lösung, am besten mit einem die Reizwirkungen mildernden Mucilaginosum als Zusatz.

Die Normalmenge als Schlafmittel ist 1,0—2,0. Bei schweren Erregungen oder Tetanus darf die Normalmenge nur dann überschritten werden, wenn bei fortlaufender Beaufsichtigung der Kreislauf und die Atmung in gutem Zustand befunden werden. Kräftige Menschen vertragen häufig Mengen, die über den Maximaldosen liegen, ohne Schädigung (E.M.D. 3,0!, T.M.D. 6,0!). Bei der Eklampsiebehandlung nach STROGANOFF wird mit 2,0 Chloralhydrat begonnen, die Darreichung wird alle 7 Stunden wiederholt unter Verminderung der Menge auf 1,5, dann 1,0, sofern die Wirkung genügend tief ist oder Nebenwirkungen zu befürchten sind. Daneben wird Morphin. hydrochloric. subcutan gegeben.

Kinder, die besonders bei Chorea mit Chloralhydrat behandelt werden, vertragen das Mittel verhältnismäßig gut. Dem sechsmonatigen Säugling wird bei Krämpfen 0,2—0,5 gegeben, die gleiche Menge erhalten Spiel- und Schulkind zur Beruhigung.

Rp. Chlorali hydrati 5,0
    Mucilag. Salep 20,0
    Aquae dest. ad 75,0
    M.D.S. Abends 1 Eßlöffel (= 1,0).

Rp. Chlorali hydrati 2,0
    Mucilag. Salep 20,0
    Aquae dest. ad 200,0
    M.D.S. Die Hälfte abends als Klysma
    (= 1,0).

Für längeren Gebrauch:

Rp. Chlorali hydrati 15,0
    Aquae dest. ad 150,0
    M.D.S. 1 Eßlöffel (= 1,5) in 1 Tasse Tee zu nehmen.
    (10,0 Chloral. hydr. = 0,20 RM.)

Paraldehyd.

Geschichtliches. Die hypnotische Wirkung des Paraldehyds wurde 1883 in pharmakologischen Versuchen von CERVELLO entdeckt. Das Mittel hat sich in der Folgezeit besonders in der psychiatrischen Praxis sehr bewährt.

Chemie. **Paraldehyd** (offiz.) entsteht durch Polymerisation aus 3 Molekülen Acetaldehyd, als farblose, unangenehm riechende und den meisten Menschen widerlich schmeckende Flüssigkeit, die in Wasser bis 1 : 8 löslich ist.

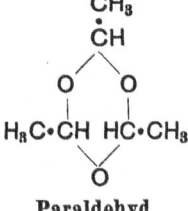

Paraldehyd
$C_6H_{12}O_3$

Schicksal im Körper. Am raschen Wirkungseintritt erkennt man die rasche Resorption des Mittels, dessen Schicksal wenig untersucht ist. Nach den üblichen therapeutischen Mengen ist die Hauptmenge innerhalb von etwa 8 Stunden ausgeschieden oder verbrannt; nach dieser Zeit ist die Wirkung abgeklungen. Geringe Mengen werden aber — erkennbar an dem unangenehmen Paraldehydgeruch — auch noch am folgenden Tage in die Ausatmungsluft abgegeben. Dieser kleine Rest ist jedoch nicht bedeutend genug, um zu Kumulationserscheinungen bei länger anhaltendem Gebrauch zu führen.

Indikationen. Die Geruchsbelästigung nach Paraldehyd ist für die Umgebung der Patienten so erheblich, daß das Mittel fast nur in Anstalten verwandt wird. Es wirkt bei gewöhnlicher Schlaflosigkeit, in genügenden Mengen auch bei Schwererregten mit guter Sicherheit. Gegen motorische Erregungen ist es dagegen weit weniger wirksam als Chloralhydrat. Die Gewöhnung an Paraldehyd ist gering.

Nebenwirkungen, Gefahren. Die Magenschleimhaut wird oft gereizt, so daß Magenbeschwerden (Aufstoßen) eintreten. Selten reagieren die Patienten mit Übelkeit. Stärkere Erregungen kommen nicht vor. Ein großer Vorzug des Paraldehyds ist seine geringe Giftigkeit. Tödliche Vergiftungen sind — von Selbstmorden abgesehen — nur dann vorgekommen, wenn infolge irrtümlicher Darreichung des reinen Paraldehyds an Stelle der sonst gebräuchlichen 10 %igen Lösung sehr stark überdosiert worden war.

Gelegentlich trat im Anschluß an sehr lange Paraldehydbehandlung eine ungefährliche Paraldehydsucht auf.

Darreichung, Dosierung. Paraldehyd wird nur in wäßriger Lösung per os oder rectal gegeben. Bei gewöhnlicher Schlaflosigkeit genügen 3,0—5,0, am besten in gesüßtem Tee oder mit einem Mucilaginosum als Klysma. Die Verschreibung in Form der teuren Emulsion ist überflüssig. Bei Schwererregten geht man mit der Dosierung im Notfalle weit über die E.M.D. von 5,0! und die T.M.D. von 10,0! hinaus; bis zu 30,0 und mehr sind bei solchen Patienten angezeigt.

Rp. Paraldehyd 10,0
     Aquae dest. ad . 150,0
     M.D.S. 3 Eßlöffel in gesüßtem Tee
     (= 3,0).
     (10,0 Paraldehyd = 0,10 RM.)

Rp. Paraldehyd 5,0—10,0
     Mucilaginis Gummi arab. 50,0
     Aquae dest. ad 200,0
     M.D.S. Die Hälfte abends als Klysma.

Amylenum hydratum (offiz.) wurde 1887 von v. Mering in die Therapie eingeführt, ist aber durch neuere Schlafmittel überholt und wird nur selten gegeben. Amylenhydrat ist der tertiäre Amylalkohol, eine farblose Flüssigkeit von brennendem, unangenehmem Geschmack und eigenartigem Geruch, 1 : 8 wasserlöslich, mit lokal reizender Wirkung.

Das Schicksal des Amylenhydrats ist wenig erforscht, vermutlich wird es zum größten Teil rasch verbrannt. Eine kleine Menge dunstet unverändert, am Geruch erkennbar, durch die Lungen ab.

Amylenhydrat ist in Fällen, in denen sonst Paraldehyd gegeben wird, brauchbar. Die Gefahr einer akuten Vergiftung

$$CH_3 \diagdown \diagup OH$$
$$\qquad C \qquad = C_5H_{12}O$$
$$CH_3 \diagup \diagdown C_2H_5$$

besteht bei der Einnahme der gewöhnlichen therapeutischen Gaben von 2,0—4,0 nicht. Störende Nebenwirkungen sind die gelegentlich eintretende Magenreizung, die rauschartige Erregung, die oft der beruhigenden Wirkung vorausgeht, sowie die Übelkeit als Nachwirkung am folgenden Tage. Die Überschreitung der genannten Mengen (E.M.D. 4,0!, T.M.D. 8,0!) löste in seltenen Fällen einen ernsten Kollaps aus.

Die Gewöhnung an Amylenhydrat ist gering. Bei lang anhaltendem Gebrauch kann es zur Amylenhydratsucht kommen.

Die angenehmste Form der Einnahme ist die in Kapseln (10,0 Amylenhydrat = 1,20 RM.).

Rp. Amyleni hydrati 1,5
    ad caps. gelatin. D. tal. dos. Nr. VI
    S. 2 Kapseln abends zu nehmen.

Avertin (Bayer), $CBr_3 \cdot CH_2OH$, Tribromäthylalkohol, ist eine weiße Substanz vom Schmelzpunkt 79—80°, die bei 40° zu $3^1/_2\%$ wasserlöslich ist. Bei höherer Temperatur zersetzt sich die Avertinlösung; es treten Bromwassertoff und Dibromacetaldehyd auf, welche schwere Schleimhautentzündungen verursachen. Die Lösungen müssen nach der den Packungen beigegebenen Vorschrift angefertigt werden! Verwandt wird die auf Körperwärme gebrachte 3%ige Lösung.

Es ist zweckmäßig, die Lösung unmittelbar vor dem Einlauf auf Zersetzung zu prüfen. 1—2 Tropfen einer wäßrigen Kongorotlösung 1 : 1000 zu 5 ccm 3%ige Avertinlösung zugesetzt, darf keine Blaufärbung hervorrufen. Die Blaufärbung tritt schon ein, wenn 0,2% des gelösten Avertins zerstört ist.

Nachdem EICHHOLTZ im Tierversuch festgestellt hatte, daß Avertin, rectal beigebracht, bei Tieren eine mehrstündige tiefe Narkose macht, wurde das Mittel 1927 in die Therapie eingeführt. Es bewährte sich besonders als Basisnarkoticum in der chirurgischen Praxis.

Avertin wird rasch an Glykuronsäure gebunden und dadurch unwirksam gemacht; der Paarling wird fast quantitativ in den Harn ausgeschieden.

Für die Basisnarkose gibt man 0,06—0,1 g *pro Kilo* als Einlauf rectal. Die Narkose beginnt nach wenigen Minuten, sie hält etwa 1½—2 Stunden lang an. Oft folgt ihr ein längerer Nachtschlaf. Meist ist die Narkose nicht tief genug, um größere Eingriffe vornehmen zu können. Man vertieft die Narkose mit geringen Mengen von Äther, Äthylchlorid usw. Dagegen sollte man niemals versuchen, durch erhebliche Vermehrung der genannten Mengen eine Vertiefung der Narkose zu erzwingen. Denn nach größeren Avertinmengen kann eine starke Verschlechterung der Kreislauffunktionen und besonders der Atmung auftreten.

Mit Erfolg angewandt wird Avertin weiter in der geburtshilflichen Praxis (0,06—0,07 *pro Kilo*), zur Unterdrückung der Krämpfe bei Wundstarrkrampf (0,06—0,1 *pro Kilo* mehrmals am Tage nach Bedarf) und zur Beruhigung erregter Geisteskranker (gleiche Mengen).

Avertin „flüssig" (Bayer) enthält in 1 ccm Lösung 1,0 Avertin und 0,5 Amylenhydrat. Bei der Verwendung dieses Präparates zur Narkose werden Mengen von Amylenhydrat gegeben, die allein schon Schlaf hervorrufen (1 Ampulle mit 8 ccm = 4,48 RM.).

Urethanum (offiz.), Äthylurethan, $H_2N \cdot CO \cdot OC_2H_5$, ist der Carbaminsäureäthylester und wurde 1886 von SCHMIEDEBERG als brauchbares Narkoticum erkannt. Die weißen, sehr gut wasserlöslichen, hygroskopischen Krystalle haben einen nicht unangenehmen Geschmack.

Beim Erwachsenen hat sich Urethan als nicht sicher genug wirkend erwiesen. Besser bewährt es sich in der Kinderpraxis bei Schlaflosigkeit infolge psychischer Erregung und bei motorischen Erregungen. Es ist, abgesehen von gelegentlich auftretender Urticaria, frei von üblen Nebenwirkungen.

Vom 1. bis 5. Monat gibt man 0,5—1,0, bis zum 2. Jahr 1,5, bei älteren Kindern 2,0 in Wasser gelöst (auch als Klysma). (1,0 = 0,20 RM.)

Voluntal (Bayer) ist Trichloräthylurethan; 1,0 wirkt bei Erwachsenen nur leicht hypnotisch. (1,0 = 0,45 RM.)

Bromural (offiz.), α-Bromisovalerianylharnstoff, ist in Wasser schwer löslich, hat bitteren Geschmack und bewirkt nur leichte Beruhigung. Gefährliche Nebenwirkungen fehlen. Manchmal kommt es nach längerem Bromuralgebrauch zum

$$\begin{matrix} & NH_2 \\ CO & \\ & NH-CO\cdot CHBr\cdot CH(CH_3)_2 \end{matrix}$$

Bromural $C_6H_{11}O_2N_2Br$

Ausbruch einer Bromacne. 1—3 Tabletten zu 0,3 als Schlaf- und Beruhigungsmittel (14 Tabletten = 0,65 RM.).

Zur Unterdrückung von Krämpfen erhalten Säuglinge 0,15 (—0,3), ältere Kinder zur Beruhigung 0,15.

Adalin (offiz.), Bromdiäthylacetylharnstoff, ist in Wasser wenig löslich; der Geschmack ist etwas bitter. Es reiht sich den leichten Schlafmitteln an, ist aber dem Bromural überlegen. Die Ausscheidung erfolgt sehr langsam in den Harn,

$$\begin{matrix} & NH_2 \\ CO & \\ & NH-CO\cdot CBr(C_2H_5)_2 \end{matrix}$$

Adalin $C_7H_{13}O_2N_2Br$

so daß eine leichte narkotische Nachwirkung an dem folgenden Tag bleibt. Auch dieses Mittel bewirkt gelegentlich Acne und Hautjucken. 0,5—1,0 bei leichter Schlaflosigkeit und bei MENIEREschem Schwindel. Bei schweren Psychosen versagt Adalin. In der Epilepsietherapie ist es von Acidum phenylaethylbarbituricum überholt (10 Tabletten à 0,5 = 1,31 RM.).

Beim Gebrauch von Bromural oder Adalin über längere Zeit läßt sich Gewöhnung feststellen. In einigen seltenen Fällen führte der gewohnheitsmäßige Mißbrauch dieser Mittel zu suchtähnlichen Erscheinungen.

Acidum diaethylbarbituricum (Veronal) und andere Barbitursäureabkömmlinge.

Geschichtliches. Als Ergebnis gemeinsamer Arbeiten des Chemikers E. FISCHER und des Klinikers v. MERING fand das von ihnen Veronal genannte Acidum diaethylbarbituricum 1903 Eingang in die Therapie. Den bis dahin bekannten Schlafmitteln erwies es sich als so überlegen, daß es sie weitgehend verdrängte.

Chemie. **Acidum diaethylbarbituricum** (offiz.), *Veronal*, bildet in kaltem Wasser nur 1 : 170 lösliche, bitter schmeckende weiße Krystalle, die mit Alkalien leicht

$$\begin{matrix} C_2H_5 \diagdown & \diagup CO\cdot HN \diagdown \\ & C & CO \\ C_2H_5 \diagup & \diagdown CO\cdot HN \diagup \end{matrix}$$

Diäthylbarbitursäure $C_8H_{12}O_3N_2$

wasserlösliche Salze bilden. Unter diesen ist *Natrium diaethylbarbituricum* (offiz.), *Medinal*, im Verhältnis 1 : 4 wasserlöslich; die alkalisch reagierende Lösung hat einen starken Laugengeschmack.

Schicksal im Körper. Ein Nachteil des Acidum diaethylbarbituricum ist seine, wohl durch die schlechte

Wasserlöslichkeit bedingte, langsame Resorption und besonders sein langes Verweilen im Körper. Selbst nach kleinen therapeutischen Gaben zieht sich die

Ausscheidung in den Harn, in dem 70—90 % unverändert wiederzufinden sind, tagelang hin. Nach einer einmaligen Gage von 1,0 lassen sich noch nach 14 Tagen die letzten Spuren im Urin nachweisen. Die Patienten leiden häufig an dem der Einnahme folgenden Tage an narkotischen Nachwirkungen, und länger anhaltende Darreichung kann kumulative Giftwirkungen auslösen.

Die Resorptionszeit läßt sich dadurch abkürzen, daß man Natrium diaethylbarbituricum subcutan einspritzt. Nach der Darreichung dieser Verbindung per os wird durch die Magensaftsalzsäure die schwache Diäthylbarbitursäure freigemacht, so daß keine wesentliche Beschleunigung der Wirkung erwartet werden darf.

Bei längerer Behandlung mit der Diäthylbarbitursäure (die aber wegen der Gefahr der Kumulation kaum in Frage kommt) ist die Gewöhnung meist gering.

Indikationen. Bei gewöhnlicher Schlaflosigkeit, zumal der Schlaflosigkeit der alten Leute, ist die Wirkung zuverlässig, während bei schwerer psychischer Erregung Paraldehyd, Chloralhydrat und einige neuere Barbitursäurederivate überlegen sind. Bei motorischen Erregungen steht es an Wirksamkeit hinter Luminal und Chloralhydrat zurück. Bewährt hat sich die Anwendung bei Eisenbahn-, Auto- und Seefahrtnausea.

Nebenwirkungen, Gefahren. Der Abstand der Menge, die bei *einmaliger* Darreichung lebensbedrohende Wirkungen verursacht, von den üblichen therapeutischen Dosen ist so groß, daß auch bei körperlich geschwächten Patienten keine unangenehmen akuten Zwischenfälle zu befürchten sind.

Recht störend machen sich oft Nachwirkungen am folgenden Tag bemerkbar; die Patienten werden oft belästigt durch Schwindel, Übelkeit, Kopfschmerzen, Benommenheit. Selten treten Exantheme, Urticaria oder Hautödeme auf.

Mit individuell sehr verschiedener Geschwindigkeit erzeugen dagegen die therapeutisch üblichen Gaben dann, wenn die Behandlung über lange Zeit hin fortgesetzt wird, kumulative Giftwirkungen. Sie beginnen mit Gleichgewichtsstörungen und dauerndem Rauschzustand und können in Abnahme der Körperkräfte und der geistigen Fähigkeiten übergehen. In seltenen Fällen wurde nach längerem Gebrauch schwere Porphyrinurie wie nach Sulfonal beobachtet. Acidum·diaethylbarbituricum und Natrium diaethylbarbituricum sollen deshalb nicht länger als 1—2 Wochen hindurch gegeben werden.

Verschreibung, Dosierung. 0,5 ist die bei einfacher Schlaflosigkeit übliche Menge. Wenn die übliche Dosierung versagt, geht man, statt die Menge wesentlich über die E.M.D. 0,75! oder die T.M.D. von 1,5! zu steigern, zu einem der stärker wirksamen Barbitursäurederivate (Acidum phenylaethylbarbituricum usw.) über.

Rp. Tabul. Acidi diaethylbarbit. 0,5
Nr. XX. S. 1 Tablette 2 Std. vor Schlafengehen in Tee zu nehmen (10 Stück = 0,55 RM.).

Rp. Natrii diaethylbarbiturici 2,5
Mucil. Gummi arabic. 30,0
Aquae dest. ad 75,0
M.D.S. 1 Eßlöffel (= 0,5) in Wasser verdünnt als Klysma.

Rp. Tabul. Natrii diaethylbarbit. 0,5
Nr. XX. S. 1 Tablette in reichlich heißem Wasser zu nehmen.

Rp. Natrii diaethylbarbiturici 2,0
Aquae dest. ad 10,0
M.D. ad vitr. c. collo amplo, Steril.
S. 2 ccm (= 0,4) subcutan zu spritzen. (Die Indikation für Subcutaninjektion ist aber nur selten gegeben.)

Kinder erhalten im Säuglingsalter 0,025, im Spielalter bis 0,1, im Schulalter 0,25—0,4. (1,0 Acid. diaethylbarb. = 0,20 RM.; 1,0 Natr. diaethylbarb. = 0,20 RM.; 1,0 Veronal = 0,45 RM.; 1,0 Medinal = 0,70 RM.)

Veramon (Schering) ist eine Additionsverbindung von 0,1 Acid. diaethylbarb. und 0,3 Dimethylamino-phenyldimethylpyrazolonum (Veronal + Pyramidon). Es hat eine gute antineuralgische und hypnotische Wirkung (s. S. 105).

Acidum phenylaethylbarbituricum (offiz.), *Luminal*, ein weißes, bitter schmekkendes, sehr schlecht in Wasser lösliches Pulver, bildet mit Natriumhydroxyd das in Wasser gut lösliche *Natrium phenylaethylbarbituricum* (offiz.), *Luminalnatrium.*

$$C_6H_5 \diagdown \atop C_2H_5 \diagup C \diagup {CO \cdot HN \diagdown \atop CO \cdot HN \diagup} CO$$

Phenyläthylbarbitursäure

$$C_{12}H_{12}O_3N_2$$

Die Ausscheidung der Phenyläthylbarbitursäure geht etwa ebenso langsam wie die der Diäthylbarbitursäure vor sich, so daß auch dieses Mittel am folgenden Tag leicht Nachwirkungen, wie Benommenheit, Übelkeit, zurückläßt und gelegentlich bei lang anhaltendem Gebrauch außer einer deutlichen Blutdrucksenkung schwere kumulative Vergiftungen (Gleichgewichtsstörungen, psychische Verwirrtheit) verursacht. Ungefähr 50 % der eingenommenen Phenyläthylbarbitursäure wird im Organismus abgebaut; der Rest wird durch die Niere — etwa zur Hälfte unverändert — ausgeschieden. Häufiger als nach der Diäthylbarbitursäure treten Hautexantheme oder Purpura auf. Die Gewöhnung an Phenyläthylbarbitursäure ist gering.

Bald nach der Einführung als Schlafmittel (1912) entdeckte HAUPTMANN die vorzüglichen krampfunterdrückenden Wirkungen der Phenyläthylbarbitursäure bei der Epilepsie, welche die des Acid. diaethylbarb. weit übertreffen. Auch bei Eklampsie und Chorea sind gute Erfolge zu erzielen. Besonders gerühmt wird seine schmerzstillende Wirkung bei Migräne.

Bei gewöhnlicher Schlaflosigkeit und Migräne wird 0,1—0,2 gegeben, die Wirkung tritt nach 1—2 Stunden ein und hält 6—8 Stunden lang an. Bei schwerer Erregung kann *vorsichtig* bis 0,5 in die Höhe gegangen werden; durch kleinere Vordosen wird man sich zuvor vergewissern, daß der Patient nicht überempfindlich ist und mit starken Hauterscheinungen reagiert. Mengen über 0,5 können lebensbedrohliche Atemlähmung herbeiführen.

Bei Epilepsie steigert man die Dosis langsam von täglich 2mal 0,05 auf die wirksame Menge, z. B. auf 2mal 0,2 und vermindert sie dann wieder bis auf die untere wirksame Menge, z. B. auf 1mal oder 2mal 0,1. (E.M.D. 0,4!, T.M.D. 0,8!) Über die Kombination von Phenyläthylbarbitursäure mit Bromsalzen s. S. 96.

Phenyläthylbarbitursaures Natrium wird in 20%iger Lösung verwandt. Die Einspritzung von 1,0 ccm mit 0,2 phenyläthylbarbitursaurem Natrium ist wenig schmerzhaft, macht aber manchmal Abscesse. (E.M.D. 0,4!, T.M.D. 0,8!)

Bei Säuglingen gibt man 0,025, bei Spielkindern bis 0,05, bei Schulkindern bis 0,1. (1,0 Acid. phenylaethylbarb. = 0,20 RM.; 1,0 Natr. phenylaethylbarb. = 0,20 RM.; 1,0 Luminal = 1,10 RM.; 1,0 Luminal-Na = 1,10 RM.)

Luminaletten (Bayer, Merck) sind Tabletten mit 0,015 Phenyläthylbarbitursäure (Luminal); sie ermöglichen in bequemer Weise die Darreichung der Phenyläthylbarbitursäure in kleinen Dosen. (30 Tabletten = 0,67 RM.)

Prominal (Bayer, Merck) ist die am Stickstoff methylierte Phenyläthylbarbitursäure. Es hat eine geringere hypnotische Wirkung als die Phenyläthylbarbitursäure. Es soll dieser in bezug auf die antiepileptische Wirkung überlegen sein. 0,2 entspricht etwa 0,1 Acid. phenylaethylbarbituricum. (10 Tabletten = 0,74 RM.)

Curral (Roche), *Dial* (Ciba), ist Diallylbarbitursäure; das weiße, wenig lösliche Pulver wird in der Menge von 0,05—0,1—0,2 bei Schlaflosigkeit gegeben. Wie die Diäthylbarbitursäure hat das Curral, besonders bei längerer Darreichung, unerwünschte Nachwirkungen, welche sich in Schläfrigkeit, manchmal auch in Übelkeit und Schwindel am nächsten Morgen äußern. (10 Tabletten Curral = 0,77 RM., 12 Tabletten Dial = 2,15 RM.)

Allional (Roche) ist ein Kombinationsprodukt aus Isopropylpropenylbarbitursäure und Dimethylaminophenyldimethylpyrazolon. 1—3 Tabletten zu 0,16 haben eine gute hypnotische Wirkung ohne erhebliche Nebenwirkungen. Tabletten zu 0,16 (6 Stück = 0,79 RM.).

Noctal (Riedel), Isopropyl-brompropenylbarbitursäure, ist farblos, schwer wasserlöslich und schmeckt bitter. Es wird in Tabletten zu 0,15 als ziemlich zuverlässiges Schlafmittel gegeben. 0,1 entspricht der Wirkung von 0,5 Diäthylbarbitursäure. Nachwirkungen am folgenden Tag scheinen zu fehlen. (10 Tabletten = 0,85 RM.)

Phanodorm (Bayer, Merck), Cyclohexenyl-äthylbarbitursäure, ist farblos, geruchlos, schmeckt bitter und löst sich schwer in Wasser, 0,2 hat eine rasch einsetzende, milde schlafmachende Wirkung. Bei länger dauernder Zufuhr stellt sich eine ausgesprochene Gewöhnung an dieses Mittel ein. Gewohnheitsmäßiger Mißbrauch, wobei täglich bis zu 2,0—4,0 über Monate und Jahre eingenommen wurden, hat in einer Reihe von Fällen schwere Phanodormsucht mit Geistesstörungen verursacht (10 Tabletten = 0,62 RM.).

Evipan (Bayer) ist N-Methyl-cyclohexenylmethylbarbitursäure. Trotz der schlechten Wasserlöslichkeit erfolgt die Resorption nach der Einnahme per os ziemlich rasch, so daß die schlafmachende Wirkung schon innerhalb von 20 Minuten eintritt. Die Schlafdauer beträgt nicht mehr als 5 Stunden. Da bei den üblichen Dosen keinerlei Nachwirkungen festzustellen sind, eignet sich Evipan als Einschlafmittel und als Wiedereinschlafmittel bei vorzeitigem Erwachen. Über Gewöhnung liegen noch keine Erfahrungen vor. Gegeben werden 1—2 Tabletten zu je 0,25 Evipan. (O.P. mit 10 Tabletten = 1,31 RM.)

$$HC_3\diagdown\atop{C_6H_9\diagup}C\diagup{\overset{\displaystyle CO\cdot N-CH_3}{\diagdown\atop CO\cdot NH}}CO$$

Evipan $C_{12}H_{16}O_3N_2$

Pernocton (Riedel) ist eine 10%ige wäßrige Lösung des butyl-bromallylbarbitursauren Natriums.

Das Mittel wird vorwiegend zum geburtshilflichen Dämmerschlaf und in der Chirurgie (heute seltener) zur Basisnarkose verwandt. Hierzu werden ganz langsam 2—7 ccm bei einem erwachsenen Menschen injiziert. Der sofort einsetzende narkotische Zustand hält 2—8 Stunden an. Man ist davon abgekommen, eine vollständige Narkose zu erzwingen; wie beim Avertin wird diese vielmehr durch Zugabe von Äther, Chloräthyl oder Stickoxydul erzielt.

Bei zu rascher intravenöser Injektion kann eine akute Schädigung der Herztätigkeit eintreten. Nicht selten verursacht Pernocton Erregungszustände; diese können in einzelnen Fällen sehr heftig sein und stundenlang anhalten. Eine große Gefahr liegt in der oft erheblichen, bei hohen Dosen lebensgefährlichen Schädigung der Atmung.

Zur Beruhigung erregter Geisteskranker gibt man 2,0—4,0—6,0 der Lösung subcutan oder intramuskulär; der Schlaf hält 5—8 Stunden lang an.

Bestimmungen über die Abgabe von Barbitursäureabkömmlingen.

Während früher nur Veronal und Luminal rezeptpflichtig waren, unterliegen seit 25.11. 1939 alle Derivate der Barbitursäure, auch die weniger stark und lang wirkenden Schlafmittel (Phanodorm, Evipan u. a.), der Rezeptpflicht. Das gilt vor allem auch für die zahllosen schmerzstillenden Kombinationspräparate, die solche Barbitursäureverbindungen im Gemisch oder auch als „Molekülverbindung" mit Pyramidon oder anderen Analgetica enthalten, wie z. B. das Veramon.

Die ärztliche Verschreibung muß in der Gebrauchsanweisung die Einzelgabe bzw. Tagesmenge angeben. Die bisher schon rezeptpflichtigen Barbitursäureverbindungen dürfen nicht wiederholt auf das gleiche Rezept verausgabt werden, die übrigen Präparate dürfen innerhalb von 6 Monaten auch wiederholt ausgehändigt werden, wenn der Arzt nicht die wiederholte Abgabe auf dem Rezept verbot oder begrenzte.

Alle im Handel befindlichen Spezialitäten, die solche Barbitursäureverbindungen enthalten, müssen deren Gehalt eindeutig deklarieren.

Injektionsnarkosen mit Schlafmitteln.

Die Auffindung neuer Schlafmittel, welche eine große Narkosenbreite besitzen und schnell eliminiert werden, ermöglichte es, damit in schonender Weise kurzdauernde· Narkosen bei Einspritzung in die Venen auszuführen. Da es sich hier aber nicht um „steuerbare" Narkoseverfahren handelt und da die individuelle Empfindlichkeit der Patienten leicht Ursache für Versager und Überdosierung werden kann, soll auf keinen Fall versucht werden, mit hohen Dosen dieser Mittel (Evipan-Natrium und Eunarcon) eine Vollnarkose zu erzwingen. Dagegen eignen sie sich für Kurznarkosen bei kleinen operativen Eingriffen und zur Einleitungs- oder Basisnarkose unter Zudosierung eines steuerbaren Inhalationsanaestheticums.

Evipan-Natrium wurde von WEESE zur Durchführung kurzdauernder Narkosen vorgeschlagen. Es findet vielseitige Verwendung in der Chirurgie, z. B. bei Spaltung von Abscessen, Einrichtung von Luxationen, Verbandwechsel und bei kurzdauernden gynäkologischen Eingriffen.

Nach der Injektion wird es rasch — hauptsächlich in der Leber — abgebaut bzw. in unwirksame Produkte umgewandelt. Nur 1—2 % wurden unverändert im Urin wiedergefunden. Das Erwachen aus der einfachen Kurznarkose erfolgt schon nach wenigen Minuten. Gelegentlich werden als Nachwirkungen Unruhe und motorische Erregungszustände beobachtet. In einigen Fällen, wo diese Narkoseverfahren bei operativen Eingriffen am oberen Hals oder im Rachengebiet Verwendung fanden, kam es trotz richtiger Dosierung zum tödlichen Atemstillstand. Derartige Eingriffe sollen daher nicht in Schlafmittelnarkosen ausgeführt werden. Eine Gefahr liegt auch darin, daß bei zu schneller Injektion dieser Mittel eine Herzlähmung erfolgen kann.

Die Lösungen der Schlafmittel müssen langsam unter Beobachtung des Patienten intravenös injiziert werden. Die Dosierung kann nach dem Körpergewicht voraus berechnet werden, eine gewisse Grenzdosis soll aber nicht· überschritten werden. Es wird neuerdings empfohlen, individuell „auf Wirkung" zu dosieren, d. h. so lange zu injizieren, bis die erwünschte Narkosetiefe erreicht ist.

Evipan-Natrium (Bayer), das Natriumsalz der N-Methylcyclohexenylmethylbarbitursäure, bildet weiße, bitter schmeckende Krystalle. Es ist hygroskopisch und löst sich leicht in Wasser. Die Lösung reagiert alkalisch und ist, da sie sich rasch zersetzt, nach der Herstellung nicht länger als 2—3 Stunden zur Injektion brauchbar. Intravenös in 10 %iger Lösung. Individuelle Dosierung.
(1 O.P. zu je 3 Trockenampullen zu 1,0 und ·3 Ampullen zu 10,0 ccm Aq. dest. = 2,55 RM.)

Eunarcon (Riedel) ist Natriumsalz der Isopropyl-β-bromallyl-N-methylbarbitursäure. Gebrauchsfertige, 10 %ige wäßrige Lösung (enthält zur Stabilisierung Antipyrin). 3—5 ccm zur Rauschnarkose, nie mehr als 10 ccm.
(1 O.P. mit 3 Ampullen zu 5 ccm = 2,55 RM.)

Pernocton (Riedel) ist Natriumsalz der Butyl-β-bromallylbarbitursäure. Gebrauchsfertige, 10 %ige wäßrige Lösung. Zur Basisnarkose 1 ccm pro 12—15 kg, höchstens 3—5 ccm langsam intravenös injizieren.
(1 O.P. mit 10 Ampullen mit 2,2 ccm = 6,04 RM.)

Sulfonalum.

Geschichtliches. Bei Stoffwechselversuchen mit organischen Schwefelverbindungen entdeckten BAUMANN und KOST 1888 die schlafbringende Wirkung des Diäthylsulfondimethylmethans, das den Namen Sulfonal erhielt. Wegen der geringeren Nebenwirkungen auf Atmung und· Kreislauf konnte es das Chloralhydrat weitgehend verdrängen; seit Einführung der Barbitursäureabkömmlinge tritt es ganz hinter diese zurück.

Chemie. **Sulfonalum** (offiz.), Diäthylsulfondimethylmethan, $(CH_3)_2 \cdot C \cdot (SO_2 \cdot C_2H_5)_2$, bildet geschmacklose weiße Krystalle, die erst in 500 Teilen Wasser lösen.

Schicksal im Körper. Die schwere Löslichkeit in Wasser steht der Resorption entgegen. Es dauert 1—2 Stunden, bis sich nach der oralen Darreichung die Wirkung bemerkbar macht. Nur geringe Spuren des Sulfonals gehen unverändert in den Urin über, der Hauptanteil des

Schwefels tritt im Harn in unbekannter organischer Bindung auf. Wie langsam der Körper sulfonalfrei wird, ergibt sich aus der Tatsache, daß bei täglicher Sulfonaleinnahme die im Harne erscheinenden Sulfonalmengen von Tag zu Tag zunehmen und daß der Harn nach dem Absetzen der Sulfonalzufuhr erst in 4—5 Tagen wieder sulfonalfrei ist.

Indikationen. Zur Zeit wird Sulfonal wenig, d. h. im wesentlichen nur dann verwandt, wenn bei Schlaflosigkeit die Mittel der Barbitursäurereihe versagen oder nicht vertragen werden. Bei psychischen Erregungszuständen ist es unzuverlässig. Wirkungslos ist es bei motorischen Erregungen.

Nebenwirkungen, Gefahren. Der Vorteil der geringen Gefährlichkeit selbst großer Mengen auf einmal eingenommenen Sulfonals — nur bei Coronarsklerotikern sind Zwischenfälle beobachtet — wird durch Nachteile aufgewogen, welche durch die langsame Zerstörung des Sulfonals im Körper bedingt sind. Nicht selten klagen die Patienten am Nachtag über Schwindel, Kopfschmerzen, Benommenheit. Nach lang anhaltendem Gebrauch, bei dem keine Gewöhnung eintritt, kann es zu den schweren Erscheinungen des Sulfonalismus kommen. Der Gang wird taumelnd, die Sprache unrein, die Muskelkraft läßt nach, die Geisteskräfte nehmen ab. Besonders gefährlich ist das Auftreten von Porphyrin im Harne, der dabei eine bordeauxrote Farbe zeigt. Die Porphyrinurie geht mit Obstipation einher und führt oft zur Anurie. Manche Patienten reagierten schon nach 1—2 Wochen langer Sulfonaleinnahme mit den letztgenannten Störungen, andere nahmen das Mittel monatelang ohne erhebliche Nebenwirkungen. Im allgemeinen empfiehlt es sich, Sulfonal nicht über 8—14 Tage lang darzureichen.

Darreichung, Dosierung.

Rp. Tabul. Sulfonali 1,0
    D. t. dos. Nr. XX
    S. Abends 1 Tablette zu nehmen. (10,0 = 0,95 RM.)
(Die E.M.D. 1,0! und T.M.D. 2,0! zu überschreiten, liegt nie Anlaß vor.)

Methylsulfonalum (offiz.), *Trional* (Bayer), ist Diäthylsulfonmethyläthylmethan. Es ist ebenfalls in Wasser schlecht löslich und unterscheidet sich von Sulfonal dadurch, daß es etwas rascher wirkt und geringere Neigung zu kumulativer Giftwirkung hat. Gleiche Dosierung und gleiche M.D. wie bei Sulfonal. (1,0 = 0,20 RM.)

Hydantoinpräparate.

Nirvanol (Heyden), Phenyläthyl-hydantoin, bildet farb- und geschmacklose Krystalle von geringer Löslichkeit in Wasser. Das Mittel ist weniger toxisch als Veronal und wurde wegen angeblich antaphrodisischer Wirkung auch viel bei Sexualneurotikern und Gonorrhoikern empfohlen. Es besteht aber vielfach eine individuelle Überempfindlichkeit (Hauterscheinungen), so daß es als Schlafmittel heute nicht mehr verwendet wird. Es wird nur noch empfohlen zur Behandlung von Chorea minor bei Kindern (täglich zweimal 0,15—0,3). Dabei kommt es meist nach 6—8 Tagen zu Fieber und morbillösem Exanthem. Es wird vielfach angenommen, daß diese allergische Nebenreaktion zur Heilwirkung erforderlich sei. (Nirvanol O.P. mit 15 Tabl. zu 0,3 = 4,47 RM.)

$$\begin{array}{c} C_6H_5 \\ C_2H_5 \end{array} C \begin{array}{c} CO-NH \\ | \\ NH-CO \end{array}$$

Nirvanol $C_{11}H_{12}O_2N$

Dilantin (Nordmark) ist Diphenyl-hydantoin-Natrium, das auf Grund amerikanischer Erfahrungen als Specificum gegen Epilepsie mit geringen narkotischen Eigenschaften empfohlen wird. Sein Wert ist noch umstritten, jedenfalls scheinen die dem Nirvanol zukommenden Nebenwirkungen auch hierbei auftreten zu können.

Bromsalze.

Geschichtliches. Bald nach der Entdeckung des Broms und der Darstellung seines Kaliumsalzes (1826) setzten die ersten therapeutischen Versuche mit den Bromsalzen ein; man verwandte sie zunächst an Stelle der ihnen chemisch nahestehenden Jodsalze. Das Verdienst, die antiepileptische Wirkung des Bromkaliums entdeckt und bekanntgegeben zu haben, kommt dem Engländer Sir Locok (1864) zu. Nachdem man längere Zeit hindurch der irrtümlichen Ansicht zugeneigt hatte, daß die krampfunterdrückende Wirkung des Salzes vom Kalium abhängig sei, erkannte man später, daß zweifellos das Bromion der Träger der Wirkung ist. Die Bromsalze waren lange Zeit das wichtigste Mittel zur Aufhebung der epileptischen Krampfanfälle; Luminal (siehe S. 90) ist ein ernsthafter Konkurrent bei dieser Therapie.

Chemie.

Kalium bromatum (offiz.), KBr, Bromkalium, Kaliumbromid, bildet farblose Krystalle oder ein weißes krystallinisches Pulver; es ist geruchlos, hat einen unangenehmen salzigen Geschmack und ist in Wasser sehr leicht löslich. Es enthält etwas über 66% Brom.

Natrium bromatum (offiz.), NaBr, Bromnatrium, Natriumbromid (mit etwa 76% Brom), ist ein weißes krystallinisches Pulver, von ebenfalls sehr guter Wasserlöslichkeit und unangenehmem Geschmack.

Ammonium bromatum (offiz.), NH_4Br, Bromammonium, Ammoniumbromid, ein weißes, krystallinisches Pulver von ähnlicher Beschaffenheit wie die beiden anderen Salze und mit rund 80% Brom, ist entbehrlich.

Schicksal im Körper. Seit langem ist bekannt, daß das Schicksal der eingenommenen Bromsalze insofern von dem der anderen Halogenide (z. B. von NaCl, NaJ) verschieden ist, als die Bromionen bei sehr glatter Resorption aus dem Magendarmkanal nur langsam in den Harn ausgeschieden werden. Nach einer einmaligen Einnahme von einigen Gramm Bromsalz dauert es wochenlang, bis die Ausscheidung des Bromions beendet ist. Das Bromion wird also lange Zeit im Körper zurückgehalten; es findet sich in allen chloridhaltigen Körperflüssigkeiten und in den chloridhaltigen Zellinhalten, den Gehalt von Cl überall um den äquimolekularen Betrag vermindernd. Es scheint demnach das Bromion das Chlorion zu verdrängen. Tatsächlich tauchen im Harne nach Bromsalzdarreichung erhöhte Cl-Mengen auf.

Infolge dieser langsamen Ausscheidung des Bromids und seiner Cl-verdrängenden Wirkung führt jede lang anhaltende Darreichung von Bromsalzen zu einer anfangs rasch, später immer langsamer zunehmenden Anhäufung von Bromid im Körper bei gleichzeitiger Verdrängung von Chlorid. So ergab sich aus einem Versuch (MARKWALDER), in dem bei einem Patienten die Cl- und Br-Bilanz gemessen wurde, daß die Br-Menge des Körpers bei täglicher Einnahme von 6,8 g Br (als NaBr) nach 5 Tagen 23 g, nach 10 Tagen 35 g und nach 15 Tagen 40 g betrug, während die Cl-Abnahme zu jenen Zeitpunkten 9, 13 und 18 g erreichte.

Die Ursache dieser Verdrängung von Cl durch Br dürfte in dem Unvermögen der Nieren liegen, das Bromion elektiv (wie z. B. das Jodion) zu entfernen. Ist durch Bromsalzeinnahme der Halogenbestand des Blutes und der Gewebe erhöht, so entfernt vielmehr die Niere beide Halogenidionen Cl und Br so lange, bis der Gesamthalogenidbestand (Cl + Br) in Blut und Geweben dem Normal-Cl-Gehalt angeglichen ist. Die beiden Ionen werden dabei wahllos entfernt, d. h. sie erscheinen im Harn in dem Mengenverhältnis, das jeweils im Plasma vorhanden ist.

Dieses Verhalten der Nieren hat zur Folge, daß nicht nur durch Bromideinnahme der Chloridbestand des Körpers vermindert werden kann, sondern daß man durch gleichzeitige Darreichung von reichlich Kochsalz die Speicherung des Bromids verringern, durch kochsalzarme Ernährung aber vermehren kann. Die Umsetzung dieser Erkenntnisse in die therapeutische Praxis hat einen großen Erfolg gebracht: durch Kombination großer Bromidgaben mit kochsalzarmer Ernährung gelingt es, im Körper so hohe Brommengen anzuspeichern, daß auch schwere Epileptiker oft krampffrei gemacht werden können.

Indikationen. Die hervorragenden Dienste, welche die Bromsalze bei der Behandlung der epileptischen Krämpfe leisten, sind vielfach erprobt und unbestritten.

Weniger sicher sind die Erfolge bei anderen Krampfformen, wie Chorea, Eklampsie, Tetanie. Sie fehlen bei Tetanus traumaticus.

In kleineren Mengen werden die Bromsalze als leichte Sedativa, also zur Beruhigung bei allgemeiner Nervosität oder Neurasthenie gegeben Als Schlafmittel stehen sie an Sicherheit der Wirkung weit hinter den echten Hypnoticis zurück.

Unsicher ist die Wirkung der Bromsalze beim Keuchhusten, bei sexueller Erregung, bei Schwangerschaftserbrechen.

Nebenwirkungen, Gefahren. Akute Schädigungen nach einmaliger Einverleibung kommen selbst nach sehr hohen Gaben von Natrium bromatum kaum vor. Wenn längere Zeit hindurch sehr große Bromsalzmengen gegeben werden sollen, dürfte Natrium bromatum dem Kalium bromatum vorzuziehen sein, denn letzterem ist eine gewisse herz- und gefäßschädigende Wirkung (Kaliumwirkung) eigen. Nicht erlaubt ist es, eine kräftige Bromwirkung durch hohe Gaben von Ammonium bromatum herbeizuführen, da das Ammoniumion eine starke Giftwirkung hat.

Bei jeder Form der Bromsalztherapie kann, wenn die Darreichung sich über längere Zeit hin erstreckt, die chronische Bromvergiftung auftreten. Die Geschwindigkeit, mit welcher der Bromismus einsetzt, wird neben der individuellen Disposition hauptsächlich durch die Menge des Nahrungskochsalzes bestimmt. Die ersten Zeichen des Bromismus pflegen zu sein: Nesselausschläge der Haut, besonders Acnepusteln, und Schleimhautentzündungen (Conjunctivitis, Bronchitis, Darmkatarrhe). Werden diese Vergiftungserscheinungen nicht beachtet und die Bromsalzmengen nicht vermindert, so stellen sich allmählich motorische Störungen (torkelnder Gang, Tremor) und psychische Störungen (läppisches Benehmen, Stupor, Melancholie, Selbstmordtrieb) ein.

Bei schwerem Bromismus darf man die Bromsalzdarreichung nicht mit einem Schlage beenden oder gar durch reichliche Kochsalzzufuhr den Körper rasch bromfrei machen, da hierbei Verschlimmerungen der Erscheinungen ausgelöst werden können.

Darreichung, Dosierung. Zur Beruhigung bei nervöser Erregung wird meist 1,0—2,0 des Natrium oder Kalium bromatum gereicht; gleiche Mengen dienen auch der Milderung der Keuchhustenanfälle oder zur Beruhigung nervöser Kinder. Da der Geschmack der Salze widerlich bitter ist, empfiehlt es sich, sie in viel Flüssigkeit gelöst oder in kohlensäurehaltigem Wasser einnehmen zu lassen.

Bei Epileptikern beginnt man mit etwa 3,0 Natrium oder Kalium bromatum pro die. Man gibt diese Menge 1—2 Wochen lang und vermehrt sie, wenn die krampfunterdrückende Wirkung noch nicht genügt, alle 7—10 Tage um je 1,0 täglich. Bei schweren Formen sind tägliche Gaben von 10,0 bis selbst 15,0 notwendig. Sobald die Krampfunterdrückung gelungen ist, geht man mit den täglichen Gaben in wöchentlichen Etappen zurück.

Daß die Kochsalzaufnahme bei jedem Epileptiker, welcher mit Bromsalz behandelt wird, geregelt werden muß, ergibt sich aus dem oben Dargelegten. Bei schweren Formen von Epilepsie führt die Bromsalzdarreichung nur dann zum Ziele, wenn die Kochsalzaufnahme sehr stark eingeschränkt wird.

Die bekannte Bromsalzmischung des Psychiaters ERLENMEYER (Kalii bromati et Natrii bromati ana 4,0, Ammonii bromati 2,0, Aquae carbon. ad 750,0; 1 Weinglas enthält etwa

1,0 Bromsalz) dürfte keinen Vorzug vor der einfachen Verschreibung von Kalium oder Natrium bromatum haben.

Rp. Natrii bromati 20,0
     Aquae ad 300,0
     M.D.S. 1 Eßlöffel (1,0) 3 mal täglich.

Bei der kombinierten Bromsalz-Luminal-Behandlung der Epilepsie empfiehlt es sich, nach einer Bromsalzperiode der oben angegebenen Art (einige Wochen steigende, dann fallende Bromsalzgaben) eine Luminalperiode einzuschieben, wobei auch die Luminalgaben (s. S. 90) längere Zeit steigen, dann fallen. Das Auftreten von Krämpfen in der Übergangszeit wird leicht dadurch vermieden, daß man die beiden Perioden sich etwas überdecken läßt, so daß in das Ende der Bromsalzperiode der Anfang der Luminalperiode fällt und umgekehrt.

(100,0 Kal. bromat. = 0,80 RM.; 100,0 Natr. bromat. = 0,85 RM.)

Sedobrol (Roche) ist ein Präparat, das pro Würfel 1,1 g NaBr, daneben eine kleine Menge (0,1 g) NaCl und Extraktivstoffe nach Art der Maggiwürze enthält. Das Präparat hat den Vorteil der schmackhafteren Form und erleichtert die Durchführung einer kochsalzarmen Diät. Die Sedobrolkur ist natürlich wesentlich teurer! (10 Würfel zu 2,0 = 1,45 RM.)

Die *organischen Brompräparate* haben keine große praktische Bedeutung. Für eine regelrechte antiepileptische Kur sind sie zu schwach wirksam, und auch als Sedativa sind sie, abgesehen von den bromhaltigen Schlafmitteln *Adalin*, *Bromural* (S. 88), von unsicherer Wirkung. Genannt seien:

Bromipin (Merck), ein Bromadditionsprodukt aus Sesamöl mit etwa 10% Br. 1 Teelöffel = 3,5 mit 0,35 Br. (10,0 = 0,90 RM.)

Bromocoll (Agfa), eine Bromtanninleimverbindung mit 20% Br.; 5,0 enthalten also 1,0 Br. (Teuer: 1,0 = 0,30 RM.)

Magnesiumsalze.

Geschichtliches. Die lähmende Wirkung der bis dahin nur als Abführmittel verwandten (s. S. 169) Magnesiumsalze erkannte man schon 1867 in Tierversuchen. Aber erst 1906 wurde durch MELTZER und AUER die Magnesiumsalznarkose auch beim Menschen durchgeführt; sie hat sich bei der Behandlung besonders der Wundstarrkrämpfe (nach KOCHER) als brauchbar erwiesen.

Chemie. **Magnesium sulfuricum** (offiz.), $MgSO_4 \cdot 7 H_2O$, bildet farblose, in Wasser sehr leicht lösliche Krystalle von bitter-salzigem Geschmack.

Magnesium chloratum, $MgCl_2 \cdot 6 H_2O$, ist sehr hygroskopisch und sehr leicht wasserlöslich, ebenfalls von bitter-salzigem Geschmack.

Schicksal im Körper. Vom Magendarmkanal werden die Magnesiumsalze so langsam resorbiert, und der resorbierte Anteil wird so rasch in den Harn entfernt, daß es nicht gelingt, sie im Körper in der Menge anzuhäufen, daß die narkotische Wirkung eintritt. Die Salze müssen also parenteral zugeführt werden. Aber auch vom Unterhautzellgewebe aus, das nach der Einspritzung etwas gereizt wird, erfolgt die Aufnahme dieser Salze verhältnismäßig langsam. Infolge der sehr raschen Abgabe in den Harn hält die narkotische Wirkung nur wenige Stunden lang an.

Indikationen. Magnesiumsalze wurden früher zur Aufhebung von Wundstarrkrämpfen gegeben. Es gelingt aber nur bei geeigneter Dosierung, die Innervation der Skelettmuskulatur mit Ausnahme der Atmungsmuskeln auszuschalten. Auch eklamptische Krämpfe können durch Magnesiumsalze gemildert oder aufgehoben werden. Eine Verwendung zur Lumbalanästhesie kommt nicht mehr in Frage.

Nebenwirkungen, Gefahren. Der Magnesiumsalzwirkung haftet eine gewisse Unsicherheit an. Infolge der individuell verschiedenen Resorptions- und Ausscheidungsgeschwindigkeit ist die Wirkungsstärke einer bestimmten Gabe von Fall zu Fall verschieden. Zudem ist die lebensbedrohende Menge nur wenig höher als die therapeutisch notwendige, d. h. eine geringe Vermehrung bewirkt, daß auch die Atemmuskulatur stillgelegt wird. Die Magnesiumsalztherapie kommt daher nur da in Frage, wo eine zuverlässige Beaufsichtigung des Patienten möglich ist.

Bei Überdosierung wird die Gefahr des Atemstillstandes dadurch vermindert, daß wir in den wasserlöslichen Calciumsalzen, z. B. im Calcium chloratum, Mittel besitzen, die nach intravenöser Einspritzung (z. B. von 0,5) die Muskellähmungen sofort wieder aufheben, also auch die Atmung wiederkehren lassen.

Der Kreislauf der mit parenteralen Magnesiumsalzeinspritzungen Behandelten muß gut beaufsichtigt werden. Die Herztätigkeit und Blutgefäßspannung wird gelegentlich in bedrohlichem Maße abgeschwächt, so daß die therapeutische Darreichung abgebrochen werden muß.

Darreichung, Dosierung. Bei der subcutanen oder (besser) intramuskulären Behandlung muß die Menge den individuell sehr schwankenden Bedürfnissen angepaßt werden. In den meisten Fällen müssen 10,0—20,0 ccm einer 20%igen Lösung von **Magnesium sulfuric.** oder chlorat. alle 3—4 Stunden eingespritzt werden, um die Krämpfe zu mildern oder zu beseitigen. (Bei Tetanus neonatorum spritzt man etwa 5 ccm einer 4%igen Lösung, zunächst 2mal täglich, später seltener ein.)

Rp. Magnesii sulfurici (oder chlorati) 20,0
   Aquae dest. ad 100,0
   M.D. ad vitr. c. collo amplo. Sterilisa.
   S. mehrmals täglich 10,0—20,0 ccm intramuskulär.

(100,0 Magnes. sulfuric. = 0,15 RM.; 100,0 Magnes. chlorat. = 0,20 RM.)

Man vergesse nie, die bei Mg-Vergiftungen lebensrettend wirksame Calciumchloridlösung bereitstellen zu lassen!

Rp. Liquoris Calcii chlorati 4,0
   Aquae dest. ad 20,0
   M.D. ad vitr. c. collo amplo. Sterilisa.
   S. langsam 5 ccm intravenös.

Radix Valerianae, Baldrian.

Geschichtliches. Die Baldrianwurzel scheint schon im Altertum medizinale Verwendung gefunden zu haben. Im Volksaberglauben des Mittelalters spielt sie eine erhebliche Rolle als Schutzmittel gegen Hexen- und Teufelsspuk. Später fand sie als Antispasmodicum, auch als Wurmmittel und am Ende des 16. Jahrhunderts bei Epilepsie Verwendung. Bis in die neueste Zeit erhielt sich ihre Empfehlung bei Hysterie.

Die Droge und ihre Chemie. Radix Valerianae (offiz.) besteht aus dem Wurzelstock samt den anhängenden langen Wurzeln des einheimischen Krautes *Valeriana officinalis.* Die frische Wurzel ist noch geruchlos; erst durch fermentative Vorgänge während des Trocknens spaltet sich die den Geruch verursachende Isovaleriansäure ab. Die Droge enthält etwa 1% ätherisches Öl, in welchem die Isovaleriansäure zum großen Teil an den Alkohol Borneol verestert vorkommt. Daneben sind zahlreiche sonstige Ester des Borneols mit Fettsäuren vorhanden.

Tinctura Valerianae (offiz.), die man an Stelle der Wurzel verschreibt, wird aus der Droge mit verdünntem Weingeist 1 : 5 bereitet. Ähnlich zusammengesetzt ist *Tinct. Valer. aetherea* (offiz.).

Species nervinae (offiz.) enthalten etwa ¹/₄ Rad. Valer., ¹/₄ Fol. Trifolii fibrini und ¹/₄ Fol. Menthae piperitae.

Die pharmazeutische Industrie hat sich der baldriankopierenden oder -ersetzenden Mittel mit regem Eifer angenommen. Unter den zahlreichen Präparaten seien genannt:

Recvalysat = Dialysat aus frischer Droge; *Neo-Bornyval* = Isovalerylglykolborneolester; *Validol* = Mentholum valerianicum = Valeriansäure, Mentholester und Menthol; *Valyl* = Valeriansäurediäthylamid; *Valisan* = Bromisovaleriansäureborneolester. Einige dieser Stoffe leiten zu den echten Hypnoticis über, so *Bromural* (s. S. 88) als Bromisovalerianylharnstoff.

Indikationen. Ehe die gegen Epilepsie, Chorea, Tetanie inzwischen eingeführten und bewährten Präparate bekannt geworden waren, wurde die Baldriantinktur bei fast allen Krampferscheinungen gegeben. Jetzt ist bei diesen Indikationen die Baldriandarreichung als überholt fast ganz aufgegeben. Nicht verdrängt ist der Baldrian dagegen bei der Behandlung der verschiedenen Formen von Nervosität, zumal wenn sie mit Zeichen von Herz- oder Gefäßneurosen einhergehen.

Nebenwirkungen und Gefahren sind bei den therapeutischen Gaben nicht vorhanden.

Dosierung, Darreichung.

Rp. Tincturae Valerianae 20,0
    D. ad vitr. patentat.
    S. mehrmals täglich 30 Tropfen.
    (10,0 Tct. Valer. = 0,20 RM.).

Die Spezialpräparate sind meist sehr teuer.

Valyl (Curta) in Gelatinekapseln zu 0,125 (25 Perlen = 2,65 RM.).

Validol (Zimmer), Perlen zu 0,2 (20 Stück = 1,31 RM.), als Mentholum Valerianicum nur 0,20 RM. pro 1,0.

Valisan (Schering) in Perlen zu 0,25 (30 Perlen = 2,58 RM.).

Neo-Bornyval (Riedel) (25 Perlen zu 0,25 = 1,73 RM.).

Recvalysat (Bürger), ein Dialysat aus dem Wurzelauszug (Flasche zu 15,0 = 1,06 RM.).

Humulus Lupulus, Hopfen.

Lupulinum (Hopfenmehl), das gelbe Drüsenpulver der Fruchtstände (= Glandulae Lupuli), war früher offizinell und wurde als Stomachicum und Sedativum verwendet (0,1—0,3 als Pulver oder Pille). Es enthält neben wenig ätherischem Öl 2 N-freie Bitterstoffe (Humulon und Lupulon). Diese besitzen leicht narkotische Wirksamkeit. Neuerdings wird Hopfen wieder in Kombination mit Baldrian als Sedativum empfohlen, auch in Form der

Hovaletten forte (Blaes), welche gleichzeitig kleine Mengen Luminal und Phenacetin enthalten; mehrmals täglich 2 Tabletten. (50 Tabletten = 0,92 RM.)

Calciumsalze.

Geschichtliches. Die rationelle therapeutische Anwendung der Kalksalze zur Aufhebung bestimmter Krampfformen beruht auf Beobachtungen im Tierversuch. Etwa ein Jahrzehnt, nachdem man die Kalksalze zur Beschleunigung der Blutgerinnung und als gefäßabdichtende Mittel herangezogen hatte, entdeckten MacCallum und Voegtlin (1908), daß die Kalksalze die tetanischen Krämpfe, welche der Herausnahme der Nebenschilddrüsen folgen, bei Tieren aufheben können, und kurz darauf konnte Hans Curschmann auf die vorzüglichen Wirkungen bei Spasmophilie und Tetanie des Menschen hinweisen. Seither sind die Kalksalze die wichtigsten Mittel zur Behandlung der verschiedenen Formen von Tetanie.

Chemie. Zur Behandlung der Tetanie dienen hauptsächlich die folgenden Kalkverbindungen.

Liquor Calcii chlorati (offiz.) enthält etwa 50% Calcium chloratum crystallisatum, $CaCl_2 \cdot 6\,H_2O$, und ist eine klare Flüssigkeit von bitterem Geschmack.

Calcium chloratum siccatum enthält nur zwei Krystallwasser, daher 27% Ca. Es ist sehr hygroskopisch.

Calcium chloratum fusum ist völlig wasserfreies Calciumchlorid $CaCl_2$. Da der Gehalt an Ca 36% beträgt, sind von dieser Verbindung (welche wie die zuletzt erwähnte aber entbehrlich ist) die halben Mengen des krystallisierten Salzes zu geben.

Diese Salze dürfen nicht mit *Calcaria chlorata*, einem mit Säuren aus dem *Calciumhypochlorit* Chlor entwickelnden Präparat, das nur äußerliche Anwendung findet (s. S. 42), verwechselt werden. Man kürze also nicht auf Calc. chlor. ab!

Calcium lacticum (offiz.), milchsaurer Kalk, $Ca(C_3H_5O_3)_2 \cdot 5 H_2O$, ist ein in Wasser 1:20 lösliches Pulver mit 13% Ca. Es hat einen weniger bitteren Geschmack als Liquor Calcii chlorati.

Calcium-lactat-Compretten M.B.K. sind mit Zucker überzogene Tabletten zu 0,5.
Kalzan (Wülfing) in Tabletten zu 0,5 aus Calcium- und Natrium-lactat bestehend.
Calcium carbonicum praecipitatum (offiz.), Calciumcarbonat, $CaCO_3$, ist ein in Wasser unlösliches, daher geschmackloses weißes Pulver.

Calcium gluconicum, Calciumgluconat, $Ca(C_6H_{11}O_7)_2 \cdot H_2O$, mit 9,3% Ca ist ein weißes Pulver, das sich in kaltem Wasser 1:30, in kochendem Wasser 1:5 löst. Die Lösung hat einen leicht kratzenden Geschmack.

Schicksal im Körper. Wie andere zweiwertige Ionen werden die Ca-Ionen vom Magendarmkanal nur langsam resorbiert. Die Hauptmenge wird in die tieferen Abschnitte des Magendarmkanals ausgeschieden, ein Teil geht in den Harn über. Über die zeitlichen Verhältnisse der Ausscheidung per os gegebener Kochsalze sind genaue Daten nicht bekannt. Nach der intravenösen Einspritzung von 1,0 Calciumchlorid ist beim Menschen nur für über 2 Stunden Dauer eine Vermehrung des Kalkgehaltes im Blute nachzuweisen. Die krampfaufhebende Wirkung bei Spasmophilie erstreckt sich ebenfalls über mehrere Stunden.

Indikationen. Nur die Krampfformen, die durch eine Verminderung des Blutkalkgehaltes verursacht sind — also hauptsächlich die Spasmophilie und Tetanie im Kindesalter, die Tetanie nach Entfernung oder Schwund der Epithelkörperchen und die Schwangerschaftstetanie —, können durch Kalksalztherapie gemildert oder beseitigt werden.

Sonstige Indikationen für Kalksalzdarreichung sind: mangelhafte Gerinnungsfähigkeit des Blutes (s. S. 150), Hautnesselausschläge und Ödeme, Schleimhautentzündungen, Heuschnupfen, Asthma bronchiale und Überdosierung von Magnesiumsalzen (s. S. 97). (Über die Behandlung der Tetanie mit Nebenschilddrüsenpräparaten s. S. 226, mit Ergosterinderivaten s. S. 220.)

Nebenwirkungen, Gefahren. Neben dem unangenehmen bitteren Geschmack der meisten wasserlöslichen Kalksalze stört häufig bei länger anhaltender Einnahme ihre magenreizende Wirkung. Ernste Nebenwirkungen stellen sich aber auch nach sehr hohen therapeutischen Gaben nicht ein.

Nach der intravenösen Einspritzung von Kalksalzen empfinden die Patienten für einige Minuten ein brennendes Hitzegefühl, gelegentlich kommt es zu starkem Erblassen des Gesichtes und zu Schweißausbruch, aber diese Erscheinungen klingen in kurzer Zeit ab. Calciumchlorid und -lactat dürfen nicht subcutan oder intramuskulär injiziert werden, da sich stets schmerzhafte Infiltrate, oft Abscesse und Nekrosen bilden.

Darreichung und Dosierung. Von den einfachen wasserlöslichen Kalksalzen, wie Calcium chloratum crystallisatum, Calcium lacticum oder Calcium gluconicum, sind bei ausgesprochener Tetanie anfangs meist große Mengen notwendig, um die Krampferscheinungen zu beseitigen. Bei Kindern wird z.B. 3,0—4,0 täglich, bei Erwachsenen 5,0—10,0 täglich, selbst 15,0 des Calcium chloratum crystall. gegeben. Da die Kalksalze nur vorübergehend den Kalkspiegel des Blutes erhöhen können, müssen sie fortdauernd gegeben werden. Meist kann einige Zeit nach Beginn der Zufuhr die Kalksalzmenge etwas reduziert werden.

Wegen des bitteren Geschmacks setzt man reichlich Zuckersirup zu.

Rp. Liquoris Calcii chlorati 60,0
  (enthält Calc. chlorati fusi 15,0)
  Sirupi simplicis 50,0
  Aquae dest. ad 300,0
  M.D.S. 2 Eßlöffel 2mal täglich (zusam-
  men 6,0 CaCl$_2$ cryst.).

Rp. Calcii lactici (oder carbon.) 10,0
  Sirupi simpl. 20,0
  Aquae dest. ad 100,0
  M.D.S. Umschütteln, 3mal täglich
  2 Teelöffel (zusammen 3,0 Ca-Salz)

Bei der Verabreichung von Calcium gluconicum ist der Zusatz eines Geschmackkorrigens überflüssig.

Rp. Calcii gluconici 50,0
  D.S. 3mal täglich 1 Teelöffel in warmem Tee zu nehmen.

(Da im Calc. carbon. dem Körper nur fixes Alkali, keine fixe Säure zugeführt wird, dürfte Calc. carbon. zur lang anhaltenden Tetaniebehandlung weniger geeignet sein als Calcium chloratum. Vgl. die Säurebehandlung der Tetanie, S. 207.)

Zur Injektion benutzt man Calcium gluconicum in 10%iger oder 20%iger Lösung. Es werden 5—10 ccm eingespritzt. Die folgenden Handelspräparate enthalten Calcium gluconicum und sind zur intravenösen und intramuskulären Injektion geeignet:

Calcium (Nordmark). Ampullen (10%ig) zu 5,3 ccm, 5 Ampullen = 1,30 RM.

Calcium-Sandoz. Ampullen (10%ig) zu 10 ccm, 5 Ampullen = 3,37 RM.; (20%ig) zu 10 ccm, 5 Ampullen = 3,78 RM.

Calcinol (Riedel). Ampullen (10%ig) zu 10 ccm, 3 Ampullen = 1,47 RM.

Im lebensbedrohenden Tetanieanfall spritzt man intravenös etwa 1,0—2,0 Calc. chlorat. cryst. oder eine entsprechende Menge Calc. gluconic. *sehr langsam* ein (zur Injektion von 10 ccm einer 20%igen Calciumsalzlösung sind mindestens 4 Min. nötig):

Rp. Liquoris Calcii chlorati 20,0
  Aquae dest. ad 100,0
  M.D. Sterilisa. S. 10,0—20,0 ccm intravenös.

(100,0 Liq. Calc. chlorati = 0,20 RM.; 10,0 Calc. lactic. = 0,20 RM.; 100,0 Calc. carbon. praecip. = 0,40 RM.)

Acidum salicylicum, Natrium salicylicum und Derivate.

Geschichtliches. Schon vor der Entdeckung der Salicylsäure (Gewinnung 1838 durch R. PIRIA; Synthese 1859 durch KOLBE) wurde eine Salicylverbindung, die in der Rinde verschiedener Weidenarten vorkommt, als Fiebermittel verwandt. Cortex Salicis enthält neben Gerbstoff Salicin, ein Glykosid, das in Zucker und Salicylalkohol zerlegt werden kann. Die Verwendung der Rinde oder des reinen Salicins und Salicylalkohols ist seit der Entdeckung der fieberherabsetzenden Wirkung der Salicylsäure außer Gebrauch gekommen. Einen wichtigen Fortschritt brachte die Einführung des Essigsäureesters der Salicylsäure (Aspirin, DRESER 1899).

Chemie.

Acidum salicylicum (offiz.), o-Oxybenzoesäure, bildet weiße, in kaltem Wasser nur 1 : 500, in Alkohol, Äther und Öl gut lösliche Nadeln von unangenehm kratzendem Geschmack.

Natrium salicylicum (offiz.), weiße Krystallschuppen, löst sich in Wasser sehr leicht auf; die Lösung schmeckt unangenehm süßsauer.

Acidum acetylosalicylicum (offiz.), *Aspirin* (Bayer), *Acetylin* (Heyden), entsteht bei der Veresterung der Salicylsäure mit der Essigsäure als weiße, in Wasser nur 1 : 3000 lösliche, schwach säuerlich schmeckende Krystalle. Das DAB. schreibt die Prüfung auf Abwesenheit freier Salicylsäure vor.

Salicylsäure
C$_7$H$_6$O$_3$

Acetylsalicylsäure
C$_9$H$_8$O$_4$

Andere in die Therapie eingeführte Abkömmlinge der Salicylsäure sind:
Diplosal (Boehringer), Salicylsäure-Salicylester, in Wasser unlöslich.
Phenylum salicylicum, Salol, der Phenylester der Salicylsäure (Näheres siehe S. 204).
Phenyldimethylpyrazolonum salicylicum, Salipyrin, s. S. 103.

Über sonstige, vorwiegend oder ausschließlich als Hautreizmittel verwandte Salicyl-
derivate s. S. 38 u. 62.

Schicksal im Körper. Das Epithel der Schleimhäute wird durch die Salicylsäure gereizt. Daher bewirkt sie nach der oralen Einverleibung oft Magenreizung.
Da im Mageninhalt fast immer genügend freie Salzsäure vorhanden ist, um aus
dem Natriumsalz der Salicylsäure, das an sich nicht lokalreizend wirkt, die Salicylsäure in Freiheit zu setzen, kann auch das Salz magenreizend wirken, während
die erst im Darm gelösten Verbindungen Acidum acetylosalicylicum, Phenylum
salicylicum, Diplosal usw. nicht oder kaum magenreizend wirken.

Die Resorption der in den Magendarmkanal eingenommenen Salicylsäure und
ihres Natriumsalzes beginnt sehr bald. Meist ist die Salicylsäure schon gegen 10 bis
15 Minuten nach der Einnahme mit der Eisenchloridprobe (Violettfärbung) im
Harne nachzuweisen.

Über das Schicksal der resorbierten Salicylsäure gehen die Angaben auseinander. Die meisten Versuchsergebnisse sprechen dafür, daß die Salicylsäure im
Körper des Menschen nicht verbrannt wird und daß ein sehr erheblicher Teil
(mehr als $^4/_6$ der zugefügten Menge) mit Glykokoll gepaart als Salicylursäure
abgegeben wird.

Die Ausscheidung einer größeren therapeutischen Gabe, wie sie bei der Behandlung des
akuten Gelenkrheumatismus angewandt wird, ist erst nach überraschend langer Zeit beendet.
So fand man in einem Falle in den alle 10 Stunden untersuchten Harnportionen folgende
Prozente der eingenommenen Menge wieder: innerhalb der ersten 10 Stunden 25%, bis zur
20. Stunde 17% (zusammen 42%), bis zur 30. Stunde 10% (zusammen 52%), bis zur 40. Stunde
9% (zusammen 61%), bis zur 50. Stunde 7% (zusammen 68%), bis zur 60. Stunde 3% (zusammen 71%) und erst zwischen der 60. und 70. Stunde war die Ausscheidung mit insgesamt
72% beendet.

Infolge dieser langsamen Abgabe muß also bei täglicher Darreichung größerer
Mengen von Salicylsäure eine erhebliche Kumulation eintreten, wie sie sich denn
auch oft in Vergiftungserscheinungen äußert. Ob das Natriumsalz, wie oft behauptet wird, wesentlich rascher als die Säure ausgeschieden wird, scheint recht
fraglich.

Acidum acetylosalicylicum (Aspirin) wird im Darm offenbar nicht so glatt in
Salicyl- und Essigsäure gespalten, wie ursprünglich angenommen wurde, denn
man fand im Harn etwa $^4/_{10}$ der ausgeschiedenen Salicylsäure in Form des
unverseiften Esters wieder. Daneben ist freie Salicylsäure nachweisbar. Die Re-
sorptions- und Ausscheidungsgeschwindigkeit ist derjenigen der Salicylsäure
ähnlich.

Diplosal dürfte im Darm völlig in die beiden Salicylsäurehälften gespalten
werden, die sich dann natürlich nicht anders als die Salicylsäure verhalten. Das
Schicksal des Salols ist S. 204 näher beschrieben.

Indikationen. Zur Senkung der gesteigerten Körpertemperatur bei Infektionskrankheiten wird die Salicylsäure seit der Einführung des Acetylesters derselben
(Aspirin) und der synthetischen Pyrazolonderivate (Antipyrin, Pyramidon) viel
seltener verwandt, da die Nebenwirkungen stärker ausgesprochen sind und jene

Mittel besser wirksam sind. Dagegen hat sich die Salicylsäure ihren Ruf, bei akutem Gelenkrheumatismus in geradezu spezifischer Weise das Fieber senken, die Schmerzen und Gelenkschwellungen mildern zu können, im allgemeinen bewahrt, während eine sichere Abnahme der an den akuten Gelenkrheumatismus sich anschließenden Herzklappenveränderungen nicht nachweisbar ist. Die Salicylsäure und ihre Derivate werden bei Iritiden rheumatischen Ursprungs und bei Muskelrheumatismus mit gelegentlichem Erfolg gegeben. Viel unsicherer ist der Einfluß auf chronische rheumatische Affektionen, Pleuritis exsudativa, Polyneuritis und Erythema nodosum, er fehlt bei Gelenkerkrankungen gonorrhoischen Ursprungs und bei Arthritis deformans.

Die analgetische Wirkung, die wie fast allen Fiebermitteln auch der Salicylsäure eigen ist, tritt bei der Acetylsalicylsäure und anderen neueren Fiebermitteln, besonders den Pyrazolonderivaten, in so viel stärkerem Maße hervor, daß die Salicylsäure bei Neuralgie und Migräne wenig verwandt wird.

Auf die gichtischen Erkrankungen hat die Salicylsäure eine oft bewährte lindernde Wirkung. Sie befördert häufig die Ausscheidung der Harnsäure.

Über die äußerliche Anwendung der Salicylsäure als Antisepticum und epithellösendes oder hautreizendes Mittel s. S. 38 und 62.

Nebenwirkungen, Gefahren. Bei einmaliger Darreichung großer therapeutischer Mengen sind die Nebenwirkungen meist geringer Art. Sehr viel stärker treten sie in Erscheinung, wenn große oder mittlere Gaben längere Zeit hindurch gegeben werden; die Nebenwirkungen zwingen besonders bei der Behandlung des akuten Gelenkrheumatismus oft zum vorzeitigen Unterbrechen der Darreichungen.

Die akuten Vergiftungserscheinungen großer Dosen äußern sich im wesentlichen im Gefühl der Hitze im Gesicht, der Kopfschwere und Benommenheit und in stärkerem Schweißausbruch. Bei schwerer Vergiftung, wie sie aber nur selten nach kleineren Dosen als etwa 8,0 pro Tag aufgetreten ist, deliriert der Patient und fällt dann in tiefen Kollaps.

Bei der kumulativ zustande kommenden Intoxikation sind Schwerhörigkeit und Ohrensausen erste Zeichen beginnender Vergiftung. In selteneren Fällen ist auch das Sehvermögen gestört (tagelang anhaltende Sehschwäche oder sogar Erblindung).

Zu achten ist auf den Harn, dessen Menge nach kleinen Salicylgaben vermehrt, nach großen regelmäßig eingeschränkt ist, weil im Verlauf einer Salicyltherapie sehr oft Nierenentzündungen auftreten. Der Harn enthält dann Eiweiß, gelöst oder in Zylindern, gelegentlich selbst Blut; die Nierenreizung pflegt nach dem Aussetzen der Darreichung bald zu schwinden.

An der Haut treten häufig ebenfalls rasch abheilende Entzündungserscheinungen auf, wie Erytheme, Urticaria, und an den Schleimhäuten wird eine Neigung zu Blutungen beobachtet, weshalb Salicylate mit Vorsicht bei Typhus und besonders mit Vorsicht bei Graviden zu geben sind; bei letzteren tritt nicht selten Abort ein.

Darreichung, Dosierung. Bei akutem Gelenkrheumatismus werden meist große Mengen (d. h. etwa 5,0—8,0—10,0 im Laufe eines Tages) einige Tage lang dargereicht, bis die ersten kumulativen Giftwirkungen auftreten. Bei Neuralgien, gichtischen Erkrankungen, bei denen aber die Salicyltherapie weitgehend durch andere Mittel verdrängt worden ist, werden Mengen von 2,0—3,0 am Tage gegeben.

Wegen der geringeren magenreizenden Wirkung sind Natrium salicylicum und Acid. acetylosalicylicum dem Acidum salicylicum vorzuziehen.

Rp. Natrii salicylici 20,0
Aquae dest. ad 100,0
M.D.S. 3mal täglich 2 Teelöffel zu nehmen (= 6,0 tägl.) bei akutem Gelenkrheumatismus.
(10,0 Natr. sal. = 0,20 RM.)

Rp. Tabul. Acidi acetylosalicylici 1,0
D. t. d. Nr. XX
S. 3mal täglich 2 Tabletten.
(10 Tabl. = 0,30 RM., Aspirin ist etwa 3mal teurer!)

Rp. Tabul. Natrii salicylici 1,0 Nr. XX
D.S. 3mal täglich 2 Tabletten in Wasser
zu nehmen (= 6,0 täglich).

Bei besonders magenempfindlichen Patienten kann Natrium salicylicum als Klysma oder Suppositorium gegeben werden.

Rp. Natrii salicylici 2,0
Olei Cacao q. s. f. suppos.
D. tal. dos. Nr. VI
S. 3mal täglich ein Suppos. einzuführen.

Auch die intravenöse Einspritzung von einigen Gramm Natriumsalicylat wird empfohlen.

Bei Kindern, die an akutem Gelenkrheumatismus erkrankt sind, wird im zweiten Jahr etwa 0,5, im vierten Jahr 1,0—2,0, im zehnten Jahr 2,0—4,0 am Tage gegeben.

Die zahlreichen, z. T. oben aufgeführten Salicylpräparate und Aspirinkopien dürften, abgesehen davon, daß sie z. T. eine geringere magenreizende Wirkung haben, keinen Vorzug vor Natrium salicylicum und Acidum acetylosalicylicum haben. Genannt seien:

Diplosal (Boehringer), in der oben genannten Dosierung (10 Tabletten zu 0,5 = 0,70 RM.).

Phenylum salicylicum, Salol, wird bei Gelenkrheumatismus selten gegeben, es dient fast nur zur Behandlung von Cystitis, s. S. 204 (10,0 = 0,30 RM.).

Phenyldimethylpyrazolonum (Antipyrin) und Derivate.

Geschichtliches. Bei dem Bestreben, dem Chinin chemisch und pharmakologisch nahestehende Moleküle zu synthetisieren, gelangte KNORR 1883 zufällig zu einem (später Antipyrin genannten) Pyrazolonderivat, das, obwohl dem Chinin chemisch nicht nahestehend, ausgezeichnete entfiebernde und nicht minder wertvolle schmerzlindernde Wirkungen entfaltete. Das Antipyrin konnte das Chinin, die Salicylsäure und einige andere damals im Übermaß angewandte Antipyretica bei der Fieberbekämpfung weitgehend verdrängen. Seit 1896 ist ihm in dem chemisch nahe verwandten Pyramidon ein erfolgreicher Konkurrent erwachsen.

Chemie.

Phenyldimethylpyrazolonum (offiz.), Antipyrin (Bayer), bildet farblose Krystalle von schwach bitterem Geschmack, die sich in 1 Teil Wasser lösen.

Die wichtigeren sonstigen Pyrazolonderivate sind: **Dimetyhlamino-phenyl-dimethylpyrazolonum** (offiz.), *Pyramidon* (Bayer), auch *Dimethylaminophenazon* genannt, farblose Krystalle, die in 20 Teilen Wasser löslich sind.

$$H_3C \cdot C = CH$$
$$H_3C \cdot N \quad CO$$
$$N \cdot C_6H_5$$
Antipyrin
$$C_{11}H_{12}ON_2$$

$$H_3C \cdot C = C - N(CH_3)^2$$
$$H_3C \cdot N \quad CO$$
$$N \cdot C_6H_5$$
Pyramidon
$$C_{13}H_{17}ON_3$$

Phenyldimethylpyrazolonum salicylicum (offiz.), *Salipyrin* (Riedel), in Wasser nur wenig lösliches, süßlich schmeckendes weißes Pulver.

Melubrin (Bayer), Antipyrinamidomethansulfosaures Natrium und *Novalgin* (Bayer), Antipyrinmethylaminomethansulfosaures Natrium.

Die Zahl weiterer therapeutisch ausprobierter, z. T. auch jetzt noch verwandter Antipyrinabkömmlinge ist außerordentlich groß. Besondere Bedeutung kommt ihnen samt und sonders nicht zu.

Schicksal im Körper. Antipyrin wird rasch resorbiert. Schon 10—20 Minuten nach der Einnahme tritt es im Harne auf. Die Ausscheidung einer einmaligen großen therapeutischen Gabe ist nach 24—36, spätestens nach 48 Stunden beendet, wie sich leicht an einer typischen Harnreaktion (Rotfärbung bei Eisenchloridzusatz) nachweisen läßt. Nur ein kleiner Teil (8—14%) der eingegebenen Substanz erscheint im Harn unzersetzt, und zwar an Schwefelsäure und besonders an Glykuronsäure gepaart. Der Harn wird nach Antipyrin oft dunkel- bis rötlichgelb. Nach der Pyramidoneingabe ist die rote Verfärbung des Harnes noch stärker; einige Prozent des Pyramidons, von dem nichts unverändert ausgeschieden wird, gehen in ein rot gefärbtes Pyrazolderivat, die Rubazonsäure, über.

Die durch mittlere Antipyrin- oder Pyramidongaben beim Fiebernden zu erzielende Temperatursenkung erreicht innerhalb 1—2 Stunden ihr Maximum, die Temperatur hält sich etwa 2—3 Stunden unten, um 6—8 Stunden nach der Einnahme den alten Wert wieder zu erreichen.

Indikationen. Alle vier genannten Präparate werden statt der Salicylsäure, wenn diese nicht vertragen wird, bei akutem Gelenkrheumatismus und anderen rheumatischen Erkrankungen, z. B. Iritis rheumatica, gegeben; besonders Melubrin entfaltet bei diesen Erkrankungen eine prompte entfiebernde und schmerzstillende Wirkung. Zur Entfieberung bei Infektionskrankheiten, z. B. bei Lungenphthise, Typhus, wird vorwiegend das Pyramidon gewählt, da es hierbei sicherer wirkt als Antipyrin.

Vorzügliche antineuralgische Wirkungen entfalten alle genannten Pyrazolonderivate bei Ischias, Migräne, Cephalalgie, Intercostalneuralgien und Grippe. Die schmerzlindernde Wirkung bei Zahnschmerzen, Pleuritis usw. ist so erheblich, daß der Gebrauch von Opium und Morphin. hydrochloricum sich weit mehr einschränken, d. h. die Zahl der durch Verordnung dieser Mittel dem Morphinismus Verfallenden sich sehr vermindern läßt, wenn von der analgesierenden Wirkung der Pyrazolone noch regelmäßiger Gebrauch gemacht wird.

In manchen Fällen von MENIÈREscher Krankheit mildert Antipyrin die Beschwerden.

Bei Keuchhusten soll es die Anfälle abschwächen.

Nebenwirkungen, Gefahren. Die meisten der Pyrazolonderivate, besonders das Phenyldimethylpyrazolonum und das Melubrin, etwas weniger das Pyramidon, haben geringe schleimhautreizende Lokalwirkungen; nicht selten stellen sich Magendrücken oder auch Erbrechen ein. Erst bei starker Überdosierung sind schwere Vergiftungserscheinungen, beginnend mit Schwindel und Benommenheit, übergehend in Kollaps mit schlechter Herztätigkeit und gelegentlich mit Krämpfen, zu befürchten.

Aber nicht selten beobachtet man eine starke Überempfindlichkeit, die sich besonders in Entzündungsvorgängen an Haut und Schleimhäuten äußert. Die Patienten bekommen starke Exantheme, Urticaria oder Purpura, die Nasenschleimhaut wird akut entzündet (Niesen), an der Mundschleimhaut und an der Schleimhaut der Geschlechtsorgane treten pemphigusähnliche Blasen auf, die Bronchialschleimhaut schwillt an. Nach Antipyrin wurde diese Idiosynkrasie öfter als nach Pyramidon beobachtet. Um schwere derartige Erscheinungen zu vermeiden, empfiehlt es sich, Patienten, die zum ersten Male Antipyrin erhalten, eine nur kleine Probedosis zu geben.

Nach der Zufuhr von Pyramidon sind Fälle von Agranulocytose beobachtet worden. Vermutlich handelt es sich hierbei um eine verhältnismäßig seltene Überempfindlichkeit einzelner Patienten gegenüber Pyramidon. Um die Gefahr einer schädigenden Wirkung durch die akute Leukopenie zu vermeiden, ist eine Kontrolle der Leukocytenzahl besonders bei wiederholter und bei länger dauernder Pyramidonbehandlung zu empfehlen.

Sehr selten ist eine paradoxe Fieberreaktion nach Antipyrin: statt der üblichen Senkung der Temperatur steigt diese stark an.

Darreichung, Dosierung. Die bei Neuralgien, z. B. Migräne, Ischias, und im Beginn akuter fieberhafter Erkältungen üblichen Mengen sind:

Phenyldimethylpyrazolonum 1,0,
Dimethylamino-phenyldimethylpyrazolonum (Pyramidon) 0,1—0,3,
Phenyldimethylpyrazolonum salicylicum 1,0.

Zur Herabsetzung der Temperatur Fiebernder, z. B. bei Tuberkulose, wird Pyramidon sehr häufig gebraucht. Die Senkung der Körpertemperatur gelingt am sichersten bei rasch wiederholten kleinen Dosen, z. B. von 0,1—0,15 Pyramidon alle Stunden bis zum Absinken der stündlich gemessenen Temperatur auf die Normalwerte. Erst wenn die Temperatur wieder zu steigen beginnt, wird wieder 0,05—0,1, eventuell 0,15 gegeben. So gelingt es in vielen Fällen — mit insgesamt 1,0—1,5 Pyramidon —, während 24 Stunden eine niedrige Temperatur (um 37°) einzuhalten. Doch verhalten sich die Patienten individuell sehr verschieden.

Bei Kindern wird im 6. Monat etwa 0,03—0,06 Pyramidon gegeben, beim Kleinkind 1- bis 3mal 0,1, beim Schulkind 1—3mal 0,2. (Von Antipyrin doppelt soviel.)

Bei Polyarthritis und bei Entzündungen der serösen Häute werden größere Dosen von Pyramidon — bis zu 2,0 täglich — gegeben. Melubrin wird vorzugsweise bei Gelenkrheumatismus, und zwar in der Dosierung von 1,0 etwa 3—4mal täglich verwandt. Ähnlich Novalgin 3mal täglich 0,25—1,0. Besonders wirksam und die Magenreizungen vermeidend ist die intravenöse Injektion oder die rectale Zufuhr in Suppositorien.

Rp. Tabul. Phenyldimethylpyrazoloni 1,0 Nr. XX (10 Tabletten = 0,50 RM.). (Antipyrin ist kaum teurer.)

Rp. Tabul. Phenyldimethylpyrazoloni salicylici 1,0 Nr. XX (10 Stück = 0,50 RM.) (Salipyrin kostet etwas mehr.)

Rp. Tabul. Dimethylamino-phenyldimethylpyrazoloni 0,1 Nr. XX (10 Stück = 0,15 RM.) oder 0,3 Nr. XX (10 Stück = 0,35 RM.). (Als Pyramidon ist die Verbindung wesentlich teurer, 1,0 = 0,45 RM. statt 0,20 RM.)

Rp. Tabul. Melubrin O.P., 1,0 Nr. XX (10 Tabletten = 1,62 RM.).

Migränin (Bayer) ist ein beliebtes Antineuralgicum, eine Mischung von 0,85 Antipyrin, 0,09 Coffeinum, 0,06 Acid. citric.; 1,0 gegen Migräne. Billiger: Tabl. Phenyldimethylpyrazoloni c. Coff. citrico 1,0 (10 Stück = 0,80 RM.).

Veramon (Schering) ist eine Additionsverbindung von 0,1 Acid. diaethylbarb. und 0,3 Dimethylamino-phenyldimethylpyrazolonum (Veronal + Pyramidon). Es hat eine vorzügliche antineuralgische und gute hypnotische Wirkung, die aber ebensogut, doch billliger, durch getrennte Darreichung der beiden Bestandteile erzielt werden kann. Tabletten zu 0,4 (20 Stück = 1,45 RM.).

Veramon B (Schering) enthält an Stelle des Veronals ein spasmolytisch und analgetisch wirksames β-Naphtholdisulfosaures Tributyläthylamin (20 Tabletten zu 0,3 = 1,45 RM.).

Es gibt noch zahlreiche andere, ähnlich zusammengesetzte Kombinationspräparate, die in gleicher Weise Verwendung finden können (Allional, Cibalgin, Coffetylin, Optalidon, Saridon u. a.).

Acetanilidum. Phenacetinum.

Geschichtliches. Das als Antipyreticum klinisch brauchbare Anilinderivat Antifebrin kam 1886, 2 Jahre nach der Einführung des Antipyrins, durch Cahn und Hepp in die Therapie. Antifebrin wurde später von dem erheblich weniger giftigen Phenacetin verdrängt, das als Ergebnis von Stoffwechseluntersuchungen, die das Schicksal des Anilins und Antifebrins im Körper verfolgten, von Hinsberg 1887 dargestellt und eingeführt wurde.

Chemie.

H
C
HC   CH
HC   CH
C
NH·CO·CH₃
Acetanilid
C₈H₉ON

Acetanilidum (offiz.), *Antifebrin*, trägt eine in die Amidogruppe des Anilins eingefügte Acetylgruppe. Die weißen Krystallblättchen sind von schwach brennendem Geschmack und in Wasser nur 1 : 230 löslich.

Phenacetinum (offiz.) ist das para-Acetphenetidin, ein Derivat des oxydierten Anilins, des p-Amidophenols. An zwei Stellen des p-Amidophenols sind Substitutionen ausgeführt: Die Phenol-OH-Gruppe ist äthylsubstituiert, wodurch das Phenetidin genannte Molekül entsteht, und die NH₂-Gruppe ist wie beim Antifebrin mit einem Essigsäurerest verbunden.

Phenacetin bildet farblose Krystallblättchen, die geschmacklos und in Wasser kaum (1 : 1400) löslich sind.

Auch in der Anilin- und Phenetidinreihe hat die pharmazeutische Industrie eine Unsumme von Substanzen dargestellt und auf ihre pharmakologische Brauchbarkeit hin prüfen lassen.

OC₂H₅
C
HC   CH
HC   CH
C
NH·CO·CH₃
Phenacetin
C₁₀H₁₃O₂N

Zahlreiche dieser Mittel sind verschwunden, nur wenige konnten sich in gewissem Umfange halten, aber kaum einer dieser Körper hat sichere Vorzüge vor dem Phenacetin.

Genannt sei:

Lactylphenetidinum (offiz.), *Lactophenin* (Bayer), in dem die Essigsäure des Phenacetins durch Milchsäure ersetzt ist, ein schwach bitter schmeckendes, in Wasser kaum lösliches Pulver.

Schicksal im Körper. Acetanilid, dessen Essigsäure zum Teil wohl schon im Magen abgespalten wird, so daß sich Anilin bildet, wird nicht unverändert ausgeschieden. Ein Teil der Substanz geht durch Oxydation in Acetylamidophenol, also eine Vorstufe des Phenacetins, über, zum Teil tritt die Substanz auch als p-Amidophenol im Harne auf. Diese beiden Stoffe werden als Phenole vor der Ausscheidung mit Schwefel- und Glykuronsäure gepaart.

Phenacetin wird unverändert resorbiert, im Körper aber gespalten, so daß im Harne kein unverändertes Phenacetin, wohl aber durch Essigsäureabspaltung entstandenes Phenetidin und auch p-Amidophenol zu finden sind. Beide werden wahrscheinlich an Glykuronsäure gepaart ausgeschieden.

Abbau des Phenacetins und Ausscheidung der Abbauprodukte gehen rasch vonstatten: die Wirkung einer therapeutischen Gabe auf die erhöhte Temperatur des Fiebernden beginnt ½ Stunde nach der Einnahme und ist schon 6—8 Stunden nach der Einnahme wieder abgeklungen.

Indikationen. Bei der Behandlung des akuten Gelenkrheumatismus sind Acetanilid und Phenacetin fast ganz durch die Salicylate verdrängt worden; zur

Temperatursenkung der Fiebernden wird Pyramidon bevorzugt, aber als Antineuralgicum hat Phenacetinum seine alte Bedeutung behalten, während Acetanilidum wegen seiner gelegentlich gefährlichen Nebenwirkungen mehr und mehr verlassen wird.

Nebenwirkungen, Gefahren. Nach Acetanilid (Antifebrin) sind so häufig schwere Vergiftungen vorgekommen, daß es, zumal bei länger anhaltender Behandlung, nur mit großer Vorsicht gegeben, am besten ganz durch das viel ungiftigere Phenacetin ersetzt werden sollte.

Die Acetanilidvergiftung ähnelt der Anilinvergiftung. Nach Schwindel und Mattigkeit stellt sich ein tiefer Kollaps ein, in dem oft eine auffallende Cyanose sich bemerkbar macht. Sie ist die Folge einer Umwandlung des roten Blutfarbstoffes in das zur Sauerstoffabgabe nicht mehr fähige Methämoglobin. Im allgemeinen zwar wurden derartige Vergiftungen erst bei weit über den unten genannten therapeutischen Mengen gesehen, aber gelegentlich sind Menschen gegen Acetanilid überempfindlich.

Phenacetin wird in den üblichen Gaben ohne störende Nebenwirkungen vertragen. Nach sehr hohen Mengen oder sehr lang anhaltender Phenacetindarreichung sind nur selten ähnliche Erscheinungen, wie sie oben angeführt wurden, speziell auch Methämoglobinämie und -urie beobachtet worden; man wird also auf etwaige Harnverfärbung (durch Methämoglobin) achten und auf die ersten Zeichen sofort das Mittel absetzen.

Hauterscheinungen (Exantheme, Urticaria) sind nach Acetanilid und Phenacetin viel seltener als nach Antipyrin.

Darreichung, Dosierung.

Rp. Tabul. Phenacetini 0,25 oder 0,5 Nr. XX
D.S. 2—4mal täglich 1 Tablette.
(10 Tabletten zu 0,5 = 0,25 RM.)

Bei Neuralgien wird Phenacetin gern mit Codein. phosph. und Acid. acetylosalicylicum gegeben (Treupels Mischung).

Rp. Phenacetini 0,25
Acid. acetylosalicyl. 0,25
oder Dimethylamino-
phenyldimethylpyrazol. 0,25
Codeini phosph. 0,03
M. f. p. D. tal. dos. Nr. X
S. 2mal täglich 1 Pulver.

Rp. Tabul. Acetanilidi 0,5
D. t. dos. Nr. XX
S. 2—3mal täglich 1 Tablette.
(10,0 = 0,15 RM.)
(E.M.D. 0,5!, T.M.D. 1,5!)

Rp. Lactylphenetidini 0,25—0,5
D. t. dos. Nr. X. S. Abends 1 Pulver.
(1,0 = 0,25 RM.)

Ähnliche Kombinationen liegen vor in:

Antineuralgicum Composit-Kompretten (M.B.K.). 10 Stück = 0,60 RM., 20 Stück = 1,11 RM.
Antineuralgica Gelonida (Goedecke) zu 0,5. 10 Stück = 0,85 RM., 20 Stück = 1,45 RM.
Antineuralgicae Capsulae „Stada". 10 Stück = 0,83 RM., 20 Stück = 1,45 RM.

Anhang: Tubera Aconiti, Aconitinum.

Tubera Aconiti, Eisenhutknollen, stammen von dem einheimischen Aconitum napellus. Die Zubereitungen der Droge fanden früher sehr mannigfaltige medizinische Verwendung, so besonders gegen Neuralgien und bei Pulsbeschleunigung, z. B. während des Fiebers. Zur Zeit findet die Droge weniger Beachtung, wird aber gelegentlich noch gegen Neuralgien und Migräne empfohlen.

Die Aconitknollen enthalten ein Alkaloid Aconitin, das als Ester einer Base mit einer organischen Säure leicht verseifbar ist, so daß die Wirksamkeit der Droge und ihrer Zubereitungen Schwankungen unterliegt.

Tinctura Aconiti, durch Ausziehen der Droge mit Alkohol 1 : 10 gewonnen, ist braungelb und hat brennend-kratzenden Geschmack.

Aconitinum crystallisatum wird selten gegeben; die verschiedenen Aconitinpräparate des Handels sollen bezüglich des Aconitgehaltes nicht einheitlich sein!

Zur Zeit wird Tinct. Aconiti hauptsächlich bei Neuralgien innerlich gegeben; über den Wert gehen die Ansichten weit auseinander.

Als Nebenwirkung stellen sich Reizungen der sensiblen Nervenenden ein; es tritt das Gefühl der Wärme, des Brennens, von Ameisenkribbeln und Jucken in der ganzen Haut auf. Der Pulsschlag wird zunächst verlangsamt, später unregelmäßig. Über das Schicksal des Aconitins beim Menschen ist nichts Näheres bekannt.

Von Tinctura Aconiti werden 5—10 Tropfen (= 0,1—0,2) auf einmal gegeben. (Tinctura Aconiti 10,0 = 0,20 RM.)

Aconit-Dispert (Rhenania) ist ein aus Aconitwurzel bereitetes Trockenpräparat, das im Tierversuch auf einen bestimmten Gehalt an Aconitin (1 Tablette = 0,00005 Aconitin) eingestellt ist (20 Tabletten = 1,35 RM.).

2. Mittel zur örtlichen Anästhesierung.

Cocainum hydrochloricum.

Geschichtliches. Die Verwendung der Cocapflanze zu Genußzwecken fanden die Spanier schon bei ihrem Eindringen in Peru dort weitverbreitet vor. Wiederholt kam die Droge nach Europa herüber, ohne aber allgemeinere medizinale Verwendung zu finden. Als in WÖHLERS Laboratorium das Cocain 1860 rein dargestellt worden war, wurde die örtlich betäubende Wirkung des auf die Zungenschleimhaut gebrachten Mittels schon von WÖHLER erkannt und beschrieben. Aber weder diese Angabe noch physiologische Versuche, in denen die Anästhesierung der Haut durch Cocain gezeigt wurde, fanden weitere Beachtung. Es ist das große Verdienst des Wiener Augenarztes KOLLER, das Cocain in die Augenheilkunde eingeführt und damit die Entwicklung der lokalanästhetischen Methode angebahnt zu haben (1884). In die chirurgische Praxis fand die Cocainlokalanästhesie besonders durch die Arbeit SCHLEICHS Eingang, der als erster umfangreiche Gewebspartien durch Einspritzen *dünner* Cocainlösungen schmerzunempfindlich machte. Seit der Synthese des Novocains und der Erkenntnis, daß die Anwendung dieses Mittels in den meisten Fällen mit weit geringeren Gefahren verbunden ist als die Cocainanwendung, wird die letztere mit Recht weitgehend eingeschränkt.

Chemie. Cocain ist in *Folia Cocae* von Erythroxylon coca — einem dem südamerikanischen Andengebiet entstammenden, jetzt auch im südasiatischen Tropengebiet kultivierten Strauche — enthalten.

Die Konstitution der Base ist besonders durch die Arbeiten WILLSTÄTTERS vollkommen aufgeklärt. Der basische Kern, Ecgonin, enthält eine alkoholische Hydroxylgruppe, die mit der Benzoesäure verestert ist, und eine COOH-Gruppe, die mit Methylalkohol verestert ist.

$$
\begin{array}{ccc}
H_2 & H & H \\
C\!\!-\!\!\!-\!\!\!-\!\!\!C\!\!-\!\!\!-\!\!\!-\!\!\!C\cdot CO\cdot OCH_3 \\
| & & \\
& N\cdot CH_3 & CHO\cdot CO\cdot C_6H_5 \\
| & & \\
C\!\!-\!\!\!-\!\!\!-\!\!\!C\!\!-\!\!\!-\!\!\!-\!\!\!C \\
H_2 & H & H_2
\end{array}
$$

Cocain $C_{17}H_{21}O_4N$

Cocainum hydrochloricum (offiz.) bildet farblose, in Wasser sehr leicht lösliche Krystalle. Die wäßrigen Lösungen sind, wenn die Lösung nicht schwach saure Reaktion hat, sehr schlecht haltbar. Zumal wenn beim Stehen in der Flasche Alkalisilicat aus dem Glas in Lösung gegangen ist und die Reaktion schwach alkalisch geworden ist, wird beim Aufkochen ein erheblicher Teil der Substanz zersetzt und unwirksam. Es empfiehlt sich deshalb die fraktionierte Sterilisation der Lösungen oder der Zusatz von ein wenig verdünnter Salzsäure vor dem Kochen.

Schicksal im Körper. Obwohl Cocainhydrochlorid die Blutgefäße lokal verengt und dadurch den Blutzufluß vermindert, wird es rasch von den Schleimhäuten und aus dem Unterhautzellgewebe resorbiert. Daher dauert eine Schleimhautanästhesie nicht länger als ½—1 Stunde. Ein Zusatz des viel stärker anämisierend wirksamen, daher sehr stark resorptionsverzögernden Suprarenin. hydrochloric. kann die Dauer einer lokalen Cocainanästhesie beträchtlich steigern.

Höhere Konzentrationen, etwa von 10% ab, reizen das Hornhautgewebe. Schleimhaut und Unterhautzellgewebe werden dagegen nicht gereizt.

Über das Schicksal des resorbierten Cocains beim Menschen sind wir schlecht unterrichtet. Vermutlich wird die Substanz leicht verseift und ungiftig gemacht; selbst schwere Cocainvergiftungen pflegen, wenn sie nicht tödlich sind, im Verlaufe eines halben Tages abzuklingen.

Indikationen. Da Cocainhydrochlorid in den ersten Jahrzehnten der Anwendung lokalanästhetischer Verfahren zu vielen sehr schweren und tödlichen Vergiftungen geführt hat, ist der Gebrauch dieses Mittels auf die wenigen Spezialfälle beschränkt, in denen die ungiftigeren Substitutionsmittel nicht ebenso vollkommen anästhetisch wirksam sind. Bei der Schleimhautanästhesierung ist dieses Lokalanaestheticum schwer zu entbehren, da es eine bessere Tiefenwirkung hat; gleiches gilt für die Unempfindlichmachung von Hornhaut und Iris in der ophthalmologischen Praxis. *Dagegen ist die Verwendung von Cocainhydrochlorid zur Infiltrationsanästhesie, Nervenstamm- oder Lumbalanästhesie ärztlich nicht begründet und daher unzulässig; hier treten die synthetischen Mittel ein, die den gesetzlichen Bestimmungen über die Betäubungsmittel nicht unterliegen.*

Nebenwirkungen, Gefahren. Die Allgemeinwirkungen des in den Kreislauf gelangten Cocains äußern sich zunächst in einer rasch einsetzenden psychischen Erregung, dem Cocainrausch, in dem vermehrter Rede- und Bewegungsdrang sowie Ideenflucht zu beobachten sind. Nach größeren Mengen werden die Patienten von hochgradiger Unruhe befallen, Tobsuchtsanfälle mit Halluzinationen und Delirien sowie schwere Krämpfe können auftreten; die anfangs erregte Atmung wird gelähmt.

Besonders tückisch sind die Kreislaufnebenwirkungen, die offenbar nach individuell sehr wechselnden Mengen eintreten können. Wiederholt wurde nach örtlicher Anwendung von nicht mehr als der E.M.D. von 0,05! schwere Vergiftung beobachtet. Die Gefahr der resorptiven Vergiftung ist um so höher, je stärker konzentrierte Lösungen verwendet werden. Der lebensbedrohende Gefäßkollaps wird eingeleitet von einer starken Hautblässe und von Frequent- oder Unregelmäßigwerden des Pulses. Schwere Allgemeinvergiftungen traten besonders leicht bei der Tonsillen- und der Urethralanästhesie auf.

Die bekannte, in ihrer Gefährlichkeit kaum zu überschätzende chronische Cocainsucht ist nicht selten Folge der medizinalen Anwendung des Mittels. Erfahrungsgemäß verleitete zu chronischem Cocainmißbrauch besonders leicht die Darreichung des Mittels (als Schnupfpulver oder einzupinselnde Lösung) bei chronischer Entzündung der Nasenschleimhaut.

Da Cocain. hydrochl. die Pupille erweitert, ist es bei Glaukom und Glaukomverdacht nicht anzuwenden.

Durch die gesetzlichen Bestimmungen über den Verkehr mit Betäubungs-mitteln (s. S. 29) werden die Bedingungen festgelegt, unter denen Cocain für den Gebrauch des Arztes in seiner Praxis und für einen Kranken zu dessen eigenem Gebrauche verschrieben werden darf.

Jede Cocainverschreibung muß in das Cocainbuch eingetragen werden. Verschreibungen für den Praxisgebrauch sind von den Verschreibungen für den Kranken zu dessen eigenem Gebrauch getrennt einzutragen. *Jedes* Rezept über eine cocainhaltige Arznei muß den Vermerk „Eingetragene Verschreibung" tragen. Unter keiner Bedingung dürfen die vorgeschriebenen Konzentrationen und Grenz-mengen überschritten werden.

a) Für den Gebrauch in der Praxis des verschreibenden Arztes.

Cocain darf nur verwandt werden in Form der Augentabletten, der Augen-salben und der Lösung. Die Gesamtmenge, die an einem Tage verschrieben wer-den kann, darf 1,0 nicht übersteigen. Die Lösung darf höchstens 20% Cocain. hydrochlor. enthalten. Sie ist nur zur Schleimhautanästhesie bei Eingriffen am Auge, am Ohr, an der Nase, am Kehlkopf und zum Aufbringen auf die Schleim-haut bei chirurgischen Eingriffen am Rachen und am Kiefer zu verwenden. Die Cocainkonzentration der Augensalben darf 2% nicht übersteigen.

Darreichung, Dosierung (E.M.D. 0,05!, T.M.D. 0,15!). 1,0 Cocain. hydrochl. (offiz.) = 3,40 RM.

Anästhesie der Hornhaut und der tieferen Augenteile. Die Konzentration der Cocainlösung wird 2,0—4,0 : 100,0 gewählt.

Praktisch sind die Cocainkompretten M.B.K. kleine Tabletten mit 0,003 Cocain. hydrochl. Nach dem Einlegen einer Komprette auf die Hornhaut erfolgt rasche Anästhesie nach kurzem Brennen.

Dr. med. X. Y.	Ort. Straße Nr. . . .	Dr. med. X. Y.	Ort. Straße Nr. . . .
prakt. Arzt	Fernsprecher Nr. . . .	prakt. Arzt	Fernsprecher Nr. . . .
	Datum		Datum

Rp. Cocaini hydrochlorici 0,2(—0,4)
   Aquae dest. ad 10,0
   M. D. ad vitr. patent. nigr.
   S. Für den Praxisbedarf zur Anwendung
   am Auge. 1 Tropfen (= 0,001—0,002
   Coc. hydrochlor.) ins Auge, zuvor
   1 Tropfen der Sol. Suprarenin hydro-
   chlor. 1 : 1000 (S. 140).
Eingetragene Verschreibung.

                Dr. X. Y., Arzt.

Rp. Augenkompretten
   Cocaini hydrochlorici 0,003
   D. tal. dos. Nr. XX
   S. Für den Praxisbedarf. 1 Komprette
   in den Bindehautsack einzulegen.

Eingetragene Verschreibung.

                Dr. X. Y., Arzt.

Anästhesie der Schleimhäute. Je nach der Art des Eingriffes und dem zu an-ästhesierenden Gebiet wird die Konzentration der Lösung gewählt.

Larynx: bis höchstens 20%, nicht über 5 Tropfen!

Mundhöhle: bis 5%, nicht über 20 Tropfen!

Nase: 2—5 bis höchstens 10%, nicht über 10 Tropfen der 10%igen Lösung!

Dr. med. X. Y.   Ort, Straße Nr. . . .
  prakt. Arzt   Fernsprecher Nr. . . .

Rp. Cocaini hydrochlorici 0,5—1,0
  (evtl. Acidi hydrochlorici diluti gtt. I zur Konservierung)
  Aquae dest. ad 10,0
  M. D. S. .Für den Praxisbedarf zur Bepin-
  selung der Schleimhaut des Kehlkopfes (vor
  Gebrauch Zusatz von 1 Tropfen Sol. Su-
  prarenin hydrochlor. 1 : 1000).
Eingetragene Verschreibung.

Dr. X. Y., Arzt.

(Man denke daran, daß die E.M.D. von 0,05! schon in 0,25 ccm oder in 5 Tropfen der 20%igen Lösung enthalten ist!)

b) Für den Kranken, zu dessen eigenem Gebrauch.

Es darf für *einen* Kranken an einem Tage nicht mehr als 0,1 Cocain verschrieben werden. Die Cocainverschreibung ist nur in folgenden Formen zulässig:

Zur Verwendung am Auge (z. B. bei Ulcus corneae) darf eine reine Cocainlösung oder eine Salbe mit einer Konzentration von höchstens 2% Cocain. hydrochlor. verschrieben werden. Der Verwendungszweck muß in der Signatur ausdrücklich angegeben werden.

Dr. N. N.	Ort. Straße Nr. . . .	Dr. N. N.	Ort. Straße Nr. . . .
Augenarzt	Fernsprecher Nr. . . .	Augenarzt	Fernsprecher Nr. . . .

Datum

Rp. Cocaini hydrochlorici 0,1
  Aquae dest. ad 5,0
  M. D. S. Zur Anwendung am Auge. Mehrmals täglich 1 Tropfen in den Bindehautsack.

Für Herrn X. Y. in Z., Straße Nr. . . .
  Eingetragene Verschreibung.

Dr. N. N., Augenarzt.

Datum

Rp. Cocaini hydrochlorici 0,1
  Vasel. alb. ad 10,0
  M. f. ung.
  D. S. Zur Anwendung am Auge, mehr-
  mals täglich ein erbsengroßes Stück auf
  den Lidrand aufstreichen.

Für Herrn C. D. in A. . . . Straße Nr. . . .
  Eingetragene Verschreibung.

Dr. N. N., Arzt.

Zu anderen Zwecken als zur Verwendung am Auge (z. B. für bestimmte Fälle von Asthma) kann dem Kranken nur eine 1%ige Cocainlösung verschrieben werden, die gleichzeitig mindestens 0,1% Atropin. sulfuric. enthalten muß.

Tropacocainum hydrochloricum (offiz.), aus der javanischen Cocastaude, enthält ein dem Cocainkern sehr ähnliches Ringsystem, dessen alkoholische Hydroxylgruppe ebenfalls mit der Benzoesäure verestert ist.

Tropacocainum hydrochloricum bildet ein weißes, sehr gut wasserlösliches Krystallpulver; die Haltbarkeit der wäßrigen Lösungen ist zeitlich begrenzt, aber besser als bei Cocain, so daß kurzes Aufkochen vertragen wird.

Tropacocainum hydrochloricum wird gelegentlich an Stelle des Cocain. hydrochloric. verwandt. Zur Hornhaut- und Irisanästhesie werden 1—2 Tropfen einer 3—5%igen Lösung eingegeben, zur Betäubung der Rachen- und Nasenschleimhaut wird die 10—20%ige Lösung verwandt.

Manche Chirurgen und Gynäkologen ziehen bei der Lumbalanästhesie das Tropacocainsalz dem Novocain oder Stovain vor, da die bei der Lumbalanästhesie oft so heftigen Nachwirkungen (Kopfschmerzen) seltener auftreten; die in den Lumbalsack zu injizierende Menge liegt bei 0,06.

Tropacocainsalz wirkt nicht anämisierend und schwächt die gefäßverengernde Wirkung des Suprarenins stark ab, so daß der Suprareninzusatz wenig wirksam ist. (0,1 Tropac. hydrochl..= 0,45 RM.)

Novocainum hydrochloricum.

Geschichtliches. Nach der Aufklärung der Cocainkonstitution erkannte man, daß die örtlich betäubende Wirkung immer in Erscheinung tritt, wenn die Benzoesäure mit einem basischen Aminoalkohol verestert wird. EINHORN synthetisierte 1905 einen besonders wirksamen und ungiftigen p-Amido-Benzoesäureester, dessen chlorwasserstoffsaures Salz den Namen Novocain erhielt.

Chemie. Im Novocain ist die p-Aminobenzoesäure verbunden mit einem Äthylalkohol, der endständig die Diäthylamingruppe trägt.

Novocainum hydrochloricum (offiz.), p-Amino-benzoyl-diäthylamino-aethanolhydrochlorid, besteht aus farblosen Nadeln, die in Wasser zu 50% löslich sind.

$$NH_2$$
$$C$$
$$HC \quad CH$$
$$HC \quad CH$$
$$C$$
$$CO \cdot O \cdot CH_2 \cdot CH_2 \cdot N(C_2H_5)_2 \cdot HCl$$
$$C_{13}H_{20}O_2N_2 \cdot HCl$$

Die wäßrige Lösung ist hitzebeständig; selbst nach 24stündigem Erhitzen auf 100° fand man einen nur ganz unbedeutenden Wirksamkeitsverlust. Die Lösungen können also wiederholt durch Aufkochen sterilisiert werden. *Novocain. nitric.* (offiz.), das zu Lösungen von Argentum nitricum zugegeben werden kann, da es mit diesem keinen Niederschlag gibt, hat die gleichen Eigenschaften wie Novocain. hydrochl.

Schicksal im Körper. Novocain wird von Schleimhäuten und aus dem Unterhautzellgewebe rasch in den Kreislauf aufgenommen, so daß die Dauer einer Anästhesie nicht lang ist; aber ein Zusatz von Suprarenin. hydrochloricum hält das Mittel am Ort der Applikation fest und verlängert die Dauer der Schmerzunempfindlichkeit (je nach der Novocain- und Suprareninmenge) auf ½—2 Stunden.

Ein Zusatz von Natrium bicarbonicum bewirkt, daß ein größerer Anteil des Novocains in der Lösung als freie Base vorhanden ist, wodurch die anästhesierende Wirksamkeit erhöht wird. Nach diesem Zusatz ist zugegebenes Adrenalin schlecht haltbar. Bicarbonathaltige Novocainlösungen werden schon bei kurzem Aufkochen stark alkalisch, da Soda entsteht.

Indikationen. Novocain hat die führende Rolle bei allen lokalanästhetischen Methoden, außer der Anästhesie der Hornhaut und Schleimhäute. Allgemeine Anwendung findet das Novocain bei der ursprünglichen Form der Infiltrationsanästhesie von SCHLEICH (1892), bei der heute häufiger verwandten Umspritzungsanästhesie der Haut nach HACKENBRUCH, bei der Nervenstammanästhesie nach OBERST u. a., bei der Lumbalanästhesie nach BIER (1899), der Sakral-, Parasakral- und Paravertebralanästhesie.

Zur Schleimhautanästhesie wird Novocain nur herangezogen, wenn es nicht auf gute Tiefenwirkung ankommt; ebenso ist Novocain in der Augenheilkunde zwar zur reinen Hornhautanästhesie geeignet, aber bei lokaler Applikation von ungenügender Wirkung auf Iris und Ciliarkörper.

Nebenwirkungen, Gefahren. Novocain ist frei von reizenden Wirkungen. Die Hornhaut wird z. B. selbst dann nicht geschädigt, wenn konzentrierte Lösung oder reine Substanz aufgebracht wird.

Bei den in der allgemeinen Praxis in Frage kommenden Novocainanästhesierungen, also z. B. bei Zahnextraktionen und anderen kleinen chirurgischen Eingriffen, sind nur so geringe Novocainmengen nötig, daß Nebenwirkungen selten aufzutreten pflegen, wenn der Suprareninzusatz nicht vergessen (und nicht zu reichlich bemessen!) wurde.

Bei manchen Anästhesierungsverfahren werden sehr große Novocainmengen verbraucht, z. B. bei der Paravertebralanästhesie. Aber auch hierbei gehören schwere Vergiftungen zu den Seltenheiten; sie äußern sich in einem Rauschzustand und in Verschlechterung der Zirkulation. Es wurden jedoch gelegentlich sogar tödliche Vergiftungen aus unklarer Ursache beobachtet, besonders wenn solche örtliche Betäubungen im Rachen und oberen Halsgebiet ausgeführt wurden.

Häufig treten ernste Nebenwirkungen bei der Lumbalanästhesie auf. Wie bei allen anderen Formen der Novocainanästhesierung wird die Häufigkeit der Nebenwirkungen durch Suprareninzusatz vermindert. Gefürchtet sind die schweren Atmungs- und Kreislaufkollapse, die ausgelöst werden durch Hochsteigen des Novocains bis zu den Zentren des verlängerten Markes (begünstigt durch Beckenhochlagerung) und die oft sehr hartnäckigen und lang anhaltenden Erscheinungen von Übelkeit und Kopfschmerzen, welche im Anschluß an die Lumbalanästhesie eintreten können. Diese Nebenwirkungen sind nicht sicher zu vermeiden und haben dazu geführt, daß die Lumbalanästhesie zur Zeit wieder seltener ausgeführt wird.

Schwere Zwischenfälle in Gestalt tiefen Kreislaufkollapses wurden wiederholt nach der Splanchnicusanästhesie nach KAPPIS beobachtet; in jedem Falle muß die Leitungsunterbrechung dieser Nerven natürlich ein starkes Absinken des Blutdruckes bewirken.

Darreichung, Dosierung (es sind hier nur die wichtigen lokalanästhetischen Verfahren berücksichtigt):

HACKENBRUCHsche *Umspritzung*. Mit der ½%igen Novocainlösung mit Suprareninzusatz wird eine intracutane Hautquaddel nach SCHLEICH gesetzt; die Nadel der Spritze wird dann unter dauerndem Ausspritzen von Novocainlösung seitlich unter der Haut um das zu anästhesierende Gebiet vorgeschoben. Durch mehrmalige Ausführung dieser Operation rings um jenes Gebiet herum wird dieses asensibel gemacht. Für kleine Bezirke genügen oft 10 ccm der Lösung, bei großen Hernien, Kröpfen usw. werden aber bis 100 ccm und mehr verbraucht.

Rp. Novocain. hydrochl. 0,5
Natrii chlorati 0,8
Aquae dest. ad 100,0
M. D. Sterilisa!
S. Nach Zusatz von 3 Tropfen Suprareninlösung 1 : 1000 zur Injektion.

Es ist unzweckmäßig, das Suprarenin vor der Sterilisation der Novocainlösungen zuzusetzen, da das Suprarenin in der Hitze leicht zersetzt wird, erkennbar an der Rosafärbung der Lösung. In den vorrätigen Tabletten (z. B. von Bayer: Tabl. A: Novoc. 0,125, Suprar. hydrochl. 0,000125, in 25,0 ccm physiologischer Kochsalzlösung lösen) ist oft ein erheblicher Teil des Adrenalins zerstört.

Nervenstammanästhesie nach OBERST. Dieses besonders bei Zahnextraktionen, Operationen an Finger, Hand und Fuß in Betracht kommende Verfahren verlangt eine 1- oder 2%ige Lösung, welcher ebenfalls Suprarenin zuzusetzen ist.

Lumbalanästhesie nach BIER. Um bei dem Einstechen der Nadel eine Verletzung des Rückenmarkes zu vermeiden, wird in den Interspinalraum zwischen 2. und 3. oder zwischen 3. und 4. Lendenwirbel eingegangen. Sobald etwas Liquor abgetropft ist als Zeichen dafür, daß die Nadel in den Subduralraum gelangt ist, wird 0,05—0,07 Novocain mit etwa 2 Tropfen Suprareninlösung, in einigen Kubikzentimetern 0,8%iger Natriumchloridlösung gelöst, eingespritzt.

Rp. Novocain. hydrochl. 0,3
Natrii chlorati 0,08
Aquae dest. ad 10,0
M. D. Sterilisa!
S. 2 ccm (= 0,06 Novocain) nach Zusatz von 2 Tropfen Suprareninlösung in den Duralsack.
(1,0 Novoc. hydrochl. = 0,85 RM.)

Die sonstigen synthetisch gewonnenen lokalanästhetisch wirksamen Mittel sind mit Ausnahme der schwer löslichen Mittel Anästhesin und Orthoform, die zur Lähmung frei liegender sensibler Nervenstämmchen in Wunden vortrefflich brauchbar sind, wohl entbehrlich. Einige unter ihnen sind zur Hornhaut-, Schleimhaut- oder Injektionsanästhesie geeignet, ohne jedoch sichere oder erhebliche Vorzüge vor dem Novocain zu besitzen.

Pantocain (Bayer), p-Butylamino-benzoyl-dimethylaminoäthanol-hydrochlorid, ein weißes leichtes Krystallpulver, löst sich in 7 Teilen Wasser mit neutraler Reaktion. Die Lösung ist durch Kochen sterilisierbar und verursacht nach der Injektion keine lokale Reizwirkung. Um die lokalanästhetische Wirkung zu verlängern, besonders aber, um Allgemeinvergiftung durch zu rasche Resorption zu verhindern, muß (auch bei der Schleimhautanästhesie!) Adrenalin zugesetzt werden in Mengen, wie sie beim Novocain erwähnt werden. Zur Infiltrationsanästhesie dient die 0,1%ige, zur Leitungsanästhesie die 0,2%ige Lösung. Zur Oberflächenanästhesie in der Laryngologie[1] findet die 1—2%ige, am Auge die 0,25—1%ige und zur Anästhesie der Urethra die 0,1—0,2%ige Lösung Verwendung. (0,10 = 0,25 RM.)

$$CO \cdot OCH_2 \cdot CH_2 \cdot N(C_2H_5)_2 \cdot HCl$$

Pantocain $C_{17}H_{28}O_2N_2 \cdot HCl$

$N—CH_2 \cdot CH_2 \cdot CH_2 \cdot CH_3$

Eucain-B (Schering), Trimethylbenzoxypiperidinum hydrochloricum, ist ein weißes, in Wasser mäßig gut (1 : 30) lösliches Pulver; die Lösung ist kochbeständig.

Zur Hornhautanästhesie dient eine 2%ige Lösung, wie auch zur Nervenstammanästhesie und Infiltrationsanästhesie in der Zahnheilkunde; die gesättigte (3%ige) Lösung dient zur Urethralanästhesie vor dem Katheterisieren usw. Stets sind 2—3 Tropfen der Solut. Suprarenin hydrochlor. 1 : 1000 zu dem zu verwendenden Quantum zuzufügen. (0,1 Eucain B = 0,20 RM.)

Stovain, Benzoyläthyldimethylaminoisopropanol-hydrochlorid, ein weißes, in 2 Teilen Wasser lösliches Pulver, dessen wäßrige Lösung sauer reagiert.

Das Mittel wird fast nur noch zur Lumbalanästhesie verwandt; es soll geringere Nachwirkungen (Kopfschmerzen) als Novocain oder Tropacocain verursachen.

Alypin hydrochl. (offiz.) und **nitric.** (offiz.), Salze des Tetramethyl-diaminoäthyl-isopropanol-benzoesäureesters, lösen sich in Wasser mit neutraler Reaktion auf und werden in 1—2%iger Lösung in der zahnärztlichen Praxis oder in 5—10%iger Lösung zur Schleimhautanästhesie verwandt. Bei letzterer Anwendung treten nicht selten Kollapszustände auf; Todesfälle sind vorgekommen (0,1 Alyp. hydrochlor. und nitric. = je 0,20 RM.).

Holocainum hydrochloricum, das Chlorhydrat des p-Diäthoxy-äthenyl-diphenyl-amidins, löst sich in Wasser 1 : 40. Es findet in der Ophthalmologie dann Anwendung, wenn mit der Hornhautanästhesierung keine pupillenerweiternde Wirkung verbunden sein darf, d. h. z. B. bei der Messung des intraokularen Druckes bei Glaukom.

Die 1%ige Lösung macht auf der Hornhaut eine rasch einsetzende, ¼ Stunde lang anhaltende Unempfindlichkeit. Stärkere Lösungen können Hornhautschädigungen machen (0,1 = 0,20 RM.).

Tutocain (Bayer), p-Aminobenzoyl-α-dimethylamin-β-methyl-γ-butanol, wird an Stelle des Novocains zur Leitungsanästhesie in ¼%iger Lösung verwandt. Die Schleimhautanästhesie (2—5%) hat anscheinend nicht ganz die Tiefenwirkung des Cocains. Schwere Vergiftungen sind bei der Schleimhautanästhesie vorgekommen (0,10 = 0,20 RM.).

Percain (Ciba), 2-Butyloxy-4-chinolincarbonsäure-diäthylaminoäthylamid-chlorhydrat, bildet farblose, leicht wasserlösliche Krystalle. Es kann in ½—1⁰/₀₀iger Lösung zur Leitungs- und Infiltrationsanästhesie verwendet werden. Seine Toxizität ist aber in der erforderlichen Dosierung größer als die des Novocains. Es wurden auch gelegentlich Zellgewebsschädigungen und schwere resorptive Wirkungen beobachtet. Das Percain besitzt auf Schleimhäuten eine brauchbare anästhesierende Wirkung und kann gelegentlich das relativ giftigere Cocain ersetzen (0,10 = 0,25 RM.).

---

[1] Es sind mehrfache tödliche Vergiftungen beobachtet worden, wenn vor der Bronchographie höherprozentige Lösungen, besonders ohne Suprareninzusatz, verwendet wurden.

Anaesthesin (offiz.), p-Aminobenzoesäureäthylester. Die Base bildet feine, in kaltem Wasser kaum lösliche Krystalle, die, in Form von Streupulver oder Salbe auf schmerzhafte Geschwüre oder Wunden gebracht, eine seth lang anhaltende lokale Unempfindlichkeit machen. Vorsichr ist bei der Anwendung des Anaesthesins auf sehr ausgedehnte Wundflächen (Brandwunden) geboten, da von diesen so viel Anaesthesin resorbiert werden kann, daß durch Methämoglobinbildung Vergiftungen auftreten. Gelegentlich löst Anaesthesin eine Dermatitis aus.

Innerlich wird 0,5 bei schmerzhaftem Ulcus ventriculi mehrmals am Tage gegeben.

Äußerlich gibt man das Mittel entweder 1 : 10 mit Talcum oder anderen indifferenten Pulvern gemischt oder mit Vaseline zu einer Salbe verrieben auf schmerzhafte Ulcera cruris, Brandwunden u. dgl.

Zur Schmerzstillung bei Analrhagaden, Hämorrhoiden empfiehlt sich die Einlegung eines Suppositoriums mit 0,2 Anaesthesin.

Anaesthesin

$C_9H_{11}O_2N$

Rp. Anaesthesin 1,0
 Talci ad 10,0
 M. D. S. Auf Beingeschwür 1mal täglich streuen.

Rp. Anaesthesin 1,0
 Vaselini albi ad 10,0
 M. D. S. Auf Brandwunde.

Rp. Anaesthesin 0,2
 Olei Cacao q. s. f. supposit.
 D. tal. dos. Nr. VI. S. 1 Suppos. nach Bedarf einzulegen.
 (1,0 Anaesth. = 0,30 RM.)

Orthofrmo (Bayer), m-Amino-p-oxybenzoesäuremethylester, ein farbloses, schwer wasserlösliches Pulver, wird wie Anaesthesin auf bloßliegende Wunden gebracht und bewirkt hier örtliche Anästhesie. Das Pulver wird, zu 10—20% mit Talcum verdünnt, bei Beingeschwüren, Brandwunden u. dgl. viel verwandt.

Nach dem Aufbringen auf große resorbierende Wundflächen wurde mehrfach schwerer Kollaps und Methämoglobinbildung beobachtet. Nicht selten macht Orthoform hartnäckiges Ekzem.
 (1,0 Orthof. = 0,50 RM.)

Orthoform

$C_8H_9O_3N$

Kälteanästhesie.

Zur Kälteanästhesie sind die leicht flüchtigen, beim Verdampfen viel Wärme bindenden Flüssigkeiten wie Äther und Äthylchlorid geeignet.

Zur Zeit wird fast allgemein *Aether chloratus* (Näheres S. 72) verwandt, da bei seiner Anwendung infolge seines niederen Siedepunktes von rund 12° die Kälteanästhesie der Haut besonders rasch eintritt. Man spritzt das Äthylchlorid in feinem Strahl auf das zu anästhesierende Hautgebiet und sorgt durch Fächeln für rasches Verdunsten. Sobald die Haut sich mit weißem Schnee zu bedecken beginnt, kann die Incision usw. vorgenommen werden. Völliges Durchfrieren der Haut ist nicht nötig, die sensiblen Nervenstämmchen verlieren schon bei etwa + 4° die Leitfähigkeit. Bei der Verwendung des Thermokauters ist Vorsicht am Platze, da Gemische des Chloräthyls mit Luft explosibel sind.

3. Mittel zur Erregung von Funktionen des Zentralnervensystems.

Die Zentren der Atembewegungen und der Blutgefäßspannung werden in der Regel durch die gleichen Mittel erregt. Sowohl bei Atmungslähmung wie bei mangelhafter Blutzirkulation als Folge einer Lähmung des Gefäßzentrums wurden früher in erster Linie Campher, Coffein und Strychnin gegeben. Diesen Mitteln reihen sich das Cardiazol und das Coramin und das spezifisch die Atemtätigkeit anregende Lobelin an.

Neben dieser Wirkung auf die lebenswichtigen Zentren in der Medulla oblongata besitzen die genannten „Analeptica" auch z. T. erregende Wirkungen auf die höheren Gebiete des Zentralnervensystems, so daß sie narkotische Zustände durchbrechen können („Weckwirkung" bei Narkoseüberdosierung und Vergiftungen!).

Eine besondere Besprechung verdient ihre Verwendungsmöglichkeit zur Bekämpfung von Ermüdungszuständen (vgl. S. 121).

Camphora, Campher.

In der Antike nicht bekannt, gelangte das alte chinesische Heilmittel über die arabische Medizin nach Europa. Campher wurde nicht nur örtlich zu Einreibungen, sondern auch wegen seiner „fäulniswidrigen Wirksamkeit" innerlich gegen typhöse Fieber und Entzündungskrankheiten, sowie als Antispasmodicum und Antaphrodisiacum vielfach verwendet. Die Kenntnis seiner Kreislaufwirksamkeit entwickelte sich erst in der 2. Hälfte des 19. Jahrhunderts, wo Campher als Excitans bei Kollapszuständen eingeführt wurde. Die Vorstellung einer „Herzwirksamkeit" scheint zuerst von O. Heubner 1870 experimentell begründet worden zu sein.

Camphora (offiz.). Der aus dem Campherbaum, Cinnamomum camphora, gewonnene oder synthetisch dargestellte Campher bildet weiße, in Wasser schwer lösliche Krystalle, er hat gute Äther- und Öllöslichkeit. Campher ist flüchtig.

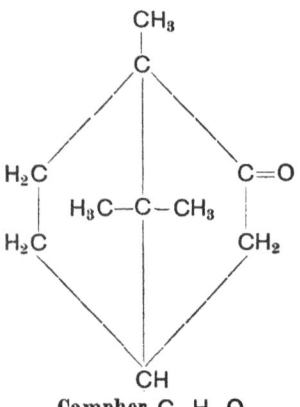

Campher C₁₀H₁₆O

Camphora trita ist gepulverter Campher; das Verpulvern gelingt nur nach Befeuchten mit etwas Alkohol.

Chemie. Campher ist die Ketoverbindung des cyclischen Kohlenwasserstoffes Pinen.

Schicksal im Körper. Campher, der vom Magendarmkanal und dem Unterhautzellgewebe aus resorbiert wird, ist von flüchtiger Wirkung, weil er in kurzer Zeit teils oxydiert, teils mit Glykuronsäure gepaart wird (der Harn reduziert Fehlingsche Lösung!). Da diese Paarung wohl in der Leber stattfindet, hat per os gegebener Campher weit unsicherere Wirkung als Campher, welcher subcutan oder intravenös eingespritzt wird.

Indikationen. Die Hauptanwendung findet der Campher beim Atmungs- oder Herz- oder Gefäßkollaps nach Narkose, im Verlauf von Infektionskrankheiten (zumal bei Pneumonie), bei beginnendem Lungenödem und bei Vergiftungen. Sein Wert wird verschieden beurteilt. Manche schreiben ihm einen günstigen Einfluß auf das Asthma cardiale zu; unsicher ist die Wirkung bei Rhythmusstörungen des Herzens.

Weitere Indikationen: Hautreizung S. 62, Einfluß auf die Schweißsekretion S. 197.

Nebenwirkungen ernster Natur sind selbst nach gehäuften Einspritzungen, bis zu mehreren Gramm Campher am Tag, beim Erwachsenen kaum zu fürchten. Gelegentliche Schlafstörungen. Die beginnende Vergiftung äußert sich in psychischer Erregung und Schwindelgefühl; bei ihrem Auftreten wird mit den Einspritzungen aufgehört.

Darreichung, Dosierung. Für die unzweckmäßige orale Darreichung ist Camphora *trita* in der Menge 0,1—0,2 ad chartas ceratas (wegen seiner Flüchtigkeit) zu verschreiben (10,0 Camph. = 0,20 RM.).

Zur Subcutaninjektion der öligen Lösung bediene man sich einer Spritze mit *weiter* Nadel. Die Injektion ist etwas schmerzhaft. Man kommt aus mit dem offizinellen *Oleum camphoratum* und *Ol. camph. forte*, die 10 bzw. 20% Campher in Olivenöl enthalten. Um energische Wirkungen zu erzielen, müssen die Injektionen häufiger wiederholt, oder auch größere Mengen von 3—5—10 ccm injiziert werden (Depotwirkungen).

Kinder sind wenig campherempfindlich. Säuglingen kann 0,25 ccm des Ol. camphor. fort. gegeben werden.

Rp. Olei camphorati fortius 20,0
   Sterilisa. D. ad vitr. c. coll. ampl.
   S. Alle Stunden 1 ccm intramuskulär.
   (10,0 Ol. camph. fort. = 0,15 RM.)

Da die Resorption des Camphers aus der öligen Lösung langsam und unregelmäßig erfolgt, und da man ölige Lösungen auch nicht bei akuter Indikation intravenös injizieren kann, hat man versucht, Campher in wäßrige Lösung zu bringen. Dies ist nicht ausreichend möglich. Campher wird daher heute weitgehend verdrängt von wasserlöslichen Ersatzpräparaten.

Hexeton (Bayer), ein synthetisches Campherisomeres (Methylisopropylcyclohexenon), ist durch Zusatz von Natriumsalicylat wasserlöslich gemacht. Man gibt als Einzeldosis intramuskulär 1—2 ccm der 10%igen Lösung mit 0,1—0,2 Hexeton; intravenös dagegen 1 ccm der 1%igen Lösung mit 0,01 Hexeton. Die intramuskuläre Injektion (etwas schmerzhaft) und besonders die intravenöse Injektion haben eine rasch einsetzende, mehrstündige Kreislauf- und Atemanregung zur Folge, welche derjenigen des Camphers überlegen ist.

Ampullen zu 1,0 der 1%igen Lösung (5 Stück = 1,28 RM.).
Ampullen zu 2,0 der 10%igen Lösung (5 Stück = 2,09 RM.).

Campherersatzpräparate (zentrale Analeptica). Die Einführung von Cardiazol und Coramin als Anregungsmittel bei Atmungs- und Kreislaufkollaps hat die Verwendung des Camphers und des ihm chemisch nahestehenden Hexetons erheblich eingeschränkt. Vor diesen beiden haben Cardiazol und Coramin den Vorteil der besseren, rascheren und sicherer dosierbaren Wirkung. Dagegen hat sich herausgestellt, daß keines dieser beiden Mittel eine nennenswerte unmittelbare Wirkung auf den Herzmuskel hat. Sie sollten deshalb nicht in jeden Fällen, in welchen die Verwendung der Digitalisglykoside angezeigt ist, an deren Stelle angewandt werden und dadurch zur Vernachlässigung der richtigen therapeutischen Maßnahmen Anlaß geben.

Cardiazol (Knoll) ist Pentamethylentetrazol. Die weiße krystallisierte Substanz löst sich mit neutraler Reaktion sehr leicht in Wasser. Die Lösung ist unbegrenzt haltbar und kann ohne Gefahr der Zersetzung durch Kochen sterilisiert werden.

Schicksal im Körper. Cardiazol wird vom Magendarmkanal ziemlich rasch resorbiert. Vom Unterhautzellgewebe vollzieht sich die Resorption innerhalb von

$$\begin{array}{l} CH_2-CH_2-CH_2-N-N \\ | \qquad\qquad \diagup\!\!\diagup \quad \| \\ CH_2-CH_2-C\!\!=\!\!\!=\!\!N-N \end{array}$$

Cardiazol $C_6H_{10}N_4$

10 Minuten. Die Wirkung ist flüchtig, sie klingt z. B. nach subcutaner Injektion innerhalb ½—1 Stunde ab, da das Cardiazol rasch unwirksam gemacht wird. Über den Verbleib des Cardiazols im Organismus ist nichts Genaueres bekannt. Nur ein geringer Anteil scheint unverändert in den Harn ausgeschieden zu werden.

Indikationen. Besonders bei der Lähmung des Atmungs- und Vasomotorenzentrums, wie sie z. B. in der Narkose, bei Schlafmittelvergiftung oder bei Kohlenoxydvergiftung auftritt, aber auch beim Gefäßkollaps im Verlaufe von Infektionskrankheiten und bei Zuständen von Kollaps infolge von Blutungen, findet Cardiazol mit Erfolg Verwendung. In hohen Dosierungen besitzt Cardiazol zuverlässige „Weckwirkungen" bei zentralen Lähmungen.

Nebenwirkungen sind nicht zu befürchten, wenn die Dosierung nicht zu hoch gewählt wird oder wenn wiederholte Injektionen nicht zu rasch aufeinanderfolgen. Werden diese beiden Punkte nicht beachtet, so können schwere tonischklonische Krämpfe auftreten. Diese Gefahr besteht besonders dann, wenn es aus therapeutischen Gründen zulässig scheint, höhere Dosen[1] zu geben: Während z. B. bei schwerer Lähmung der medullären Zentren bei Narkosezwischenfällen oder bei Schlafmittelvergiftungen das Mehrfache der üblichen therapeutischen Dosis meist nur günstige Erfolge hatte, wurden bei Kohlenoxydvergiftung nach hohen Dosen wiederholt schwere Krämpfe beobachtet. Bei dem Versuch, höhere Dosen zu verwenden, ist also größte Vorsicht in der Beurteilung des Zustandes des Kranken notwendig.

Darreichung, Dosierung. Zur oralen Darreichung verwendet man die Tropfen oder Tablettenform. Zur subcutanen Injektion dient die 10%ige Lösung. Die übliche therapeutische Dosis zur subcutanen oder intramuskulären Injektion ist 0,1. Diese Dosis kann in Abständen von ½—1 Stunde mehrfach gegeben werden. Als Weckmittel bei toxischen Lähmungen müssen Dosen bis 10 ccm 10%ig (= 1,0) intravenös injiziert werden. Die Injektion unter die Haut ist gewöhnlich schmerzlos, gelegentlich verursacht sie einen brennenden Schmerz. Die intravenöse Injektion ist meist überflüssig, da die Resorption aus dem Unterhautzellgewebe ziemlich rasch erfolgt.

Cardiazol liquidum (10%ig) nur zum Einnehmen (10,0 = 1,38 RM.).
Cardiazol-Ampullen (10%ig) zu 1 ccm (6 Ampullen = 1,91 RM.).

Coramin (Ciba) ist Pyridin-β-carbonsäure-diäthylamid in 25%iger wäßriger Lösung. Die Substanz selbst ist eine gelbliche, ölige Flüssigkeit, welche sich mit Wasser in jedem Verhältnis leicht mischen läßt. Nach der subcutanen Injektion erfolgt die Resorption im Verlaufe von 20—30 Minuten. Die Wirkung tritt also etwas langsamer ein, als die einer entsprechenden Dosis Cardiazol, hält aber länger an. Wirkungen und Nebenwirkungen sind die gleichen wie beim Cardiazol. Zur Anregung von Atmung und Kreislauf werden 1—2 ccm Coramin subcutan oder intramuskulär injiziert. Die Injektion kann in Abständen von ungefähr 2 Stunden wiederholt werden.

Coramin $C_9H_{14}ON_2$

[5 Ampullen (je 1,7 ccm) = 2,37 RM.]

Cormed (Reiß) ist identisch mit Coramin. 3 Ampullen zu 1,7 ccm = 1,62 RM., 2 Ampullen zu 5,5 ccm = 2,14 RM. Tropfflasche zu 10 ccm = 1,53 RM.

---

[1] In der Psychiatrie hat man neuerdings von der Krampfwirksamkeit des Cardiazols Gebrauch gemacht, um schizophrene Zustände zu beeinflussen, aber auch um zu diagnostischen Zwecken epileptische Krämpfe auszulösen.

Neospiran (Grünau) ist o-Phthalsäure-di-diäthylamid. 3 Ampullen zu 2,0 ccm (0,1 g) = 1,08 RM. Mit Zusatz von Coffein und Ephedrin als Dragées und Suppositorien in verschiedenen O.P.

Cyclitol (Roche), *Azoman* (Boehringer) u. a. Präparate, z. T. in Kombinationen mit peripher angreifenden Analeptica, werden aus gleicher Indikation verwendet.

Strychninum nitricum aus *Semen Strychni.*

Geschichtliches. Etwa um 1500 tauchten die „Krähenaugen" in deutschen Apotheken auf; das Strychnin fand aber erst lange nach seiner Reindarstellung (1818) allgemeinere Anwendung. Es wird in den angelsächsischen Ländern in viel ausgedehnterem Maße als bei uns bei Atmungs- und Kreislaufkollaps verwendet.

Chemie. Die Strychnossamen des indischen Baumes Strychnos nux vomica enthalten etwa 2,5—5% Alkaloide, neben Strychnin eine etwas größere Menge des schwächer wirksamen Brucins. *Semen Strychni* (offiz.) soll mindestens 2,5% Alkaloide enthalten. Die Konstitution des Strychnins ist nahezu aufgeklärt. Medizinal verwandt wird **Strychninum nitricum** (offiz.), das weiße, in kaltem Wasser etwa 1 : 1000 lösliche Krystalle bildet; die wäßrige, bittere Lösung bleibt auch nach mehrfachem Sterilisieren haltbar.

Die Verwendung des aus dem Samen durch Ausziehen mit 70%igem Alkohol bereiteten *Extractum Strychni* (offiz.), dessen Gesamtalkaloidgehalt auf 16% eingestellt ist, und der *Tinctura Strychni* (offiz.) mit rund 0,25% Gesamtalkaloidgehalt hat keinen Vorzug vor der des reinen Salzes.

Schicksal im Körper. Entgegen älteren Angaben wurde gefunden, daß der Hauptanteil des Strychnins abgebaut und der Rest ziemlich rasch in den Urin ausgeschieden wird. Nach therapeutischen intramuskulären Einspritzungen ist die Ausscheidung innerhalb von 12 Stunden fast beendet. Die Gefahr einer „kumulativen" Giftwirkung besteht also höchstens, wenn die Verabreichung wochenlang erfolgt. Bei der akuten Kollapsbehandlung ist dagegen die in kurzfristigen Abständen wiederholte Injektion erforderlich.

Indikationen. Die Wirkung des Strychnin. nitr. bei Atmungs- und besonders bei Kreislaufkollaps wird sehr günstig beurteilt, zumal bei Vergiftungen mit narkotischen Mitteln können die Einspritzungen lebensrettend wirken.

Bei motorischen Lähmungen nach Hemiplegien usw. gelingt es gelegentlich durch Strychnindarreichungen, die Beweglichkeit für die Dauer der Behandlung zu verbessern. Umstritten ist der Wert der Strychnintherapie bei Blasen- oder Erektionsschwäche; auch der Wert der früher allgemein geübten Anwendung bei Gesichtsfeldeinschränkungen oder Gehörabnahme wird skeptisch beurteilt.

Über die Anwendung bei Herzarhythmien s. S. 139, bei Appetitmangel und Darmatonie s. S. 161.

Nebenwirkungen, Gefahren. Die Gefahren, die mit der therapeutischen Anwendung des Strychnins verbunden sind, werden im allgemeinen überschätzt. Einmalige Überschreitung der Maximaldosen, wie sie bei lebensbedrohlichem Kollaps indiziert sein kann, macht, wenn sie sich in mäßigen Grenzen hält, keine Nebenerscheinungen. Eher treten solche durch Kumulation bei lang anhaltender Zufuhr auf: dann können schon die therapeutischen Normalmengen Lichtscheu, akustische Überempfindlichkeit, Nackensteifheit oder Kieferstarre herbeiführen. Als Vorboten der allgemeinen Krampfwirkungen müssen Nackensteifheit und Kieferstarre das Signal zu sofortigem Abbrechen der Strychninzufuhr bilden.

Darreichung, Dosierung. Bei kurz anhaltender Strychnintherapie (Atmungs- und Gefäßlähmung) wird in der Regel 0,002 Strychnin. nitric. subcutan oder intravenös 2—3mal am Tage gegeben. Die bei Lähmungen, Blasenschwäche usw. in Betracht kommende chronische Darreichung wird meist mit 0,001 mehrmals am Tage durchgeführt (E.M.D. 0,005!, T.M.D. 0,01!).

Rp. Strychnini nitrici 0,02
Aquae dest. ad 10,0
M.D. ad vitr. c. collo amplo. Sterilisa.
S. 2—3mal täglich 1 ccm subcutan.
(0,1 Strychn. nitr. = 0,05 RM.)

Kinder erhalten gegen Kollaps: im Säuglingsalter 1mal am Tage 0,0002—0,0005; im Spielalter 1mal bis 0,001, im Schulalter 1mal bis 0,0015.

Tinctura Strychni wird bei Lähmungszuständen in etwa der Menge von 5—10 Tropfen (E.M.D. 1,0!, T.M.D. 2,0!) gegeben.

Coffeinum.

Coffeinum (offiz.) und Coffeinum-Natrium benzoicum (offiz.) sowie **Coffeinum-Natrium salicylicum** (offiz.); über die Näheres S.143f. berichtet ist, werden bei Versagen von Atmung und Kreislauf im Verlaufe von Infektionskrankheiten oder von Vergiftungen mit gutem Erfolge gegeben. Man verwendet die Einzeldosis von 0,1 Coffeinum oder 0,2 Coffeinum-Natrium salicylicum bzw. Coffeinum-Natrium benzoicum mehrmals am Tage in der S. 144 angegebenen Darreichungsart.

Säuglinge erhalten von den Doppelsalzen 0,05, Spielkinder bis 0,1, Schulkinder bis 0,2 mehrmals am Tage.
(1,0 Coffein., Coff.-Natr. salic. und benz. = 0,20 RM.)

Lobelinum hydrochloricum.

Geschichtliches. Das Alkaloid Lobelin kommt vor in der nordamerikanischen Pflanze Lobelia inflata. Das Lobelienkraut wurde als Brechmittel und, seit 1807, gegen Asthma bronchiale verwandt. 1921 gelang es Heinrich Wieland, das Hauptalkaloid zu isolieren. Nach der Aufklärung der Konstitution glückte auch 1929 die Synthese des Lobelins. Bei der pharmakologischen Untersuchung entdeckte Hermann Wieland 1921 die starke atmungsanregende Wirkung.

Lobelinum hydrochloricum (offiz.) ist das aus der Pflanze hergestellte oder synthetisch gewonnene salzsaure Salz des Lobelins. Das weiße Pulver hat einen bitteren Geschmack. Es löst sich 1 : 40 in Wasser. Die Lösung ist nicht hitzebeständig.

$$
\begin{array}{c}
\mathrm{H_2} \\
\mathrm{C} \\
\diagup \quad \diagdown \\
\mathrm{H_2C} \qquad \mathrm{CH_2} \\
| \qquad\qquad | \\
\mathrm{HC} \qquad \mathrm{CH} \\
\diagup \quad \diagdown \quad \diagup \quad \diagdown \\
\mathrm{C_6H_5 \cdot CO \cdot CH_2} \quad \mathrm{N} \quad \mathrm{CH_2 \cdot CHOH \cdot C_6H_5} \\
| \\
\mathrm{CH_3}
\end{array}
$$

Lobelin $C_{22}H_{27}O_2N$

Indikationen des Lobelins sind Atmungslähmungen, z. B. in der Narkose, nach Morphin, nach Kohlenoxydvergiftung, Cheyne-Stokessches Atmen nach Apoplexie und besonders der Atemkollaps der Kinder. Lobelin wirkt aber nicht wie die Campherersatzpräparate (Cardiazol und Coramin) auch erregend auf das Vasomotorenzentrum und besitzt auch keine Weckwirkung.

Darreichung, Dosierung. Lobelinhydrochlorid wird in ½—1%iger Lösung injiziert. Erwachsene erhalten bis 0,01 subcutan oder intramuskulär; bei bedrohlichem Zustand kann auch intravenös 0,003—0,006 gegeben werden. Die Wirkung des Lobelins ist flüchtig; die Injektionen können alle paar Stunden ohne Gefahr der Kumulation wiederholt werden (E.M.D. 0,02!, T.M.D. 0,1!)

Nebenwirkungen wurden bei richtiger Dosierung nach subcutaner oder intramuskulärer Injektion nicht beobachtet. Nur bei zu rascher intravenöser Injektion oder zu hoher Dosierung wurden plötzlicher Atemstillstand und Rhythmusstörungen des Herzens (Irregularitäten oder Bradykardie) beobachtet. Die nach Lobeliaauszügen häufige Brechwirkung tritt nach Lobelin nicht auf.

Herba Lobeliae (offiz.) gegen Asthma bronchiale s. S. 154.

Rp. Lobelini hydrochlorici 0,05
Aquae dest. ad 10,0
M. D. Sterilisa. S. 3mal täglich 1—2 ccm subcutan.
(0,01 Lobelin. hydrochloric. 3,30 RM.)

Lobelin-Ampullen (Ingelheim). 6 Ampullen zu 0,003 (intrav.) = 2,38 RM. 6 Ampullen zu 0,01 (subc.) = 4,87 RM.

Atropinum sulfuricum (offiz., Näheres s. S. 153) wurde vielfach bei der Morphinlähmung des Atemzentrums versucht. Die Erregung der Atmung tritt aber nur sehr unsicher und meist erst nach sehr hohen Dosen, welche die sonst üblichen therapeutischen Mengen von 0,0005 und 0,001 übersteigen, in Erscheinung.

Reflektorische Erregung der Atemtätigkeit.

Geeignete Reizungen sensibler Nerven, durch welche die gelähmte Atmung reflektorisch in Gang gebracht werden kann, sind z. B.:

Ammonium carbonicum (offiz.), Hirschhornsalz, das nach NH_3 riecht und die Nasenschleimhaut bei der Einatmung reizt.

Acidum aceticum dilutum (offiz., s. S. 55) wirkt ebenfalls bei der Einatmung reflektorisch erregend auf die Atmung.

Als geeignetstes Hautreizmittel wäre zu nennen:

Semen Sinapis (offiz., Näheres S. 63), in der S. 63 angegebenen Weise zur Hautreizung verwandt.

Anhang: Bekämpfung von Ermüdungs- und Erschöpfungszuständen.

Die körperliche Ermüdung ist eine physiologische Reaktion des stark beanspruchten Organismus. Ihre Ursache liegt teils in Änderungen des Muskelstoffwechsels, teils in einem Nachlassen der seelischen Aufmerksamkeit und willensmäßigen Leistungsfähigkeit (Schlafbedürfnis). Wenn eine übermäßige Leistung unter Mißachtung des Ermüdungsgefühles ausgeführt wird, dann kann es zur Erschöpfung kommen, d. i. zu einem Versagen von Kreislauf und Stoffwechsel mit entsprechenden Schädigungen.

Es gibt eine Anzahl von Arzneistoffen, mit denen die muskuläre Leistungsfähigkeit durch Förderung der Resynthese von Glykogen und phosphorylierten Verbindungen in der anaeroben Phase des Muskelstoffwechsels erhöht werden soll, also auch die Ermüdungsneigung vielleicht verzögert werden kann. Dazu rechnen Traubenzucker, Vitamin B_1, Nebennierenrindenhormon und vielleicht auch Vitamin C. Gegen ihre Verwendung bestehen keine Bedenken, zumal wenn es sich um die Behandlung von Erschöpfungszuständen bei Krankheiten handelt (hier auch Kreislaufmittel). Auch dem Coffein werden solche Einflüsse auf den Muskelstoffwechsel zugeschrieben.

Die Beurteilung ist jedoch schwieriger, wenn es sich darum handelt, bei normaler Leistungsfähigkeit die physiologischen Ermüdungsgefühle zu durchbrechen, um Sonderleistungen zu ermöglichen oder, was vielleicht noch häufiger der Fall ist, um bei seelischer Abspannung die Arbeitsfähigkeit anzuregen und den überarbeiteten Organismus in Tätigkeit zu erhalten. Üblicherweise bedient sich der „Kulturmensch" schon der verschiedensten Genußgifte für diesen Zweck (Kaffee, Tee, Tabak, Alkoholica). Die Möglichkeit eines Mißbrauchs solcher Anregungsmittel ist heute nach Einführung einer Anzahl „analeptisch wirksamer" Arzneistoffe mit zentralnervösem Angriffspunkt noch größer geworden. Über deren Wert und ihre ärztlich zu verantwortenden Indikationen muß der Arzt ein Urteil gewinnen.

Gegen eine mäßige Verwendung der coffeinhaltigen Genußmittel oder des *Coffeins* selbst, welches am Zentralnervensystem und am peripheren Muskel gleichzeitig wirkt, ist kaum etwas einzuwenden. In der üblichen Dosierung (0,1—0,2) sind die Kreislaufwirkungen gering, so daß auch keine ernsten Gefahren für Herzkranke bestehen (vgl. S. 144). Bei Nervösen und bei Hypertonikern ist der Gebrauch zu vermeiden.

Unter der Bezeichnung „*Weckamine*" werden einige dem Ephedrin (vgl. S. 142) verwandte Phenylalkylamine, welche neben einer mäßigen sympathicomimetischen Wirkung eine starke zentralnervös erregende Eigenschaft besitzen, zusammengefaßt. Sie leiten sich von dem 1-Phenylisopropylamin ab.

$$\text{C}_6\text{H}_5{-}\text{CH}_2{-}\text{CH}{-}\text{CH}_3$$
$$|$$
$$\text{NH}_2$$

Benzedrin = 1-Phenyl-2-Aminopropan (= Elastonon), Pervitin = 1-Phenyl-2-Methyl-aminopropan.

Diese Verbindungen, welche keine phenolische und alkoholische OH-Gruppe mehr besitzen und daher weniger labil sind, sind bei peroraler Zufuhr gut wirksam und haben eine große Wirkungsdauer. 3—6 mg per os verabreicht, fördern die psychische Leistungsfähigkeit, beseitigen jedes Müdigkeitsgefühl für 8—12 Stunden und verursachen in dieser Dosierung noch kaum Blutdrucksteigerungen. Der Muskelstoffwechsel wird nicht beeinflußt.

An *Nebenwirkungen* sind beschrieben worden: vermindertes Hungergefühl, erhöhte Diurese, Schlaflosigkeit, Unruhe und Zerstreutheit. Es gibt Fälle von individueller Überempfindlichkeit! Bei Überdosierung kommt es zu starker Tachykardie und Blutdrucksteigerung, Übelkeit und Erbrechen, Beklemmungsgefühl auf der Brust, lang anhaltende Angst- und Erregungszustände, Kopfschmerzen, Schwindel u. a. Bei Mißbrauch kann Gewöhnung und Sucht auftreten.

Indikationen. Man verwendet die Weckamine zur Nachbehandlung bei operativen Eingriffen, um Atmung, Kreislauf und Psyche anzuregen. In der Psychiatrie werden damit gewisse Depressionszustände vorübergehend gebessert. Diese Verbindungen dürften sich bei akuten Vergiftungen von narkotischem Charakter und komatösen Zuständen noch mehr bewähren, als bisher bekannt ist, weil die analeptische Wirkung anhaltend ist und gleichzeitig Zentralnervensystem (Weckwirkung), Kreislauf- und Atmungszentrum sowie auch den peripheren Kreislauf betrifft.

Eine Verwendung der Weckamine zur Bekämpfung von Ermüdungszuständen ist nur sehr selten indiziert. Keinesfalls darf der Gebrauch zur gewohnheitsmäßigen Verwendung als Genußmittel führen. Ärztlich zu verantworten ist der Einsatz nur dann, wenn unter abnormen Bedingungen aus vitalen Gründen eine Ermüdung durchbrochen werden muß, um von dem vor der Erschöpfung stehenden Organismus noch eine Höchstleistung zu erzielen. Solche Forderungen ergeben sich z. B. gelegentlich für den Sanitätsoffizier bei der Truppe im Einsatz. Hier besteht über den Wert solcher Mittel kein Zweifel. Eine solche Verwendung darf aber nur eine kurzfristige sein, weil der Organismus wieder Gelegenheit finden muß, sich auszuruhen, um seine Kraftreserven wiederzugewinnen.

Normalerweise ist bei Gesunden keine Indikation für die Verwendung der Weckamine gegeben. Ihre ärztliche Verordnung bei Kranken unterliegt den strengsten Bestimmungen des Betäubungsmittelgesetzes (vgl. S. 32). Die Stoffe dürfen nicht in Substanz verabreicht werden. An einem Tage darf für den Kranken oder für den Praxisbedarf des Arztes keine größere Menge als 0,2 Benzedrin (Elastonon) oder 0,1 Pervitin verordnet werden.

Pervitin (Temmler), 1-Phenyl-2-Methylaminopropan. 30 Tabletten zu 0,003 = 1,70 RM., 6 Ampullen zu 0,015 = 2,30 RM.

Elastonon (Nordmark), β-Phenylisopropylamin. Flasche mit 10 ccm = 1,28 RM.

Auch Veritol (S. 142) und Ephedrin (S. 142) besitzen in geringerem Ausmaß diese zentralerregende Wirkung. Sie können gleichfalls, auch wegen ihrer Kreislaufwirksamkeit, bei Schwächezuständen und Vergiftungen verabreicht werden. Das gleiche gilt für Cardiazol und Coramin mit ihrer starken zentralerregenden Wirkung (vgl. S. 118).

4. Mittel zur Behandlung der Erkrankung des Atemapparates.

a) Beruhigende Mittel.

Morphinum hydrochloricum (Näheres S. 77) ist das stärkste atmungsberuhigende und hustenreizunterdrückende Mittel. Aber wegen der großen Gefahr der Morphinsucht darf es nur in Fällen schwerer Dyspnoe oder in Fällen von reflektorisch durch starke Schmerzen ausgelöster Hyperpnoe gegeben werden. Als Hustenmittel darf es nur in den Fällen gereicht werden, bei denen Codein. phosphoric, versagt. Besonders vermeide man das Mittel bei Asthma bronchiale, da diese Asthmatiker erfahrungsgemäß leicht Morphinisten werden.

Die wichtigsten Indikationen sind: Dyspnoe bei Asthma cardiale, Beruhigung der Atmung bei Lungenblutung, Hyperpnoe infolge von Schmerzen. Vorsicht bei der Anwendung des Morphins ist im allgemeinen dann geboten, wenn die Dyspnoe die Folge einer Behinderung des Luftzutritts zu den Alveolen ist (Pneumonie, Lungenödem). Kleine Kinder sollen kein Morphin erhalten.

Gegeben wird die übliche therapeutische Menge von 0,01—0,02 2mal täglich per os; wenn die Wirkung energisch sein muß: subcutan, oder äquivalente Mengen Opium pulv. usw.

Dr. med. A. B.   Ort. Straße Nr. . . .
prakt. Arzt   Fernsprecher Nr. . . .

Datum

Rp. Morphini hydrochlorici 0,15
  Aquae dest. ad 10,0
  M.D. ad vitr. patentat. (Normaltropfglas.)
  S. 20 Tropfen (= 0,015 Morph. HCl) 2mal täglich.

Für Herrn X. Y. in Z., Straße Nr. . . .

Dr. A. B., Arzt.

Codeinum phosphoricum.

Codein wurde 1832 aus dem Opium, in dem es zu 0,2—0,8% enthalten ist, gewonnen. Es ist Methylmorphin und kann aus Morphin durch Substitution an der phenolischen OH-Gruppe synthetisch dargestellt werden. Bei der klinischen Untersuchung des Codeins fand man die meisten Morphinwirkungen sehr stark herabgesetzt oder aufgehoben, verhältnismäßig stark ist dagegen die hustenreizmildernde Wirkung.

Indikationen. Das gut wasserlösliche **Codeinum phosphoricum** (offiz.) (s. auch S. 76) ist ein wichtiges Mittel zur Unterdrückung oder Abschwächung eines quälenden, kein Sekret fördernden Reizhustens. Bei sehr schweren Fällen versagt es gelegentlich, so nahezu immer bei Keuchhusten.

Gefahren und *Nebenwirkungen* sind bei Innehaltung der üblichen therapeutischen Mengen nicht zu befürchten. Es gibt nur in seltenen Fällen eine dem chronischen Morphinismus ähnelnde Sucht; deshalb unterliegt Codein auch nicht der Verordnung für die Betäubungsmittelverschreibung. Es wurde dem Opiumgesetz unterstellt, weil es als Ausgangsmaterial zur Herstellung von Morphin dienen kann.

Darreichung, Dosierung. Meist wird Codein. phosph. als Tropfenlösung oder für längeren Gebrauch in Pillenform verschrieben. Erwachsene erhalten 0,03—0,04, Kinder von 10 Jahren 0,01, von 3 Jahren 0,004—0,008 und Säuglinge 0,0015 bis 0,003 (E.M.D. 0,1!, T.M.D. 0,3!).

Rp. Codeini phosph. 0,6
  Aquae dest. ad 10,0 (oder Aquae Menth.
  pip. ad 10,0)
  M.D. ad vitr. patent. (Normaltropfglas).
  S. 10 Tropfen (= 0,5 mit 0,03 Cod.
  phosph.) 2—5mal täglich.

Rp. Codeini phosph. 0,9
  Massae pil. q. s. f. pil. Nr. XXX
  M.D.S. 2—5mal täglich 1 Pille (mit
  je 0,03).
  (1,0 Cod. phosph. = 1,85 RM.)

Aethylmorphinum hydrochloricum (offiz.), *Dionin* (Merck), wird in gleicher Indikation, doch in wesentlich kleineren Gaben wie Codein. phosph. gegeben. 0,01—0,02 als Einzelmenge. (E.M.D. 0,1!, T.M.D. 0,3!) (0,1 Aethylmorph. hydrochl. = 0,20 RM., 0,1 Dionin = 0,30 RM.)

Peronin, Benzylmorphin. hydrochloric., 0,02 als Einzelgabe, ist entbehrlich. (0,1 = 0,50 RM.)

Diacetylmorphinum hydrochloricum (offiz.), *Heroin* (Bayer), 0,003 als Einzelgabe, *sollte* wegen der starken Nebenwirkungen und der großen Gefahr des Heroinismus *nicht gegeben werden* (E.M.D. 0,005!, T.M.D. 0,015!).

Dilaudid (Knoll) ist Dihydromorphinon. Es hat eine stärkere schmerzlindernde und hustenreizmildernde Wirkung als Morphin. 0,0025 als Einzelgabe. *Es sind einige Fälle von Dilaudidsucht beobachtet worden!* (10 Tabletten zu 0,0025 = 0,62 RM.)

Eukodal (offiz.), Dihydrooxycodeinonum hydrochlor., mit schmerzstillender und hustenmildernder Wirkung, hat häufig zu schwerer chronischer Eukodalsucht, die nicht weniger gefährlich als der Morphinismus ist, geführt *und sollte als Hustenmittel vermieden werden* (E.M.D. 0,03!, T.M.D. 0,10). (0,10 Eukodal = 0,95 RM.) (20 Tabletten zu 0,005 = 0,77 RM.; 10 Ampullen zu 0,01 und 0,02 = 2,45 und 2,74 RM.)

Dicodid (Knoll), Dihydrocodeinon, wird in der Menge von 0,005 (O.P. mit 10 Tabletten zu 0,005 = 0,62 RM.) an Stelle von Morphin. hydrochlor. oder Codein. phosphoric. gegeben. Die hustenstillende Wirkung ist, wie es scheint, der des Codeins überlegen; aber Dicodid hat stärkere narkotische Nebenwirkungen als Codein. phosph. *Bei langanhaltender Darreichung kann Dicodidsucht auftreten.*

Acedicon (Boehringer-Ingelheim), Monoacetyldihydrocodeinon, wirkt bei Schmerzen und Hustenreiz ähnlich wie Morphin. Einzelgabe 0,0025. Acediconismus ist beschrieben worden (10 Tabletten zu je 0,005 = 0,77 RM.).

Die Darreichung von Heroin, Dilaudid, Eukodal, Dicodid, Acedicon und anderen zu den Betäubungsmitteln gehörenden Stoffen als Hustenmittel ist, ebenso wie die Darreichung des Morphins zu diesem Zwecke, nur dann als ärztlich begründet anzusehen, wenn Codein und Dionin versagen sollten.

Aqua Amygdalarum amararum (offiz.), das durch Lösen von Mandelsäurenitril (*Benzaldehydcyanhydrin*, offiz.) bereitete Bittermandelwasser mit einem Blausäuregehalt von 1:1000, wurde früher vielfach gegen Krampfhustenanfälle verschrieben. Der Nutzen ist durchaus problematisch, Einzelmenge von 0,5 oder 1,0 mit 0,0005 oder 0,001 Blausäure. Die Gefahr der akuten Vergiftung tritt erst bei wesentlich über den genannten therapeutischen Gaben liegenden Mengen auf (E.M.D. 2,0!, T.M.D. 6,0!) (10,0 = 0,20 RM.).

Bromoformium (offiz.), Tribrommethan, ölige Flüssigkeit, 1—10 Tropfen bei Keuchhusten, von unsicherer Wirkung (E.M.D. 0,5!, T.M.D. 1,5!) (1,0 = 0,20 RM.).

b) Sauerstoff- (Oxygenium-) Einatmung.

Bei akuten Vergiftungen erhält man den in Stahlbomben komprimierten Sauerstoff auf den Rettungsstationen oder Feuerwehrwachen, meist kombiniert mit einem künstlichen Atmungsapparat (z. B. dem Pulmotor).

Wenn irgend möglich, muß die Sauerstoffeinatmung bei jeder schweren CO-Vergiftung (Leuchtgas-, Grubengas-, Rauch- und Kohlendunstvergiftung) ausgeführt werden. Durch die raschere Verdrängung des CO vom Hämoglobin kürzt die O_2-Einatmung die Erholungszeit wesentlich ab und vermehrt die Aussicht, daß die CO-Vergiftung überstanden wird.

Für die Dauer der Einatmung bringt der Sauerstoff weiter immer dann eine wesentliche Erleichterung der dyspnoischen Beschwerden, wenn infolge einer Verlegung der Luftwege (Fremdkörper, komprimierende Struma) oder infolge beginnenden Lungenödems (z. B. nach Embolie oder Einatmen von Giftgasen) die O_2-Aufnahme in das Blut mangelhaft geworden ist.

Schließlich ist die O_2-Einatmung dann angezeigt, wenn infolge zentraler Atmungslähmung (Narkose, Morphin) die Lungen zu unvollkommen ventiliert werden. In desolaten Fällen von Morphinvergiftung konnte Brauer durch lang anhaltende Insufflation von Sauerstoff in die Luftröhre sehr gute Erfolge erzielen.

Ganz unsicher ist dagegen der Erfolg einer Sauerstoffeinatmung in jenen Fällen, wo die an der Atmung teilnehmende Lungenmasse durch Pneumonie usw. zu klein geworden ist.

Auch bei ausgebildetem Lungenödem bringt die Einatmung in der Regel keine Erleichterung mehr.

Schließlich versagt die Sauerstofftherapie, wenn die Menge der zur O_2-Aufnahme befähigten roten Blutkörperchen durch Blutverlust oder Veränderung des roten Blutfarbstoffes (z. B. zu Methämoglobin) stark abgesunken ist, oder wenn Dyspnoe und Cyanose die Folgen einer Herzinsuffizienz sind.

c) Auf die Expektoration wirkende Mittel.

Radix Ipecacuanhae, Brechwurz, Ruhrwurz.

Geschichtliches. Um 1600 lernte man von den Eingeborenen Brasiliens den Gebrauch der Ipecacuanhawurzel als Ruhrmittel kennen. Seit etwa 1670 fand die Droge, zunächst in Form eines in Paris vertriebenen Geheimmittels, zunehmende Verwendung bei Ruhr, dann auch als Brechmittel und Expectorans.

Die Droge und ihre Chemie. Aus der **Radix Ipecacuanhae** (offiz.), der Wurzel der brasilianischen Pflanze Uragoga ipecacuanha, die in zwei Varietäten in den Handel kommt, als Rio- und Cartagena-Ipecacuanha (nur die Wurzel der ersteren ist offizinell), wurden mehrere Alkaloide isoliert, von denen das wichtigste das *Emetin* (1817) ist. Es ist zu 0,5—1,5% und darüber in der Wurzel vorhanden. Seine Konstitution ist geklärt; Emetin steht chemisch als Benzyl-Isochinolinderivat dem Papaverin nahe. Daneben ist zu etwa ½% das um eine Methylgruppe ärmere *Cephaelin* isoliert worden, das keine therapeutische Verwendung findet. Der Gesamtalkaloidgehalt der offizinellen Wurzel muß mindestens 2% betragen.

Indikationen. In den Tropen findet die Wurzel und das Alkaloid Emetin umfangreiche Verwendung bei der Behandlung der Amöbenruhr (s. S. 255). Die frühere Darreichung als Brechmittel ist durch das Apomorphin verdrängt. Dagegen hat sich die Wurzel ihren alten Ruf, das zähe Bronchialsekret verflüssigen zu können, erhalten.

Nebenwirkungen, Gefahren. Bei den kleinen Gaben, die zur Expectorationsförderung gebräuchlich sind, treten Nebenwirkungen nicht auf; zu hohe Dosen würden brechenerregend wirken. Gefahren sind mit der Ipecacuanhatherapie nicht verbunden.

Darreichung, Dosierung. Meist wird das Infus der Ipecacuanhawurzel verschrieben, mit 0,05 der Wurzel als Einzelmenge, die aber unbedenklich erhöht werden kann. Wegen des widerlichen Geschmackes setzt man ein Korrigens zu (1,0 Rad. Ipecacuanhae = 0,20 RM.).

> **Rp.** Infusi Rad. Ipecacuanhae 0,5 : 100,0
> (oft als Zusatz: Liq. ammon. anisat. 2,0)
> Sirupi simpl. ad 150,0
> M.D.S. Täglich 3—6 Eßlöffel.
> (Siehe auch S. 127 Mixtura solvens F.M.B.)

Tinctura Ipecacuanhae (offiz.) ist entbehrlich (20 Tropfen enthalten etwa 0,05 Radix Ipecac.).

Sirupus Ipecacuanhae (offiz.) (5,0 enthält 0,5 Tincturae Ipecacuanhae = 0,05 Rad. Ipecac.) dient als Zusatz zu Mixturen anderer Expectorantien.

Pulvis Ipecacuanhae opiatus (offiz.), nach dem Erfinder auch Doversches Pulver genannt, enthält 10% Ipecacuanhawurzel und 10% Opium pulveratum. Bei seiner Verschreibung sind die gesetzlichen Bestimmungen über die Betäubungsmittel zu berücksichtigen (s. S. 31). Man gibt 0,5 des Pulvers (mit 0,05 Rad.

Ipecac. und 0,05 Opium pulv. = 0,005 Morphin) dann, wenn man neben einer Anregung der Bronchialsekretion eine Beruhigung des abnorm gesteigerten Hustenreizes haben will. Wegen des Opiumgehaltes nicht bei kleinen Kindern zu geben! (E.M.D. 1,5!, T.M.D. 5,0!)

(1,0 Pulv. Ipecac. opiat. = 0,20 RM.)

Stibiate.

Geschichtliches. Der Spießglanz wurde von PARACELSUS als eines der wichtigsten Arcana unter den Mineralien geschätzt. Von seinen Nachfolgern wurden Antimonzubereitungen in steigendem Maße nicht nur als Brech- und Abführmittel gebraucht. Im sogenannten „Antimonstreit" erklärte die Pariser Fakultät 1566 den Spießglanz als Gift und erwirkte ein Verbot durch das Parlament. Nach dessen Aufhebung 1666 erhielt sich die mißbräuchliche Verwendung der Stibiate zum Vomieren und Purgieren, nur langsam abnehmend, bis in das 19. Jahrhundert.

Die Stibiate finden noch als Expectorantien Verwendung, aber in viel kleineren Mengen, die unter der brechenerregenden und purgierenden Dosis bleiben.

Chemie.

Tartarus stibiatus (offiz.), Brechweinstein, ein weißes krystallinisches Pulver, das sich in 17 Teilen kaltem Wasser löst, ist eine Verbindung des Antimonoxyds mit weinsaurem Kalium. Tartarus stibiatus ist nicht ein einfaches weinsaures Salz, sondern ein Komplexsalz, in welchem das Stibiumatom an die Hydroxylgruppen der Weinsäure gebunden ist.

$$\left[\begin{array}{c} COO \\ | \\ CHO\!-\!Sb \\ | \qquad / \\ CHO \quad / \\ | \quad / \\ COO \end{array} \right] \cdot K \cdot 1^1/_2 H_2O$$

Tartarus stibiatus
$C_4H_2O_6SbK \cdot 1^1/_2H_2O$

Stibium sulfuratum aurantiacum (offiz.), Goldschwefel, Antimonsalz der Thio-Antimonsäure, Sb_2S_5, orangerotes, leicht zersetzliches, schlecht wasserlösliches Pulver, entbehrlich wie auch

Stibium sulfuratum nigrum (offiz.), Spießglanz, Antimontrisulfid, Sb_2S_3, grauschwarze Krystalle, kaum wasserlöslich.

Schicksal im Körper. Die genannten Antimonverbindungen werden langsam ausgeschieden, bei lang anhaltender Darreichung ist also auf kumulative Giftwirkung zu achten.

Nebenwirkungen, Gefahren. Über die lokalreizenden Wirkungen siehe S. 64. In den unten genannten Dosierungen, d. h. bei der therapeutischen Verwendung als Expectorans, treten Nebenwirkungen nicht in Erscheinung. Größere Dosen erzeugen Erbrechen und heftige Durchfälle. Da zu der Zeit, als die Antimonpräparate noch häufig in große Dosen gegeben wurden, vielfach Todesfälle beobachtet worden sind (heftigste Darmentzündung, Leberverfettung), nimmt man jetzt andere Mittel als Emetica.

Die kumulative Giftwirkung bei lang anhaltender Einnahme äußert sich zunächst in Auftreten von Durchfällen und Hyperemesis.

Dosierung, Darreichung. Von *Tartarus stibiatus* gibt man 0,005—0,01—0,02 mehrmals am Tage als Expectorans bei trockener Bronchitis.

Rp. Tartari stibiati 0,01
　　　Ammonii chlorati
　　　Succi Liquir. depur. $\overline{aa}$ 0,5
　　　M. f. pulv. D. tal. dos. Nr. X ad chart. cerat.
　　　S. 3mal täglich 1 Pulver.

(Die E.M.D. von 0,1! und die T.M.D. von 0,3! dürfen nicht gegeben werden, sie wirken nach langer Nausea brechenerregend.)

Von den beiden Antimonschwefelverbindungen wird etwa 0,05 (Pulver) gegeben.

Vinum stibiatum enthält 0,005 Tartarus stibiatus in 1,25 g (40 Tropfen). Da infolge Irrtums oft zuviel Brechwein genommen wurde, kamen mit dieser überflüssigen Zubereitung viele Vergiftungen vor.

(1,0 Tart. stib. = 0,20 RM.)

Über Verwendung von Stibiaten bei Infektionskrankheiten s. S. 254.

Radix Senegae (offiz.), von der nordamerikanischen Staude *Polygala senega*, kommt aus der Volksmedizin der Indianer und wird seit fast 200 Jahren als Expectorans therapeutisch benutzt. Sie enthält mehrere Saponine, darunter Senegin und Polygalasäure, deren Menge beim Lagern der Droge stark absinkt. Die Auszüge haben einen stark kratzenden Geschmack. Die Indikation ist die gleiche wie bei Rad. Ipecacuanhae. Nicht selten treten nach Senegaeinnahme Durchfälle oder Erbrechen auf.

Die Wurzel wird als Dekokt verabreicht in der Einzelmenge von 1,0.

> **Rp.** Decoct. Rad. Senegae 10,0 : 100,0
> Sirupi simpl. ad 150,0
> M.D.S. 1 Eßlöffel alle 3 Stunden.
> (10,0 Rad. Senegae = 0,20 RM.)

Sirupus Senegae (offiz.) (10,0 = 0,4 Rad. Senegae) ist als Zusatz zu expectorationsfördernden Mixturen geeignet.

Cortex Quillaiae (offiz.), von dem südamerikanischen Baum Quillaia saponaria, wird seit etwa 1850 in Europa benutzt und seit 40 Jahren als billiger Ersatz der Senegawurzel mit gleicher Indikation wie diese gegeben. Sie enthält gegen 8% Saponine, die den Auszügen einen kratzenden Geschmack verleihen. Als Expectorans wird etwa 2,0—3,0 als Einzeldosis in Form des Dekoktes verschrieben (10,0 Cort. Quill. = 0,20 RM.).

Kalium jodatum und **Natrium jodatum** (Näheres S. 252), in Wasser gut lösliche farblose Krystalle. Mittlere Jodsalzmengen (0,5) regen innerhalb weniger Tage die Bronchialsekretion bei trockener Bronchitis mit zähem Schleim kräftig an (Verflüssigung); auch schreiben ihnen manche Kliniker eine günstige Wirkung auf das chronische Asthmaleiden zu (Darreichung im Intervall). Bei der Verwendung von Jodsalzen sind die nicht seltene Überempfindlichkeit (S. 253) und die möglichen Nebenwirkungen über die Schilddrüse zu beachten (S. 225).

Säuglingen gibt man etwa 0,05, Spielkindern 0,1, Schulkindern 0,2.

> **Rp.** Kalii jodati 10,0
> Aquae dest. ad 100,0
> M.D.S. Täglich 2mal 1 Teelöffel (mit je 0,5 Jodkalium).
> (10,0 Kal. jodat. = 0,35 RM.)

Liquor Ammonii anisatus (offiz.) wird dargestellt durch Mischen von 5 Teilen des 10% Ammoniak enthaltenden Liquor Ammonii caustici mit 1 Teil Oleum Anisi und 24 Teilen Weingeist. Er ist wegen des ätzend-laugenhaften Geschmackes nur verdünnt zu geben. Einzelmenge = 0,5.

Kinder: 3mal 5—10 Tropfen des Liq. Amm. anis. auf Zucker (10,0 = 0,10 RM.).

Ammonium chloratum (offiz.), Salmiak, NH_4Cl, sehr leicht in Wasser lösliche Krystalle, wird, meist in Wasser gelöst, mit gleicher Indikation (besonders trockne Bronchitis) gegeben. Etwa 0,5 ist die Einzelmenge.

(100,0 Ammon. chlorat. = 0,35 RM.)

> **Rp.** Mixturae solventis F.M.B. 200,0
> D.S. 3stündlich 1 Eßlöffel (enthält Ammonii chlorati 5,0, Succi Liquir. depur. 2,0, Aquae dest. ad 200,0).

> **Rp.** Liquoris pectoralis F.M.B. 200,0
> D.S. 3mal täglich 1 Eßlöffel (enthält Liq. Ammon. anis. 5,0, Sir. Althaeae 30,0, Aquae dest. ad 200,0).

Succus Liquiritiae depuratus (offiz.), gereinigter Extrakt aus den Wurzeln der in Sizilien heimischen Glycyrrhiza glabra. Der Rohextrakt wird mit Wasser ausgezogen. Der zur dicken Konsistenz eingeengte Auszug ist Succus Liquiritiae depuratus, der sich in Wasser klar löst. Man gibt den süß schmeckenden gereinigten Auszug rein oder als Zusatz zu expectorationsfördernden Mixturen, 3,0—5,0 auf 100,0 (10,0 = 0,20 RM.).

Élixir e Succo Liquiritiae (offiz.). 200,0 enthalten 40,0 gereinigten Süßholzsaft, 6,0 Ammoniakflüssigkeit, 1,0 Anisöl, 1,0 Fenchelöl, 32,0 Weingeist und 120,0 Wasser. Teelöffelweise als Expectorans (10,0 = 0,10 RM.).

Species pectorales (offiz.), Brusttee, enthält 8 Teile Eibischwurzel (Rad. Althaeae), 3 Teile Süßholz (Rad. Liquirit.), 1 Teil Veilchenwurzel (Rhizoma Iridis), 4 Teile Huflattichblätter (Fol. Farfarae), 2 Teile Wollblumen (Flor. Verbasci) und 2 Teile Anis (Fruct. Anisi).

Man läßt einen Eßlöffel des Brusttees, der also neben schleimliefernden Drogen und dem Geschmackskorrigens Rhiz. Iridis, die Liquiritiawurzel, das Anisöl und die als Volksmittel bei Bronchitis viel verwandten Huflattichblätter enthält, zu einem Tee verarbeiten und 1—2mal täglich einnehmen.

Rp. Specierum pectoral. 50,0
    D.S. 1 Teelöffel voll als Tee zu nehmen,

oder billiger im Handverkauf ohne schriftliche Anweisung an den Patienten:

Species pectorales 50,0.
(100,0 = 0,95 RM.)

Oleum Anisi (offiz.), Anisöl, das ätherische Öl der Anisfrucht, Fructus Anisi, eine farblose Flüssigkeit mit rund 90% Anethol, wird als expectorationsförderndes Mittel gegeben. Man gibt 1—3—5 Tropfen in Wasser, Tee oder einer Schleimabkochung, oder mit Zucker verrieben als Pulver, Elaeosaccharum Anisi, in dem 1 Teil Anisöl mit 50 Teilen Zucker verrieben ist. Elaeosaccharum Anisi enthält in 2,0 etwa 1 Tropfen Anisöl.

Siehe auch: Species pectorales und Liquor Ammonii anisatus S. 127 (1,0 Ol. Anisi = 0,20 RM.).

Oleum Terebinthinae (offiz.), Terpentinöl, wird durch Destillation aus verschiedenen Pinusarten als farblose, schwach gelbliche Flüssigkeit gewonnen. Durch erneute Destillation des mit Kalkwasser versetzten Öles erhält man **Oleum Terebinthinae rectificatum** (offiz.). Das Terpentinöl enthält verschiedene Terpene, darunter besonders das Pinen. Beim Stehen bilden sich durch Anlagerung von Sauerstoff an die Terpene labile, leicht Sauerstoff abgebende Peroxyde unbekannter Art. Wegen der hierdurch erworbenen oxydativen Eigenschaften wurde Oleum Terebinthinae früher bei akuter Phosphorvergiftung als Antidot gegeben; diese Wirkung ist jedoch sehr unsicher und beruht nicht auf einer einfachen Oxydation des Phosphors.

Oleum Terebinthinae wird auch von der Haut aus oder in Dampfform eingeatmet in den Körper aufgenommen. Ausgeschieden wird das Mittel teils unverändert, teils an Glykuronsäure gepaart durch die Nieren; der Harn nimmt dabei einen veilchenartigen Geruch an.

Oleum Terebinthinae hat eine hemmende Wirkung auf die Bronchialsekretion. Besonders bei eitrigem oder durch Mischinfektionen mit Anaerobiern sich zersetzendem Sekret, auch bei Lungengangrän und Bronchiektasien wird es mit gutem Erfolg angewandt.

Die Nieren werden durch Oleum Terebinthinae leicht gereizt. Nach innerlicher Einnahme führt die lokalreizende Wirkung des Terpentinöles (s. auch S. 63) häufig zu Magenreizungen. Lebensbedrohliche Erscheinungen werden erst durch weit über den üblichen therapeutischen Dosen liegende Mengen verursacht.

Oleum Terebinthinae rectificatum wird zur Inhalation bei eitriger und putrider Bronchitis usw. in der Menge von etwa 1 Teelöffel auf ein nasses Laken, das am Kopfende des Bettes vorhangartig angebracht wird, gegeben, oder es werden 10—20 Tropfen in der sog. Terpentinpfeife mit Wasserdampf vernebelt.

Innerlich gibt man etwa 0,25 mehrmals täglich, am besten in Gelatinekapseln.

Rp. Olei Terebinthinae rectificati 0,25
    D. t. d. Nr. X ad caps. gelatinos.
    S. 2mal täglich eine Kapsel
    (10 Kapseln = 0,30 RM.)
    (Ol. Tereb. rectific. 100,0 = 0,40 RM.).

Eucalyptolum (offiz.), das flüchtige Öl von Eucalyptusarten. Innerlich 10—20 Tropfen (10,0 = 0,20 RM.).

Acidum benzoicum (offiz.), Benzoesäure, C_6H_5COOH, durch Sublimation aus Benzoe gewonnene glänzende Blättchen oder Krystalle, ist schwer löslich in Wasser, gut löslich in Alkohol.

Benzoe (offiz.), das außen gelbbraune, innen gelbweiße Harz siamesischer Styraxarten von angenehmem Geruch, enthält freie Benzoesäure neben Benzoesäureestern. Die innerliche Verwendung der Benzoe und der aus ihr durch Lösen in Alkohol (1 : 5) hergestellten *Tinctura Benzoes* (offiz.) ist fast ganz aufgegeben.

Acidum benzoicum hat einen unangenehmen, nachhaltig kratzenden Geschmack und schleimhautreizende Wirkungen. Nach der Einnahme in den Magen tritt daher nicht selten Nausea und Erbrechen ein. Fast die gesamte eingenommene Benzoesäure wird im Körper durch Anlagerung von Glykokoll in Hippursäure übergeführt und als solche in den Harn ausgeschieden. Ein kleiner Rest wird unverändert oder an Glykuronsäure gepaart abgegeben.

Allgemeinvergiftung wird nach den therapeutisch üblichen kleinen Gaben nicht beobachtet, selbst 1,0 pro Tag wird lange Zeit hindurch gut vertragen.

Benzoesäure wird als expectorationsförderndes Mittel bei sich schlecht lösender Pneumonie und bei chronischer Bronchitis nur noch selten gegeben. Der Wert der Darreichung wird verschieden beurteilt. Es werden 2mal täglich 0,1—0,2 als Pulver mit Oblaten verordnet (10,0 Acid. benzoic. = 0,20 RM.).

Kreosotum (offiz.) wird durch Destillation aus dem Buchenholzteer gewonnen; es enthält Phenole und Phenoläther, darunter besonders das Guajacol und das Kreosot. Kreosot ist eine ölige Flüssigkeit von scharfem Geschmack. Es entfaltet erhebliche magenreizende Wirkungen, wird rasch resorbiert und — zum großen Teil an Schwefelsäure und Glykuronsäure gepaart — rasch ausgeschieden.

Kreosot wird seit einigen Jahrzehnten vielfach bei Lungentuberkulose gegeben; es soll den Appetit anregen, und es scheint zu einer Abnahme der Sekretion zu führen. Über den Nutzen dieser Therapie besteht keine Übereinstimmung der Ansichten!

Man gibt die offizinellen Kreosotpillen oder die Flüssigkeit in Gelatinekapseln oder Alkohol gelöst. Viele Patienten bekommen nach längerer Darreichung starke Magenbeschwerden (E.M.D. 0,5!, T.M.D. 1,5!).

Rp. *Pilulae Kreosoti Nr. L.*
D. S. 3mal täglich 3 Pillen (in jeder Pille
0,05 Kreosotum). (10 Pillen = 0,15 RM.)

Rp. Kreosoti 0,05
D. ad caps. gelodurat. t. dos. Nr. L.
S. 3mal täglich 1 Kapsel.
(1,0 Kreosot = 0,05 RM.)

Guajacolum carbonicum (offiz.), *Duotal* (Heyden), ist der Kohlensäureester des Guajacols, Brenzcatechinmethyläther, ein weißes, in Wasser unlösliches Pulver, das erst im Darm zerlegt wird, daher den Magen nicht reizt.

Man gibt diese Verbindung in gleicher Indikation wie Kreosot in der Einzelmenge von 0,2, oft ansteigend auf 0,5 mehrmals am Tage als Pulver (10,0 Guaj. carb. = 0,60 RM., Duotal = 0,85 RM.).

Rp. Guajacoli carbonici 0,2(—0,5)
D. tal. dos. Nr. XX
S. 3mal täglich 1 Pulver.

Kreosotum carbonicum (offiz.), ein oft durch Krystalle von Guajacolcarbonat getrübtes Öl, in einer Menge von etwa 0,5 in Wein gegeben, wird gut vertragen. 10 Caps. gelatin. c. Kreosoto carb. 0,5 (= 0,75 RM.)

Kalium sulfoguajacolicum (offiz.), *Thiocol* (Roche), ist wasserlöslich und ohne stärkere Nebenwirkungen auf den Magen. Das Thiocol wird unverändert, d. h. ungepaart, in den Harn ausgeschieden.

Sirolin (Roche) ist eine 6%ige Lösung des Thiocols mit Sir. Aurantii als Korrigens. Ihm nachgebildet ist der folgende offiz. Sirup:

Rp. *Sirupi Kalii sulfoguajacolici* 100,0
(enthält Kalii sulfoguajacolici 6,0 ad 100,0)
D. S. 3mal täglich 1 Teelöffel, bei Bronchitis
(10 Kal. sulfoguajacol. = 0,30 RM.).

Über die Therapie des Asthma bronchiale s. S. 154—155.

5. Mittel zur Behandlung von Kreislaufstörungen.

a) Mittel bei Herzinsuffizienz.

Folia Digitalis von Digitalis purpurea.

Geschichtliches. In der antiken Medizin konnte der Fingerhut noch keine Verwendung finden, weil diese Pflanze nur in subatlantischen Ländern vorkommt. Auch im Mittelalter und in den späteren medizinischen Kräuterbüchern fand er keine Beachtung. Der englische Arzt WITHERING erkannte im Jahre 1785 seinen Wert, als er die Wirkung von 20 Bestandteilen eines in England bei Wassersucht verwendeten Volksmittels prüfte.

In den späteren Jahrzehnten ging manches von den klaren Erkenntnissen WITHERINGS wieder verloren, und die Anwendung der Digitalis bei allen möglichen Erkrankungen fieberhafter Art brachte so starke Enttäuschungen, daß der Wert der Droge unterschätzt wurde. Erst als durch Beobachtungen am Kranken die Herzwirkung der Digitalis erkannt war, erwarb sich das Digitalisblatt seit der zweiten Hälfte des letzten Jahrhunderts endgültig seinen hervorragenden Platz in der Therapie der Herzkrankheiten.

Man hat sich in jahrzehntelanger Arbeit darum bemüht, die wirksamen Bestandteile des Digitalisblattes in reiner Form zu gewinnen. Es ist im besonderen durch die Arbeiten von CLOETTA, JACOBS, STOLL und WINDAUS gelungen, zur Reindarstellung der wirksamen Stoffe zu kommen und ihre Konstitution weitgehend aufzuklären.

Die Droge und ihre Chemie.

Folia Digitalis (offiz.) werden vom einheimischen Fingerhut, Digitalis purpurea, zur Zeit der Blüte gesammelt. Die wirksamen Substanzen gehören zu den Glykosiden. Von den im frischen Blut enthaltenen Glykosiden sind zwei als amorphe Körper isoliert worden. Sie sind in Wasser und Chloroform schlecht, in Alkohol gut löslich. Durch enzymatische Prozesse, welche sich bereits beim Trocknen des Blattes abspielen, wird aus diesen Glykosiden Zucker abgespalten. Die offizinelle Droge enthält drei zuckerärmere Glykoside, welche krystallisiert dargestellt wurden: Digitoxin, Gitalin und Gitoxin. Von diesen drei Glykosiden besitzt Digitoxin eine stärkere und länger anhaltende Wirkung als Gitalin und Gitoxin. Digitoxin ist gut löslich in Alkohol und Chloroform. Gitoxin ist ein Hydroxydigitoxin; es ist in den gebräuchlichen organischen Lösungsmitteln kaum löslich. Das krystallisierte Gitalin ist ein Gitoxinhydrat, das unter verschiedenen Bedingungen leicht ein Molekül Wasser abspaltet; es ist in Alkohol und Chloroform löslich. Die Wasserlöslichkeit der drei reinen Glykoside ist schlecht; dagegen sind Gemische der drei Glykoside besser löslich in Wasser.

Das wasserlösliche *Digitalein* ist anscheinend kein einheitlicher Körper. Die Wasserlöslichkeit beruht wahrscheinlich auf der Löslichkeitsbeeinflussung der verschiedenen darin enthaltenen herzwirksamen Stoffe untereinander und auf der Beimischung unspezifischer wasserlöslicher Bestandteile.

Die zuckerfreien Reste (Genine oder Aglukone) der drei krystallisierten Digitalisglykoside enthalten 23 Kohlenstoffatome (siehe die Formel des Digitoxigenins). Die Wirksamkeit ist bestimmt durch das Vorhandensein der ungesättigten Lactongruppe im Molekül. Der Zucker, mit dem diese Genine verbunden sind, ist die Digitoxose $C_6H_{12}O_4$. Die Aufklärung der chemischen Konstitution der Genine hat ergeben, daß es sich dabei um Sterinverbindungen handelt und daß nahe chemische Beziehungen bestehen zwischen den wirksamen Digitalissubstanzen, dem Ergosterin, den Geschlechtshormonen und den Gallensäuren.

Die herzwirksamen Glykoside machen etwa 0,1—0,5% des Blattgewichtes aus. Die Hauptmenge derselben geht aus dem Blatt leicht in Wasser über.

Die Wirksamkeit des Blattes kann bei unzweckmäßiger Lagerung durch Glykosidspaltung in einem Jahre auf einen Bruchteil des Anfangswertes absinken. Bestimmend für das Maß des Verlustes ist in erster Linie der Feuchtigkeitsgrad. Während z. B. eine Blattprobe, deren Wasser-gehalt 15% betrug, nach 12 Monaten nur noch 20% des Anfangswirkungswertes zeigte, ist bei sorgfältig getrockneten Blättern mit wenigen Prozent Wasser in einem Jahre keine Ab-nahme zu beobachten gewesen. Wichtig ist also eine rasche und sorgfältige Trocknung und die trockene Aufbewahrung. Das DAB. schreibt einen Gehalt von höchstens 3% Wasser vor.

Der Glykosidgehalt auch der frischen Blät-ter verschiedener Standorte zeigt sehr erheb-liche Wirksamkeitsunterschiede (von rund 60 bis 150% des Mittelwertes). Deshalb schreibt das DAB. vor, daß der Gehalt der Folia Digi-talis an wirksamen Glykosiden untersucht und auf einen Mittelwert eingestellt wird.

Digitoxigenin $C_{23}H_{34}O_4$

Da es zur Zeit noch nicht möglich ist, diese Auswertung mit chemischen Methoden vorzu-nehmen, wird der Wirksamkeitstiter im Tierversuch ermittelt. Es wird an Grasfröschen be-stimmt, wieviel Digitalisblatt, in Form eines Auszuges eingespritzt, tödlichen Herzstillstand bewirkt. 1 Froschdosis ist die für 1 g Frosch tödliche Blattmenge. Das offizinelle Blatt ent-hält in 1,0 ungefähr 2000 Froschdosen. Da jedoch die Empfindlichkeit der Frösche z. B. mit der Jahreszeit erheblich wechselt, ist es besser, das Digitalispulver mit Hilfe der biologischen Methode auf eine bestimmte Wirksamkeit einzustellen, indem man es mit einem Standard-pulver von bekannter Wirksamkeit vergleicht. Wenn das Standardpulver in gleicher Weise und gleichzeitig mit dem unbekannten Digitalispulver ausgewertet wird, so läßt sich die Wertigkeit des letzteren in Prozenten der Wirksamkeit des Standardpräparates angeben. Man benutzt als Maß der Auswertung nicht mehr die Froschdosis, d. h. die (veränderliche!) Menge, welche 1 g Frosch tötet, sondern die Internationale Einheit (I.E.) der Digitaliswirk-samkeit. 1 I.E. entspricht der Wirksamkeit von 0,08 des internationalen Standarddigitalis-pulvers. 1,0 Fol. Digitalis (offiz.) enthält etwa 10 I.E.

Schicksal im Körper. Das Digitalisblatt wirkt auf die Schleimhaut des Magens und Darmes örtlich reizend ein. Manche Menschen bekommen bald nach dem Ein-nehmen der Droge und ihrer Zubereitungen Erbrechen. Bei der rectalen Anwendung des Blattes können die örtlichen Reizwirkungen zum Abbrechen dieser Behand-lungsart zwingen. Es scheint, daß die gereinigten Handelspräparate eine etwas ge-ringere Reizwirkung entfalten, ganz frei sind auch sie nicht, weil auch die Reinglyko-side zellschädigende Eigenschaften besitzen, so daß die Einspritzung unter die Haut nicht statthaft ist. Auch nach intramuskulärer Injektion treten Schmerzen auf.

Die Resorption aus dem Magendarmkanal erfolgt langsam, ist aber, wenn keine Störungen der Magendarmfunktion vorliegen, vollständig. Sie ist schlecht bei starker Stauung im Pfortadergebiet. In diesem Falle empfiehlt sich die rectale Darreichung oder die Einspritzung in die Muskulatur oder Vene. Das in den Kreis-lauf gelangte Glykosid ist dort nur kurze Zeit nachweisbar, da es rasch in den einzelnen Organen, besonders stark im Herzen, fixiert wird. Das Schicksal des von den Organen fixierten Glykosides ist nicht genügend geklärt. Durch Aus-scheidung werden nur geringe Glykosidmengen aus dem Körper entfernt.

Bei den meist üblichen kleinen Gaben pflegt der Umschwung im Krankheits-
bilde nach oralen Darreichungen nicht vor dem zweiten oder dritten Tage zu
erfolgen. Die intravenöse Einspritzung der Digitalispräparate kürzt zwar die Latenzzeit sehr stark ab, aber wenn es gilt, eine rasche digitalisartige Heilwirkung zu
erzielen, erweist sich die intravenöse Strophanthintherapie als überlegen.

Schon WITHERING erkannte, daß die einmal eingetretene Digitalis-Herz-
wirkung lange anzuhalten pflegt und daß bei fortgesetzter Darreichung größerer
Mengen mit Sicherheit kumulative Giftwirkungen auftreten. Die Neigung zu
kumulativen Giftwirkungen ist bei den einzelnen Glykosidfraktionen verschieden
stark ausgeprägt: Digitoxin zeigt sie am stärksten, Gitalin und Gitoxin erheblich
schwächer. Die lange Wirkungsdauer ist von therapeutischem Vorteil, jedoch
mahnt sie zu guter Beobachtung der Nebenwirkungen, um Vergiftungen, welche
als Folge der Kumulation auftreten können, zu vermeiden.

Indikationen. Vorzügliche Erfolge erzielt man mit der Digitalisdroge bei jenen
Formen gestörter Herzleistung, bei denen es zu einer Störung der Blutverteilung
mit Stauung im peripheren Kreislauf, im kleinen Kreislauf oder im Pfortadergebiet
gekommen ist und Zeichen einer unzureichenden Herzleistung wie Cyanose und
Dyspnoe vorhanden sind. Sowohl wenn die Dekompensation auf der Grundlage
einer Klappenerkrankung aufgetreten ist, als auch wenn die Insuffizienzerschei-
nungen durch arteriosklerotische Prozesse — mit oder ohne Hypertonie — oder
im Verlauf einer chronischen Nierenerkrankung oder eines Emphysems sich aus-
gebildet haben, ist die Digitalisbehandlung indiziert. Die Dekompensation pflegt
einige Tage nach dem Beginn der Darreichung zu weichen. Bestand ein Pulsus
irregularis perpetuus, so wird unter Regelmäßigwerden des Pulses die Differenz
der Radialis- und der Herzpulse geringer und verschwindet oft vollständig; der
Radialispuls wird voller. Die Frequenz geht oft etwas unter den Normalwert her-
unter. Das Schwinden der Dyspnoe und Cyanose ist bei Wasserretention häufig
von einer starken Diurese begleitet.

Schwerer zu bewerten ist der Nutzen der Digitalistherapie bei den zu Kreis-
laufschädigungen führenden Infektionskrankheiten, wie Pneumonie, oder der
Nutzen der prophylaktischen Darreichung vor Operationen an Kreislaufkranken
(Basedow usw.). Immerhin wird von manchen Klinikern empfohlen, auch in diesen
Fällen Digitalis zu geben, zumal die Behandlung bei sachgemäßer Durchführung
nicht schaden kann.

Bei der Coronarsklerose (Angina pectoris) ist Digitalis mit Vorsicht auszuprobieren. Insbesondere hat sich die Behandlung mit kleinen Strophanthingaben
bewährt (EDENS). Eine Gefahr der Coronarverengerung durch diese therapeutischen Dosen besteht nicht. Die erzielten verbesserten Durchblutungsbedingungen
am Herzen können „mittelbare" Digitaliswirkungen zur Folge haben neben den
„unmittelbaren" Wirkungen auf den Kontraktionsablauf des Herzmuskels (EDENS).

Hypertonie stellt an sich keine Kontraindikation dar.

Nebenwirkungen, Gefahren. Im allgemeinen ist die Digitalistherapie mit geringen Gefahren verbunden, sofern die beginnende Kumulation rechtzeitig erkannt und beachtet wird. Die ersten Erscheinungen derselben sind Übelkeit,
Schwindel, Augenflimmern oder zentral ausgelöstes Erbrechen. (Daß manche
Patienten durch örtliche Reizung der Magenschleimhaut schon auf die ersten
oralen Digitalisgaben mit Erbrechen reagieren, wurde oben erwähnt.) Im Früh-

stadium der kumulativen Giftwirkung ist häufig am Pulse als erstes Zeichen Bigeminie zu finden, später können gehäufte Extrasystolen auftreten[1]. Die Leitung zwischen Vorhof und Kammer wird erschwert, so daß ein etwa schon bestehender partieller Herzblock zum totalen Block werden kann (manchmal gelingt es, dies durch Atropinbehandlung zu verhindern). Schließlich erzeugt Digitalis völligen Herzblock, so daß die Kammer in ihrem Eigenrhythmus von etwa 35—45 Pulsen schlägt. Bei manchen Patienten treten frühzeitig Darmerscheinungen (Durchfälle) auf, welche nicht bedrohlich sind. Akute Vergiftungen im Beginn der Digitalistherapie sind selbst dann nicht zu befürchten, wenn wesentlich mehr als die übliche Tagesmenge gereicht wird.

Den Digitalispräparaten des Handels fehlt die kumulative Giftwirkung nicht. *Darreichung, Dosierung.* Nach mancherlei Versuchen mit großen Mengen der Droge (bis zu mehreren Gramm am Tage) ist man im allgemeinen zu der ursprünglich von WITHERING empfohlenen Dosierung zurückgekehrt: „Von dem Pulver gebe ich die Dosis nicht stärker, als daß ein erwachsener Mensch 1, 2 bis 3 Gran (ungefähr 0,06, 0,12—0,18) täglich 2mal bekommt." Meist wird bei schwerer Kreislaufdekompensation 0,1 Folia Digitalis 3—4mal täglich gegeben, doch kann die Menge ohne Gefahr einer *akuten* Vergiftung bis über die Maximaldosen (E.M.D. 0,2!, T.M.D. 1,0!) gesteigert werden. Nur darf diese Menge nicht längere Zeit hindurch gegeben werden.

Feste Normen für die Digitalisdosierung lassen sich nicht geben. Das Quantum muß vielmehr der individuell sehr schwankenden Empfindlichkeit angepaßt werden; bei fieberhaften Erkrankungen scheinen höhere Dosen notwendig zu sein. Für die Beurteilung der therapeutischen Wirksamkeit bei Insuffizienzen ist besonders das Verhalten des Pulses (Vollerwerden, Verminderung der Differenz zwischen Kammerkontraktionen und Radialispulsen bei etwa bestehendem Pulsus irregularis perpetuus, Verlangsamung des Pulses) beachtenswert.

Bei der chronischen Behandlung ziehen die meisten Kliniker es vor, statt fortgesetzter Darreichung kleiner, auch bei langer Behandlung nicht mehr kumulativ wirkender Einzelgaben von z. B. 0,05, das Blatt in mittleren Mengen (0,1 3mal täglich) intermittierend zu geben. Nach 3—4 Tagen Digitalisbehandlung folgt jeweils eine individuell zu bemessende Pause von 3—5—7 Tagen. Hierbei tritt keine Gewöhnung ein. Im Alter ist eine verminderte Digitalisempfindlichkeit die Regel. Bei Kindern vom 7. bis 10. Jahr wird als mittlere therapeutische Menge 3mal täglich 0,05, bis zum 15. Jahr 4—6mal täglich 0,05 empfohlen.

Nach Ansicht mancher Ärzte sollen wäßrige Auszüge des Blattes rascher wirksam sein als das Blattpulver. Besteht dieser Unterschied, so ist er doch nicht groß genug, um die einfachste Verschreibung·— Folia Digitalis als Pulver — ungeeignet erscheinen zu lassen, zumal das Pulver nach klinischer Beobachtung eine etwas stärkere Wirkung entfaltet als gleiche Mengen in Form wäßriger Auszüge.

Als Auszugsformen kommen für die Verschreibung in Frage: die wäßrigen Auszüge — Maceration und Infus — und die alkoholische Tinktur. Im Vergleich mit der Tinktur enthalten die wäßrigen Auszüge etwas weniger Digitoxin, dagegen mehr Gitalin und Gitoxin.

---

[1] Am *Beginn* der Digitalistherapie können ähnliche Erscheinungen auftreten, die auf einer Überempfindlichkeit des kranken Herzens beruhen. Sie verschwinden, wenn die Behandlung vorsichtig fortgesetzt wird. Hier handelt es sich also nicht um kumulative Wirkungen (EDENS).

Der Nachteil der Maceration liegt in der längeren Herstellungsdauer; man läßt mindestens 4 Stunden lang macerieren. Die wäßrigen Auszüge setzen im Laufe einiger Tage oft Schimmel an; man verschreibt deshalb nur einen für wenige Tage reichenden Vorrat. Beim Stehen der wäßrigen Auszüge erleiden die Glykoside einen gewissen Wirksamkeitsverlust, der jedoch innerhalb von 6 Tagen *sehr* unbedeutend ist. Die Angabe, daß die Neutralisation der in das Wasser übergehenden Pflanzensäuren durch Soda die Haltbarkeit verbessere, ist falsch. Der Sodazusatz begünstigt vielmehr die Zersetzung. Man kann dem Infus 10% Alkohol zur Hemmung der Zersetzung zusetzen. (Eine sicher vollwertige Droge zur Herstellung der wäßrigen Auszüge erhält man, wenn man Fol. Digit. in ampullis verschreibt: je 2,0 trockenes Blattpulver sind in einer zugeschmolzenen Glasampulle.)

Tinctura Digitalis (offiz.), E.M.D. 1,5!, T.M.D. 5,0!, wird bereitet durch Ausziehen des titrierten Digitalispulvers mit absolutem Alkohol im Verhältnis 1 : 10. Die Lösung ist dunkelgrün. Die offizinelle Tinktur ist über ein Jahr haltbar.

. In der Regel läßt sich die Digitalistherapie mit dem Pulver oder den wäßrigen Auszügen sehr gut durchführen. Die *Digitalisauszüge des Handels*, z. B. *Digalen, Digifolin, Digipuratum*, bieten vor den titrierten Blättern nur die Vorteile, daß die wirksamen Glykoside intramuskulär oder intravenös eingespritzt werden können und geringere magenreizende Wirkungen entfalten; sie sind meist Kaltmacerationen, bei denen die unwirksamen Ballaststoffe mehr oder weniger vollkommen entfernt sind, und sie sind in der Regel auf einen bestimmten Titer pharmakologisch eingestellt.

Digitoxin hat sich in der Therapie in Deutschland nicht eingebürgert. In Frankreich dagegen ist es eines der am meisten verwandten Digitalispräparate.

Verodigen (Boehringer) ist die wasserlösliche, gereinigte Glykosidfraktion der Digitalisblätter. Es hat sich bei stomachaler Darreichung wegen seiner raschen Resorbierbarkeit als brauchbar erwiesen.

Als zweckmäßige Verschreibungen seien folgende angeführt:

Pulver

Rp. Folior. Digit. 0,1 (0,15)
  Sacchar. lactis 0,2
  M. f. pulvis
  D. tal. dos. Nr. XII
  S. 3mal täglich 1 Pulver.
  (1,0 Fol. digit. = 0,15 RM.)

Rp. Digitalis-Dispert (Rhenania)
  O.P. mit 25 Tabletten (= 1,73 RM.)
  S. 2—4 Tabletten täglich.

Rp. Verodigen (Boehringer) O. P. mit 25 Tabletten zu 0,0008 (= 2,40 RM.)
  S. 1—2—3 Tabletten täglich.

Stuhlzäpfchen:

Rp. Folior. Digit. 0,1 (0,15)
  Olei Cacao q. s. f. suppositor.
  D. tal. dos. Nr. X
  S. 3mal täglich 1 Supposit. einzulegen.

Lösung:

Rp. Folior. Digit. 1,0 (1,5)
  f. maceratio per horas IV c. aqua dest.
  q. s. ad 100,0
  D. S. 3mal täglich 2 Teelöffel.

Rp. Folior. Digit. 1,0 (1,5)
  f. infus. colat. 100,0
  D. S. 3mal am Tage 2 Teelöffel.
  Zur besseren Haltbarmachung wird oft Alkohol zugesetzt:
  colat. 90,0
  Spiritus ad 100,0

Tropfenform:

Rp. Tincturae Digitalis 10,0
  D. ad vitr. patent. (Normaltropfglas)
  S. 3mal täglich 20 Tropfen (mit je 0,05 Blatt).
  (10,0 Tinct. Digitalis = 0,35 RM.)
  oder eines der Handelspräparate, z. B.:

Rp. Digitalysat (Bürger). O.P. zu 15,0
  (25 Tropfen = 0,15 Fol. Dig. = 1,45 RM.)

Pillen (entbehrlich):

Rp. Folior. Digitalis titr. pulv. 3,0
Extracti Faecis 1,0
Glycerini q. s.
M. f. pil. Nr. XXX
D.S. 2mal täglich 1—2 Pillen, nach
3—4 Tagen Pause von 3—5—7 Tagen.
(Entspricht Pilulae Digitalis F.M.B.
30 Pillen = 1,30 RM.)

Einspritzung in die Muskulatur (oder Vene):

Rp. Digalen (Roche), 3 Ampullen zu 1,1 ccm
O.P. (= 1,26 RM.).

Rp. Digipuratum (Knoll), 3 Amp. zu 1,0
(= 1,02 RM.)
oder die ähnlich zusammengesetzten Präparate: Digipan, Liquitalis, Digititrat, Digifolin
usw.

Digitalis lanata.

Das Blatt der Digitalis lanata, welche im Südosten Europas heimisch ist, hat eine stärkere Wirksamkeit als Folia Digitalis purpureae. Bei der chemischen Untersuchung wurden drei genuine, isomorph krystallisierende Glykoside gefunden. Sie enthalten je einen Acetylrest im Molekül. Nach der Desacetylierung sind zwei der entstehenden Glykoside identisch mit den beiden bekannten genuinen Purpureaglykosiden. Bei der weiteren Hydrolyse, durch welche Glucose abgespalten wird, entstehen die Spaltglykoside Digitoxin, Gitoxin und Digoxin. Aus diesen Ergebnissen der chemischen Untersuchung geht die nahe Verwandtschaft zwischen den Glykosiden der Digitalis lanata und jenen der Digitalis pupurea hervor. Entsprechend dem ähnlichen chemischen Aufbau sind das Verhalten im Organismus, die therapeutische Wirkung, die Neigung zur Kumulation und die toxischen Nebenwirkungen ähnlich wie bei den Purpureapräparaten.

In der Therapie wird das Gesamtglykosid verwandt, von welchem die Menge von 0,0004 ungefähr der Wirkung von 0,1 Folia Digitalis (offiz.) entspricht.

Digilanid (Sandoz) O.P. mit 20 Tabletten zu je 0,00025 Gesamtglykosid = 1,28 RM. Ampullen zu 2 ccm mit je 0,0004 Gesamtglykosid, 3 Stück = 1,04 RM.

Pandigal (Beiersdorf) O.P. mit 12 Tabletten zu je 0,0004 Gesamtglykosid = 0,87 RM. Ampullen zu 4 ccm mit je 0,0001 Gesamtglykosid, 3 Stück = 1,23 RM.

Strophanthine aus den Semina Strophanthi.

Geschichtliches. Bei der Untersuchung eines Pfeilgiftes, welches der Botaniker KIRK der LIVINGSTONEschen Afrikaexpedition 1863 aus Zentralafrika mitbrachte, gelang die Isolierung eines Glykosides, Strophanthin, dessen digitalisartige Herzwirkung zunächst im pharmakologischen Versuch und dann am Kranken erwiesen wurde. Besonders durch FRAENKEL (1905) wurde die klinische Verwendbarkeit des intravenös injizierten Strophanthins näher umgrenzt.

Aus der Reihe der zahlreichen glykosidführenden Strophanthussamenarten sind die leicht zu identifizierenden Samen von *Strophanthus gratus* in das DAB.6 aufgenommen worden.

Semen Strophanthi (offiz.) hat einen Gehalt von mindestens 4% des wasserfreien wirksamen Glykosides g-Strophanthin.

Tinctura Strophanthi (offiz.) wird aus den Samen durch Ausziehen mit verdünntem Weingeist (1:10) hergestellt und hat einen Gehalt von 0,4% wasserfreiem g-Strophanthin. Die Tinktur ist mindestens ein Jahr unverändert haltbar.

Chemie. Aus den Samen mehrerer Strophanthusarten konnten Glykoside teils in krystalliertem, teils in amorphem Zustande isoliert werden. Die chemische Analyse ergab einen ähnlichen Aufbau wie bei den Digitalisglykosiden. Die Genine sind ebenfalls aus C_{23} aufgebaut und unterscheiden sich von den Geninen der Digitalisglykoside hauptsächlich durch die Angliederung einer Aldehydgruppe statt einer Methylgruppe am Ringsystem.

Das offizinelle Strophanthusglykosid, **Strophanthinum** (offiz.), ist das aus den Samen von Strophanthus gratus hergestellte krystallisierte g-Strophanthin. Da das g-Strophanthin auch aus dem Holz von Acocanthera Ouabaio gewonnen werden kann, ist es auch mit dem Namen *Ouabain* bezeichnet worden. Außer dem g-Strophanthin fand das aus dem Samen von Strophanthus Kombé isolierte amorphe k-Strophanthin (Boehringer) Eingang in die Therapie. Diese Strophanthine sind leicht wasserlöslich. Selbst in Ampullen eingeschlossen ist die Lösung nicht dauernd haltbar; die Verwendung von Hartglasampullen verbessert die Haltbarkeit.

$$CH_2-CO$$
$$C=CH\Big\rangle O$$
$$CH_3$$

COH

H

OH

HO

OH

Strophanthidin $C_{23}H_{32}O_6$

Schicksal im Körper. Die Strophanthine verursachen starke lokale Reizerscheinungen, die Subcutaneinspritzung ist deshalb unmöglich, und bei der Einspritzung in die Venen löst ein Danebenspritzen heftigste Schmerzen und Gewebsreaktionen aus. Im Verdauungskanal werden die Strophanthine teilweise zerstört. Die Resorption erfolgt langsam und ungleichmäßig. Schon während der Resorptionsperiode wird ein Teil der resorbierten Glykosidmenge eliminiert. Wahrscheinlich sind diese drei Faktoren im wesentlichen verantwortlich dafür, daß die Herzwirkung bei oraler Gabe von Strophanthin nicht mit der gleichen Geschwindigkeit und Sicherheit zu erreichen ist wie bei der intravenösen Darreichung. Die intravenöse Strophanthinbehandlung hat die unzuverlässige orale Therapie verdrängt. Die durch Strophanthindarreichungen erzielte Änderung der Herztätigkeit pflegt etwas flüchtiger zu sein als nach Digitalis, entsprechend ist auch die Neigung zu kumulativer Vergiftung im allgemeinen weniger ausgesprochen.

Indikationen. Bei akut bedrohlichen Zuständen mit Digitalisindikation, wie Asthma cardiale, Lungenödem usw., kann der therapeutische Effekt durch intravenöse Strophanthineinspritzung rascher herbeigeführt werden, als dies mit intravenöser Darreichung von Digitalispräparaten möglich ist. Die Besserung der Herztätigkeit zeigt sich oft innerhalb von einer Stunde, während die Stauungserscheinungen nach einigen Stunden weichen können. Sehr gute Erfolge hat die intravenöse Strophanthintherapie in Fällen von Insuffizienz mit schwerer Leberstauung, bei welcher die orale Therapie oft versagt.

Nebenwirkungen, Gefahren. In seltenen Fällen tritt bei Strophanthinüberempfindlichkeit wenige Minuten nach der intravenösen Einspritzung starke Übelkeit auf. Die meisten Patienten vertragen die Einspritzungen der richtigen therapeutischen Mengen dagegen ohne Nebenerscheinungen. Bei länger anhaltender Strophanthindarreichung können alle toxischen Allgemein- und Herzwirkungen auftreten, die bei der Digitalis-Kumulationswirkung erwähnt worden sind.

Im Gegensatz zur Digitalistherapie sind mehrfach akute Todesfälle eingetreten. Seit man aber von den anfangs höheren Dosen (0,001 in die Vene) auf die untengenannten Mengen zurückgegangen ist, fehlen derartige üble Zwischenfälle. Sie scheinen besonders dann aufgetreten zu sein, wenn 0,001 k-Strophanthin (Boehringer) intravenös bei solchen Patienten gegeben wurde, die unter Digitaliseinfluß standen. Es ist demnach ratsam, vor Übergang von der Digitalistherapie zur Strophanthintherapie eine mehrtägige behandlungsfreie Pause einzuschieben.

Darreichung, Dosierung. Mit ·dem amorphen *k Strophanthin* Kombetin (Boeh-
.ringer) liegen praktisch reichere Erfahrungen vor als mit g-Strophanthin. Die ursprünglich empfohlene Einzelmenge von 0,001 intravenös sollte auch bei akut
bedrohlichen Fällen nicht mehr gegeben werden. Man beginnt mit der auf einmal
einzuspritzenden Tagesmenge von 0,00025, steigt, wenn nötig, auf 0,0003 und
0,0005, nur ausnahmsweise ist in seltenen Fällen 0,00075 notwendig. Die Dosis
muß den individuellen Verhältnissen angepaßt werden, sie wird in der Regel täglich oder jeden zweiten Tag eingespritzt. Strophanthin muß möglichst langsam
intravenös injiziert werden.

Rp. k-Strophanthin Boehringer-Ampullen 0,0005
    D. tal. dos. Nr. VI. 1 O.P.
    S. ½—1 ccm täglich intravenös zu injizieren.
    („Kombetin" O.P. 6 Ampullen zu 0,5 mg in 1,0 ccm = 1,70 RM.)

Wird das g-Strophanthin, *Strophanthinum* (offiz.), zur Therapie benutzt, so ist
daran zu denken, daß seine therapeutische und toxische Wirkung ungefähr doppelt so stark ist wie diejenige des amorphen k-Strophanthins (Boehringer).

Purostrophan (Rhenania), Ampullen zu 1 ccm mit je 0,00025 krystallisiertem g-Strophanthin. 5 Ampullen = 1,25 RM.

Die orale Darreichung der Strophanthine hat den Nachteil gegenüber der intravenösen,
daß es schwieriger ist, die richtige Dosis herauszufinden. Die Resorptionsbedingungen sind bei
peroraler Darreichung schlecht und ungleichmäßig. Außerdem erzielt man dabei keine schnel-
lere Wirkung als bei der Digitalisbehandlung. Entweder wird die bitter schmeckende *Tinctura
Strophanthi* (E.M.D. 0,5!, T.M.D. 1,5!), von der 5 Tropfen etwa die Wirkung von 0,1 Folia
Digitalis haben, gegeben, oder man verschreibt im Interesse einer genaueren Dosierung eine
Lösung des offizinellen krystallisierten g-Strophanthins (E.M.D. 0,001!, T.M.D. 0,005!):

Rp. Strophanthini 0,01
    Aquae dest. ad 100,0
    M.D.S. 1 Teelöffel (= 0,0005 g-Stroph.) 2—3 mal täglich.

(Tinct. Stroph. 10,0 = 0,30 RM.; Strophanthinum (offiz.) 0,01 = 0,15 RM.)

Scilla maritima.

Geschichtliches. Die Verwendung von Bulbus Scillae wird bereits im 16. Jahrhundert
v. Chr. in Ägypten erwähnt. Bis zum Beginn des 19. Jahrhunderts n. Chr. wurde die Droge
als drastisches Abführmittel viel verwandt und als Diureticum geschätzt. Jetzt wird Scilla
bei Fällen mit Digitalisindikation, zumal wenn sie digitalisrefraktär sind, gegeben.

Bulbus Scillae (offiz.), Meerzwiebel, die in Streifen geschnittenen, getrockneten, mittleren fleischigen Blätter der bald nach der Blüte gesammelten Zwiebel von Urginea maritima,
einer im Mittelmeergebiet heimischen Liliacee.

Chemisches. Frische Meerzwiebel von verschiedener Herkunft hat eine erheblich wechselnde Wirkungsstärke. Ob beim raschen und sorgfältigen Trocknen ein Wirksamkeitsverlust
eintritt, ist nicht sichergestellt. Aus frischer Meerzwiebel gelang STOLL die Darstellung einer
einheitlichen krystallisierten Glykosidfraktion, Scillaren A, deren Wirksamkeit etwa zwei
Dritteln der Wirksamkeit der Droge entspricht. Der restliche, davon verschiedene Glykosid-
anteil der Droge (Scillaren B) ist nicht einheitlich und nur zum geringen Teil in krystallisierter Form erhalten worden. Scillaren A ist ein den Digitalisstoffen ähnliches Glykosid.

Schicksal im Körper. Die Scillaglykoside haben keine so hohe Haftfähigkeit am Herzen
wie die Digitalisglykoside; die therapeutisch erzielte Herzwirkung ist nach Aussetzen des
Mittels von etwa gleicher Dauer wie bei Strophanthin. Wegen der verhältnismäßig schwachen
Haftfähigkeit ist die Gefahr der kumulativen Giftwirkung gering.

Indikationen. Das Anwendungsgebiet ist das gleiche wie bei Digitalis und Strophanthin.
Scilla wurde schon vor dem Auffinden der Digitaliswirkung als Diureticum bei Hydropsie viel
verwandt. Wenn Scilla therapeutisch so viel leisten würde wie Digitalis, so hätte die Einführung des Fingerhutblattes in die Therapie kaum so großes Aufsehen gemacht. Immerhin

scheint die Scillatherapie eine wertvolle Ergänzung der Digitalistherapie sein zu können, zumal bei Fällen, die nach Digitalis ungenügende Entwässerung zeigen.

Nebenwirkungen, Gefahren. Störend ist häufig die starke Nebenwirkung auf den Darm (Diarrhöen), auch werden der Droge nierenreizende Wirkungen zugeschrieben. Daß die Gefahr der Kumulation gering ist, wurde erwähnt. Die mehrfach beobachteten schweren Kollapszustände und Todesfälle bei intravenöser Therapie lassen sich durch vorsichtige Dosierung vermeiden.

Verschreibung, Dosierung. Die offizinelle Zubereitung *Tinctura Scillae* ist überflüssig. Die Droge eignet sich nicht zur Verschreibung als Pulver, da sie hygroskopisch ist. Die darzureichenden Mengen liegen in der Größenordnung der Dosen des Digitalisblattes, also um 0,1 3mal täglich. Die Verschreibung lautet:

> **Rp.** Infus. Bulbi Scillae 1,0 : 100,0
> D.S. 2 Teelöffel (= 0,1 Bulbus) 3mal täglich
> (10,0 Bulb. Scillae = 0,20 RM.)
> oder zusammen mit Digitalis: Infus. Fol.
> Digit. et Bulbi Scillae āā 0,5 : 100,0.

Sehr viel teurer, aber in der Wirkung wohl zuverlässiger ist das

Scillaren (Sandoz), welches das Gesamtglykosid (Scillaren A und B) aus Bulbus Scillae enthält. 0,0008 Scillaren ist ungefähr ebenso wirksam wie 0,1 Folia Digitalis. Die intravenöse Injektion von 0,0005 ist etwa ebenso wirksam wie 0,0005 k-Strophanthin (Boehringer). (Die subcutanen und intramuskulären Einspritzungen sind sehr schmerzhaft.) (20 Tabletten mit je 0,8 mg = 1,55 RM., 6 Ampullen mit je 0,5 mg = 1,73 RM.)

Scilloral liquid. (Asta) 15 ccm = 1,42 RM.

Weitere Drogen mit digitalisartiger Wirkung.

Die zahlreichen Drogen oder aus ihnen bereiteten Mittel, die an Stelle der bisher erwähnten Mittel bei Dekompensationen gegeben werden können, sind meist entbehrlich. Erwähnt seien:

Folinerin (Schering), ein genuines Reinglykosid aus Folia Nerii Oleandri. 0,0002 per os entspricht etwa der Wirkung von 0,1 Folia Digitalis (Folinerinlösung 20 ccm mit 0,002 = 2,40 RM.).

Convallamarin (offiz.), ein Glykosidgemisch aus der Convallaria majalis, Maiglöckchen, 0,005 bis 0,01 intramuskulär (0,1 = 0,40 RM.). Weitere Spezialitäten sind *Convallan* (Gödecke) und *Convallaria-Perpurat* (Knoll).

Cymarin, das krystallisierte Glykosid aus Apocynum cannabinum, entspricht k-Strophanthin (vgl. S. 136).

Adonidin (offiz.), ein Glykosidgemisch aus der in Rußland viel verwendeten Adonis vernalis. 0,02 mehrmals täglich per os (0,1 = 1,00 RM.).

Entbehrlich sind auch die vielen Kombinationspräparate, die mehrere der digitalisartig wirkenden Glykoside enthalten, wie *Cardiotonin, Disotrin, Digistrophan.*

b) Rhythmusregularisierende Mittel.

Chininum hydrochloricum (offiz., Näheres S. 240), wird seit Jahrzehnten vor allem bei myokarditischen Insuffizienzen mit Irregularitäten, häufig mit Digitalis kombiniert, gegeben. Durch die Erfahrungen eines in den Tropen mit Chinin behandelten Patienten mit Pulsus irregularis perpetuus wurde WENCKEBACH 1914 darauf aufmerksam, daß Chininum hydrochloricum in manchen Fällen das Vorhofflimmern aufheben kann.

Außer Digitalis in kleinen Dosen (s. oben) vermag Chinin. hydrochl. (0,3—0,4 am Tage) in vielen Fällen von Arrhythmie die Extrasystolen zu beseitigen. Besonders günstig wirkt es weiter in vielen Fällen von Tachykardie (Basedow, Pubertät, auch Angina pectoris) in der Tagesmenge von 0,4—0,5.

Chinidinum hydrochloricum oder **sulfuric.** (s. auch S. 241), das sonst kaum Verwendung findet, beseitigt Vorhofflimmern sicherer als Chinin. hydrochlor. Bei der Behandlung des Vorhofflimmerns, die etwa in der Hälfte der Fälle erfolgreich ist, muß vorsichtig vorgegangen werden, da das Mittel, ebenso wie große Chininmengen, die Herzkraft schwächt und gelegentlich tachykardische Anfälle auslöst. In der Regel wird das Mittel nach vorheriger Digitaliskur gegeben. Man beginnt am ersten Tage mit 1 mal 0,2 und steigt allmählich auf 2 mal bis höchstens 3 mal 0,2 per os. Da die Chinidinausscheidung erst nach Tagen beendigt ist, neigt es zu kumulativer Giftwirkung (1,0 Chinidin. sulfuric. = 0,35 RM.).

Doryl (Merck), ein synthetisches Cholinpräparat mit vagusreizähnlicher Wirksamkeit (vgl. S. 182), wird neuerdings bei paroxysmaler Tachykardie, wenn der Zustand des Herzens nicht dekompensiert ist, empfohlen. Im Anfall 1—2 mal 1 ccm mit Dextroselösung verdünnt langsam intravenös, nach dem Anfall längere Zeit 3 mal täglich 1—2 Tabletten peroral (20 Tabletten zu 2 mg = 1,14 RM. und 3 Ampullen zu 0,25 mg = 0,77 RM.).

Strychninum nitricum (offiz., Näheres S. 119) wirkt in manchen Fällen von Extrasystolie regularisierend. Man gibt das Mittel meist neben Chinin. hydrochl. in der Tagesmenge von 0,002—0,003 längere Zeit hindurch.

Atropinum sulfuricum (offiz., Näheres S. 153) beseitigt die durch zentrale Vagusreizung (Hirndruck, Ikterus, Typhus) verursachten Bradykardien und manche Formen von Überleitungsstörungen. 0,0005 als Einzeldosis.

c) Herzfördernde, gefäßverengernde, gefäßerweiternde Mittel.
Suprareninum (Adrenalinum) hydrochloricum.

Geschichtliches. OLIVER und SCHÄFER entdeckten 1894 im Tierversuche, daß die Auszüge aus dem Nebennierenmark die Tätigkeit des Herzens fördern und den Blutdruck sehr stark steigern können. Die Reindarstellung gelang ALDRICH und TAKAMINE fast gleichzeitig im Jahre 1901. Seit 1905 ist Adrenalin auch durch Synthese zu gewinnen.

Chemie. Die Konstitution des Adrenalins ist geklärt; es ist l-Brenzcatechinäthanol-methylamin. Das synthetische Präparat ist mit dem natürlichen in jeder Beziehung identisch. Das Hydrochlorid des synthetisch gewonnenen l-Adrenalins ist als **Suprareninum hydrochloricum** (Bayer) (offiz.) im Handel; es dient zur Herstellung der handelsüblichen Suprareninlösung 1 : 1000, Suprarenin. hydrochloricum solutum 0,1% (Bayer).

Suprarenin in Form des Pulvers ist haltbar, wenn es trocken und in dunklen Flaschen aufbewahrt wird. Dagegen sind die Tabletten des Handels oft minderwertig. In Form der wäßrigen Lösung ist Suprarenin als Brenzcatechinderivat bei neutraler oder alkalischer Reaktion leicht zersetzlich; dabei nimmt die pharmakologische Wirkung rasch ab. Durch Säurezusatz (einige Tropfen verdünnter Salzsäure auf 100 ccm) können die wäßrigen Lösungen geschützt werden. In dieser Weise ist Suprarenin. hydrochloricum solutum 0,1% haltbar gemacht; zweckmäßigerweise geht man bei den Suprareninverschreibungen von dieser zuverlässigen Lösung aus. Sie ist wasserklar. Bei der Zersetzung nimmt die Lösung eine rote, dann braune Farbe an. In verdünnten Lösungen geht die Zersetzung dann besonders rasch vor sich, wenn aus der Gefäßwand etwas Glasalkali mit in Lösung geht und dadurch eine alkalische Reaktion bewirkt wird. Am besten setzt man das Suprarenin zu Lösungen des Novocains usw. nach dem Sterilisieren derselben unmittelbar vor dem Gebrauch aus der Vorratslösung 1 : 1000 selbst zu.

Schicksal im Körper. Nach der Einverleibung des Suprarenins in den Magen gehen, selbst wenn sehr große Mengen gegeben wurden, nur Spuren in den großen Kreislauf über, so daß bei dieser Applikationsart keine zuverlässigen Allgemeinwirkungen, z. B. auf Herz und Kreislauf, zu erzielen sind. Das Mittel wird schon im Darmkanal oder beim Durchtritt durch die Leber fast ganz zerstört.

Nach der Einspritzung in das Unterhautzellgewebe wird das Adrenalin zwar ohne Verlust, aber recht langsam resorbiert, am Ort der Einspritzung sieht man 6 Stunden lang und mehr die Anzeichen der noch nicht beendeten Resorption (Blässe, Gänsehaut). Etwas rascher wird das Mittel aus dem Muskelgewebe aufgenommen, daher ist die Wirkung nach der intramuskulären Einspritzung etwas intensiver, aber flüchtiger.

Das in den Kreislauf gelangte Suprarenin verschwindet ungemein rasch. Die Folge ist, daß die Dauer der Wirkung des intravenös gegebenen Adrenalins sehr kurz ist. Nach der üblichen Menge von 0,0001—0,0002 intravenös pflegt der Blutdruck innerhalb von Sekunden scharf anzusteigen und innerhalb von etwa 5 Minuten wieder auf den Ausgangswert abzusinken, während nach der subcutanen Einspritzung von 0,0005 infolge der langsamen Resorption eine über eine halbe Stunde währende, weniger ausgesprochene Blutdrucksteigerung und eine über mehrere Stunden anhaltende Pulsbeschleunigung auftreten kann.

Indikationen, Gefahren, Dosierung. Wenn im Verlaufe einer Infektionskrankheit, nach Blutverlust oder bei Vergiftungen (Narkose!) das Herz zu versagen beginnt und der Blutdruck abgesunken ist, läßt sich der Kreislauf häufig durch Suprarenin anregen. Besonders bei Zwischenfällen während der Chloroformnarkose kann die Behandlung lebensrettend wirken. Sind die Erscheinungen am Kranken nicht unmittelbar lebensbedrohlich, so wird man die Suprareninlösung intramuskulär oder subcutan einspritzen:

Rp. Solut. Suprarenini hydrochlor. (1 : 1000) 10,0
D.S. 0,5 ccm (= 0,0005) subcutan oder intramuskulär einzuspritzen.
(10,0 Solut. Suprarenini hydrochl. 0,1% = 1,30 RM.)

Die Einzelmenge von 0,0005 kann nach dem Abklingen der Wirkung, also nach einigen Stunden, jeweils wiederholt werden. Infolge der leichten Zerstörbarkeit des resorbierten Anteils ist eine kumulative Giftwirkung nicht zu fürchten. (Als Ausdruck dieser Tatsache erhielt Suprarenin nur eine E.M.D. von 0,001!, aber keine T.M.D.)

Mehr als 0,0005 einzuspritzen, ist zu widerraten, da manche Menschen nach größeren Gaben Anfälle von Stenokardie oder starke Extrasystolie bekommen. Lebensbedrohliche Erscheinungen treten jedoch bei *subcutaner* oder *intramuskulärer* Einspritzung erst nach einmaliger Einspritzung von mehreren Milligramm auf.

Säuglinge erhalten subcutan 0,0001, größere Kinder bis 0,00025 und 0,0005.

Schneller, stärker und sicherer wirkt die *intravenöse* Injektion, für die jedoch die bei subcutaner Einspritzung noch erlaubten Mengen nicht verwandt werden dürfen. 0,00005 bewirkt nach intravenöser Einspritzung bei intakten Kreislaufverhältnissen eine nach wenigen Sekunden einsetzende kräftige Herzförderung und Blutdrucksteigerung für die Dauer weniger Minuten. Nach 0,0002 kann der Blutdruck auf den doppelten Normalwert getrieben werden. Diese Menge stellt den therapeutisch zulässigen oberen Grenzwert dar. Nach größeren Mengen (z. B. 0,001) ist mehrfach ein plötzliches Zusammenbrechen des Patienten und rascher Tod infolge Versagens des Herzens (zu hoher Widerstand) eingetreten.

Der Versuch, die Flüchtigkeit der Wirkung intravenös gegebenen Suprarenins durch Steigerung der Dosis über 0,0001—0,0002 zu überwinden, ist ein Kunstfehler, vielmehr muß nach Abklingen der Wirkung die kleine Menge erneut eingespritzt werden: nicht 0,001 auf einmal, sondern 0,0001 alle 10 Minuten!

Statt der wiederholten intravenösen Injektionen kann auch die intravenöse Dauerinfusion ausgeführt werden. Man reguliert das Einfließen einer suprareninhaltigen Kochsalzlösung derart, daß in der Minute etwa 0,00003—0,00006 Suprarenin, d. h. in der Viertelstunde 0,0005—0,001 einfließt. Bei mangelhafter Kreislaufwirkung vermehrt man den Zufluß, bei zu heftiger Reaktion drosselt man auf das richtige Quantum ab. Für die Infusion löst man das Suprarenin in 0,9%iger Kochsalzlösung (Solutio Natrii chlorati physiologica, offiz., S. 149).

Nur in verzweifelten Fällen (Herzstillstand in der Narkose) kommt die intrakardiale Einspritzung (0,5 ccm mit 0,0005 Suprarenin) in Betracht. Zumal im Verein mit Herzmassage konnte hierdurch wiederholt das Leben gerettet werden.

Rp. Solut. Natrii chlorati physiologicae 1000,0
M.D. Sterilisa! S. nach Zusatz von 0,001 Suprarenin innerhalb einer Viertelstunde in die Vene laufen lassen.

Versuche, Blutungen im kleinen Kreislauf durch subcutane Supraprenineinspritzungen zum Stehen zu bringen, sind aussichtslos und kontraindiziert, da die Blutfülle der Lungen nach Suprarenin zunimmt. Gelegentlich scheint dagegen bei der Blutung von Gehirngefäßen, infolge luetischer Erkrankung derselben, Suprarenin günstig gewirkt zu haben. Bei Magenblutungen hat die innerliche Darreichung von Suprarenin (z. B. 0,5 ccm der Lösung 1 : 1000 alle Stunde) gelegentlich lebensrettende Wirkung. Auch bei Darmblutungen ist die interne Darreichung angezeigt, und bei Uterusblutungen kommt die Einspritzung von 0,5 ccm der Lösung direkt in den Uterus aus der Scheide aus in Betracht.

Sonstige Indikationen: Asthma, S. 155; örtliche Blutstillung, S. 65; Zusatz zu lokalanästhetischen Mitteln, S. 113ff.

Außer den erwähnten Nebenwirkungen auf Herz und Coronarkreislauf, die bei Herzkranken und Coronarsklerotikern vorsichtigste Anwendung gebieten, sei auf die gelegentlich auftretende harmlose Glykosurie hingewiesen.

Sympatol (Boehringer-Ingelheim) ist das Tartrat des synthetisch hergestellten racemischen p-Oxyphenyläthanolmethylamins. Die pharmakologische Wirkung gleicht derjenigen des Adrenalins. Um eine gleich starke Blutdrucksteigerung zu erzielen, sind etwa hundertfach größere Mengen notwendig als von Adrenalin. Die kreislauffördernde Wirkung hält länger an als die einer entsprechend stark wirkenden Adrenalinmenge. Eine Abschwächung der Wirkung bei wiederholter Injektion therapeutischer Mengen tritt nicht ein. Sympatol ist auch bei innerlicher Darreichung wirksam. Die Wirkung scheint jedoch bei dieser Art der Darreichung nicht sicher

$$OH$$
$$C$$
$$HC \diagup \diagdown CH$$
$$HC \diagdown \diagup CH$$
$$C$$
$$\cdot CH(OH)\cdot CH_2 \cdot N \diagdown \genfrac{}{}{0pt}{}{CH_3}{H}$$

Sympatol $C_9H_{13}O_2N$

zu sein. Der wesentliche Vorteil gegenüber dem Adrenalin besteht darin, daß Sympatol nicht in so starkem Maße wie jenes die Neigung des Herzmuskels zur Extrasystolie begünstigt.

Sympatol hat Verwendung gefunden bei der Behandlung des akuten Kreislaufkollapses und bei den Zuständen von Gefäßinsuffizienz, welche im Gefolge von Infektionskrankheiten auftreten. Es ist besonders dann angezeigt, wenn Bedenken gegen die Anwendung des Adrenalins bestehen.

Gegeben werden beim Erwachsenen mehrmals täglich 0,05—0,1 subcutan, intramuskulär oder intravenös; per os 0,1—0,2 in Form der Tropfen oder Tabletten. Kleinkinder erhalten ¼, größere Kinder ¼—⅓ der Erwachsenendosis. (6 Ampullen zu je 0,06 = 1,76 RM. Symp. liquid. 10%ig 25 ccm = 3,71 RM.)

Ephedrin hydrochloricum.

Geschichtliches. Die Gnetacee Ma Huang, eine Ephedra-Art, ist seit 3000 v. Chr. in der chinesischen Medizin als Heilmittel bekannt. 1887 isolierte der Japaner NAGAI aus Ma Huang das Hauptalkaloid Ephedrin. 1924 wurde die Kreislaufwirksamkeit der Droge bei der pharmakologischen Untersuchung entdeckt.

Ephedrin ist Phenyl-methylaminopropanol. Es kann aus verschiedenen Ephedra-Arten als optisch aktiver linksdrehender Körper isoliert werden; synthetisch wird es als l-Ephedrin oder als optisch inaktives d-l-Ephedrin hergestellt. Die weißen Krystalle lösen sich leicht in Wasser. Die Lösung läßt sich durch Erhitzen sterilisieren und ist haltbar.

Ephedrin ist dem Adrenalin und Sympatol chemisch und pharmakologisch nahe verwandt. Es wird langsamer abgebaut als jene, und die Wirkung hält länger an. Im Magendarmkanal wird Ephedrin nicht zerstört, so daß es, wenn es innerlich genommen wird, sicher wirksam ist. Nach wiederholten Injektionen werden die Gefäße unempfindlicher gegen Ephedrin.

Bei Überdosierung kommt es zu Herzklopfen, nervöser Erregtheit und Schlaflosigkeit. Der Kreislauf kann durch eine lähmende Wirkung auf den Herzmuskel beeinträchtigt werden.

Ephedrin eignet sich zur Behandlung leichter Formen von Kreislaufschädigungen mit niederem Blutdruck. Bei schweren Fällen von Kreislaufkollaps durch Gefäßinsuffizienz und bei Erscheinungen der Dekompensation ist seine Verwendung nicht angebracht. Prophylaktisch gegeben, vermag es bei der Lumbalanästhesie die Gefahr einer zu starken Blutdrucksenkung herabzumindern. Bei allergischen Erscheinungen (Heufieber, angioneurotisches Ödem, Urticaria, Serumkrankheit). bringt es in manchen Fällen rasch Erleichterung. Es ist als Zusatzmittel zu Novocain und Cocain unbrauchbar, um die lokalanästhetische Wirkung zu verlängern.

Man gibt bei Erwachsenen von l-Ephedrin hydrochloricum alle paar Stunden 0,01—0,025 intramuskulär oder intravenös, per os 0,05—0,15. Kinder erhalten 1—2 mal täglich 0,005—0,015 subcutan oder 0,025—0,05 per os. Das d-l-Ephedrin ist etwas weniger wirksam als das l-Ephedrin.

Die im Handel befindlichen Präparate enthalten je 0,05 in 1 Tablette oder in 1 ccm Injektionsflüssigkeit.

Ephedrin (Knoll), l-Ephedrin hydrochl. 20 Tabletten = 0,94 RM.; 5 Ampullen = 0,94 RM.

Ephetonin (Merck), d-l-Ephedrin hydrochl. 20 Tabletten = 0,96 RM.; 10 Ampullen = 1,86 RM.

Racedrin (Bayer), d-l-Ephedrin hydrochl. 20 Tabletten = 1,28 RM.; 5 Ampullen = 1,16 RM.

Veritol (Knoll), ein β-(p-oxyphenyl)-isopropyl-methylamin, gehört als ein dem Tyramin verwandter Stoff zur Gruppe der „Sympathicomimetica". Die Salze der Base sind leicht in Wasser löslich und haltbar.

Die blutdrucksteigernde Wirkung entspricht etwa der des Ephedrins, sie hält auch lange an und tritt bei peroraler Darreichung auf. Die fördernde Wirkung auf den Kreislauf beruht auf einer Erhöhung des Schlagvolumens, durch eine Entleerung der Blutdepots und des venösen Gebietes neben einer Verengerung im arteriellen System. Das Herz kann in therapeutischer Dosierung auch unmittelbar zu erhöhter Leistung angeregt werden, in toxischen Dosen kommt es dagegen zu Irregularitäten und Abnahme der Leistung.

Die Indikationen sind ähnlich wie beim Ephedrin, vorwiegend Hypotonie und extrakardial bedingte Kreislaufschwäche. Bei Beteiligung des Herzens ist Vorsicht in der Verwendung geboten (nicht intravenös injizieren!). Dosierung: intramuskulär oder subcutan 0,02, eventuell wiederholt. Peroral 5—10 Tropfen der 3%igen Lösung mehrmals täglich, rectal 0,04. (10 g Veritol liquid. 3% 1 O.P. = 1,23 RM.; 5 Ampullen zu 1,1 ccm mit 0,02 = 1,28 RM.; 5. Suppositorien zu 0,04 = 1,28 RM.)

Hypophysenextrakte (Näheres S. 193). Extrakte des Hinterlappens der Hypophyse werden bei Gefäßinsuffizienz in ähnlicher Weise wie Suprarenin und Sympatol verwandt. Besonders angezeigt ist die Einspritzung bei peritonitischem Gefäßkollaps, verbunden mit Darmlähmung, da der Hinterlappenextrakt die Darmperistaltik fördert. Da es gelungen ist, die uteruswirksame Fraktion von der kreislaufwirksamen und gleichzeitig peristaltikanregenden Fraktion zu trennen, kann letztere statt des Gesamtextraktes angewandt werden, wenn die Wirkung auf den Uterus unerwünscht ist. Die Extrakte sind, per os gegeben, unwirksam, da die wirksamen Stoffe in der Leber zerstört werden. Die Mittel müssen also subcutan oder intramuskulär injiziert werden. Durch intravenöse Injektion können leicht stenokardische Anfälle ausgelöst werden.

Die Wirksamkeit der Extrakte wird am Blutdruck des Tieres im Vergleich mit einem Standard eingestellt und in Internationalen Einheiten (I.E.) deklariert. 1 I.E. entspricht der blutdrucksteigernden Wirksamkeit von 0,5 mg des internationalen Standardtrockenpulvers. Um eine therapeutische Wirkung zu erhalten, injiziert man subcutan oder intramuskulär eine Extraktmenge, welche 2—5 I.E. entspricht.

Viele Präparate sind sehr unzuverlässig in bezug auf den Gehalt an wirksamer Substanz. Unter den zuverlässigen seien genannt: Hypophysin (Bayer) in Ampullen zu 1,0 = 3 I.E., 3 Ampullen = 1,28 RM.; Pituglandol (Roche) in Ampullen zu 1,1 = 3 I.E., 3 Ampullen = 1,70 RM.; Pituigan (Henning) in Ampullen zu 1,0 = 3 I.E., 3 Ampullen = 1,57 RM. *Tonephin* (Bayer) enthält vorwiegend den blutdrucksteigernden und peristaltikanregenden Anteil des Hinterlappens der Hypophyse (Ampullen zu 1,0 = 5 I.E., 3 Ampullen = 3,43 RM.).

Saccharum amylaceum (offiz.), Traubenzucker, in Wasser leicht lösliche, weiße Krystalle, wird bei Angina pectoris, Herzinsuffizienz und Kreislaufkollaps mit gutem Erfolg in hypertonischer Lösung intravenös eingespritzt. 100,0—200,0 der 20%igen Lösung läßt man langsam in die Vene einfließen (10,0 Sacch. amylac. = 0,20 RM.).

Coffeinum, Theobrominum, Theocinum.

Geschichtliches. Seit etwa 1700 findet der Kaffee auch medizinische Verwendung. Erst nach der Reindarstellung des wirksamen Körpers, des Coffeins (durch Fr. F. RUNGE 1820), fand die therapeutische Verwendung allgemeinere Beachtung. Auf die therapeutische Verwendbarkeit des Theobromins und Theocins wurde man durch die pharmakologischen Versuche von SCHROEDER aufmerksam; 1888 fand das Theobromin als Diureticum Eingang in den Arzneischatz.

Chemie.

Coffeinum (offiz.) ist in einer Reihe von Drogen, die kaum mehr medizinale Verwendung finden, so in der Kaffeebohne, dem Teeblatt, der Pasta Guarana, den Colanüssen, zu einigen Prozent enthalten. Die Konstitution ist besonders durch E. FISCHER völlig geklärt worden; Coffein ist ein Trimethyloxypurin (Trimethylxanthin). Die weißen Krystalle lösen sich schwer in Wasser und haben bitteren Geschmack. Durch Verbindung mit salicyl- oder benzoesaurem Natrium entstehen wasserlösliche Doppelsalze:

$$\begin{array}{l} H_3C\cdot N-CO \\ \quad | \qquad | \qquad \diagdown CH_3 \\ OC \quad C-N \\ \quad | \qquad || \qquad \diagup CH \\ H_3C\cdot N-C-N \end{array}$$

Coffein $C_8H_{10}O_2N_4$

Coffeinum-Natrium salicylicum (offiz.) und **benzoicum** (offiz.), die mindestens 40% bzw. 38% Coffein enthalten. Die Lösungen sind haltbar; Alkalizusatz fällt die Base aus.

Theobrominum, ein Dimethyloxypurin, wird synthetisch gewonnen; es ist in der Kakaobohne enthalten. Die schwer lösliche Base bildet das gut wasserlösliche Doppelsalz:

Theobromino-natrium salicylicum (offiz.), *Diuretin* (Knoll), mit mindestens 44% Theobromin.

Theophyllinum (offiz.), *Theocin* (Bayer), ein Isomeres des Theobromins, ist in Wasser schlecht löslich und bildet ebenfalls gut wasserlösliche Doppelsalze:

Theophyllino-natrium aceticum, *Theocino-natr. acet.* (Bayer).

Euphyllin (Byk) ist eine wasserlösliche Theophyllin-Äthylendiaminverbindung.

Schicksal im Körper. Coffein wird im Körper rasch in entmethylierte Purine übergeführt, die zum Teil noch weiter abgebaut werden. Auch Theobromin wird zum größten Teil abgebaut. Die Wirkungen klingen daher, wie jeder vom Kaffeegenuß weiß, in kurzer Zeit ab, eine kumulative Wirkung fehlt.

Indikationen. Die Anwendung des Coffeins als Kreislaufanalepticum bei Versagen des Kreislaufes Fiebernder oder Vergifteter ist S. 120 erwähnt. Weiter wird Coffein gegeben zur Unterstützung der Digitaliswirkung bei Dekompensationen (wobei es das Digitalisblatt nicht ersetzen kann), und bei myokarditischer Herzschwäche (bei der es meist Besseres leistet als Digitalis). Ferner dient Coffein zur Lösung von Gefäßspasmen, besonders zur Behandlung der Angina pectoris und der Migräne. Bei allgemeinem arteriellem Hochdruck ist Coffein vorsichtig anzuwenden, es wirkt nur ausnahmsweise eindeutig günstig. Theobromin und Theocin sind bei darniederliegendem Kreislauf nicht so wirksam wie Coffein. Dafür ist ihre gefäßdilatierende Wirkung besser und der Nutzen bei Angina pectoris, Asthma cardiale, renalen Sklerosen und allgemeiner arterieller Hochspannung größer.

Über die Darreichung der Purinderivate als Harnmittel s. S. 199.

Nebenwirkungen und Gefahren. Die Coffeinlösungen verursachen nach der Subcutaneinspritzung nicht selten starke Gewebsschädigung (bei mangelhafter Aseptik Abscesse, Phlegmonen, Gasbrand). Bei längerer oraler Darreichung der Salicyldoppelsalze tritt oft eine Magenreizung in Erscheinung.

Die allgemeinen Nebenwirkungen nach Coffein und Theobromin übersteigen nicht das Maß der Erregungserscheinungen, welche nach übermäßigem Kaffeegenuß auftreten. Um die störende Schlaflosigkeit zu vermeiden, wird man das Mittel möglichst nicht am Abend geben. Theocin hat stärkere Nebenwirkungen, hat aber bei Nierengesunden ebenfalls nie schwere Vergiftungen verursacht.

Darreichung, Dosierung. Zur Anregung der Herztätigkeit usw. wird von Coffeinum 0,1, von Coffein.-Natr. salicyl. oder benzoic. 0,2 mehrmals am Tage gegeben, in schweren Fällen bis 1,0 am Tage, ersteres als Pulver oder Tablette, letztere als Lösung per os oder intramuskulär.

Rp. Coffeini 0,1
   D. t. d. Nr. XX
   S. 3mal täglich 1 Pulver zu nehmen.
   (1,0 Coff. = 0,05 RM.)

Rp. Coff.-Natr. salicyl. 2,0
   Aquae dest. ad 20,0
   M.D. ad vitr. c. collo amplo. Sterilisa.
   S. 3mal täglich 1 ccm intramuskulär.
   (1,0 Coff.-Natr. salicyl. = 0,05 RM.)

Rp. Tabul. Coffeini 0,1 Nr. X
   D.S. 3mal täglich 1 Tablette.
   (10 Tabletten = 0,15 RM.)

Rp. Coff.-Natr. salicyl. 2,0
   Sirupi simpl. 10,0
   Aquae dest. ad 100,0
   M. D. S. 3mal täglich 2 Teelöffel (mit je 0,2 Coff.-Natr. salicyl.).

Bei der Migränebehandlung wird Coffeinum gern kombiniert mit Antipyreticis (s. S. 105).

Rp. Coff.-Natrii salic. 0,2
Dimethylaminophenyldimethyl-pyr-
azoloni 0,2
Phenacetini 0,25
M. f. pulv. D. tal. dos. Nr. X
S. 1—2mal täglich 1 Pulver.

Rp. Tabul. Phenyldimethylpyrazoloni cum
Coffeino citrico 1,0 Nr. X
S. mehrmals täglich 1 Tablette zu nehmen. (10 Tabletten = 0,80 RM.)
NB. Diese Tabletten entsprechen etwa
dem *Migränin* (Bayer) (= 0,85 Antipyrin, 0,09 Coff. und 0,06 Acid. citric.).

Bei Angina pectoris, arteriellem Hochdruck usw. wird anfangs 0,15—0,2, später 0,3 Theobrominum 1—2mal am Tage oder 0,5 Theobromino-natrium salicyl. 2—3mal am Tage, ersteres als Pulver, letzteres in Lösung gegeben.

Rp. Theobromini 0,3
D. t. d. Nr. X
S. 1—2mal am Tage 1 Pulver zu nehmen.
(1,0 Theobr. = 0,05 RM.)

Rp. Tabul. Theobrom.-natrii salic. 0,5 Nr. X
S. 2—3 Tabletten am Tage in Wasser
zu nehmen. (10 Tabletten = 0,30 RM.)

(Diuretin ist viel teurer als Theobr.-natr. salicyl.: 5,0 = 1,00 RM. gegen 0,25 RM.!)

Theophyllinum (E.M.D. 0,5!, T.M.D. 1,5!) wird in etwa $^1/_2$—$^2/_3$ der Theobrominmenge gegeben, z. B. in Form der Tablette Theophyll.-natrium acetic. 0,15, 2mal täglich 1 Tablette in Wasser zu nehmen.

(1,0 Theophyllinum = 0,60 RM.; Theocinum = 1,00 RM.; Theophyllino-natr. acet. = 0,45 RM.; Theocino-natr. acet. = 0,80 RM.)

Euphyllin wird fast nur zur intravenösen Behandlung bei Coronarsklerose oder Hochdruck verwandt; 1,0 der käuflichen Lösung mit 0,35 Theophyllin wird auf 10,0 verdünnt und *langsam* intravenös eingespritzt. Die intramuskuläre Injektion ist schmerzhaft! (0,1 Euphyllin = 0,20 RM.)

Amylium nitrosum Nitroglycerinum, Natrium nitrosum.

Geschichtliches. Auf die gefäßerweiternde, blutdrucksenkende Wirkung des Amylnitrits wurde man durch Tierversuche (GAMGEE 1867) aufmerksam; sie gaben den Anlaß, dieses Mittel bei Gefäßspasmen des Menschen anzuwenden (LAUDER BRUNTON). Etwa ein Jahrzehnt später folgte das Nitroglycerin und bald danach das Natriumnitrit.

Chemie. **Amylium nitrosum** (offiz.), Amylnitrit, ist der Salpetrigsäure-Isoamylester $C_5H_{11} \cdot O \cdot NO$, eine gelbliche, klare, sehr flüchtige Flüssigkeit, die sich in Wasser kaum löst und einen eigenartigen Fruchtgeruch besitzt. Der Siedepunkt liegt bei 96°.

Nitroglycerinum, der Salpetersäureester des Glycerins, $C_3H_5(ONO_2)_3$, wird wegen der hohen Explosibilität der Flüssigkeit nur in der Form der nicht explosiblen, 1%igen alkoholischen Lösung, **Nitroglycerinum solutum** (offiz), verwendet.

Natrium nitrosum (offiz.), Natriumnitrit, $NaNO_2$, nicht zu verwechseln mit Natrium nitricum $NaNO_3$, bildet etwas hygroskopische, in Wasser leicht lösliche Krystallmassen.

Schicksal im Körper. Die Wirkung des Amylnitrits ist sehr flüchtig. Die beschränkte Dauer der Wirkung dürfte darauf beruhen, daß dieses Mittel sehr rasch verseift und zum Nitrat oxydiert wird. Die Gefäßwirkung des Amylnitrits beginnt wenige Sekunden nach Beginn der Einatmung; die Blutdrucksenkung schwindet nach etwa 7 Minuten. Nitroglycerin, das leicht resorbierbar ist, wird im Körper zunächst zum Nitrit reduziert. Seine blutdrucksenkende Wirkung, die etwa 10 Minuten nach der Einnahme in den Magen beginnt, klingt im Laufe von einer bis mehreren Stunden wieder ab, vermutlich infolge Verseifung des gebildeten Nitrosoglycerins. Nach Natriumnitrit verhält sich die Blutdruckkurve ähnlich wie nach Nitroglycerin, doch ist die Senkung weniger ausgesprochen. Es kommen große individuelle Schwankungen der Empfindlichkeit gegen die Nitrite vor.

Indikationen. Am ehesten bringt Amylnitrit im Anfall von Angina pectoris vorübergehenden Erfolg oder wirkt, rechtzeitig gegeben, vorbeugend. Mit Amylnitrit können manche Epileptiker den Ausbruch des Anfalles verhindern, wenn sie es im Beginn der Aura einatmen. Nitroglycerin und Natrium nitrosum werden bei Angina pectoris, Migräne, cerebraler Sklerose, intermittierendem Hinken, auch bei allgemeiner Hypertonie mit gutem Erfolg angewandt.

Nebenwirkungen, Gefahren. Nach der Amylnitriteinatmung gerät man rasch in einen Rauschzustand mit lebhafter Gesichtsrötung, Klopfen der Halsgefäße und oft mit Kopfschmerzen. Bei Kreislaufgesunden ist die Anwendung auch von größeren Amylnitritmengen, als sie unten genannt werden, mehrmals am Tage ohne sonderliche Gefahren möglich, bei Arteriosklerotikern kommen bedrohliche Kollapszustände vor. Nitroglycerin erzeugt neben Gesichtsrötung und Klopfen der Halsgefäße nicht selten Schwindel und Kopfschmerzen. Lebensbedrohend sind erst Mengen, die sehr hoch über den therapeutischen Gaben (die gelegentlich bis 0,01 pro dosi gesteigert wurden) liegen. Natriumnitrit macht in der unten erwähnten Menge keine Nebenerscheinungen.

Bei allen Nitriten denke man daran, daß größere Mengen den roten Blutfarbstoff in Methämoglobin verwandeln können.

Verschreibung, Dosierung. Amylium nitrosum wird fast ausschließlich zur Inhalation verschrieben (E.M.D. 0,21; T.M.D. 0,5!).

Rp. Amylii nitrosi 5,0
　　　Da ad vitr. patentat.
　　　S. 2 Tropfen auf ein Tuch, einatmen lassen.

Manche Apotheken halten zugeschmolzene Glasampullen mit 2 oder 3 Tropfen Amylnitrit vorrätig (10,0 Amyl. nitros. = 0,25 RM.).

Von *Nitroglycerinum solutum* (1 : 100) (E.M.D. 0,1!, T.M.D. 0,4!) wird so viel gegeben, daß bis zu 0,001 Nitroglycerin in der Einzelgabe enthalten ist, also 1—5 Tropfen (= 0,02—0,1); oder es wird, stärker verdünnt, z. B. in Form der folgenden Verschreibung verabreicht:

Rp. Nitroglycerini soluti 1,0
　　　Aquae dest. ad 150,0
　　　M.D.S. 1 Eßlöffel (mit 0,001 Nitroglycerinum).
　　　(10,0 Nitrogl. sol. = 0,55 RM.)

Nitroglycerin wird leichter von der Mundschleimhaut aus resorbiert als vom Magen—Darm aus. Daher zweckmäßige Verwendung als *Nitrolingual* (Pohl), Geloduratkapseln mit Nitroglycerin 0,0008. Im Anfall 2—3 Kapseln zerbeißen (30 Kapseln = 1,81 RM.).

Natrium nitrosum (E.M.D. 0,3!, T.M.D. 1,0!) wird nur in wäßriger Lösung verschrieben und innerlich gegeben (2,0:100,0, 1—2 Teelöffel = 0,1—0,2 mehrmals täglich) oder in der Menge von 0,01—0,03 subcutan eingespritzt.

> **Rp.** Natrii nitrosi 0,2
> Aquae dest. ad 10,0
> M.D. Sterilisa! S. 1 ccm 2mal täglich subcutan.
> (10,0 Natr. nitros. = 0,05 RM.)

Erythroltetranitrat, Tetranitrol, $C_6H_6(ONO_2)_4$, ist der Ester der Salpetersäure mit dem 4wertigen Alkohol Erythrol. Es wirkt ähnlich wie Nitroglycerin; die Wirkung ist jedoch schwächer und hält länger an. Es kann 3mal täglich in Dosen von 0,015—0,06 per os gegeben werden. — Erythroltetranitrat-Kompretten M.B.K. (0,005) 20 Stück = 0,72 RM., (0,03) 20 Stück = 1,06 RM.

Angiospasmolytica.

Neben der Gruppe von Arzneistoffen, welche spezifisch Coronarspasmen zu lösen vermögen, benötigt der Arzt gerade heute Mittel, die bei Hochdruck und verschiedenen Formen von Angiospasmen lähmend auf den Gefäßtonus zu wirken vermögen. Dadurch kann der pathologisch erhöhte Blutdruck mit seinen Folgezuständen gebessert werden oder örtlich begrenzte Durchblutungshemmungen in der Peripherie auf Grund von vasoneurotischen Störungen, Endarteriitis, Kälteschäden u. a. können behoben werden.

Die spasmolytische Wirkung kann dabei vermittels einer Lähmung des Sympathicustonus, einer Wirkung im Sinne einer parasympathischen Erregung oder besonders auch einer direkten Lähmung der Gefäßmuskulatur erfolgen. Erwünscht sind Mittel mit lähmender Wirkung auf das arterielle System, weniger auf das venöse oder das capilläre Gebiet. Bei Verwendung dieser Spasmolytica in zu hoher Dosis können gelegentlich Nebenwirkungen auftreten, weil möglicherweise eine allgemeine Gefäßlähmung zu Kollapserscheinungen führt, oder weil auch anderweitige Organsysteme in Mitleidenschaft gezogen werden können. Dosierung und Darreichungsart sind so zu wählen, daß eine genügend lang anhaltende Wirkung zustande kommt.

Papaverinum hydrochloricum (offiz.) (Näheres S. 155) wurde 1913 von PAL als Gefäßspasmen lösendes Mittel eingeführt. 0,04—0,06 als Einzelmengen werden 3—4mal täglich innerlich, subcutan oder auch intravenös gegeben. Die Wirkung hält nur wenige Stunden lang an und ist bei peroraler Verabreichung nicht immer zuverlässig (E.M.D. 0,2!, T.M.D. 0,6!). Außer leichter Obstipation treten Nebenwirkungen nicht auf.
(Papaverin „Knoll" oder „Ingelheim" 20 Tabletten zu 0,04 = 1,11 RM.; 4 Ampullen zu 0,04 = 1,16 RM.)

Eupaverin (Merck) ist ein synthetisches Benzyl-isochinolin-Derivat von gleichen Wirkungsbedingungen wie das Papaverin. 3mal täglich 1—2 Tabletten per os oder 1—2 ccm intramuskulär bzw. intravenös.
(20 Tabletten zu 0,03 = 1,43 RM.; 3 Ampullen zu 0,03 in 1 ccm = 1,11 RM.)

Perparin (Homburg) ein synthetisches Alkaloid der Papaverinreihe. Entsprechende Dosierung.
(20 Tabletten = 1,89 RM.; 5 Suppos. = 1,38 RM.; 6 Ampullen = 2,27 RM.)

Papavydrin (Bykopharm) ist eine Kombination von 0,07 Papaverin mit 0,001 Eumydrin. 3—4mal täglich eine Tablette oder 2—3 Suppos. oder 1—2 Ampullen intramuskulär und intravenös. (6 Tabletten = 1,40 RM.; 2 Suppos. = 1,06 RM.; 3 Ampullen = 1,45 RM.)

Prostigmin (Roche) ist der Dimethylcarbaminsäureester des m-oxyphenyl-trimethylammonium-methylsulfats. Es wirkt wie Physostigmin im Sinne einer parasympathischen Erregung gefäßerweiternd. Als Nebenwirkungen können sich erhöhte Darmperistaltik und

Bradykardie äußern. 1—2mal täglich subcutan 0,5—1,0 ccm oder bis 50 mg täglich peroral
in mehreren Teildosen (20 Tabletten zu 0,015 = 4,04 RM.; 1 Ampulle zu 5 ccm der 2,5%igen
Lösung = 5,68 RM.).

Padutin (Bayer), auch Kallikrein genannt, ist ein aus dem Pankreas stammendes „Kreis-
laufhormon" unbekannter Natur. Seine Wirksamkeit wird am Blutdruck des Hundes biologisch eingestellt. Das Mittel wirkt auch bei peroraler Verabreichung, wenn auch weniger
zuverlässig. Schädigungen durch große Dosen sind kaum zu befürchten. Die Wirkung einzelner Gaben ist ziemlich flüchtig. Peroral 3mal täglich 10 gtt. oder 2—3 Dragées; intramuskulär 2mal täglich 0,5—1,0 ccm. (10 ccm mit 7 biologischen Einheiten pro 1 ccm
= 5,72 RM.; 20 Dragées zu je 3 biologischen Einheiten = 4,39 RM.; 5 Ampullen zu 1 ccm
mit je 4 Einheiten = 2,84 RM.)

Ähnliche Wirkungen werden mit anderen sog. „Kreislaufhormonen", welche meist
Adenylsäure enthalten, erreicht (z. B. Lacarnol, Eutonon).

Priscol (Ciba) ist das Chlorhydrat des 2-benzyl-4, 5-imidazolins. Die Verbindung ruft bei
peroraler und parenteraler Verabreichung eine arterielle Hyperämie der Haut und der Gefäß-
gebiete der Extremitäten hervor. Die blutdrucksenkende Wirkung therapeutischer Dosen ist
bei normalen Kreislaufverhältnissen nur gering. Als Nebenwirkungen werden leichte Peri-
staltikerhöhung des Darmes und vermehrte Magensaftsekretion angegeben; diese Reaktionen
erinnern noch leicht an die Histaminverwandtschaft der Verbindung. Dosierung streng
individuell: peroral bis 150 mg, subcutan bis 60 mg und intravenös bis 40 mg täglich in
mehreren Teilgaben (30 Tabletten zu 25 mg = 2,20 RM.; 10 Ampullen zu 1,1 ccm mit 10 mg
= 2,27 RM.).

Yohimbinum hydrochloricum (offiz.) (Näheres S. 195) kommt, wie Papaverin, auf Grund
pharmakologischer Tierversuche zur Anwendung bei Angiospasmen (seit 1910). Die Be-
urteilungen seines Wertes als Mittel zur Gefäßspasmenlösung gehen auseinander. Man gibt
0,01 innerlich oder subcutan mehrmals täglich. Größere Mengen können Aufregung und
Herzklopfen auslösen (E.M.D. 0,03!, T.M.D. 0,1!) (0,1 = 0,25 RM.).

Weibliche *Sexualhormonstoffe* und die gleichartig wirksamen *Stilbenpräparate* (Cyren)
besitzen auch eine lösende Wirkung bei pathologischen Gefäßspasmen. Näheres über diese
Präparate vgl. S. 232.

d) Jodverbindungen bei Arteriosklerose.

Über den Nutzen der seit Jahrzehnten viel angewandten Joddarreichungen
bei Arteriosklerose sind die Meinungen sehr verschieden; man gibt die Jodsalze,
besonders **Kalium jodatum** (offiz., s. S. 252), in der Menge von 0,3—1,0 am Tage
lange Zeit hindurch oder eine der zahlreichen, S. 253 genannten Jodfettsäurever-
bindungen.

e) Ersatz der Blut- und Gewebsflüssigkeit.

Machen sich nach einem Blutverlust Zeichen des Mangels an Sauerstoff als
Folge der Abnahme des Hämoglobins oder Zeichen der Kreislaufverschlechterung
als Folge der zu geringen Gefäßfüllung bemerkbar, so ist das wirksamste Mittel
zur Wiederbelebung des Patienten zweifellos die **Bluttransfusion**. Nachdem man
erkannt hat, daß die schon seit Jahrhunderten geübte Transfusion von geschlage-
nem und ungeschlagenem Tierblut sehr oft die allerheftigsten Reaktionen — z. B.
Schüttelfrost, tiefen Kollaps, Hämolyse — auslöst, wird zur Transfusion nur noch
arteigenes, also menschliches Blut verwendet. Die Gerinnung des zu transfun-
dierenden Blutes muß verhindert werden, da bei derselben toxische Stoffe auftreten. Am zweckmäßigsten wird das Blut aus der Vene in eine große, mit etwas
Natriumcitratlösung beschickte Spritze aufgezogen und nach dem Mischen sofort in die Vene des Patienten eingespritzt. Das Blut des Spenders muß zuvor auf
sein Verhalten gegen das Blut des Empfängers nach den Regeln der Serologie auf
die Zugehörigkeit zu der entsprechenden Blutgruppe geprüft werden, damit die

sonst auch nach Infusionen arteigenen Blutes auftretenden, durch Agglutination oder Hämolyse hervorgerufenen Allgemeinreaktionen sicher vermieden werden.

Natrium citricum, citronensaures Natrium, leicht wasserlösliche Krystalle, kann zur Verhinderung der Blutgerinnung verwandt werden. Die im folgenden Rezept angegebene Lösung wird körperwarm gemacht und mit der doppelten Menge Blut gemischt; die Mischung bleibt genügend lange ungeronnen, um in eine Vene transfundiert zu werden.

Rp. Natrii citrici 1,0
Natrii chlorati 0,8
Aquae dest. ad 100,0
M.D. Sterilisa! S. zu 1 Teil Lösung 2 Teile Blut mischen.

Eine einfache Methode, Blutgerinnung zu verhindern, ist die folgende: Man läßt 500 ccm Blut des Spenders unmittelbar in 160 ccm 3,8%ige (blutisotonische), sterile, körperwarme Natriumcitratlösung einfließen. Die resultierende Mischung, welche ungefähr 0,9% Natriumcitrat enthält, gerinnt nicht und kann ohne Gefahr einer toxischen Schädigung unmittelbar dem Empfänger infundiert werden.

Sehr viel unvollkommener wirkt der Ersatz des verlorenen Blutes durch die **Solutio Natrii chlorati physiologica** (offiz.). Sie enthält 9,0 Natr. chlorat. auf 1000,0. Sie muß steril abgegeben werden.

Wirksamer ist die „Ringerlösung" (auch zur Feuchthaltung freiliegender Darmschlingen). Die fertige Lösung hat den Nachteil, daß sie durch Kochen nicht sterilisiert werden kann, da Calciumcarbonat ausfallen würde.

Rp. Natrii chlorati 8,0
Kalii chlorati 0,075
Liquoris Calcii chlorati 0,4
Aquae dest. ad 1000,0
Sterilisa! Adde Natrii bicarbon. 0,1
S. Subcutan oder intravenös zu infundieren.

Normosal (Sächs. Serumwerke). Das in seiner Zusammensetzung dem Salzgemisch der Ringerlösung ähnliche Salzgemisch wird steril in Ampullen geliefert. Das weiße Pulver wird in destilliertem warmem Wasser gelöst und intravenös oder subcutan gegeben (10,0, für 1 Liter ausreichend, = 2,46 RM.). Gebrauchsfertige Ampullen zu 500 und 1000 ccm (4,25 bzw. 6,13 RM.).

Tutofusin (Pfrimmer) stellt eine ähnlich zusammengesetzte sterile Salzlösung dar. Gebrauchsfertige Ampullen zu 250, 500 und 1000 ccm (2,00, 2,50 und 3,60 RM.).

Über den Zusatz von *Suprarenin. hydrochloricum* zu den Infusionsflüssigkeiten s. intravenöse Dauerinfusion einer suprareninhaltigen Kochsalzlösung, S. 141.

Um die Verweildauer der in die Blutbahn injizierten Salzlösung zu erhöhen und damit den Kollapszustand nachhaltig zu bekämpfen, hat man seit den Erfahrungen des Krieges 1914—1918 den Zusatz von wasserbindenden Kolloiden empfohlen. Die Verwendung von *Gummi arabicum* (offiz.), der aus afrikanischen Akazienarten stammt und vorwiegend aus arabinsaurem Calcium besteht, ist heute nicht mehr zu empfehlen, weil die körperfremde Substanz zu schlecht eliminiert wird und zu Organschäden führen kann. Gelegentlich traten auch nach derartigen Infusionen verstärkte Kollapserscheinungen auf.

Periston (Bayer) enthält in einer physiologischen Blutsalzlösung eine indifferente, kolloidlösliche Polyvinylverbindung, deren Molekülgröße etwa dem Albumin entspricht. Der kolloidosmotische Druck der Lösung gewährleistet eine längere Verweildauer der Flüssigkeitsmenge in der Blutbahn. Die Elimination des Kolloids erfolgt schneller als bei Gummi arabicum. Diese Blutersatzflüssigkeit scheint gut vertragen zu werden.

Das Periston wird nicht nur für Blutersatz an Stelle der Transfusion empfohlen, sondern auch zur Bekämpfung der Bluteindickung bei Verbrennungen, Exsiccosen der Kinder und Brechdurchfälle. Periston soll nur intravenös injiziert werden. Es werden 250—500 ccm innerhalb von 10—15 Minuten oder auch als Tropfinfusion verabreicht (Spezialampullen zu 250 und 500 ccm noch nicht im Handel).

f) Mittel zur Erhöhung der Gerinnbarkeit des Blutes.

Der Wert der zur Erhöhung der Blutgerinnbarkeit gegebenen Mittel ist schwer zu beurteilen. Am günstigsten sind die Berichte über die mit Gelatine- und Calciuminjektionen erzielten Erfolge. Bei konstitutioneller Hämophilie pflegen auch sie zu versagen. Vielleicht leisten hierbei die Organpräparate mehr.

Gelatine, weißer, aus Knochen gewonnener Leim, erhöht nach subcutaner Einspritzung für einige Stunden die Gerinnbarkeit des Blutes. Die gewöhnliche offiz. *Gelatina alba* darf nicht verwendet werden, da sie gelegentlich Tetanussporen, die tödliche Wundstarrkrampferkrankungen verursachen, enthält. Man verwendet sicher keimfreie, gebrauchsfertige Mercksche oder Riedelsche **Gelatina sterilisata pro injectione**; von der 10%igen Lösung werden 5—10—40 ccm nach Erwärmen subcutan injiziert.

Über die Darreichung der **Calciumverbindungen** zur Erhöhung der Blutgerinnbarkeit s. S. 99.

Coagulen (s. S. 65) wird in der steril gelieferten 3%igen Lösung langsam intravenös gegeben; bis 20 ccm (5 Ampullen zu 5 ccm und 1,5 ccm = 3,10 und 2,63 RM.).

Clauden (s. S. 65), einige Kubikzentimeter der 5%igen Lösung subcutan (1 Ampulle zu 10 ccm = 1,31 RM.).

Sangostop (Turon) enthält Pektine (vgl. S. 65 u. 164), die blutstillend wirken sollen, besonders wenn die Gerinnungszeit des Blutes bei krankhaften Prozessen erhöht ist (Leberkrankheiten, Hämophilie), weniger bei normaler Blutungszeit. Es wird angenommen, daß diese Wirkung auf der sauren Reaktion der Pektinlösungen beruht.

Die Zufuhr erfolgt am besten intramuskulär (20—40 ccm oder mehr von der 3%igen Sangostoplösung), aber auch nach peroralen Gaben der 5%igen Lösung soll eine Förderung der Blutgerinnung auftreten. Die lokale Verwendung in Tampons ist gleichfalls üblich (4 Ampullen zu 10 ccm 3%ig = 2,81 RM.; Flasche zu 150 ccm 5%ig [oral] = 2,14 RM.).

Manetol (Bayer) enthält die spezifischen Wirkstoffe aus Rückenmark, welche die Blutungszeit vermindern und die Blutgerinnung fördern sollen. 1—3 Ampullen intramuskulär innerhalb von 24 Std. (5 Ampullen zu 10 biologischen Einheiten = 3,92 RM.).

6. Mittel zur Erregung und Hemmung glatter Muskeln.

a) Pupillenerweiternde, akkommodationslähmende Mittel.

Atropinum sulfuricum und Atropinderivate (Näheres s. S. 153).

Geschichtliches. Daß die pupillenerweiternde Wirkung der Tollkirsche, Atropa Belladonna, schon früh bekannt war, beweist der alte Name Belladonna. Die Kenntnis dieser Wirkung ging verloren, bis RUNGE (der Entdecker der Carbolsäure) 1819 zufällig dieselbe wieder entdeckte.

Chemie. Für die pupillenerweiternde Wirkung des **Atropinum sulfuricum,** dessen Konstitution S. 153 abgehandelt wird, ist die alkoholische OH-Gruppe der seitenständigen Tropasäure bestimmend. Auch andere ein alkoholisches Hydroxyl enthaltende Säuren geben bei analoger Veresterung mit dem Atropinkern, dem Tropin, mydriatisch wirksame Körper, unter denen das **Homatropinum hydrobromicum** (offiz.) in der Augenheilkunde viel verwandt wird. Es ist der Mandelsäureester des Tropins, ein weißes, in Wasser leicht lösliches Pulver.

Eumydrin (Bayer) ist das Nitrat des am Stickstoff methylierten Atropins.

Euphthalmin hydrochloricum (Schering) ist eine synthetisch gewonnene, auf die Iris atropinartig wirkende Substanz.

Indikationen. Wird etwa 0,0005 Atropinum sulfuric. in den Augenbindehautsack gebracht, so erweitert sich die Pupille innerhalb 20—30 Minuten nahezu maximal, und in der gleichen Zeit wird die Akkommodation völlig gelähmt. Diese

Wirkung bleibt einige Tage lang in voller Stärke bestehen, dann kehrt allmählich das Akkommodationsvermögen wieder, und die Pupille verengt sich wieder, so daß etwa 1 Woche nach dem Eintropfen der Normalzustand wieder erreicht ist. Wegen dieser Dauerhaftigkeit der Wirkung wird Atropin. sulfuric. nicht zur vorübergehenden Pupillenerweiterung und Akkommodationslähmung bei der Augenuntersuchung gegeben, sondern nur zur Ruhigstellung der Iris und zur Vermeidung der Synechien bei Iritis oder zur Zerreißung gebildeter Synechien, während als diagnostisches Hilfsmittel beim Augenspiegeln vorwiegend Homatropinum hydrobromicum und Eumydrin benutzt werden, da diese den Irissphincter und den Ciliarmuskel nur für einige Stunden lähmen.

Nebenwirkungen, Gefahren. Das in den Augenbindehautsack gegebene Atropin. sulfuric. gelangt in den Kreislauf, besonders rasch dann, wenn der Tränenkanal nicht für etwa 10 Minuten komprimiert wurde. Das resorbierte Atropin verursacht eine gewisse Trockenheit des Rachens. Nur nach monatelang fortgesetzten Instillationen kann es zu schwereren Vergiftungen mit den auf S. 154 erwähnten psychischen Erscheinungen kommen, und es kann gelegentlich auch eine follikuläre Bindehautentzündung auftreten.

Niemals darf Atropin. sulfuric. oder ein anderes Mydriaticum dieser Reihe bei Glaukom oder Glaukomverdacht gegeben werden, da schon geringe Mengen einen schweren akuten Glaukomanfall auslösen können.

Darreichung, Dosierung. Bei Iritis wird 2—3mal täglich 0,00025—0,0005 Atropinum sulfuric. auf das erkrankte Auge gegeben (E.M.D. 0,001!, T.M.D. 0,003!).

Rp. Atropini sulfuric. 0,1
Aquae dest. ad 10,0
M. D. ad vitr. nigr. mit Tropfpipette
S. Augentropfen, 3mal täglich 1 Tropfen
(mit je 0,0005).
(0,1 Atr. sulfuric. = 0,10 RM.)

Rp. Augenkompretten M.B.K.
Atrop. sulfuric. 0,0003, XX Stück
S. 3mal täglich Komprette einzulegen
(da schmerzhaft, nach vorherigem Einlegen einer Cocainkomprette mit 0,003
Coc. hydrochl.).

Zur energischen Beeinflussung der Iris wird mit einem Haarpinsel etwa 0,001 Atrop. sulfuric. in Substanz eingetragen.

Zur Pupillenerweiterung beim Augenspiegeln verwendet man Homatropinum hydrobromicum in gleich starker, d. h. ebenfalls 1%iger Lösung (E.M.D. und T.M.D. wie bei Atrop. sulfuric.). Auch Euphthalmin und Eumydrin (1%) sind geeignet.

(0,1 Homatr. hydrobr. = 0,65 RM.; 0,1 Eumydrin = 1,55 RM.; 0,1 Euphthalmin hydrochl. = 1,00 RM.)

Scopolaminum hydrobromicum (Näheres S. 81) wird in der ophthalmologischen Praxis an Stelle des Atropins gegeben. Die Augenwirkungen des Scopol. hydrobrom., die sich mit denen des Atropin. sulfuric. der Art nach decken, sind von annähernd gleicher Beständigkeit. Auch die nach Instillationen beobachteten Nebenwirkungen auf die Sekretion der Drüsen und die Gefahren bei Glaukom sind die gleichen. Die bei Iritis übliche Einzeldosis ist etwa ein Fünftel der Atropindosis, also 0,00005—0,0001, d. i. 1 Tropfen der Lösung 0,01—0,02 : 10,0.

Veritol (vgl. S. 142) wird in 5%iger Lösung des ameisensauren Salzes empfohlen, um für diagnostische Zwecke eine Mydriasis zu erzeugen. Diese Wirkung kommt über den Dilatator pupillae ohne Verminderung der Akkommodation und bei gleichzeitiger Senkung des intraokularen Druckes zustande. Sie hält nur wenige Stunden an (10 g Veritol-Augentropfen = 1,42 RM.).

b) Pupillenverengernde, akkommodationserregende Mittel.

Physostigminum (Eserinum) salicylicum und sulfuricum.

Geschichtliches. Mit den Giftwirkungen der physostigminhaltigen Calabarbohnen des zentralafrikanischen Strauches Physostigma venenosum wurde man in Europa um die Mitte des letzten Jahrhunderts bekannt; 1867 gelang die Reindarstellung des wirksamen Bestandteiles, des Physostigmins, und bald danach wurde dieses Alkaloid zur Bekämpfung der Atonie des Darmes und (seit 1876) zur Behandlung des Glaukoms empfohlen.

Die *Droge* und ihre *Chemie.* Physostigmin — von den Augenärzten meist Eserin genannt — ist neben einigen anderen unwichtigen Alkaloiden in sehr wechselnder Menge in den medizinal nicht mehr verwandten *Semina Calabar* (Gottesurteilsbohnen) enthalten; seine Konstitution ist aufgeklärt.

Physostigmin $C_{15}H_{21}O_2N_3$

Physostigminum salicylicum *und* **sulfuricum** (offiz.), wäßrige Lösungen der Salze, zersetzen sich leicht unter intensiver Rotfärbung, wenn die Lösung nicht künstlich schwach angesäuert wird. Eine schwache Rotverfärbung der Lösungen ist mit nur geringem Wirksamkeitsverlust verbunden; erst tiefdunkelrote Lösungen sind unbrauchbar.

Schicksal im Körper. Von der Augenbindehaut wird das Physostigminsalz rasch resorbiert, das Maximum der pupillenverengernden und akkommodationserregenden Wirkung ist nach etwa 30 Minuten erreicht. Diese Wirkungen dauern nach therapeutisch üblichen Gaben nur einige Stunden.

Nach der Einspritzung unter die Haut halten die rasch einsetzenden Allgemeinwirkungen ebenfalls nur wenige Stunden lang an. Es ist nicht näher untersucht, ob das rasche Abklingen der Wirkung auf Zerstörung oder Ausscheidung beruht.

Indikationen. In der Glaukomtherapie wird die Miosis meist durch die Physostigminsalze erzeugt; in der Mehrzahl der Fälle sinkt der intraokulare Druck für die Dauer der Miosis ab. .

Über die Physostigminanwendung bei Darmatonie s. S. 182.

Nebenwirkungen, Gefahren. Nach dem Eintropfen der therapeutisch üblichen Lösungen in das Auge treten als Nebenwirkungen — besonders dann, wenn der Abfluß durch den Tränenkanal nicht durch Komprimieren verhindert wurde — nicht selten Tränen- und Speichelfluß und Bronchialsekretion auf. Nach Überdosierung folgen Übelkeit und Erbrechen sowie Durchfälle. Lang anhaltendes Einträufeln ins Auge erzeugt nicht selten Follikelwucherungen an der Bindehaut.

Darreichung, Dosierung. Als Einzelmenge wird bei Glaukom etwa 0,0001 Physostigminsalz verwandt; diese Menge wird täglich 3mal in den Bindehautsack des Auges gebracht. Wenn eine besonders starke Wirkung gewünscht wird, geht man bis 0,0005 als E.D. (E.M.D. 0,001!, T.M.D. 0,003!).

> Rp.: Physostigmini salicyl. 0,02
> Acidi borici 0,4
> Aquae dest. ad 10,0
> M.D. ad vitr. nigr. S. Augentropfen
> 3mal täglich 1 Tropfen (mit 0,0001).
> NB. Der Zusatz von Acid. boric. macht die Lösung haltbarer
> (0,1 Physost. salic. = 1,05 RM.).

Rp. Augenkompretten M.B.K. mit 0,0001 Physost. salicyl. XX Stück.
S. 3mal täglich 1 Komprette einzulegen.

Pilocarpinum hydrochloricum (Näheres S. 196) wird in der Glaukomtherapie wie Physostigmin verwandt. Die nach dem Eintropfen beobachteten Wirkungen und Nebenwirkungen decken sich weitgehend mit denen des Physostigmins. Die therapeutische Einzeldosis zur Pupillenverengerung liegt bei etwa 0,001—0,0015, d. h. es wird 1 Tropfen der Lösung 0,2 : 10,0 gegeben (E.M.D. 0,02!, T.M.D. 0,04!) (0,1 Piloc. hydrochl. = 0,20 RM.).

c) Mittel zur Lösung der Spasmen der Bronchialmuskeln des Magens und Darmes, des Gallenganges, der Ureteren.

Folia Belladonnae, Folia Hyoscyami, Folia Stramonii, Atropinum sulfuricum.

Geschichtliches. Die Solanaceendrogen wurden z. T. schon im Altertum als narkotische Mittel und im Mittelalter als berauschende Mittel verwandt. Seit dem 15. Jahrhundert finden sie zunehmende therapeutische Verwendung; in die Asthmatherapie führte TROUSSEAU (1868) das Atropin ein.

Die Drogen und ihre Chemie.

Folia Belladonnae (offiz.), die Blätter der einheimischen Tollkirsche, Atropa Belladonna, enthalten als wichtigstes Alkaloid das l-Hyoscyamin (0,3—1,0%), das beim Ausziehen in das optisch inaktive Gemisch des l- und d-Hyoscyamin übergeht, welches Atropin genannt wird. Die Konstitution des 1833 isolierten Atropins ist bekannt. Atropin ist der Tropasäureester des basischen Alkohols Tropin.

Atropinum sulfuricum (offiz.) ist gut wasserlöslich. Die wäßrigen Lösungen sind haltbar. Daß die neben dem Atropin in geringen Mengen vorkommenden weiteren Alkaloide des Belladonnablattes die Atropinwirkung beeinflussen, ist nicht erwiesen. Es dürfte vielmehr das Blatt qualitativ ebenso wirken wie das Atropin.

Extractum Belladonnae (offiz.), ein trockener, brauner, in Wasser löslicher Extrakt, enthält 1,5% Hyoscyamin.

$$
\begin{array}{cccc}
\overset{H_2}{C} & \overset{H}{\text{---}C} & \overset{H_2}{\text{---}C} & \overset{H_2}{COH} \\
| & & & | \\
H_3C \cdot N & & HCO \cdot CO \cdot CH \\
| & & & | \\
\underset{H_2}{C} & \underset{H}{\text{---}C} & \underset{H_2}{\text{---}C} & C_6H_5
\end{array}
$$

Atropin $C_{17}H_{23}O_3N$

Folia Hyoscyami (offiz.), Bilsenkrautblätter von Hyoscyamus niger, enthalten ebenfalls hauptsächlich l-Hyoscyamin; der Gehalt an Hyoscyamin muß über 0,07% betragen.

Extractum Hyoscyami (offiz.), ein dicker, brauner, in Wasser nicht klar löslicher Extrakt, mit 0,5% Hyoscyamin.

Oleum Hyoscyami (offiz.) enthält die Hyoscyamusalkaloide in Erdnußöl gelöst; es wurde früher äußerlich zu schmerzstillenden Einreibungen benutzt.

Folia Stramonii (offiz.), Stechapfelblätter von Datura stramonium, haben fast den gleichen Alkaloidgehalt wie Folia Belladonnae.

Schicksal im Körper. Im Magendarmkanal dürfte ein Teil des eingenommenen Atropins verseift werden, denn zur Erzielung einer bestimmten therapeutischen Wirkung sind häufig per os größere Gaben nötig als nach subcutaner Einspritzung. Ein Bruchteil des einverleibten Atropins geht in den Harn über; die Ausscheidung erfolgt ziemlich langsam, so daß bei lange Zeit hindurch wiederholten Atropindarreichungen (auch bei conjunctivaler Applikation) Kumulationswirkungen auftreten können. Aus dem Unterhautzellgewebe wird das Atropinsalz rasch resorbiert; so ist das Maximum der Pulsbeschleunigung schon in 20—30 Minuten erreicht. Nach 5—8 Stunden ist die Wirkung therapeutischer Gaben fast ganz abgeklungen.

Indikationen. Atropin. sulfuric. und atropinhaltige Drogen haben eine recht sichere, den Bronchialmuskelkrampf der Asthmatiker lösende Wirkung; in dieser Anwendung sind sie aber neuerdings durch das Suprarenin. hydrochloricum stark verdrängt worden. Gelegentlich scheinen sie auch auf Häufigkeit und Intensität der Keuchhustenanfälle günstig einzuwirken. Zur Lösung von Spasmen des Magendarmkanals, besonders des Pylorospasmus und der Dickdarmspasmen, wird meist Atropinum sulfuric. oder Extractum Belladonnae verwandt. Bei Gallengangsspasmen ist der therapeutische Erfolg weniger sicher.

Über die Anwendung des Atropins bei extrapyramidalen Muskelstarren s. S. 83, als pupillenerweiterndes Mittel s. S. 150, in der Herztherapie s. S. 139, zur Hemmung der Drüsensekretionen s. S. 196.

Nebenwirkungen und Gefahren. Bei den für die Beseitigung der Spasmen meist benötigten kleinen Dosen fehlen störende Nebenwirkungen bis auf die unangenehm empfundene Trockenheit des Halses und eine gelegentliche mehrstündige leichte Benommenheit. Beide Nebenwirkungen treten von Fall zu Fall mit sehr verschiedener Stärke auf. Größere Mengen beschleunigen den Puls stark, sie lähmen die Akkommodation, die Patienten zeigen psychische und motorische Unruhe. Schwere Erregungen treten erst nach weit über den therapeutisch üblichen Gaben liegenden Dosen auf. Daß bei lang anhaltender Zufuhr auch kleine Dosen kumulative Giftwirkungen machen können (maniakalische Erregungen), wurde erwähnt.

Verschreibung, Dosierung. Die Dosierung muß, da die Atropinempfindlichkeit sehr schwankt, jedem Falle angepaßt werden.

Atropin. sulfuric. wird per os oder subcutan meist in der Menge von 0,00025 bis 0,0005 (E.M.D. 0,001!, T.M.D. 0,003!) gegeben.

Kinder sind relativ wenig atropinempfindlich und erhalten 0,0002 im Säuglingsalter, bis 0,0004 im Schulalter, am besten rectal als Suppositorium.

Rp. Atropini sulfuric. 0,0025
    Aquae dest. ad 10,0
    M. D. Sterilisa. S. 1 ccm (evtl. mehr-
    mals am Tage) subcutan.

Rp. Atropini sulfuric. 0,015
    Massae pil. q. s. f. pil. Nr. LX
    M. D. S. 3mal täglich 1 Pille zu nehmen.
    (0,1 Atropin. sulfuric. = 0,10 RM.)

Extractum Belladonnae wirkt in der Menge von 0,025 etwa wie 0,0005 Atrop. sulfuric. (E.M.D. 0,05!, T.M.D. 0,15!). Man gibt es meist in Pillen oder Suppositorien, am besten zusammen mit Papaverin. hydrochloric.:

Rp. Extracti Belladonnae 0,45
    Massae pil. q. s. f. pil. Nr. XXX
    D. S. 3mal täglich 1—2 Pillen zu nehmen.

Rp. Extracti Belladonnae 0,015
    Papav. hydrochl. 0,04
    Olei Cacao q. s. f. supposit.
    D. t. d. Nr. VI. S. Abends ein Suppos.
    einzuführen.
    (1,0 Extr. Bellad. = 0,40 RM.)

Folia Stramonii nitrata (offiz.) enthalten neben Stechapfelblättern Salpeter, chlorsaures Kalium und Pottasche. Der Rauch der zum Glimmen gebrachten Blätter wird bei Asthma eingeatmet.

Herba Lobeliae (s. S. 120) (offiz.) wurden früher in Form der

Tinctura Lobeliae (offiz.) (E.M.D. 1,0!, T.M.D. 3,0!) viel bei Asthma bronchiale verwandt. (Von der Tinktur 20 Tropfen als Einzelgabe.) Diese Form der Asthmatherapie ist außer Gebrauch gekommen. Starke Überdosierung macht heftiges Erbrechen und zentrale Lähmung (10,0 = 0,20 RM.).

Suprareninum hydrochloricum (offiz.) (Näheres s. S. 139) wurde 1905 in die Asthmatherapie eingeführt und hat sich als ein sehr sicher den Bronchialkrampf lösendes Mittel vorzüglich bewährt. Wenige Minuten nach der subcutanen Einspritzung wird die Atmung des Asthmatikers freier; die Wirkung hält nur kurze Zeit an. Ebenso soll Suprarenin, besonders bei intravenöser Einspritzung, gelegentlich die Gallengangsspasmen prompt lösen. Die Darmtenesmen der Ruhrkranken werden durch die Subcutaneinspritzung, angeblich auch durch orale Darreichung häufig gelöst.

Intravenös sind 0,0001 mit Vorsicht zu geben. Subcutan wird 0,0003—0,0005, d. h. 0,3—0,5 der Solutio Suprarenin hydrochl. 1 : 1000 gespritzt (E.M.D. 0,001!).

Bei Asthma bronchiale wirkt Suprarenin auch dann sicher, wenn die versprühte Lösung eingeatmet wird. Die Konzentration der Lösung ist so einzustellen, daß der Patient 0,0003—0,0005 bei jeder Inhalation aufnimmt.

Rp. Atrop. sulfuric. 0,01
  Aquae dest. 1,0
  Sol. Suprar. hydrochl. 1 : 1000 ad 10,0
  M.D.S. 0,5 ccm zur Inhalation.

Gelegentlich wird die Adrenalindarreichung bei Asthma mit der Darreichung von Hypophysenextrakten (s. S. 192) kombiniert. Ob diese Kombination — *Asthmolysin* (Kade) ist eine fertige Mischung von Suprarenin und Hypophysenextrakt — wirkliche Vorteile hat, ist unentschieden.

(10,0 1%iges Suprarenin hydrochloricum = 1,30 RM.)

Ephedrin (Näheres s. S. 142) hat sich bei Asthma bronchiale, auch bei peroralen Gaben, bewährt; es löst wie Adrenalin in vielen Fällen den Krampf der Bronchialmuskeln. 0,04 per os oder subcutan.

Sympatol (Näheres s. S. 141) wird, entsprechend seiner adrenalinähnlichen Wirkung, bei Asthma bronchiale mit gutem Erfolg angewandt. 0,06 subcutan.

Aludrin (Boehringer-Ingelheim) ist ein synthetisches Isopropyl-Adrenalin mit geringerer Blutdruckwirksamkeit, aber stärkerer Bronchodilatation. Bei Asthma bronchiale Tabletten zu 0,02 zur perlingualen Anwendung (20 Tabletten zu 0,02 = 2,74 RM.) oder 1%ige Lösung zur Spraybehandlung (10 g = 2,45 RM.).

Papaverinum hydrochloricum (offiz.). Schon vor langem im Opium (s. S. 75) aufgefunden, hat das Papaverin erst vor etwa 20 Jahren, hauptsächlich durch Pals Beobachtungen an Tieren und Menschen, therapeutische Verwendung gefunden. Die Konstitution des Papaverins ist bekannt: es besitzt einen Dimethoxyisochinolinring, der mit einer Dimethoxy-benzylgruppe verbunden ist. Das chlorwasserstoffsaure Salz wird meist verwandt. Es ist eine farblose, in Wasser gut lösliche und in der wäßrigen Lösung gut beständige Substanz.

Die besten therapeutischen Erfolge brachte die Papaverinanwendung bei der Bekämpfung der Spasmen der Gallenwege und des Magendarmkanals, besonders bei Pylorospasmus, gelegentlich vermag sie auch die Bronchialasthmaanfälle zu unterdrücken.

Man gibt bei Erwachsenen von den Salzen des Papaverins 0,04—0,05 bis 4mal am Tage per os oder, wenn eine besonders energische Wirkung erwünscht ist, auch subcutan. Als Nebenwirkung stellt sich nur Ermüdung ein. Über schwere Vergiftungen ist nichts bekannt geworden (E.M.D. 0,2!, T.M.D. 0,6!).

(0,1 Papav. hydrochl. = 0,20 RM.)

CH_3O-

CH_3O-

N

CH_2

CH_3O

OCH_3

Papaverin

$C_{20}H_{21}O_4N$

Eupaverin (Merck) ist das salzsaure oder schwefelsaure Salz des synthetisch hergestellten 1-(3, 4-)Methylendioxybenzyl-3-methyl-6, 7-methylendioxy-isochinolins. Es wird in gleicher Weise und in gleicher Dosierung angewandt wie Papaverin (0,1 Eupav. = 0,25 RM.).

Opium pulveratum (offiz.) (Näheres s. S. 75) hat besonders bei Darmspasmen, Gallenkoliken, Nierenkoliken und dysmenorrhoischen Uteruskrämpfen eine fast sichere schmerzaufhebende Wirkung. Ob es den spastischen Zustand der glatten Muskeln jener Organe zu beheben vermag, ist zweifelhaft. Oft genügen kleine Dosen: bis 3mal täglich 3—7 Tropfen der Tinct. Opii simplex. Wegen der geringeren Gefahr der Angewöhnung sind die Opiumpräparate hierbei dem Morphin vorzuziehen.

Uzaron (Braun-Melsungen) ist ein Auszug aus dem Uzara-Rhizom, einer afrikanischen Droge, die in den Tropen Verwendung findet gegen Ruhr. Sie enthält ein digitalisartiges Glykosid. Man gibt Uzaron mit Erfolg bei Koliken und Tenesmen des Darmes. Die Einzeldosis für den Erwachsenen beträgt 0,04 Uzaron per os oder 0,03 rectal als Suppositorium.

Neue *synthetische* „*Spasmolytica*" wurden in größerer Zahl hergestellt. Sie wirken nicht wie Atropin spezifisch hemmend auf die Vaguserregbarkeit, sondern lähmen meist direkt die glatte Muskulatur (z. B. Octin „Knoll", Trasentin „Ciba" u. a.).

7. Mittel zur Behandlung des Magens und des Darmes.

a) Brechmittel.

Die Mehrzahl der früher recht großen Zahl der therapeutisch verwandten Brechmittel ist seit der Entdeckung der brechenerregenden Wirkung des Apomorphins entbehrlich geworden. Wenn es gilt, bei oraler Vergiftung den Magen möglichst rasch zu entleeren, und wenn dies nicht durch eine Magenspülung erreicht werden kann, dann wird Apomorphin. hydrochl. oder Cuprum sulfuricum gegeben.

Apomorphinum hydrochloricum (offiz.). Apomorphin ist ein Alkaloid, welches aus Morphin gewonnen wird; das chlorwasserstoffsaure Salz bildet grauweiße, wasserlösliche Krystalle. Die wäßrige Lösung ist wenig beständig; zumal bei alkalischer Reaktion wird Apomorphin zu intensiv grün gefärbten, weniger stark emetisch wirksamen Körpern oxydiert. Ist die übliche $\frac{1}{2}$%ige Lösung intensiv dunkelschwarzgrün verfärbt, so soll sie nicht mehr verwendet werden, da derartige Lösungen gelegentlich schweren Kollaps erzeugten.

Apomorphin wird offenbar im Darm leicht zersetzt. Bei oraler Darreichung sind viel größere Mengen als bei subcutaner Einspritzung nötig. Aus diesem Grunde, und weil nach der Subcutaninjektion die Wirkung rascher eintritt, wird es stets gespritzt.

Apomorphin $C_{17}H_{17}O_2N$

Die Wirkung tritt etwa 5—10 Minuten nach einem nicht allzu üblichen Nauseastadium mit Sicherheit ein, wenn der Patient nicht komatös ist. Als Nachwirkung bleibt eine allgemeine Abgeschlagenheit und Schwäche. Vorsicht geboten ist bei sehr schwächlichen Menschen und bei Greisen (E.M.D. 0,02!, T.M.D. 0,06!).

Rp. Apomorphini hydrochlorici 0,025
　　　Aquae dest. ad 5,0
　　　M.D. Sterilisa! S. 1—2 ccm subcutan (= 0,005—0,01).
　　　(0,1 = 1,05 RM.)

Cuprum sulfuricum (offiz.), Kupfersulfat (Näheres S. 53), ist ein leicht zu beschaffendes, sicher wirkendes und ungefährliches Brechmittel. Man löst 0,5 in Wasser auf und läßt teelöffelweise bis zur Wirkung nehmen. Unangenehme Nebenwirkungen treten, abgesehen von der Nausea, nicht auf.

Rp. Cupri sulfuric. 0,5
Aquae dest. ad 50,0
M.D.S. Teelöffelweise bis zur Brechwirkung.
(10,0 Cupr. sulfuric. = 0,05 RM.)

Radix Ipecacuanhae, Brechwurzel (s. S. 125), und besonders die Stibiate wie *Tartarus stibiatus*, Brechweinstein (s. S. 126), sind nicht mehr als Brechmittel zu verwenden; bei der Brechwurzel ist das Nauseastadium von quälender Länge, die Stibiate aber sind von hoher Allgemeingiftigkeit.

b) Mittel gegen Erbrechen.

Ist das Erbrechen die Folge einer Reizung der Magenschleimhaut, so gelingt es oft, durch örtliche Anästhesierung der Magenschleimhaut den Brechreiz zu mildern oder zu beseitigen.

Entweder gibt man in der Menge von 0,3—0,5 innerlich *Anästhesin* (s. S. 115) oder man versucht die örtliche Betäubung der Magenschleimhaut mit *Chloroform* zu erreichen.

Rp. Chloroformii 5,0
Gummi arabici
Sacchari āā 10,0
f. emulsio ad 100,0
D.S. ½stündl. 1 Eßlöffel zu nehmen.
(E.M.D. 0,5!, T.M.D. 1,5!)

Gegen cerebral bedingtes Erbrechen erwiesen sich die Narkotica der Barbitursäurereihe gelegentlich wirksam; besonders dem Luminal wird eine günstige Wirkung zugeschrieben. Die Seekrankheitsnausea wird am ehesten durch *Atropinum sulfuricum* (s. S. 153) oder durch *Scopolaminum hydrobromicum* (s. S. 81) gemildert oder beseitigt.

Rp. Scopol. hydrobrom.
Atrop. sulfuric. āā 0,0003
Sacch. lact. 0,5
M. f. pulvis.
D. tal. dos. Nr. VI
S. ½ Stunde vor Antritt der Reise 1 Pulver zu nehmen.
(6 Pulver = 1,05 RM.)

Vasano (Schering) ist eine Mischung von camphersaurem Scopolamin und camphersaurem Hyoscyamin. 10 Tabletten zu 0,5 mg = 2,45 RM.; 10 Suppositorien zu 1,0 mg = 3,00 RM.

Nautisan (Chemosan), eine Kombination von 0,3 Trichlorisobutylalkohol + 0,1 Coffein. Täglich 3—5 Perlen oder 1—2 Suppositorien. (10 Perlen oder 5 Suppositorien = 1,86 RM.)

Peremesin (Heyden), eine Ceroxalat-Komplexverbindung; mehrmals täglich 1—2 Tabletten zu 0,10 zu nehmen (10 Tabletten = 0,87 RM.). Perem. pro inject. 3 Ampullen zu 1,0 = 2,10 RM. Diese Mittel werden auch bei Hyperemesis gravid. empfohlen.

c) Mittel zur Hemmung der Magensaftsekretion.

Bei Hyperacidität des Magensaftes, besonders wenn diese als Begleiterscheinung eines Ulcus ventriculi auftritt, wird von der hemmenden Wirkung des *Extractum Belladonnae* (Näheres s. S. 153) und des *Atropinum sulfuric.* (Näheres s. S. 154) auf die Sekretion des Magensaftes mit gutem Erfolg Gebrauch gemacht. Die Mengen liegen bei 0,00025—0,0005 Atropin. sulfuric. und 0,01—0,015 Extract. Belladonnae; die Darreichung erfolgt meist in Form von Pillen.

d) Mittel gegen Hyperacidität des Mageninhaltes und bei Säureverätzung des Magens.

Bei Hyperacidität des Magensaftes, z. B. bei Ulcus ventriculi, bei Magengärungen und bei Säureverätzung des Magens kommen folgende Alkalien zur Säureabstumpfung in Betracht:

Natrium bicarbonicum (offiz.), NaHCO$_3$, doppeltkohlensaures Natrium, weiße, in 12 Teilen Wasser lösliche Krystalle. Die nur schwach alkalisch reagierende Lösung gibt beim Kochen Kohlensäure ab, die Lösung wird durch die entstehende Soda stark alkalisch. Stärkere Säuren machen aus NaHCO$_3$ Kohlensäure frei; 1,0 NaHCO$_3$ kann rund 300 ccm CO$_2$ entwickeln und 0,4 HCl absättigen.

Natrium carbonicum (offiz.), Soda, Na$_2$CO$_3 \cdot$10 H$_2$O, weiße, sehr gut wasserlösliche Krystalle bildend, wird nicht per os gegeben, da die wäßrige Lösung zu stark alkalisch reagiert.

Magnesia usta (offiz.), gebrannte Magnesia, MgO, weißes und leichtes, in Wasser als Mg(OH)$_2$ kaum lösliches Pulver, bindet Säuren unter Bildung von Magnesiumsalzen.

Magnesium peroxydatum (offiz.), weißes, unlösliches Pulver mit mindestens 25% MgO$_2$.
Magnesium carbonicum (offiz.), basisches Mg-Carbonat, auch als Abführmittel verwandt (s. S. 169).
Calcium carbonicum praecipitatum (offiz.), gefälltes Calciumcarbonat (s. S. 99), hat eine stopfende Wirkung.
Gastro-Sil (Heyden), Calciumsilicat in Gelform, ein weißes geschmackloses Pulver. Als Adsorbens bei Ulcus und Hyperacidität 1 Teelöffel voll mit Wasser angerührt nach dem Essen (50 g = 1,26 RM.).
Neutralon (Schering), Aluminiumnatriumsilicat, weißes Pulver. Es bindet Säuren und wird bei den gleichen Indikationen gebraucht (50 g = 1,30 RM.).

Bei Hyperacidität mit Sodbrennen, Magengärungen, bei Ulcus ventriculi mit Hyperacidität wird meist Natrium bicarbonicum, messerspitzenweise häufig am Tage geboten. Nach der vorübergehenden Verminderung der Acidität durch Natrium bicarbonicum scheint es oft zu einer verstärkten Hyperacidität zu kommen.

Rp. Natrii bicarbonici 25,0
　　Elaeosacchari Menthae pip. 5,0
　　M.D.S. 1—2 Messerspitzen mehrmals täglich zu nehmen.
　　(100,0 Natr. bicarb. = 0,15 RM.)

Rp. Magnes. peroxyd. 20,0
　　Natr. bicarbon.
　　Calc. carbon. āā 10,0
　　M. f. pulv. da ad scatulam
　　S. 3mal täglich 1 Teelöffel (1,05 RM.).

Enthält der Magen nach oraler Säurevergiftung große Mengen starker Säure, so ist Magnesia usta vorzuziehen, da aus dem NaHCO$_3$ belästigende oder, wegen der Perforationsgefahr bei der Überdehnung des säureverätzten Magens, auch gefährliche CO$_2$-Mengen frei würden. Das durch Bindung der Säure an das Mg entstehende Salz hat eine abführende Wirkung.

Rp. Magnesiae ustae 100,0
　　Aquae dest. ad 250,0
　　M.D.S. Umschütteln! Innerlich eßlöffelweise.

Statt der Darreichung der Schüttelmixtur kann man den säureverätzten Magen so lange mit dünner MgO-Suspension ausspülen, bis alle Säure gebunden ist.
　　(10,0 Magnesia usta = 0,10 RM.)

Anhang: Ulcusbehandlung mit Aminosäuren.

An Stelle der Novoprotinbehandlung peptischer Geschwüre (vgl. S. 239) ist seit 1933 die tägliche parenterale Injektion von 0,5 ccm Histidin 4% und Tryptophan 2% empfohlen worden. Danach sollen Schmerzen, Sodbrennen nachlassen und das subjektive Befinden sich bessern, während der röntgenologische Befund nicht mit Sicherheit verändert wird. Die 3 Wochen lang durchgeführte Behandlung wird gut vertragen. Die Aminosäuren dürfen aber wegen Schockgefahr nicht intravenös injiziert werden. Der Wert der Therapie ist umstritten. Eine Erklärung der Wirkung ist nicht bekannt. Vielfach wird angenommen, daß es sich dabei um symptomatisch wirksame Mittel handelt.

Larostidin (Roche) enthält 4% Histidin-monohydrochlorid. (6 Ampullen zu 5 ccm = 6,00 RM.)

e) Mittel gegen Hypacidität des Mageninhaltes.

Leidet die Verdauung im Magen oder die Motilität des Magens infolge von Hypacidität, so wird Salzsäure gegeben.

Acidum hydrochloricum dilutum (offiz.) ist eine 12,5%ige Auflösung des Gases HCl in Wasser. Von *Acidum hydrochloricum* (offiz.) (25%ig) wären halbe Mengen zu geben.

Um 500 ccm säurefreien Mageninhalt auf die Acidität von 0,2% HCl zu bringen, wie sie genügt, um die Pepsinverdauung optimal zu machen, sind mindestens 8,0 ccm Acid. hydrochl. dilut. notwendig. Die übliche Dosierung von 10—20 Tropfen (20 Tropfen = 1,0) bleibt weit unter der errechneten Menge und dürfte meist nicht genügen, eine ausreichende Acidität herbeizuführen, um so weniger, als ein Teil der Säure ja vom Mageninhalt gebunden wird.

Rp. Acidi hydrochlorici diluti 20,0
D. ad vitr. patent. S. 20 Tropfen nach dem Essen zu nehmen.
(100,0 Acid. hydrochl. dil. = 0,15 RM.)

Acidol (Bayer) ist Betainchlorhydrat. In wäßriger Lösung wird die Verbindung hydrolytisch gespalten; die Reaktion ist nahezu ebenso sauer, als ob äquivalente Mengen freier Salzsäure zugegen wären. Gaben von 1,0—2,0 (Glas mit 25 g = 3,09 RM.).

Anhang: Histamin zur Funktionsprüfung des Magens.

Die parenterale Zufuhr von Histamin regt die salzsäureproduzierenden Drüsen des Magens zu einer Steigerung ihrer Tätigkeit an. Histamin wird deshalb bei Verdacht auf Achylie gelegentlich zur Magenfunktionsprüfung verwandt. Vor dem Probefrühstück hat die Prüfung durch Injektion von Histamin vermutlich nur dann einen Vorzug, wenn es notwendig erscheint, Magensaft, welcher nicht mit Nahrungsbestandteilen vermischt ist, zu speziellen Untersuchungen zu erhalten. **Histamin** ist β-Imidazolyläthylamin. Es wird synthetisch hergestellt und findet Verwendung in Form des weißen, wasserlöslichen, salzsauren Salzes. Man injiziert subcutan 0,00025—0,0005 Histamindihydrochlorid.

$$HC—NH$$
$$\| \quad \rangle CH$$
$$C—N$$
$$|$$
$$CH_2$$
$$|$$
$$CH_2 \cdot NH_2$$
Histamin
$$C_5H_9N_3$$

Nebenwirkungen, Gefahren. Unangenehme Nebenwirkungen, in der Hauptsache von seiten des Kreislaufes, können bei empfindlichen Patienten schon bei den genannten Dosen eintreten. Sie äußern sich in Kopfschmerzen, Gefühl der Enge über der Brust, Cyanose, Blutdruckabfall. Um schwere Zwischenfälle zu vermeiden, injiziert man unter die Haut des Unterarmes und verhindert die weitere Resorption durch Abschnüren des Armes, sobald sich bedrohliche Symptome zeigen.

Imido (Roche) ist Histamindihydrochlorid in 1%iger Lösung. (O.P. mit 6 Ampullen zu je 1,1 ccm = 2,63 RM.)

f) Verdauungsfermente.

Pepsinum.

Manchmal, aber keineswegs regelmäßig, ist die Anacidität des Magensaftes mit Pepsin-
mangel verbunden. In diesen Fällen gibt man neben der Salzsäure das Pepsinferment.

Pepsinum (offiz.) ist ein aus der Magenschleimhaut der Schlachttiere gewonnenes Pulver,
welches das im reinen Zustand noch nicht bekannte Pepsin enthält. Zwar schreibt das DAB.
eine Wirksamkeitsprüfung vor (Verdauungsversuch mit geronnenem Hühnereiweiß), aber
die Erfahrung lehrt, daß trotzdem die offizinellen Präparate oft minderwertig sind. Gleiches
gilt von manchen Handelspräparaten. Es empfiehlt sich also, sich an die Präparate zuverlässiger Firmen zu halten, z. B. von Grübler, Merck, Witte. Pepsin ist nur in saurer Lösung
länger haltbar, bei alkalischer Reaktion wird das Ferment ungemein rasch zerstört.

Rp. *Mixturae Pepsini* F.M.B. 200,0.
(Pepsini 6,0; Acid. hydrochlor. dilut. 3,0; Tinct. Aurantii 5,0; Aquae dest. ad 200,0.)
S. 3mal täglich 1 Eßlöffel vor dem Essen.
Vor dem Gebrauch zu schütteln.

Vinum Pepsini (offiz.) enthält in 2 Litern: 24,0 Pepsin, 3,0 Acid. hydrochlor., Pomeranzen-
tinktur und Sirup. Pepsinwein ist oft minderwertig. Eßlöffelweise (100,0 = 0,70 RM.).

Acidol-Pepsin (Bayer), ein festes Betainchlorhydrat-Pepsinpräparat. 2—4 Pastillen in
Wasser nach dem Essen. (10 Pastillen zu 0,5 = 0,70 RM.).

Pankreasferment.

Bei Darmkatarrhen, Darmgärungen usw. wirkt die Einnahme von trypsinhaltigen Pan-
kreaspräparaten gelegentlich günstig. Das noch nicht in reinem Zustand bekannte Trypsin
wird im sauren Mageninhalt z. T. zerstört. Widerstandsfähiger sind die Trypsin-Tannin-
präparate. Trypsin ist in den folgenden Handelspräparaten enthalten:

Pankreon (Rhenania) (25 Tabletten zu 0,25 = 1,13 RM.).
Trypsinum (Merck u. a.);
Pankreasdispert (Rhenania) (50 Tabletten = 2,30 RM.).
Festal (Bayer) (50 Dragées = 3,51 RM.).

Einige Präparate enthalten Gemische von zucker-, fett- und eiweißspaltenden Fermenten:

Enzypan (Norgine). 40 Dragées = 2,53 RM.
Luizym (Luitpold-Werke). 50 Tabletten = 2,20 RM.

g) Stomachica.
Bittermittel. Aromatische Mittel.

Eine alte und allgemeine ärztliche Erfahrung lehrt, daß die Bittermittel und
die aromatischen Mittel den bei chronischen Leiden oder nach schweren Erkrankungen darniederliegenden Appetit heben und damit eine Kräftigung des Körpers bewirken können. Zahlreiche Drogen mit bitter schmeckenden Stoffen der
verschiedenen chemischen Gruppen sind als bittere Stomachica empfohlen. Da
für die wichtigeren von ihnen Formulae officinales und magistrales aufgestellt
sind, kann man in der Regel auf die Verschreibung detaillierter Rezepte verzichten.

Die wichtigeren Form. off. und mag. sowie die zugehörigen Drogen sind folgende:

Extract. Chinae fluidum (offiz.) aus *Cortex Chinae* (offiz.), von Cinchona
succirubra (s. S. 239), eine rotbraune, bitter zusammenziehend schmeckende
Flüssigkeit, die neben viel Gerbsäure mindestens 3,5% Alkaloide enthält.

Man läßt *vor* dem Essen — dies bei allen Bittermitteln! — 10—20 Tropfen in
Wasser oder Wein nehmen (1,0 = 0,20 RM.).

Extractum Chinae aquosum, ein rotbrauner dünner Extrakt, mit mindestens 6,2% Alkaloiden und viel Gerbsäure, ebenso zu geben (1,0 = 0,20 RM.).

Extractum Chinae spirituosum (offiz.), trockener, rotbrauner Extrakt mit mindestens 12% Alkaloiden und mit Gerbstoff, 0,5 in Pillen oder Lösung (1,0 = 0,50 RM.).

Tinctura Chinae (offiz.) wird mit verdünntem Weingeist aus der Rinde 1 : 5 bereitet, eine rotbraune Lösung mit mindestens 0,74% Alkaloiden und Gerbstoff, sehr bitter schmeckend, 20 Tropfen (1,0 = 50 Tropfen; 10,0 = 0,20 RM.).

Tinctura Chinae composita (offiz.). Außer der Chinarinde werden mit verdünntem Weingeist ausgezogen: *Pericarpium Aurantii* (Cort. Aurant. fruct.), Rad. Gentianae, Cort. Cinnamomi. Der Gehalt der rotbraunen, bitter zusammenziehend schmeckenden Flüssigkeit an Chinaalkaloiden ist mindestens 0,37%. 20 Tropfen (1,0 = 50 Tropfen = 0,10 RM.).

Decoctum Chinae F.M.B. 200,0 entspricht dem Rezept:

Rp. Decoct. Cort. Chinae 10,0 : 170,0
Acidi hydrochlor. diluti 2,0
Sirupi simpl. ad 200,0
M.D.S. 1 Eßlöffel 3mal täglich.
Vor dem Gebrauch zu schütteln.

Strychnin. nitric. und die Tinktur aus *Semen Strychni* (offiz.) (Näheres S. 119) werden zur Anregung von Appetit und mechanischer Leistung des Verdauungsrohres gegeben. Es sei auf die mit länger anhaltenden Strychnindarreichungen verbundenen Gefahren hingewiesen (s. S. 119).

Extractum Strychni (offiz.), ein trockener, brauner, in Wasser trübe löslicher, sehr bitter schmeckender Extrakt mit 16% Alkaloiden. 0,01 pro dosi in Pulver, Pillen, Lösung. (E.M.D. 0,05!, T.M.D. 0,1!)

Tinctura Strychni (offiz.), gelbe, sehr bittere Flüssigkeit mit 0,25% Alkaloiden, durch Ausziehen der Brechnüsse mit verdünntem Weingeist 1 : 10 erhalten; 10 Tropfen (1,0 = 50 Tropfen), 2mal täglich (E.M.D. 1,0!, T.M.D. 2,0!). (10,0 = 0,20 RM.)

Rp. Extract. Strychni 0,3
Rhiz. Rhei pulv. 3,0
M. f. pil. Nr. XXX
D.S. 2mal täglich 1 Pille.
(1,0 Extr. Strychni = 0,45 RM.)

Strychnin. nitric. (offiz.), 2mal täglich etwa 0,001, z. B. in Pillen (E.M.D. 0,005!, T.M.D. 0,01!).

Radix Gentianae (offiz.), Enzianwurzel von einheimischen Gentianaarten, enthält viel Zucker und einen glykosidischen Bitterstoff.

Extract. Gentianae (offiz.), rotbrauner dicker Extrakt, wird zusammen mit gleichen Teilen ·der gepulverten Wurzel in Form von Pillen gegeben, z. B. bei der Darreichung von Eisenpräparaten.

Tinctura Gentianae (offiz.), mit verdünntem Weingeist aus der Wurzel 1 : 5 bereitet, eine gelbbraune Flüssigkeit, 20 Tropfen (50 Tropfen = 1,0). (10,0 = 0,20 RM.)

Tinctura amara (offiz.) wird bereitet aus: Rad. Gentianae, *Herba Centaurii* (offiz.), dem einheimischen, einen Bitterstoff enthaltenden Tausendgüldenkraut, Pericarpium Aurantii, Pomeranzenschalen und *Rhizoma Zedoariae* (offiz.),· der Zitwerwurzel von der indischen Curcuma zedoariae. Von der grünbraunen, bitteraromatisch schmeckenden Flüssigkeit werden 20 Tropfen mehrmals am Tage gegeben (1,0 = 50 Tropfen). (10,0 = 0,20 RM.)

Wenig verwandt wird:

Tinct. Aurantii (offiz.) aus *Pericarpium Aurantii* (offiz.), den Pomeranzenschalen, die bitteraromatisch schmecken. 20 Tropfen. (10,0 = 0,20 RM.)

Elixir Aurantii compositum (offiz.), aus Pomeranzenschalen, Cort. Cinnamomi, Extr. Gentianae, *Extract. Absynthii* (offiz.), das bereitet wird aus Herba Absynthii (offiz.), dem südeuropäischen Wermut, der ein giftiges ätherisches Öl und den Bitterstoff Absynthin enthält; weiter aus *Extr. Trifolii fibrini* (offiz.) (von Menyanthes trifoliata, einheimischer Bitterklee, mit dem bitteren Glykosid Menyanthin) und aus Xereswein.

1,0 mehrmals täglich in Lösungen. (1,0 = 0,20 RM.)

Cortex Condurango (offiz.), von der in Ecuador heimischen Marsdenia condurango, mit dem Glykosid Condurangin, galt längere Zeit als Heilmittel bei Magenkrebs. Die Droge wird in Form der folgenden Zubereitungen viel bei Dyspepsien gegeben (nicht als Dekokt, da die wirksame Substanz in der Hitze ausfällt):

Extract. Condurango fluidum (offiz.), von bitter kratzendem Geschmack. 20 Tropfen mehrmals täglich. 1,0 = 40 Tropfen. (10,0 = 0,20 RM.)

Vinum Condurango (offiz.), 2—3 mal täglich 1 Schnapsglas voll (100,0 = 0,85 RM.).

Radix Colombo (offiz.), von der afrikanischen Jatrorrhiza palmata, enthält neben einem Bitterstoff reichlich Schleim. Die Droge wird besonders bei Darmtuberkulose gegeben.

Rp. Infus. Rad. Colombo 15,0 : 100,0
    Elix. Aurant. compos. 10,0
    Sir. simpl. ad 150,0
    M.D.S. 3 mal täglich 1 Eßlöffel.
    (10,0 Rad. Colombo = 0,10 RM.)

Selten verwandt werden:

Extract. Taraxaci, dicker, aus Löwenzahnwurzeln bereiteter Extrakt, enthält bis 40% Inulin (ein Kohlehydrat) und einen im Milchsaft vorkommenden Bitterstoff Taraxacin. In der Volksmedizin wird Löwenzahnwurzel viel für sog. Frühjahrskuren verwandt; die Droge hat auch diuretische Wirkung.

Lignum Quassiae (offiz.), Bitterholz von Quassia amara oder von Picrasma excelsa im tropischen Amerika, enthält Bitterstoffe, darunter das fliegentötende Quassiin.

Rp. Infus. Lign. Quassiae 10,0 : 100,0
    Tinct. Aurant. 10,0
    Sirupi simpl. ad 150,0
    M.D.S. 1 Eßlöffel 3 mal täglich.

Glandulae Lupuli. Die Drüsen des Hopfens (Humulus Lupulus) enthalten ein ätherisches Öl und aromatisch-bitter schmeckende Stoffe; sie galten früher als Antaphrodisiacum. 0,3 als Pulver. (1,0 = 0,20 RM.) Vgl. S. 98.

Die wichtigsten aromatischen Drogen dienen zur Bereitung der **Tinctura aromatica** (offiz.), in der verarbeitet sind:

1. *Cortex Cinnamomi* (offiz.), Ceylonzimt. Das ätherische Öl derselben ist auch in der *Aqua Cinnamomi* (offiz.), der *Tinctura Cinnamomi* (offiz.) und dem *Sirupus Cinnamomi* (offiz.) enthalten.

2. *Rhizoma Zingiberis* (offiz.), Ingwer, vom indischen Zingiber, dessen ätherisches Öl auch in der *Tinctura Zingiberis* (offiz.) enthalten ist.

3. *Rhizoma Galangae* (offiz.), Galgant, von der indischen Alpinia officinarum, das ebenfalls ein aromatisches Öl enthält.

4. *Flores Caryophylli* (offiz.), Gewürznelken, die getrockneten Blütenknospen von Jambosa caryophyllus, die 18% eugenolhaltiges ätherisches Öl führen.

5. *Fructus Cardamomi* (offiz.), Malabarcardamomen, die Früchte der indischen Ellettaria cardamomum, mit ätherischem Öl

Von der Tinct. aromatica werden 20 Tropfen (1,0 = 54 Tropfen) mehrmals täglich gegeben. (10,0 = 0,25 RM.)

Seltener gegebene aromatische Drogen und deren Zubereitungen sind:

Rhizoma Calami (offiz.), Kalmuswurzel von dem einheimischen Acorus calamus, mit aromatisch schmeckendem ätherischem Öl und einem Bitterstoff. *Extract. Calami* (offiz.), ein dicker, rotbrauner, in Wasser trübe löslicher Auszug, 0,1—0,3 in Pillen oder in Wasser (1,0 = 0,20 RM.) oder *Tinctura Calami* (1 : 5), 20 Tropfen (10,0 = 0,20 RM.).

Crocus (offiz.), Safran, die getrockneten Narbenschenkel von Crocus sativus, mit wohlriechendem ätherischem Öl.

Die aromatischen Mittel werden oft zusammen mit abführenden Drogen der Anthrachinonreihe gegeben:

Tinct. Aloes composita (offiz.) aus Aloe (S. 177), Rhiz. Rhei, Rad. Gent., Rhiz. Zedoariae, Crocus; ½—1 Teelöffel als Stomachicum mit leicht abführender Wirkung (10,0 = 0,25 RM.).

Tinct. Rhei aquosa (offiz.) (S. 176), aus Rhiz. Rhei und Aqua Cinnam., ½—1 Teelöffel. (10,0 = 0,15 RM.)

Tinct. Rhei vinosa (offiz.), aus Rhiz. Rhei, Pericarpium Aurantii und Fruct. Cardamom. mit Xereswein, 1 Eßlöffel als Stomachicum. (100,0 = 1,60 RM.)

h) Adsorbierende Mittel, einhüllende Mittel.

Bei infektiösen *Darmkatarrhen* oder bei oralen Vergiftungen, z. B. mit Alkaloiden, werden adsorbierende Mittel gegeben, in der Erwartung, daß dieselben die Bakterien, deren Toxine bzw. die Gifte binden und nicht zur Resorption gelangen lassen. Wenn die therapeutische Anwendung der Adsorptionsmittel, die besonders von STUMPF seit Ende des letzten Jahrhunderts betrieben wurde, im allgemeinen die Erwartungen, denen man sich auf Grund der vorzüglichen Adsorptionswirkungen dieser Mittel außerhalb des Körpers hingegeben hatte, nicht immer voll erfüllt hat, so liegt dies daran, daß die Adsorptionsbindungen im Darme wohl unter dem Einfluß der Gallensubstanzen oft leicht gelöst werden. Hauptsächlich verwandt werden:

Bolus alba (offiz.), weißer Ton, der aus wasserhaltigem Aluminiumsilicat von wechselnder Zusammensetzung besteht und in Wasser unlöslich ist. Er bindet vorwiegend basische Stoffe mit elektronegativer Ladung. Bei Darmkatarrhen 50,0—100,0 als Suspension (bis 500,0 pro die).

Rp. Boli albae 50,0
Olei Citri gtt. I
Aquae dest. ad 150,0
M.D.S. Umschütteln. Eßlöffelweise im Laufe des Tages zu nehmen.
(100,0 Bol. alb. = 0,15 RM.)

Carbo medicinalis (offiz.), Tierkohle, hat eine stärkere adsorbierende Fähigkeit als Bolus alba und bindet saure und basische Stoffe, unabhängig vom Ladungscharakter; weniger wirksam ist *Carbo Ligni pulv.* (offiz.), Holzkohle. Bei Vergiftungen, infektiösen Darmprozessen, Blähungen 1—2 Teelöffel mehrmals, in Wasser verrührt.

(100,0 Carbo Ligni pulverat. = 0,20 RM., 10,0 Carbo medicin. = 0,35 RM.)

Angenehmer zu schlucken sind Kohlezubereitungen in Fertigpackungen:

Kohlekompretten (Merck), 20 Stück zu 0,25 = 0,48 RM., 50 Stück = 0,96 RM.
Kohlegranulat (Merck), 20,0 = 0,91 RM. und 50,0 = 1,65 RM.

Als einhüllende Mittel finden zahlreiche schleimhaltige Drogen Verwendung. In ähnlicher Weise wie die Adsorbentien binden sie bei Darminfektionen die entzündlich wirksamen Produkte. Außerdem gibt man sie bei Reizzuständen in der Luftröhre und, mit reichlich Wasser, zur Erzeugung einer Diaphorese. Besonders bei der Behandlung der Darmkatarrhe der Kinder gibt man:

Radix Althaeae (offiz.) und *Folia Althaeae* (offiz.), von der einheimischen Althaea officin., Eibisch; als Dekokt bzw. Infus 10,0 : 100,0, teelöffelweise (100,0 = 0,90 bzw. 0,35 RM.).

Sirupus Althaeae (offiz.) enthält den Schleim der Eibischwurzel; als Zusatz zu Lösungen (100,0 = 0,70 RM.).

Mucilago Salep (offiz.), frisch bereitet (1 : 100) aus Tubera Salep (offiz.), den Stärke und Schleim enthaltenden Knollen verschiedener Orchideen; eßlöffelweise bei Diarrhöe (10,0 Tub. Salep = 0,45 RM.).

Seltener verwandt werden die schleimhaltigen Drogen:

Carrageen (offiz.), Irländisches Moos, die getrockneten Meeresalgen Chondrus crispus und Gigartina mamillosa, die neben viel Schleim etwas Jod enthalten. Decoct. 2,0 : 200,0. (10,0 Carrageen = 0,10 RM.)

Flores Verbasci (offiz.), Wollblumen, von dem einheimischen Verbascum phlomoides und V. thapsiforme, neben Schleim Zucker enthaltend; *Folia Farfarae* (offiz.), Huflattichblätter, von der einheimischen Tussilago farfara; *Folia Malvae* (offiz.) und *Flores Malvae* (offiz.), von der einheimischen Malva silvestris und M. neglecta; *Semen Foenugraeci* (offiz.), Bockshornsamen, von Trigonella foenum graecum.

Pektine sind polymerisierte Galakturonsäureester (Hemicellulose). Sie kommen z. B. in Früchten als Bindemittel zwischen den Zellwänden vor. In der HEISLER-MOROschen Apfeldiät sollen sie neben den Gerbstoffen das wirksame Prinzip darstellen. Sie können als Ersatz dafür z. B. bei Kinderdiarrhöen dienen, freilich gilt Aplona als überlegen.

Aplona (Rhenania), täglich 20—35 g als 4—8% Aufschwemmung (100 g = 2,28 RM.).

Santuron (Turon), gereinigte Pektine, 1—3 Teelöffel Pulver in Wasser zu nehmen (90 = 1,76 RM.) oder „flüssig" 2—4 Eßlöffel zu Speisen (250 ccm = 2,28 RM.).

i) Adstringierende Mittel.

Gerbstoffhaltige Drogen und Gerbstoffverbindungen.

Die Drogen und ihre Chemie.

Gerbstoffe (vgl. S. 56) sind N-freie Derivate von Phenolen und Phenolcarbonsäuren. Es sind schwache Säuren mit adstringierenden Eigenschaften. Meist handelt es sich um hochmolekulare Kondensationsprodukte der Gallussäuren mit Zucker in glykosidischer Bindung (Gallotanningruppe). Die Catechingerbstoffe sind Flavan-Abkömmlinge. Gerbstoffe sind amorphe Verbindungen von guter Wasserlöslichkeit. Sie geben mit $FeCl_3$ typische Farbreaktionen (Tinte).

Gallussäure
$C_7H_5O_5$

An Stelle der gerbstoffhaltigen Drogen werden vorwiegend die neueren wasserunlöslichen Gerbstoffverbindungen gegeben (z. B. das 1896 hergestellte Tannalbin).

Gallae (offiz.), Galläpfel (S. 56), enthalten bis 80% Tannin.

Tinctura Gallarum (offiz.), braune, zusammenziehend schmeckende Flüssigkeit, aus den Galläpfeln mit verdünntem Alkohol 1 : 5 bereitet.

Rad. Ratanhiae (offiz.), Wurzeln der südamerikanischen Krameria triandra, mit viel Gerbstoff.

Tinctura Ratanhiae (offiz.), wie Tinct. Gallar. bereitet; dunkelrote Flüssigkeit.

Rhizoma Tormentillae (offiz.), von Potentilla silvestris, gerbstoffhaltig.
Tinctura Tormentillae (offiz.), weingeistiger Auszug 1 : 5.
Cortex Quercus (offiz.), von dem einheimischen Quercus robur, enthält Gerbstoff.
Folia Hamamelidis, von der nordamerikanischen Hamamelis virginica, enthält Gerbstoff.
Fructus Myrtilli, getrocknete Heidelbeeren.
Catechu (offiz.), aus dem Holze indischer Akazienarten in Form dunkelbrauner Stücke gewonnen, die Gerbstoff enthalten.
Tinctura Catechu (offiz.), mit verdünntem Alkohol aus Catechu (1 : 5) als dunkelbraune Flüssigkeit erhalten.

Acidum tannicum (offiz.), Tannin, Galläpfelgerbsäure, ist ein in Wasser und Alkohol gut lösliches, weißgelbes Pulver von zusammenziehendem Geschmack.

Tannalbin (offiz.), eine Eiweiß-Gerbsäure-Verbindung, ist ein bräunliches, in Wasser unlösliches und geschmackloses Pulver.

Tannigen (offiz.), ein Gemisch von Di- und Triacetyltannin, ein in Wasser unlösliches, geschmackloses Pulver.

Tannoform (offiz.), Methylenditannin, entsteht durch Einwirken von Formaldehyd auf Tannin; rötlichbraunes, wasserunlösliches, geschmackloses Pulver.

Schicksal im Körper. Die genannten wasserunlöslichen Präparate wirken noch nicht im Magen gerbend; sie werden erst im Darmkanal gespalten, so daß dort Gerbsäure bzw. Gallussäure frei wird und nun adstringierende Wirkungen auftreten. Die Gerbstoffe werden höchstens in Bruchteilen des Aufgenommenen unverändert oder als Gallussäure in den Harn ausgeschieden.

Indikationen. Bei mit Durchfällen, verbundenen Darmentzündungen gelingt es recht sicher, durch Gerbstoffe stopfend zu wirken. Eventuell ist zuvor ein mildes Abführmittel (Ol. Ric., Hydrarg. chlorat., Natr. sulfuric.) zu geben. Die Drogenpräparationen und Acid. tannicum werden weiter als Klysma und Suppositorium zur lokalen Behandlung der Dickdarmschleimhaut (z. B. bei Ruhr) und Rectumschleimhaut (z. B. bei entzündlichen Hämorrhoiden) angewandt.

Gerbstoffdrogen und besser noch reine Tanninlösungen können auch zur Behandlung von Vergiftungen mit Alkaloiden und Schwermetallen dienen, weil Gerbstoffe diese Verbindungen in unlöslicher Form ausfällen können (nicht das Morphin!).

Nebenwirkungen. Die wasserlöslichen Präparate und die gerbstoffhaltigen Drogen adstringieren die Magenschleimhaut, so daß Magenbeschwerden auftreten können. Sie werden besser ersetzt durch die im Mageninhalt unlöslichen, also hier nicht adstringierenden, wasserunlöslichen Präparate.

Darreichung, Dosierung.

1. Bei Enteritis.

Rp. Tannalbini 10,0
    S. Mehrmals täglich 1 Messerspitze bis 1,0.
    (10,0 = 1,25 RM.)
Tannigen (10,0 = 2,25 RM.), Tannoform (10,0 = 0,75 RM.) ebenso.

Rp. Rad. Ratanhiae 20,0 (oder Rhiz. Tormentillae 20,0)
    f. decoct. col. 100,0
    Sirupi simpl. ad 150,0
    M.D.S. Alle 2 Stunden 1 Eßlöffel.
(100,0 Rad. Ratanh. = 0,55 RM.; 100,0 Rhiz. Torment. = 0,35 RM.)

Selten: 1,0 (= 30 Tropfen) der Tinct. Gallar., Tinct. Ratanhiae, Tinct. Torment. oder Tinct. Catechu (je 10,0 = 0,20 RM.).

2. Klysma bei Ruhr.

Rp. Acidi tannici 1,5
     'Aqu. dest. ad 300,0
     M.D.S. ⅓ als Klysma, 3mal täglich.
     (10,0 Acid. tann. = 0,20 RM.)

3. Suppositorium bei Hämorrhoiden.

Rp. Acidi tannici 2,0 (oder Extract. Hamamelidis 0,5)
     Olei Cacao 10,0
     f. suppos. Nr. XII
     S. 3mal täglich ein Zäpfchen einzuführen.
     (1,0 Extr. Hamam. = 0,25 RM.)

Anhang.

Cortex Simarubae, von der zentralamerikanischen Simaruba amara stammend, enthält neben einem Bitterstoff viel Gerbstoff. Am Beginn des 18. Jahrhunderts wurde die von den Eingeborenen als Ruhrmittel verwandte Droge auch in Europa bekannt und als brauchbares Antidiarrhoicum bei Ruhr anerkannt.

Man gibt eßlöffelweise entweder das 10%ige Dekokt der Droge oder *Extractum Simarubae fluidum*, das rotbraun ist und wie das Dekokt sehr bitter schmeckt.
(10,0 Cort. Simar. = 0,20 RM., Extr. Simar. fluid. = 0,35 RM.)

Adstringierende Schwermetallverbindungen.

Geeignet sind nur die kaum wasserlöslichen Verbindungen, die, auch wenn sie in größeren Mengen eingenommen werden, keine Ätzungen verursachen können. Sie besitzen meist gleichzeitig adsorbierende Eigenschaften.

Meist verwandt werden:

Bismutum subgallicum (offiz.), *Dermatol* (Bayer) (Näheres S. 47), von dem bis 4mal täglich 0,5—1,0 als abgeteiltes Pulver oder je 1 Messerspitze bei Ulcus ventriculi und Enteritis gegeben wird.

Bei Hämorrhoiden werden Suppositorien der folgenden Zusammensetzung verwandt:

Rp. Bism. subgall. 0,2
     (bei Schmerzen mit Anaesthesin 0,2)
     Olei Cacao q. s. f. suppos.
     D. t. dos. Nr. VI
     S. 3mal täglich 1 Supp. einzuführen.
     (10,0 Bism. subgall. = 0,35 RM., als Dermatol = 1,45 RM.)

Bismutum subnitricum (offiz.) (Näheres S. 47) und *Bismutum bitannicum* (offiz.) werden vielfach als adstringierende Deckpulver bei Ulcus ventriculi gegeben. Eine starke säurebindende Wirkung haben die Mittel nicht. Vor der Verwendung als Kontrastmittel bei der Röntgendurchleuchtung ist zu warnen, da mehrere tödliche Nitrit- oder Bi-Vergiftungen vorgekommen sind.

Rp. Bismut. subnitric. 5,0
     Sirupi Althaeae 30,0
     Aquae dest. ad 150,0
     M.D.S. Umschütteln, 3mal täglich 1 Eßlöffel.
     (10,0 Bism. subnitr. = 0,30 RM.)

(Über die bei lange dauernder interner Darreichung kleiner Mengen von Bi-Verbindungen auftretenden Erscheinungen einer resorptiven Bi-Vergiftung s. S. 248.)

Plumbum aceticum (offiz.) (Näheres S. 49) wird nur · zur Adstringierung der blutenden, nicht der entzündeten Schleimhaut des Darmes verwandt.

Rp. Plumbi acetici 0,03
    Sacchari 0,5
    M. D. t. d. Nr. X
    S. 4mal täglich 1 Pulver.
    (E.M.D. 0,1!, T.M.D. 0,3!)

k) Kontrastmittel für die Röntgenuntersuchung des Magendarmkanales.

Von der Darreichung des früher verwandten Bismut. subnitric. kam man wegen der gelegentlichen Vergiftungen ab. Es wird jetzt vorwiegend *Barium sulfuricum* (offiz.) verwandt (etwa als Brei gegeben). *Man achte darauf, daß statt des unlöslichen, ungiftigen Barium sulfuricum nicht Barium sulfuratum oder carbonicum gegeben werden.* Diese Verbindungen werden im Magendarmkanal gelöst und verursachen tödliche Ba-Vergiftungen. (Mit Barium sulfuricum geschütteltes salzsäurehaltiges Wasser darf mit Schwefelsäure keinen Niederschlag geben!)

Die Industrie stellt besondere Zubereitungen des Bariumsulfates her, welche Geschmackskorrigentien und Zusätze (z. B. Pflanzenschleime) zur Herstellung haltbarer Emulsionen enthalten. Für besondere Zwecke der Röntgendiagnostik, z. B. zur Darstellung des Schleimhautreliefs des Verdauungskanales, sind einige dieser Präparate dem offizinellen Bariumsulfat überlegen.

l) Mittel zur Behandlung von Erkrankungen der Leber
und der Gallenwege.

α) Cholagoga, gallentreibende Mittel.

Bei entzündlichen Prozessen der Gallenwege und insbesondere bei Gallensteinleiden ist eine Anregung der Gallensekretion im Lebergewebe durch Choleretica sowie eine vermehrte Austreibung des Gallenblaseninhaltes durch Cholokinetica anzustreben. Zur ersten Gruppe gehören vor allem die physiologischen Gallensäuren, Abkömmlinge des Cholesterins. Auch dem Atophan, der Salicylsäure, einigen ätherischen Ölen (Kümmel und Pfefferminze), dem Podophyllin, Calomel, dem Karlsbader Wasser u. a. schreibt man gallentreibende Wirkungen zu.

Die Entleerung der Gallenblase kann reflektorisch vom Darm her ausgelöst werden, z. B. durch Gaben von $MgSO_4$, Fetten, Ölen und Eigelb. Besonders zuverlässig ist die Cholokinese nach Injektionen von Hypophysenhinterlappen-Präparaten.

Bilival (Boehringer-Ingelheim), Lecithin-Natriumcholat. Zweimal täglich 2—4 Pillen (25 Pillen zu 0,15 = 1,42 RM.).

Decholin (Riedel), reine Dehydrocholsäure. Dreimal täglich 1—2 Tabletten zu 0,25 (20 Tabletten = 2,14 RM.). Auch intravenös 10 ccm 5%ig (3 Ampullen = 3,07 RM.).

Degalol (Riedel), Additionsverbindung von Menthol und Dioxycholansäure. Dreimal täglich 1—2 Tabletten zu 0,1 (20 Tabletten = 0,97 RM.).

Magnesium sulfuricum, Bittersalz, vgl. S. 96 u. 169. Auch Bitterwässer von Mergentheim, Friedrichshall, Apenta u. a.

Hypophysenhinterlappen-Präparate in Dosen von 3 V.E. intravenös. Vgl. S. 193.

β) Spasmolytica.

Zur Beseitigung der heftigen Spasmen bei Gallensteinkoliken, die zum Teil auch ohne Steinverschluß rein funktionell bedingt sein können, sind neben Analgetica wie Novalgin, Dolantin und evtl. Morphin meist Spasmolytica wie Papaverin (vgl. S. 155), Atropin oder Belladonnazubereitungen (vgl. S. 153) erforderlich.

Rp. Morphini hydrochl. 0,1
   Atropini sulf. 0,005
   Aquae dest. ad 10,0
   D. ad vitrum c. collo amplo, sterilisa!
   S. 1—2 ccm zur subcutanen Injektion
   im Anfall.

Rp. Extracti opiī
   Extracti belladonnae $\overline{\overline{aa}}$ 0,03
   Ol. cacao 2,0
   f. supposit. d. tal. dos. Nr. VI
   S. bei Schmerzen täglich 1—2 Zäpfchen
   einführen.

γ) Chemotherapeutische Mittel.

Bei stärkeren Infektionen der Gallenwege kann versucht werden, diese auf dem Blutwege zu beeinflussen durch intravenöse Injektion von in den Gallenwegen auszuscheidenden, antiseptisch wirksamen Stoffen, wie Urotropin (vgl. S. 202), Silberpräparate, z. B. Choleval, Farbstoffe und neuerdings besonders auch Sulfonamide (vgl. S. 256).

Choleval (Merck), ein kolloidales Ag-Präparat mit gallensaurem Natrium als Schutzkolloid, Täglich 0,1—0,2 in 10 ccm Wasser gelöst intravenös zu injizieren (3 Ampullen zu 0,1 = 1,84 RM., zu 0,2 = 2,04 RM.).

δ) Leberschutztherapie.

Bei schweren Leberparenchymschäden ist auch tierexperimentell die Möglichkeit bestätigt worden, durch Gaben von Insulin und Traubenzucker (vgl. S. 229) den Verlust des Leberglykogens zu verhüten und damit die Resistenz der Leber zu erhalten. Noch besser scheint sich für eine solche Leberschutztherapie nach klinischen Erfahrungen die Verabreichung von Nebennierenrindenpräparaten (vgl. S. 230) neben Zuckerinfusionen zu bewähren.

ε) Mittel zur röntgenologischen Darstellung.

Für die Kontrastfüllung der Gallenblase werden jodhaltige Mittel, welche in den Gallenwegen ausgeschieden werden, intravenös, aber auch peroral verabreicht.

Biliselectan (Schering), β-(4-oxy-3, 5-dijodphenyl)-α-phenylpropionsäure mit 52% Jodgehalt. Zur oralen Cholecystographie. (Granulat, Flasche mit 3,0.)

Jod-Tetragnost (Merck), Tetrajodphenolphthalein-Natrium. 3,0 zur intravenösen Injektion; auch peroral zu verwenden. (3 Röhren zu je 2 g Pulver = 3,25 RM.; 1 Ampulle zu 3,0 in 20 ccm = 2,51 RM.; 10 Kapseln zu 0,5 = 3,04 RM.)

m) Abführmittel.

Physikalisch (durch Vermehrung der Darmfüllung usw.) wirksame Abführmittel (Manna, Pulpa Tamarindorum, salinische Abführmittel, Agar Agar, Paraffinum liquidum).

Geschichtliches. Tamarindenmus und Manna waren als Abführmittel schon den Alten bekannt und wurden durch Vermittlung der arabischen Medizin frühzeitig in Europa eingeführt. Um die Mitte des 17. Jahrhunderts entdeckte dann der Chemiker GLAUBER das Natriumsulfat, das als Sal mirabile sich rasch in der Therapie durchsetzte, am Ende des gleichen Jahrhunderts fand man in der Quelle von Epsom in England das Epsomsalz (Magnesiumsulfat), das als Sal anglicum ebenfalls sofort viel angewandt wurde, und Anfang des 18. Jahrhunderts brachte der französische Apotheker SEIGNETTE aus La Rochelle das von ihm entdeckte Kalium-Natriumtartrat als Geheimmittel in den Handel (Rochelle- oder Seignettesalz).

Die Drogen und ihre Chemie.

Manna (offiz.) wird in Südeuropa (Sizilien) von einem kleinen Baume, der Mannaesche, Fraxinus ornus, gewonnen, indem die Rinde eingeschnitten wird, so daß der braune Saft austritt und bald zu rinnenförmigen weißen bis gelbbraunen Massen mit Honiggeruch und von süßem Geschmack erstarrt. Außer Zucker ist in Manna der 1806 aufgefundene d-Mannit, ein sechswertiger Alkohol, zu 50—80% enthalten. Mannit ist der wichtigste und pharmakologisch allein interessierende Bestandteil der Manna. Das DAB. schreibt einen Mindestgehalt von 75% Mannit vor.

Sirupus Mannae (offiz.) enthält 10 Teile Manna, 2 Teile Alkohol, 33 Teile Wasser und 55 Teile Zucker.

Pulpa Tamarindorum depurata (offiz.) wird aus dem rohen Tamarindenmus (P. T. cruda, offiz.) hergestellt, welches nach Wasserzusatz durch ein Sieb gerieben, eingedampft und mit Zucker vermischt wird.

Tamarindenmus ist das eingetrocknete Fruchtfleisch von Tamarindus indica, einem im ganzen Tropengürtel verbreiteten Baume. Das im frischen Zustande hellrotbraune Mus wird beim Trocknen und Stehenlassen dunkelschwarz, und hierbei bilden sich den Wohlgeschmack bedingende aromatische Substanzen. Pulpa Tamarindorum hat einen sauren Geschmack.

Im Tamarindenmus ist viel Weinstein, primäres Kaliumsalz der d-Weinsäure und freie d-Weinsäure vorhanden, zusammen rund 10%, daneben Schleim, Pektin, Zucker, Apfelsäure.

Electuarium Sennae (offiz.) (S. 177) wird durch Mischen von Pulpa Tamarind. depur. mit gepulverten Sennesblättern und Zuckersirup hergestellt.

Chemie der abführenden Salze:

Natrium sulfuricum (offiz.), Natriumsulfat, Glaubersalz, $Na_2SO_4 \cdot 10\ H_2O$, bildet farblose verwitternde Krystalle, die sich bei 20° in 2 Teilen Wasser mit neutraler Reaktion lösen.

Natrium sulfuricum siccatum (offiz.) ist das zum größten Teil von seinem Krystallwasser befreite Natriumsulfat mit mindestens 88,6% wasserfreiem Na_2SO_4. Es ist ein weißes, lockeres Pulver, das wie das krystallwasserhaltige Salz von salzig-bitterem Geschmack ist.

Von Natrium sulfuricum siccatum sind, da es viel wasserärmer ist, nur halb so große Mengen zu nehmen; es wird vorwiegend dann gewählt, wenn das Mittel in Pulvergemischen dargereicht werden soll.

Natrium phosphoricum (offiz.), Dinatriumorthophosphat, sekundäres Natriumphosphat, $Na_2HPO_4 \cdot 12\ H_2O$, farblose, in Wasser 1 : 6 lösliche Krystalle von schwach salzigem Geschmack. Die wäßrige Lösung reagiert schwach alkalisch.

Natrium biphosphoricum, primäres Natriumphosphat, $NaH_2PO_4 \cdot 1\ H_2O$, ist ein gut wasserlösliches Salz; die wäßrige Lösung reagiert mittelstark sauer.

Tartarus depuratus (offiz.), Weinstein, saures weinsaures Kalium, weißes Pulver von säuerlichem Geschmack, das sich in kaltem Wasser kaum löst.

Kalium tartaricum (offiz.), weinsaures Kalium, farblose Krystalle, die sich sehr leicht lösen. Die wäßrige Lösung reagiert schwach sauer.

Tartarus natronatus (offiz.), Kaliumnatriumtartrat, SEIGNETTE- oder Rochelle-Salz, farblose Krystalle, die in 1,4 Teilen Wasser mit neutraler Reaktion in Lösung gehen.

Tartarus stibiatus, Kalium-antimonyltartrat, Brechweinstein (siehe S. 126), darf als Abführmittel *nicht* gegeben werden.

Magnesium sulfuricum (offiz.), $MgSO_4 \cdot 7\ H_2O$, Bittersalz, Epsomsalz, farblose Krystalle, die bei 20° in 1 Teil Wasser löslich sind; die Lösung schmeckt intensiv salzigbitter.

COOK
|
HO·CH
|
HC·OH
|
COONa
Tartarus natronatus
$C_4H_4O_6NaK$

Magnesium sulfuricum siccatum (offiz.) ist das gleiche Salz, dem durch Erhitzen so viel Wasser entzogen wird, daß das Gewicht um etwas über ein Drittel abnimmt. Man gibt also von dieser Verbindung, die hygroskopisch ist, etwa zwei Drittel der für das Magnesium sulfuricum gebräuchlichen Dosen.

Magnesium carbonicum (offiz.), basisches Magnesiumcarbonat, besteht aus Komplexverbindungen verschiedener Mengen von Magnesiumcarbonat, Magnesiumhydroxyd und Krystallwasser. Das weiße Pulver ist in kohlensäurefreiem Wasser kaum löslich; es enthält mindestens 24% Mg; — selten als Abführmittel verwandt.

Magnesia usta (offiz.), Magnesiumoxyd, MgO, gebrannte Magnesia, ist ein leichtes, weißes, in Wasser schwach lösliches Pulver. Die wäßrige Lösung reagiert schwach alkalisch; — selten als Abführmittel verwandt.

Unter den offizinellen Zubereitungen der abführenden Salze sind zu nennen:

Sal Carolinum factitium (offiz.): 22,0 Natrium sulfuricum siccatum, 1,0 Kalium sulfuricum, 9,0 Natrium chloratum und 18,0 Natrium bicarbonicum werden gemischt; 6 g des Salzes geben mit 1 l Wasser eine dem natürlichen Karlsbader Wasser ähnliche Lösung.

Pulvis aerophorus laxans (offiz.), in gefärbtem Papier 7,5 Tartarus natronatus und 2,5 Natrium bicarbonicum, in farblosem Papier 2,0 Acidum tartaricum.

Magnesium citricum effervescens (offiz.), Brausemagnesia, enthält neben 5 Teilen Magnesium carbonicum 23 Teile Acidum citricum, 17 Teile Natrium bicarbonicum und etwas Zucker.

Mineraltabletten „Schering" A u. B enthalten verschiedene Salzbestandteile der Karlsbader bzw. Marienbader Quelle getrennt. Beim gemeinsamen Lösen in Wasser entwickelt sich aus Bisulfat und Bicarbonat freie Kohlensäure nach dem Prinzip des Brausepulvers. (Je 20 Tabletten A u. B = 0,96 RM. für Karlsbader und 1,31 RM. für Marienbader Quellsalz.)

Auch die „Stada" liefert neuerdings verschiedene künstliche Quellsalzpräparate (150 g Karlsbader Salz = 0,49 RM.).

Schicksal im Körper. Die wirksamen Substanzen der Manna und des Tamarindenmuses werden, wie die unter den salinischen Abführmitteln genannten Verbindungen, von der Schleimhaut des Magendarmkanales schlecht resorbiert. Die Folge ist, daß mitgegebenes Wasser durch osmotische Druckkräfte nur so weit in den Kreislauf gelangt, bis die im Darme zurückbleibenden Substanzen in isosmotischer Lösung vorliegen. Werden die Substanzen trocken eingegeben, so bewirkt die osmotische Druckwirkung der nicht resorbierten Anteile den Zustrom von Wasser oder die Sekretion eines dünnen Darmsaftes, bis wieder Isotonie eingetreten ist.

Die Vollkommenheit der Resorption aller hier genannten Stoffe hängt nun davon ab, ob sie mit oder ohne Wasser dargereicht werden. In wäßriger Lösung gegeben, werden sie sofort nach dem Austritt aus dem Magen den Dünndarm rasch durcheilen, d. h. in kurzer Zeit aus dem relativ gut resorbierenden Dünndarm in den kaum resorbierenden Dickdarm gelangen. Werden die Stoffe trocken gegeben, so wird der Wasserzustrom in den Darm, also auch die Darmfüllung und damit die Fortbeförderung durch den Dünndarm langsam erfolgen, so daß genügend Zeit zur Resorption gegeben ist.

Weiter ist die Vollkommenheit der Resorption von der absoluten Menge abhängig; genügend große Mengen werden infolge der durch sie bewirkten Darmfüllung so schnell durch den Dünndarm getrieben, daß nur ein minimaler Anteil zur Resorption kommt, kleinere Mengen dagegen durchlaufen den Dünndarm, da sie kaum zu seiner stärkeren Füllung führen, langsam; sie werden relativ vollkommen resorbiert. Nach der Einnahme von 30,0 Glaubersalz fand man z. B. am Tage der Einnahme nicht einmal 1% der eingegebenen Sulfatmenge im Urin wieder, nach 15,0 trat am ersten Tage schon etwa ein Fünftel der eingeführten Sulfatmenge über, nach 10,0 schon über 80%.

Indikationen. Die Stoffe dieser Gruppe sind die neben Oleum Ricini meist verwandten Mittel, wenn der Darm bei einer Obstipation oder nach der Einnahme giftiger Stoffe (Wurmkuren) innerhalb weniger Stunden entleert werden soll, oder wenn bei katarrhalischem Ikterus, Gallensteinen, Fettleibigkeit längere Zeit hindurch die Nahrungsfortbeförderung durch den Darm beschleunigt werden soll.

Nebenwirkungen und Gefahren. Eine gewisse darmreizende, Wirkung kommt nur nach der Einnahme großer Bittersalzmengen zustande; sie äußert sich in länger anhaltendem Darmkatarrh, während alle anderen Substanzen und Drogen, von dem oft schlechten Geschmack der Salze und von leichten Kolikschmerzen abgesehen, ohne Nebenwirkungen sind. Die Gefahr einer ernsten Schädigung besteht nach der Einnahme der unten genannten therapeutischen Mengen nicht. Bei entzündlichen Vorgängen in der Darmschleimhaut oder der Darmumgebung, also bei Typhus, Peritonitis, Appendicitis wird man zumal das relativ stark wirksame Bittersalz nicht geben, da die entzündlichen Erscheinungen nach der Einnahme eine Steigerung erfahren können.

Darreichung, Dosierung. Manna (offiz.) wird vorwiegend als *Sirupus Mannae* teelöffelweise als mildes Abführmittel bei Kindern verwandt. (10,0 Manna = 0,25 RM.)

Pulpa Tamarindorum depurata (offiz.) ist ebenfalls in der Kinderpraxis sehr beliebt (auch in der Form des *Electuarium Sennae,* S. 177). (100,0 = 0,45 RM.)

> **Rp.** Pulpae Tamarind. depur. 25,0
> Sir. Mannae q. s. f. electuar.
> D.S. 1—2 Teelöffel mehrmals täglich.

Die salinischen Abführmittel läßt man in den angegebenen Mengen, welche den individuellen Bedürfnissen anzupassen sind, aus den oben erörterten Gründen in viel Wasser (¼ Liter z. B.) oder in Tee gelöst oder aufgeschwemmt einnehmen.

Natrium sulfuricum: ½—1—2 Eßlöffel = 5,0—10,0—20,0. (100,0 = 0,15 RM.)
Natrium sulfuricum siccatum: halbe Mengen des letzteren.
Sal Carolinum factitium: 1—2 Teelöffel (100,0 = 0,30 RM.).
Natrium phosphoricum: 1—2 Eßlöffel = 15,0—30,0 (100,0 = 0,20 RM.).
Tartarus depuratus: 1 bis mehrere Messerspitzen zu je etwa 2,0 (10,0 = 0,10 RM.).
Tartarus natronatus: 5,0—10,0 (100,0 = 0,45 RM.).
Pulvis aerophorus laxans: 1—2 Pulver (1 Gabe = 0,15 RM.).
Magnesium sulfuricum: 5,0—10,0—20,0 (100,0 = 0,15 RM.).
Magnesium sulfuricum siccatum: zwei Drittel dieser Mengen.
Magnesium citricum effervescens: 1—2 Teelöffel (10,0 = 0,20 RM.).

Agar Agar (offiz.) wird aus ostasiatischen Meeresalgen gewonnen. Im getrockneten Zustand bildet es 5 mm dicke, 20—50 cm lange, weißgelbliche Stränge oder vierkantige, etwa 4 cm dicke und 20—30 cm lange Stäbe. Agar Agar ist geruch- und geschmacklos und quillt in Wasser stark auf. Eingenommen führt es durch Darmfüllung zur Anregung der Peristaltik.

Gegeben werden bei leichteren Formen der Darmträgheit 10,0 (= 2—3 Teelöffel) in Suppen oder Breien mehrmals täglich (10,0 = 0,25 RM.).

Paraffinum liquidum (offiz.) wird aus Destillationsrückständen des Petroleums gewonnen; es besteht in der Hauptsache aus Kohlenwasserstoffen der Methanreihe und ist eine klare, farblose und nicht fluorescierende ölige Flüssigkeit, die sich in Wasser nicht löst und geruch- und geschmacklos ist. Es bildet mit der Flüssigkeit des Darminhaltes eine Emulsion und verhindert die Resorption, durchweicht den Kot und macht ihn gleitend. Die Wirkung tritt oft erst nach mehrtägiger Darreichung ein.

Man gibt 1—4 Eßlöffel als einmalige Dosis oder, oft mit besserem Erfolg, die gleiche Gesamtdosis in kleineren Mengen verteilt über den ganzen Tag.

Paraffinöl führt nicht selten zu Störungen der Geschmacksempfindung, Magenbeschwerden und Appetitmangel. (100,0 = 0,40 RM.)

Es gibt eine Anzahl von pharmazeutischen Paraffinpräparaten, z. T. mit Geschmackszusätzen (Mitilax, Parafluid, Paraffin. aromaticum F.M.B.). Die Reichsformeln empfehlen:
Emulsio Paraffini (200,0 = 1,00 RM.).
Emulsio Paraffini c. Phenolphthal. (200,0 = 1,10 RM.).
Emulsio Paraffini c. Belladon. (200,0 = 1,05 RM.).

Anhang. Suppositorien und Klistiere zur Entleerung des Enddarmes.

Den Klistieren setzt man meist lokal reizende Mittel zu wie Seife, Kochsalz, Zucker, Essig oder Glycerin.

Glycerinum (offiz.), $CH_2(OH) \cdot CH(OH) \cdot CH_2(OH)$, eine klare, sirupartige Flüssigkeit, die in Wasser und Weingeist in jedem Verhältnis mischbar ist, löst, auf die Enddarmschleimhaut gebracht, nach kurzer Zeit eine Kontraktion des Enddarmes aus, die zur Ausstoßung der in ihm liegenden Stuhlmassen führt. Verwendet werden die Glycerinsuppositorien; oder man läßt 1 Teelöffel Glycerin in etwas Wasser als Klistier nehmen; auch kann Glycerin rein in der Menge von 2,0—5,0—10,0 mit der Spritze rectal gegeben werden.

Rp. Glycerini 2,0
    Gelatinae q. s. f. suppos.
    D. tal. dos. Nr. VI
    S. 1 Suppos. einzuführen.
    (100,0 Glyc. = 0,35 RM.)

Olea carminativa.

Zahlreiche ätherische Öle regen die Darmperistaltik schwach an; man macht von dieser Wirkung besonders dann Gebrauch, wenn der Abgang der Blähungen, z. B. bei Bettlägerigen, erschwert ist.

Verwandt werden:

Flores Chamomillae (offiz.), Kamillen (s. S. 196), als Kamillentee (100,0 = 1,15 RM.).

Fructus Foeniculi (offiz.), Fenchelfrucht von dem einheimischen Foeniculum vulgare. Die Früchte enthalten *Oleum Foeniculi* (offiz.). 2—3 Teelöffel der Fruct. Foeniculi als Tee zu nehmen, oder 1—2 Tropfen des Oleum Foenic. als Elaeosaccharum (100,0 Fruct. Foen. = 0,65 RM.; 1,0 Ol. Foen. = 0,20 RM.).

Fructus Anisi (offiz.), von der russischen Pimpinella anisum mit dem anetholhaltigen *Oleum Anisi* (offiz.). Wie Fenchelfrüchte und Fenchelöl (100,0 Fruct. Anisi 0,40 RM.; 1,0 Ol. Anisi = 0,20 RM.).

Folia Menthae piperitae (offiz.), Pfefferminzblätter von der einheimischen Mentha piperita mit dem mentholhaltigen *Oleum Menthae piperitae* (offiz.). Wie Fenchelfrucht und Fenchelöl (100,0 Fol. Menth. pip. = 1,20 RM.; 1,0 Ol. Menth. pip. = 0,10 RM.).

Fructus Carvi (offiz.), Kümmel, von dem einheimischen Carum carvi mit etwa 4% des carvonhaltigen *Oleum Carvi* (offiz.) (10,0 Fruct. Carvi = 0,10 RM.; 1,0 Ol. Carvi = 0,20 RM.).

Über die Verwendung der ätherische Öle enthaltenden Drogen bei Bronchitis s. S. 128.

Oleum Ricini aus Semen Ricini.

Geschichtliches. Während schon die altindische Medizin den Gebrauch des Ricinusöles kannte, blieb in Europa die Anwendung bis Ende des 18. Jahrhunderts unbekannt.

Chemie. In dem Samen von Ricinus communis, der vorwiegend in Italien und Indien für die Gewinnung des Öles kultiviert wird, sind etwa 50—60% Ricinusöl (Kastoröl) enthalten. Durch kalte Pressung der Samen werden zunächst nur etwa 30% gewonnen; dieses kalt gepreßte Öl wird nach Auskochen mit

Wasser (zur Entfernung von Eiweiß) für medizinale Zwecke verwandt. Ein in dem Samen vorhandener sehr giftiger Körper Ricin geht nicht in das Öl über. In **Oleum Ricini** (offiz.) ist der Glycerinester der 1889 aufgefundenen Ricinolsäure vorhanden, daneben wenig freie Säure. Oleum Ricini ist dickflüssig, farblos bis blaßgelblich; zum Unterschied gegen andere Öle ist es in Alkohol gut löslich.

Schicksal im Körper. Das Ricinusöl wird wahrscheinlich im Darminhalt allmählich verseift. Das Schicksal der frei gewordenen Ricinolsäure scheint nicht näher untersucht zu sein.

Indikationen. Oleum Ricini ist das meist verwandte Abführmittel, wenn es gilt, innerhalb kurzer Zeit ohne Schwächung des Patienten den Darminhalt herauszubefördern oder Stuhlgang herbeizuführen. So wird es viel bei akuter Obstipation, akuter Enteritis zur Entfernung des infizierten Darminhaltes, bei Wurmkuren zur Herausbeförderung des Wurmmittels und nach Einnahme von Giften angewandt.

Nebenwirkungen und Gefahren bestehen nicht, abgesehen von dem schlechten Geschmack und der nach längerem Gebrauch eintretenden magenreizenden Wirkung. Die Kolikschmerzen vor der Defäkation sind gering. Nicht für die Behandlung chronischer Obstipationen geeignet, weil das schon im Dünndarm wirksame Ricinusöl die Verdauungsvorgänge durch die schnelle Entleerung stört.

Darreichung, Dosierung.

Rp. Olei Ricini 100,0
    M.D.S. 1—2 Eßlöffel (bei Säuglingen
    1 Teelöffel) aus angewärmtem Löffel.
    (100,0 = 0,25 RM.)

Rp. Olei Ricini 3,0
    ad caps. gelat. elastic. D. t. dos. Nr. X
    S. 5 Kapseln zu nehmen.
    (10 K. = 0,85 RM.)

Billiger ist die Verordnung im Handverkauf: „Ol. Ricini 100,0".

Schwefelpräparate.

Historisches. Neben der äußerlichen wurde auch die innerliche Verwendung von Schwefel in der Antike vielfach geübt. Er galt als ein Mittel zur Behandlung von Dyskrasien bei vielen Krankheiten, nicht eigentlich als Abführmittel. Im Mittelalter gewann er als „Arcanum" der Alchemisten weiter an Bedeutung.

Sulfur depuratum (offiz.), gereinigter Schwefel, wird durch Waschen mit Ammoniakwasser aus dem sublimierten Schwefel (*Sulfur sublimat.*, offiz.) gewonnen. Das feine, gelbe, trockene Pulver ist ohne Geruch und Geschmack und verbrennt an der Luft mit blauer Flamme zu Schwefeldioxyd.

Sulfur praecipitatum (offiz.), Lac Sulfuris, Schwefelmilch, wird durch Ausfällung gewonnen. Er unterscheidet sich durch die feinere Korngröße von den erstgenannten Schwefelpräparaten. Er ist etwas stärker wirksam.

Schicksal im Körper. Im Magendarmkanal wird ein Teil des Schwefels durch bakterielle Wirkungen und Eiweißkörper zu Schwefelwasserstoff H_2S reduziert, der die Peristaltik fördert und nach der Resorption im Blute oxydiert wird, so daß ein Teil des eingenommenen Schwefels im Harne in Form von Sulfaten oder organischen Schwefelverbindungen ausgeschieden wird. Ein kleiner Rest des Schwefelwasserstoffes wird durch die Lungen abgegeben und teilt der Ausatmungsluft den unangenehmen H_2S-Geruch mit. Die Hauptmenge des eingenommenen Schwefels verläßt den Körper unresorbiert mit dem Kot.

Indikationen. Der Schwefel ist als milde wirkendes, den Darm nicht reizendes, in wenigen Stunden wirksames Abführmittel etwa in gleicher Weise wie Ricinusöl zu gebrauchen. Vorwiegend wird er bei Hämorrhoidalerkrankung gegeben, um den Stuhl in weicher Konsistenz durch das schmerzhafte Hämorrhoidalgebiet treten zu lassen.

Über die Anwendung in der Hauttherapie s. S. 53, bei rheumatischen Leiden S. 238.

Nebenwirkungen und Gefahren treten nach innerlicher Einnahme der genannten Dosen nicht in Erscheinung. Bei Überdosierung des Sulf. depur. oder irrtümlicher Verwendung des Sulf. praecip. treten wiederholte dünnflüssige, mit lebhaften Kolikschmerzen verbundene Entleerungen auf.

Darreichung, Dosierung. Man gibt von Sulfur depuratum 1,0—2,0 als Pulver. Man hüte sich dabei vor Verwechslungen mit Sulfur praecipitatum, von dem kleinere Mengen zu geben wären.

> **Rp.** Sulfuris depurati 1,0—2,0
> D. t. dos. Nr. X
> S. 1 mal täglich 1 Pulver früh zu nehmen.
> (10,0 Sulfur. depurat. = 0,10 RM.)

Schwefel ist ein Bestandteil des auf S. 179 genannten *Pulv. Liquir. compositus* und des ähnlich zusammengesetzten *Pulvis haemorrhoidalis* F.M.B. (s. S. 179).

Hydrargyrum chloratum (offiz.), Hg_2Cl_2, Kalomel, Quecksilberchlorür (Näheres S. 45) — *nicht zu verwechseln mit Hydrargyrum bichloratum, $HgCl_2$, Sublimat* —, war früher ein viel verwandtes Laxans, besonders zur Reinigung des Darmes bei enteritischen Erkrankungen. Einige Stunden nach der Einnahme werden breiige, durch Gehalt an unverändertem Gallenfarbstoff grün gefärbte Stühle entleert. Die begleitenden Kolikbeschwerden sind meist gering.

Wegen der Gefahr einer resorptiven Quecksilbervergiftung (S. 246) darf Hydrargyrum chloratum nie gegeben werden, wenn die Möglichkeit besteht, daß Darmstenose, Darmtumor oder Darmspasmus eine Darmträgheit vortäuschen. Da auch bei offenem Darm größere Kalomelmengen resorbiert werden und leicht bei der Ausscheidung durch die Nieren eine Nierenreizung setzen, gibt man das Mittel nicht bei Nierenkranken. Weiter ist daran zu denken, daß Kalomel nicht gleichzeitig mit Jodkalium gegeben werden darf (S. 46) und daß man, um kumulative Giftwirkungen zu vermeiden, das Mittel per os als Abführmittel nicht länger als wenige Tage hindurch geben soll.

Die zweite offizinelle Modifikation, *Hydrargyrum chloratum vapore paratum, wird wegen zu energischer Wirkung und besserer Resorption, also größeren Gefahren, innerlich nicht gegeben.*

> **Rp.** Hydrargyri chlorati 0,2—0,3
> ad chart. amylac.
> D. t. dos. Nr. VI
> S. 2—3 mal täglich 1 Pulver zu nehmen.

Säuglinge bekommen z. B. im Beginn einer Enteritisbehandlung etwa 2—3 mal 0,03; Kinder im Spielalter 2—3 mal 0,1; ältere Kinder bis 0,2.
(1,0 Hydrarg. chlorat. = 0,05 RM.)

> **Rp.** Hydrargyri chlorati 0,02
> Pulv. gummosi 0,5
> M. f. pulv. D. tal. dos. Nr. VI
> S. 3 Pulver täglich (bei Magen-Darm-Katarrh der Kinder).

Phenolphthaleinum (offiz.) ist ein weißes, in Wasser fast unlösliches Pulver. Seine abführende Wirkung wurde von v. VAMOSSY in Ungarn entdeckt, wo Phenolphthalein Weinen zur leichten Identifizierung zugesetzt worden war.

0,1—0,2 machen in der Regel eine in 3—4 Stunden eintretende Darmentleerung. Die ärztliche Anwendung wurde im Laufe der letzten Jahre sehr eingeschränkt, da mehrfach nach kleinen Dosen sehr unangenehme Nebenwirkungen auftraten. Neben heftigen Kolikbeschwerden kamen akute Nephritiden (z. T. mit völliger Anurie oder Hämaturie), seltener auch Hämolyse zur Beobachtung, so daß man besser auf die Verschreibung des Phenolphthaleins verzichtet. Phenolphthalein ist in zahlreichen abführenden Präparaten enthalten, so in Purgen, Aperitol.

(1,0 Phenolphthaleinum = 0,20 RM.)

Abführmittel mit Anthrachinonderivaten als wirksamen Substanzen
(Rhizoma Rhei, Cortex Frangulae, Cortex Rhamni Purshianae, Fructus Rhamni catharticae, Folia Sennae, Aloe).

Geschichtliches. Mehrere der hier einzureihenden Drogen zählen zu den ältesten bekannten Heilmitteln; der Rhabarber findet sich schon in einem vor 5000 Jahren abgefaßten chinesischen Arzneibuch, die Sennesblätter sind auf einem über 2000 Jahre alten ägyptischen Papyrus erwähnt, die Aloe war den Ärzten des alten Rom bekannt. Die europäische Heilkunde wurde mit dem Rhabarber durch die arabische Medizin bekannt. Er war wegen der Schwierigkeiten der Beschaffung außerordentlich teuer und erhielt im purgierfreudigen 16. und 17. Jahrhundert einen billigeren und vielbenutzten Konkurrenten in der Frangularinde, dem Rhabarbarum plebejorum. Die Kenntnis der Frangulawirkung ging später merkwürdigerweise fast verloren; die Droge wurde erst um die Mitte des vorigen Jahrhunderts wieder eingeführt, ihr folgte ein Vierteljahrhundert später die Cascara sagrada (Cortex Rhamni Purshianae) aus Kalifornien.

Sennesblätter kamen ebenfalls durch arabische Vermittlung in den europäischen Heilschatz. Sie sind seit dem 18. Jahrhundert, das die Erfindung des Wiener Trankes brachte, das meist benutzte Mittel dieser Reihe geblieben.

Aloe wird seit undenklichen Zeiten in Indien verwandt, sie tauchte im Mittelalter auch in Deutschland auf und ist seither ständiger Bestandteil der Apotheken.

Versuche, durch Synthese von Anthrachinonderivaten zu therapeutisch brauchbaren Abführmitteln zu gelangen, haben erst in letzter Zeit zu Ergebnissen geführt. *Dioxyanthrachinonum* (offiz.) ist ein derartiges synthetisch dargestelltes, bewährtes Mittel.

Die Drogen und ihre Chemie. Alle genannten Drogen lassen ihre chemische Zusammengehörigkeit an einem gemeinsamen Gehalt an Farbstoffen erkennen; die Drogen enthalten gelbbraune Substanzen, die auf Alkalizusatz in intensiv rote bis rotbraune Farben umschlagen. Schon 1844 gelang es, aus dem Rhabarber die gelbbraune Chrysophansäure (ein Dioxy-methylanthrachinon) zu isolieren. Daneben fand man verschiedene Trioxy-methylanthrachinone. In den anderen Drogen dieser Gruppe wurden ähnliche Verbindungen gefunden, wie z. B. das Frangula-Emodin (ein Trioxy-methylanthrachinon) oder das Aloe-Emodin (ein Dioxy-methylanthrachinon). Meist enthalten die Drogen

Chrysophansäure $C_{15}H_{10}O_4$

nur geringe Mengen freier Oxymethylanthrachinone, die Hauptmenge ist in Form von Glykosiden, also an Zucker gebunden, vorhanden.

Rhizoma Rhei (offiz.) ist der von der Rinde befreite und getrocknete Wurzelstock verschiedener Rheumarten, die im westchinesischen Gebirgsland an der tibetanischen Grenze wild wachsen und in geringem Umfang auch in Europa kultiviert werden. Das Pulver ist wegen des hohen Gehaltes an freien und glykosidi-

schen Oxymethylanthrachinonen von gelbbrauner Farbe. Der Geschmack ist
intensiv bitter und, da das Rhabarberrhizom sehr viel Gerbstoffe enthält, zusammenziehend.

Extractum Rhei (offiz.). Das Pulver wird mit verdünntem Alkohol ausgezogen, der Auszug zum Trocknen eingedampft. Die trockene, braune Masse löst
sich trübe in Wasser.

Extractum Rhei compositum (offiz.) enthält neben Rhabarberextrakt noch Aloeextrakt,
Jalapenharz und Seife; es ist ein graubraunes, in Wasser trübe lösliches Pulver.
Tinctura Rhei aquosa (offiz.). Rhabarber wird nach Kaliumcarbonatzusatz mit stark ver-
dünntem Alkohol ausgezogen und dann mit Zimtwasser versetzt. 100 Teile enthalten die wirk-
samen Substanzen aus 10 Teilen Rhizom.
Tinctura Rhei vinosa (offiz.). Auszug des Rhabarbers mit Süßwein; als Geschmackskorri-
gentien sind etwas Malabarkardamomen und Pomeranzenschalen zugesetzt.
Pulvis Magnesiae cum Rheo (offiz.), Kinderpulver, 3 Teile Rhabarberrhizom, 10 Teile
Magnesiumcarbonat und 7 Teile mit Fenchelöl versetzter Zucker.

Cortex Frangulae (offiz.) wird von Stamm und Ästen des Faulbaumes, Rham-
nus frangula, der im gemäßigten Klima, auch in Mitteleuropa weit verbreitet
vorkommt, gewonnen.

Die therapeutisch wichtigen Bestandteile sind ein Emodinglykosid und freie
Oxymethylanthrachinone. Beim Lagern der Rinde vermehrt sich die Menge dieser
Substanzen, und gleichzeitig verschwindet dabei ein brechenerregender Körper,
das Rhamnustoxin, weshalb das DAB. vorschreibt, daß die Rinde vor dem Gebrauch mindestens 1 Jahr lang gelagert haben muß.

Extractum Frangulae fluidum (offiz.). Das Rindenpulver wird mit einem Gemisch aus Alkohol und Wasser ausgezogen, der Auszug wird eingeengt, bis 1,0 der
rotbraunen Flüssigkeit 1,0 der Droge entspricht.

Cortex Rhamni Purshianae (amerikanische Faulbaumrinde, *Cascara sagrada*), stammt von
einer in den Rocky Mountains Nordamerikas einheimischen Faulbaumart. Sie hat eine sehr
ähnliche Zusammensetzung wie die einheimische Faulbaumrinde und hat ebenfalls wegen eines
in der frischen Droge enthaltenen brechenerregenden Stoffes mindestens 1 Jahr zu lagern.
Extractum Cascarae sagradae fluidum entspricht dem oben erwähnten Faulbaumfluid-
extrakt.
Peristaltin (Ciba) ist ein wasserlösliches Glykosidgemisch aus der Cascara sagrada.
Fructus Rhamni catharticae, Kreuzdornbeeren, werden zur Herstellung des *Sirupus Rhamni
catharticae* verwendet. Der Saft der Beeren wird mit Zucker vermischt. Der Sirup hat eine
violettrote Farbe und enthält Anthrachinonglykoside.

Folia Sennae (offiz.), Sennesblätter, sind die etwa 3 cm langen schmalen
Blättchen des vorwiegend in Vorderindien kultivierten Strauches Cassia angusti-
folia und C. acutifolia.

Neben den an Zucker gebundenen und den freien Anthrachinonderivaten enthält das Sennesblatt gegen 10% Schleim. Bei der Infusbereitung gehen außerdem geringe Mengen eines reizend wirkenden Harzes in Lösung. Beim Erkalten
fällt dieses Harz wieder aus.

Infusum Sennae compositum (offiz.), Wiener Trank, enthält in 10,0 die wirksamen Stoffe aus 1,0 Sennesblättern, daneben 1,0 Seignettesalz, 2,0 Manna sowie Alkohol und ein wenig Soda. Es ist das einzige offizinelle Infus! Da es nach der
Bereitung längere Zeit stehen muß, und da dann die klare Flüssigkeit vom Bo-
densatz abzugießen ist, fehlen ihm die oben erwähnten Harzstoffe.

Pulvis Liquiritiae compositus (offiz.), Kurellas Brustpulver, ist, was der Name nicht vermuten läßt, ein Sennesblätterpräparat. 10,0 des Pulvers enthalten 1,5 Sennesblätter, 1,5 Süßholzpulver, 1,0 Schwefel und etwas Fenchel neben Zucker.

Electuarium Sennae (offiz.). Die Sennalatwerge wird bereitet, indem 1 Teil der Blätter mit 5 Teilen Tamarindenmus und 4 Teilen Zucker gemischt und erwärmt wird.

Sirupus Sennae (offiz.). Sennesblätter und ein wenig Fenchel werden ausgezogen und durch Zuckerzusatz zum Sirup verarbeitet.

Species laxantes (offiz.) bestehen zu etwa 1 Drittel aus Sennesblättern, daneben etwas Kaliumtartrat und Weinsäure, sowie Holunderblüten, Fenchel und Anis.

Sennatin (Helfenberg) ist ein Gemisch wasserlöslicher Glykoside aus Sennesblättern.

Aloe (offiz.), Kap-Aloe, ist der eingekochte, getrocknete Saft aus den Blättern verschiedener Aloearten; sie bildet dunkelbraune glänzende Stücke von intensiv bitterem Geschmack, die in kaltem Wasser unlöslich sind. Die Aloe enthält als wichtigsten Bestandteil ungefähr 20% Aloin, ein Anthrachinonglykosid, daneben ungefähr 40% Harze, die an der Wirkung unbeteiligt sind.

Die bei uns offizinelle Aloesorte trägt auch den Handelsnamen Aloe lucida. Sie ist von einer in anderen Ländern offizinellen Sorte, der Aloe hepatica, dadurch unterschieden, daß sie keine Krystallstrukturen zeigt. Beide sind von gleicher Wirksamkeit.

Extractum Aloes (offiz.) wird durch Behandeln der Aloe mit siedendem Wasser, Abtrennen von den beim Erkalten sich abscheidenden Harzen und Eintrocknen gewonnen.

Pilulae aloeticae ferratae (offiz.) bestehen aus gleichen Teilen Aloe und Ferrosulfat und einem geeigneten Bindemittel.

Tinctura Aloes (offiz.) (mit Alkohol 1:5 bereiteter Auszug) und

Tinctura Aloes composita (offiz.), die in 2,0 die wirksamen Substanzen aus 0,06 Aloe neben sehr wenig Rhabarberpulver, Enzian- und Zitwerwurzel und Safran enthält (s. S. 163), sind überflüssige Stomachica.

Schicksal im Körper. Die in den genannten Drogen enthaltenen Oxymethylanthrachinone werden nach der Einnahme rasch resorbiert und in den Harn ausgeschieden. Der Harn nimmt für etwa 8 Stunden eine intensiv gelbbraune Farbe wie bei Ikterus an. Auf Alkalizusatz oder bei ammoniakalischer Harngärung schlägt die Farbe in Rot um.

Daß die Verfärbung durch Oxymethylanthrachinone bedingt ist, zeigt der folgende Versuch: Wenn man den Harn mit Äther ausschüttelt, so geht der gelbe Farbstoff in den Äther über, der abgegossene Äther verleiht ammoniakhaltigem Wasser beim Schütteln eine rote Farbe (Unterschied gegenüber dem nach Santonin im Harne auftretenden roten Farbstoff!).

Auch in den Darm werden die Oxymethylanthrachinone ausgeschieden, z. B. nach Subcutaneinspritzung des Peristaltins. Auf diese Weise wird neuerdings die Abführwirkung der Droge selbst erklärt. Wahrscheinlich gehen die Substanzen auch in die Galle über.

Indikationen. Die Oxymethylanthrachinondrogen und ihre Zubereitungen sind die am meisten verwandten Mittel zur Bekämpfung der akuten und chronischen Obstipation nichtspastischer Entstehung. Alle wirken prinzipiell gleichartig bis auf das Rhabarberrhizom, von dem wegen des hohen Gerbstoffgehaltes kleine Dosen eine leicht obstipierende Wirkung haben, während nach größeren Dosen die abführende Wirkung oft mit nachträglicher stopfender Wirkung verbunden ist.

Da die Wirkung erst 8—10—12 Stunden nach der Einnahme auftritt — bei richtiger Dosierung erfolgt dann einmalige Entleerung unter unbedeutenden Kolikbeschwerden —, sind die hier genannten Drogen und ihre Zubereitungen ungeeignet, wenn der Darm innerhalb kurzer Zeit entleert werden soll (z. B. bei Wurmkuren oder nach Vergiftungen). Durch die intramuskuläre Einspritzung von ·Anthrachinonglykosiden (Sennatin usw.) läßt sich die Latenzzeit auf 3—6 Stunden abkürzen.

Nebenwirkungen, Gefahren. Alle Oxymethylanthrachinondrogen machen in hohen Dosen eine Entzündung der Darmschleimhaut. Man verwendet sie also besser nicht bei bestehender Enteritis oder Colitis zur Entleerung des Darmes. Auch Nierenreizwirkungen sind gelegentlich beschrieben worden, besonders nach Aloe.

Seit langem bekannt ist die reizende Wirkung der Drogen auf die Uterusschleimhaut, die besonders leicht nach Aloe bei bestehender Gravidität den Abort herbeiführen kann. (Aloe ist ein bekanntes Volksabortivum.) Die Drogen sind also bei Gravidität kontraindiziert.

Schwere Allgemeinvergiftungen kommen nach den Mitteln dieser Gruppe nicht vor; für keines ist eine M.D. aufgestellt.

Darreichung, Dosierung. Man kommt mit wenigen Mitteln dieser überflüssig langen Drogenreihe aus und kann sich in der Regel an die Verschreibung der recht zahlreichen Formulae officinales oder magistrales halten. Die früher so beliebten komplizierten Verschreibungen von Kombinationen der ·verschiedenen Drogen dürften kaum einen sicheren. Vorzug vor den einfachen Verschreibungsformen haben.

Rhizoma Rhei wird vorwiegend als Pulver, Tablette oder Pille, seltener als Infus gegeben.

Vom Pulver hat 0,5 als Einzeldosis eine obstipierende Wirkung . 1,0—2,0 abends gegeben, führt morgens Stuhlgang herbei (10,0 Rhiz. Rhei kosten 0,35 RM.).

Rp. Rhizomatis Rhei pulv. 1,0   **Rp.** Tabul. Rhiz. Rhei 1,0·
     D. t. d. Nr. X   D. tal. dos. Nr. X
     S. Abends 1—2 Pulver.   S. Abends 1 Tablette.
                                                 (10 Tabletten = 0,35 RM.)

         Rp. Infus. Rhiz. Rhei 10,0 : 100,0
              Sirupi Mannae ad 150,0
              D.S. Abends 1—2 Eßlöffel.

In der Kinderpraxis beliebt ist das offizinelle „Kinderpulver“:

Rp. Pulv. Magnesiae c. Rheo 20,0
     D. ad scat.
     S. 1· Messerspitze bis ½—1 Teelöffel bei Darmkatarrh der Kinder.
     (10,0 = 0,10 RM.)

Zur Pillenbereitung geht man vom Rhiz. Rhei pulv., Extract. Rhei oder Extr. Rhei comp. aus, z. B.:

Rp. Rhiz. Rhei pulv. 6,0
     Glycerini 2,2
     M. f. pil. Nr. XXX
     S. 5 Pillen abends.

Von Extract. Rhei wird etwa 0,5 als Einzeldosis gegeben, von Extract. Rhei compos., das neben Rhabarberrhizom Aloeextrakt und Jalapenharz (s. S. 180) enthält, etwas kleinere Mengen.

> **Rp.** Extract. Rhei compos. 6,0
> Massae pil. q. s. f. pil. Nr. LX
> S. 2—4 Pillen abends.

Die Tinctura Rhei und Tinct. Rhei vinosa werden nur als Stomachica gegeben (S. 163); die abführende Wirkung ist zu schwach.

Cortex Frangulae hat den Nachteil, daß die Einzeldosis zu hoch ist, als daß man die Droge gepulvert geben könnte. Es wäre etwa 5,0—10,0 notwendig (10,0 = 0,10 RM.).

Man gibt entweder *Extract. Frangulae fluidum* in einer Einzelmenge von 1—2 Teelöffeln (10,0 kosten 0,20 RM.), oder man verschreibt ein 10%iges Dekokt, das zur Verminderung der einzunehmenden Flüssigkeitsmenge eingeengt wird:

> **Rp.** Decocti Cort. Frangulae 20,0 : 200,0
> Inspissa (oder coque) ad 100,0
> Sirupi simpl. 50,0
> M. D. S. 2—4 Eßlöffel (entspr. 2,0—4,0 Cort. Frang.) 2mal zu nehmen.

Eine zweckmäßige Form ist Frangula Dispert (Rhenania), ein getrockneter Frangulaauszug in Form von Tabletten; es sind 1—2 Stück zu nehmen (20 Tabletten = 0,85 RM.).

Extractum Cascarae sagradae fluidum, etwas stärker wirksam als Extractum Frangulae fluidum, ½—1 Teelöffel abends zu nehmen.
(10,0 Extract. Frang. fluid. = 0,20 RM., Extr. Casc. sagr. fluid. = 0,25 RM.)

Sirupus Rhamni cathartica wird vorwiegend in der Kinderpraxis gegeben. Für kleine Kinder 20—40 Tropfen = 1,0—2,0, für Erwachsene 1—4 Teelöffel (10,0 = 0,20 RM.).

Folia Sennae ist in der Einzelmenge von 1,0—2,0 als Pulver oder Infus zu geben, die Droge ist billig! (10,0 = 0,10 RM.)

> **Rp.** *Infus. Sennae composit.* 100,0
> [In 2 Teelöffel (10,0) = 1,0 Sennesblätter, 1,0 Seignettesalz, 2,0 Manna.]
> 2 Teelöffel abends zu nehmen
> (100,0 = 0,70 RM.)

oder

> **Rp.** Infusi Fol. Sennae 10,0 : 100,0
> Sirupi Rhei (oder Sir. Mannae) 50,0
> M. D. S. 1 Eßlöffel abends zu nehmen.

Pulvis Liquir. compositus (KURELLAS Brustpulver) enthält in dem therapeutisch verwandten Quantum von 1 Teelöffel, das in Wasser verrührt zu geben ist, etwa 0,7 Sennesblätter neben 0,5 Schwefel als wirksame Substanzen (100,0 = 0,55 RM.).

Ähnlich zusammengesetzt ist das

Pulvis haemorrhoidalis F.M.B., in dem gleiche Teile Sennesblätter, Schwefel, Weinstein, Magnesia usta und Zucker gemischt sind. 1—2 Teelöffel zu nehmen.

Species laxantes. 1—2 Teelöffel, zum Tee verarbeitet, einnehmen lassen. Billig! (10,0 = 0,10 RM.)

Electuarium Sennae, ein beliebtes Abführmittel für Kinder, die 1—2 Teelöffel voll einnehmen (10,0 = 0,10 RM.).

Aloe wird wegen des sehr unangenehmen Geschmackes nur in Pillen gegeben, Einzeldosis 0,1—0,3 (von Extract. Aloes halbe Mengen) (10,0 = 0,10 RM.).

Rp. Aloes 3,0
  Saponis med. q. s.
  f. pil. Nr. XXX
  D. S. Abends 1—2 Pillen.

Rp. Aloes 6,0
  Tub. Jalap. pulv. 3,0
  Extr. Faecis 3,0
  Glycerini q. s.
  M. f. pil. Nr. LX (= *Pil. laxantes* F. M. B.)
  D. S. 1—2 Pillen abends.

Rp. Pilul. aloetic. ferrat. Nr. C
  D. S. 2—4 Pillen zu nehmen.
  (1 Pille enthält 0,05 Aloe und 0,05 Ferrosulfat.)
  (100 Pillen = 0,90 RM.)

Peristaltin (Ciba) ist ein aus den Glykosiden der Cascara sagrada bereitetes Präparat. 2—3—5 Tabletten abends per os oder 1—2 Ampullen subcutan (z. B. bei postoperativer Darmträgheit). (15 Tabletten = 1,79 RM. und 5 Ampullen = 3,53 RM.)

Sennatin (Helfenberg), in Wasser gelöste Sennesglykoside, 2—6 ccm intramuskulär (5 Ampullen zu 3,0 ccm = 5,30 RM.).

Dioxyanthrachinonum (offiz.), *Isticin* (Bayer). 0,15—0,3 macht meist nach 12—15 Stunden eine Entleerung (10 Tabletten zu 0,15 = 0,36 RM.).

Drastisch wirkende Abführmittel.

Geschichtliches. Die Drogen dieser Reihe sind hauptsächlich während des 17. und 18. Jahrhunderts viel in Gebrauch gewesen, als man an die heilende Wirkung starker Purgierungen völlig übertriebene Erwartungen knüpfte und nicht davor zurückschreckte, auch metallische Gifte wie die Stibiate zur drastischen Entleerung des Darmes zu verwenden. Die Jalapenwurzel kam um 1620 aus Mexiko nach Europa, der Gebrauch der Coloquinthen war schon den Alten bekannt. Die Podophyllwurzel wird in Nordamerika seit Ende des 18. Jahrhunderts verwandt und kam vor etwa 70 Jahren nach Europa herüber. Oleum Crotonis wurde erst vor etwa 90 Jahren aus der indischen Heilkunde in die europäische übernommen. Heute haben diese Abführmittel eine untergeordnete Bedeutung.

Die Drogen und ihre Chemie:

Tubera Jalapae (offiz.), Jalapenwurzel, besteht aus den knollig verdickten Nebenwurzeln einer mexikanischen Winde, Exogonium purga. Die braunen, harten Knollen enthalten wechselnde Mengen eines mit Alkohol ausziehbaren Harzes; das DAB. schreibt einen Mindestgehalt von 10% vor. Über neun Zehntel des Harzes besteht aus Convolvulin, einem wasserunlöslichen, alkohollöslichen Glykosid, das der Träger der Wirksamkeit ist.

Resina Jalapae (offiz.), Jalapenharz, ist eine braune, in Wasser unlösliche Masse.

Pilulae Jalapae (offiz.). Jede Pille enthält 0,075 Jalapenseife und 0,025 Jalapenwurzel.

Fructus Colocynthidis (offiz.), die ihrer äußeren Steinschicht beraubten Früchte einer Wüstenpflanze des Mittelmeergebietes, Citrullus colocynthidis, weiße oder gelbweiße leichte Kugeln, in denen neben viel Harz ein intensiv bitteres Glykosid, Colocynthin, enthalten ist.

Extractum Colocynthidis (offiz.), ein gelbbraunes Pulver, durch Ausziehen mit verdünntem Alkohol aus der Frucht gewonnen.

Tinctura Colocynthidis (offiz.). Die Frucht wird mit Alkohol 1 : 10 ausgezogen. Überflüssiges Präparat.

Podophyllinum (offiz.) ist ein aus den Wurzeln des nordamerikanischen Podophyllum paltatum durch Ausziehen mit Alkohol und Fällen mit Wasser gewonnenes graubraunes Harz, in dem zwei krystallisierte Körper, Podophyllotoxin und Pikropodophyllin, als wirksame Bestandteile nachgewiesen wurden.

Gutti (offiz.), Gummigutt, wird von dem indischen Baume Garcinia Hanburyi, aus dessen Rinde bei Verletzungen ein leuchtend gelber Milchsaft fließt, durch Eintrocknen dieses Saftes dargestellt. Gutti bildet Stücke von intensiv gelber Farbe, die mit Wasser verrieben eine gelbe Emulsion von brennendem Geschmack geben.

Oleum Crotonis (offiz.) wird aus dem Samen von Croton tiglium, einem ostindischen Strauche, durch kalte Pressung bereitet. Es enthält die Glyceride verschiedener Fettsäuren, darunter der Crotonsäure, und das in ihnen gelöste wirksame Harz, nicht aber den im Samen vorhandenen giftigen Eiweißkörper Crotin.

Schicksal im Körper. Das Schicksal der wirksamen Substanzen der genannten Drogen im menschlichen Körper ist wenig erforscht. Nach allen Mitteln dieser Gruppe stellt sich, je nach der Dosierung, schon innerhalb 1—2 Stunden bis nach einem halben Tage eine erhebliche Darmentzündung ein, sei es, daß das Mittel an sich entzündungserregende Wirkungen hat — wie das Oleum Crotonis oder die Coloquinthensubstanzen —, sei es, daß die an sich nicht stärker reizenden Substanzen in den Dickdarm ausgeschieden werden und hier durch chemische Veränderungen reizende Eigenschaften gewinnen.

Bei einigen der Drogen entfalten die Substanzen ihre Wirkungen nur dann, wenn Galle in den Darm sezerniert wird; das Zusammentreffen mit *Galle* scheint für die Entstehung reizender Produkte oder die Lösung der Wirkstoffe Vorbedingung. Daher sind Gutti und Jalapenharz bei Gallenverhaltung ohne Wirkung.

Indikationen. Die Darreichung der Drastica kommt nur dann in Frage, wenn die milderen Abführmittel versagten und die physikalischen und diätetischen Methoden der Darmanregung nicht zum Ziele führten — also nur sehr selten.

Nebenwirkungen und Gefahren. Alle drastischen Abführmittel sind mit großer Vorsicht anzuwenden. Bei hohen Dosen kann die Darmschleimhautentzündung so heftig werden, daß gehäufte, den Patienten stark schwächende, dünnflüssige Entleerungen, die von starken Kolikschmerzen begleitet sind, eintreten; nach toxischen Dosen tritt schwerste blutige Gastroenteritis auf, die z. B. bei Anwendung des Crotonöles den Tod herbeiführen kann. Nur bei dem Jalapenharz ist die entzündliche Wirkung relativ gering.

Darreichung, Dosierung. Jalapen werden zweckmäßigerweise in Form der offiz. Jalapenpillen gegeben, mit denen man völlig auskommt.

Rp. Pilul. Jalapae Nr. X
    D. S. 2—5 Pillen zu nehmen.
    (10 Pillen = 0,15 RM.)

Extractum Colocynthidis mit der Einzelmenge (E.M.D. 0,05!, T.M.D. 0,15!) von etwa 0,005—0,01 ist in den *Pilulae laxantes fortes* (F.M.B.) enthalten. Das Rezept derselben ist:

Rp. Extracti Colocynthidis 0,24
    Extracti Aloes 2,4
    Resinae Jalapae
    Saponis medicati a͞a͞ 1,2
    Extr. Faecis 1,5
    Glycerini q. s.
    M. f. pil. Nr. XXX
    M.S. 1—2 Pillen.

Podophyllinum. 0,02 in Pillen, 1—2 Pillen zu nehmen. (E.M.D. 0,1!, T.M.D. 0,3!) Besonders als Abführmittel bei Gallengangentzündung und Gallensteinen (1,0 = 0,20 RM.).

Gutti. 0,3—0,1 in Pillen. (E.M.D. 0,3!, T.M.D. 1,0!) (1,0 = 0,20 RM.)

Oleum Crotonis (wohl kaum je notwendig!) wird mit einem Öl, z. B. mit Ricinusöl, gemischt gegeben, da sonst die Schleimhautreizung im Magen zu stark ist.

Einzelmenge ½—1 Tropfen (= 0,02—0,04), (E.M.D. 0,05!, T.M.D. 0,15!).

Rp. Olei Crotonis gutt. I.
    Olei Ricini ad 30,0
    M.D.S. 1 Eßlöffel zu nehmen.

n) Mittel bei Darmlähmung.

Hypophysenextrakte. Die Extrakte des Hinterlappens der Hypophyse (s. S. 143 und 193) haben eine recht sichere peristaltikfördernde Wirkung bei postoperativer Darmatonie. Man verwendet entweder den Gesamtextrakt des Hinterlappens oder, wenn die Uteruswirkung unerwünscht ist, diejenige Fraktion, welche von dieser Wirkung nahezu frei ist, z. B. in Form des Tonephins. Zu geben sind 5—10 Einheiten subcutan. Die Wirkung der Hypophysenpräparate auf den Blutdruck und auf die Herztätigkeit macht sich oft unangenehm bemerkbar.

Pilocarpin, Physostigmin, Prostigmin.

Bei postoperativer Darmlähmung gelingt es gelegentlich, den drohenden Ileus durch die subcutane Darreichung von 0,005 *Pilocarpinum hydrochlor.* (s. S. 196) oder besser von 0,00025 des *Physostigmin. salicyl.* (s. S. 152) abzuwenden und die Darmbewegungen wieder in Gang zu bringen. Die ungünstigen Nebenwirkungen, besonders die beim Physostigmin oft sehr ausgesprochene Wirkung auf die Herztätigkeit, schränken jedoch die Verwendbarkeit dieser Mittel ein.

Prostigmin (Roche) ist der Dimethyl-carbaminsäureester des m-Oxy-phenyl-trimethyl-ammonium-methyl-sulfates. Die weiße krystallinische Substanz löst sich leicht in Wasser; die farblose Lösung ist durch Kochen sterilisierbar und haltbar.

Die Wirkung ist derjenigen des Physostigmins ähnlich. Die Kreislaufwirkung ist erheblich schwächer. Bei postoperativer Darmlähmung, bei paralytischem Ileus, bei ausgesprochener atonischer Obstipation wird 0,0005—0,001 intramuskulär oder subcutan injiziert. Auch die postoperative Atonie der Blase wird günstig beeinflußt. Die erhöhte Tätigkeit des Darmes beginnt in der Regel innerhalb einer halben Stunde. Nach 4—6 Stunden kann die Injektion, wenn es nötig ist, wiederholt werden.

Prostigmin $C_{13}H_{22}O_6N_2S$

Abgesehen von der miotischen Wirkung, welche in einem Teil der Fälle auftrat und innerhalb von 3—5 Stunden abklang, wurden Nebenwirkungen nach 0,0005 nicht beobachtet. Auch die Dosis von 0,001 scheint den Kreislauf nicht oder nur wenig zu beeinflussen, dagegen tritt leichtes Schwitzen und Nausea danach auf.

Doryl (Merck) ist das Carbaminoyl-cholin-chlorid, eine dem Acetylcholin nahe verwandte Substanz, welche aber wegen der weniger leichten Verseifbarkeit eine stärkere und wesentlich längere Wirkung als das Acetylcholin entfaltet. Es wird bei postoperativer Blasen- und Darmatonie zu 1—2 ccm subcutan verabreicht. Vorsicht bei Kreislauflabilen! Bei Harnverhaltung werden auch 2—3mal täglich 1—2 Tabletten peroral gegeben. (20 Tabletten zu 2 mg = 1,14 RM. und 3 Ampullen zu 0,25 mg = 0,77 RM.)

Anhang: Prostigmin bei Myasthenia gravis.

Seit 1935 wird Prostigmin bei Myasthenia gravis angewandt. Die Krankheit läßt sich durch das Mittel nicht heilen, aber ihre Symptome können vorübergehend gemildert oder zum Verschwinden gebracht werden. Unter dem Einfluß des Prostigmins erwirbt der Kranke nicht nur die Fähigkeit zu einer besseren Kraftentfaltung seiner Muskeln wieder, sondern er wird in manchen Fällen auch zu einer koordinierten Muskeltätigkeit fähig, so daß Körperbewegungen und Arbeitsleistungen in normaler Weise ausgeführt werden können.

Nach subcutaner oder intramuskulärer Injektion von 0,0005—0,0015 wird die Wirkung nach ¼—½ Stunde deutlich und hält 2—4 Stunden an. Dosen von 0,0015—0,0025 lassen schon innerhalb von 10 Minuten eine Wirkung erkennen, die 4—6 Stunden dauert. Um eine entsprechende therapeutische Wirkung zu erzielen, sind bei oraler Darreichung 30—50mal größere Mengen notwendig als bei parenteraler Zufuhr. Nach 0,015 per os beginnt die Wirkung nach ¾ Stunden und hält 2—2½ Stunden an.

Als Nebenwirkungen treten bei empfindlichen Kranken und besonders bei Überdosierung Hitzegefühl, Schwitzen, Übelkeit, Darmkrämpfe und Durchfall auf. Durch 0,00025 bis 0,0005 Atrop. sulfuric. (s. S. 154) können diese Nebenerscheinungen verhindert oder abgeschwächt bzw. aufgehoben werden.

Man beginnt die Behandlung mit der subcutanen Injektion von 0,0005—0,001 und sucht die Dosierung für den einzelnen Kranken empirisch auf. Je nach der Schwere des Falles werden 2—3mal täglich 0,0005—0,0025 injiziert, oder man gibt per os täglich 4—6 Tabletten zu je 0,015 in Abständen von 2—3 Stunden über den Tag verteilt.

(Prostigmin 0,5⁰/₀₀ige O.P. mit 6 Ampullen zu je 0,0005 in physiologischer Kochsalzlösung = 4,04 RM. 2,5⁰/₀₀ige Ampulle zu 5 ccm = 5,68 RM. O.P. mit 20 Tabletten zu je 0,015 = 4,04 RM.)

8. Wurmmittel.
Extractum Filicis aus Rhizoma Filicis.

Geschichtliches. Die wurmwidrige Wirkung des Wurmfarnes war schon den Ärzten des Altertums bekannt. Im Mittelalter ist die Droge offenbar wenig verwandt worden. In die ärztliche Praxis ist sie erst zurückgekehrt, als durch Ludwig XVI. und Friedrich den Großen Schweizer Wurm-Geheimmittel den Herstellern abgekauft worden waren und in ihrer Zusammensetzung bekanntgegeben wurden.

Die Droge und ihre Chemie. Rhizoma Filicis (offiz.) ist der Wurzelstock samt Blattbasen eines einheimischen, besonders in den Alpen gesammelten Farnkrautes, *Dryopteris filix mas.* Die wirksamen Substanzen, von denen das Aspidinolfilicin (Filmaron), die Filixsäure, das Albaspidin und die Flavaspidsäure genannt seien, sind dadurch charakterisiert, daß sie leicht in einen oder mehrere Reste von Phloroglucin oder Phloroglucinhomologen einerseits und in n- oder iso-Buttersäure andererseits gespalten werden können. Die genaue Konstitution der wirksamen Körper ist noch nicht bekannt.

Extractum Filicis (offiz.) ist eine widerlich schmeckende, dunkle, dicke Flüssigkeit. Das DAB. schreibt einen Gehalt von mindestens 25% Rohfilicin vor. Das Extrakt wird durch Ausziehen mit Äther und Verjagen des Äthers bereitet; es kann daher nicht mit Wasser in Lösung gebracht werden. Seine Verwendung hat den Gebrauch der Droge ganz verdrängt.

Aspidinolfilicinum oleo solutum (offiz.), Filmaron (Boehringer), ist eine 10%ige Lösung des aus dem Farne Dryopteris filix mas gewonnenen Aspidinolfilicins in neutralem Pflanzenöle resp. in Ricinusöl. Diese Lösungen enthalten also ein einheitliches Material. Das Aspidinolfilicin ist ein gelblichweißes, in Wasser nicht lösliches, aber in Öl lösliches Pulver, das wegen seiner konstanten Wirksamkeit und guten Haltbarkeit Vorzüge vor dem Filixextrakt hat.

Schicksal im Körper. Aus dem Verlauf der Filixvergiftung am Menschen läßt sich auf eine schlechte Resorbierbarkeit der wirksamen Substanzen des Extraktes schließen, denn die ersten Symptome pflegen erst nach Stunden aufzutreten, und ebenso auf langsame Ausscheidung oder langsamen Abbau, denn die Vergiftungserscheinungen können tagelang anhalten. Auch ist seit langem bekannt, daß bei mehrmaliger Darreichung an sich unschädlicher Mengen in kurzen Zeitabständen kumulative Giftwirkungen auftreten können.

Indikationen. Extractum Filicis und Filmaron sind die wichtigsten Mittel zur Abtreibung der Bandwürmer, also der verschiedenen Tänien und des Botriocephalus latus. Die Sicherheit, mit welcher die Wurmabtreibung gelingt, ist sehr groß, wenn zuverlässige Präparate verwandt werden.

Nebenwirkungen, Gefahren. Die Gefahren einer Filixkur sind unter 3 Voraussetzungen nicht groß. Erstens darf die Einzelmenge nie über die therapeutische Normalmenge gesteigert werden. Zweitens muß notwendig 1—2 Stunden nach der Einnahme des Mittels ein *rasch* wirkendes Abführmittel gegeben werden. Drittens darf nach einer mißlungenen Filixkur das Mittel nicht vor Ablauf einer Woche erneut gegeben werden. Außerdem ist zu beachten, daß Darreichung von Alkohol während der Behandlung mit Filixextrakt die Möglichkeit einer Vergiftung begünstigt. Alkoholdarreichung in jeder Form ist deshalb zu vermeiden.

Nach übergroßen Einzelgaben, d. h. nach mehr als 10,0 des Extractum Filicis beim Erwachsenen, sind mehrfach schwere Zwischenfälle vorgekommen. Sie werden mit Übelkeit, Erbrechen, Durchfällen eingeleitet, auf der Höhe der Vergiftung fallen die Kranken in einen komatösen Zustand, der nicht selten von Krämpfen durchbrochen wird. Besonders gefürchtet sind die wiederholt beobachteten Schädigungen des Sehvermögens, deren übelste Form die dauernde Opticusatrophie ist.

Über die Wahl des stets zu nehmenden Abführmittels ist viel diskutiert worden. Die Warnungen vor dem Ricinusöl, welches die Resorption der wirksamen Substanzen beschleunigen und dadurch Vergiftungen begünstigen sollte, scheinen unberechtigt; denn gerade bei der Verwendung der Filixpräparate, bei denen die wirksamen Substanzen von den Firmen in Ricinusöl gelöst geliefert werden (z. B. nach Filmaronöl) sind Vergiftungen nicht gemeldet worden. Statt Ricinusöl mag auch Natrium- oder Magnesiumsulfat verwandt werden. Es muß festgestellt werden, ob das Abführmittel auch tatsächlich gewirkt hat. Wenn das nicht der Fall ist, muß seine Darreichung wiederholt werden, um eine Darmentleerung zu erzwingen.

Darreichung, Dosierung. Damit die wirksamen Substanzen sich in möglichst wenig Darminhalt auflösen, d. h. damit der Wurm mit möglichst konzentrierter Lösung in Berührung kommt[1], empfiehlt es sich, tags zuvor ein Abführmittel (Pulvis Liquiritiae compos. oder Ol. Ricini) zu geben, und am folgenden Morgen das Mittel nüchtern oder nach einem leichten Frühstück einnehmen zu lassen.

Von *Extractum Filicis* erhalten Erwachsene 6,0—8,0, Schwächliche weniger (E.M.D. und T.M.D. 10,0!). Da das Extrakt, auch in Kaffee oder warmem Tee oder in Citronensaft genommen, einen widerlichen Geschmack hat, verschreibt man es am besten in Gelatinekapseln:

Rp. Extracti Filicis 1,0
  D. tal. dos. Nr. VI (—VIII) ad caps.
  gelatinos. elastic.
  S. Morgens die 6 (8) Kapseln innerhalb
  einer Stunde zu nehmen, 2 Stunden
  danach 2 Eßlöffel Ricinusöl. (10 Kapseln
  ≈ 1,20 RM.)

Olei Ricini 30,0
  (NB. Man verschreibe nie Wurmmittel,
  ohne die Anweisung der Einnahme des
  Abführmittels auf der Signatur anzugeben.)

Kinder unter 3—4 Jahren werden noch nicht einer Filixkur unterzogen. Ein 4jähriges Kind erhält etwa 2,0, ein 8jähriges Kind etwa 3,0 und ein 14jähriges Kind etwa 5,0 Extr. Fil.

Aspidinolfilicinum oleo solut., *Filmaronöl* (Boehringer) enthält 1 Teil Filmaron in 9 Teilen Öl. Man gibt vom Filmaronöl (nicht von der Substanz!) beim Erwachsenen 8,0—10,0 (E.M.D. und T.M.D. 20,0!), bei Kindern über 3 Jahren je nach Alter 2,0—6,0. Filmaronöl wirkt zuverlässiger als das Extrakt, ist aber viel teurer (10,0 Filmaronöl = 1,78 RM.).

Helfenberger Bandwurmmittel ist eine fertige Packung von 8mal 1,0 Extractum Filicis mit 2,0 Ol. Ricini in dunkeln Gelatinekapseln und von 7 farblosen Kapseln mit je 2,5 Ol. Ricini. Es ist ein zuverlässiges Präparat.

Flores Koso.

Flores Koso (offiz.), seit langem in dem Heimatlande der Droge, Abessinien, als Wurmmittel in Gebrauch, werden seit der Mitte des letzten Jahrhunderts auch in Europa gegen Bandwürmer verwandt. Die Droge besteht aus den getrockneten weiblichen Blüten des Baumes

---

[1] Bei klinischer Behandlung hat sich auch die Zufuhr der Gesamtdosis mittels Duodenalsonde bewährt.

Hagenia abyssinica, die nach dem Verblühen gesammelt werden und im gepulverten Zustand von gelbroter Farbe sind.

Das in der Droge gefundene *Kosotoxin*, ein großes N-freies Molekül, steht den Filixsubstanzen nahe, denn es liefert beim Spalten Buttersäure und Phloroglucinhomologe. Wie Rhizoma Filicis erleiden auch die Kosoblüten beim Lagern einen Wirksamkeitsverlust; daher ist die Wirkung unzuverlässig.

Flores Koso werden nur gegen Bandwürmer gegeben. Nach den therapeutischen Dosen werden als störende Nebenwirkungen gelegentlich Erbrechen oder stärkere Durchfälle beobachtet. Man gibt Flores Koso pulverat. in der Menge von 20,0 in Milch; auch bei dieser Droge ist das 2 Stunden später zu reichende Abführmittel nicht zu vergessen.

Rp. Florium Koso pulv. in tabul. 1,0
    D. tal. dos. Nr. XX
    S. Morgens zu nehmen innerhalb von 2 Stunden, danach 2 Eßlöffel Ricinusöl.
    (10,0 Flores Koso = 0,15 RM.)

Kamala.

Kamala (offiz.) ist der aus Drüsen und Haaren bestehende Überzug der Frucht des ostindischen Baumes Mallotus phillipinensis und bildet ein geschmackloses rotbraunes Pulver. Aus den Drüsen der Kamala ist ein rotes Harz ausziehbar, in dem *Rottlerin* als wirksamer Bestandteil nachgewiesen wurde, ein ebenfalls Phloroglucinhomologe enthaltendes Molekül.

Kamala wirkt recht sicher gegen Bandwürmer. Da es eine stark abführende Nebenwirkung hat, braucht die Kur nicht mit der Darreichung eines Abführmittels kombiniert zu werden.

Erwachsene erhalten 10,0 des Pulvers.

Rp. Kamalae 10,0 (= 0,20 RM.)
    D. S. Morgens einzunehmen.

Rp. Kamalae 10,0
    Pulpae Tamarindor. depurat.
    Sirupi simpl. $\overline{\overline{aa}}$ 5,0
    M. f. electuar. D.S. Morgens einzunehmen.

Semen Cucurbitae.

Die Samen verschiedener Kürbisarten, besonders von Cucurbita maxima, sind ein vielverwandtes Volksmittel zur Abtreibung von Bandwürmern. Wirksame Stoffe befinden sich im Kern und in geringerer Menge in der Schale des Samens und lassen sich mit Wasser ausziehen. Der Auszug ist gegen Erhitzen beständig. Das Öl des Samens ist unwirksam. Die chemische Natur der wirksamen Bestandteile ist unbekannt.

Um eine Wirkung zu erhalten, müssen beim Kinde 200—400 g, beim Erwachsenen 400 bis 700 g des frischen Samens dargereicht werden. Die Samen werden nach dem Schälen zerstoßen und, mit Fruchtmus oder Honig vermischt, eingenommen. Oder es wird mit Wasser ein Auszug bereitet, indem man die ungeschälten zerkleinerten Samen mit der doppelten Gewichtsmenge Wasser versetzt und (ungefähr 1½ Stunden lang) bis zur breiigen Konsistenz einkocht. Der warme Auszug wird durch ein Tuch abgepreßt und nach dem Abheben des Öles eingenommen.

Kürbissamen sind ungiftig. Sie haben keine abführende Wirkung, und Bandwürmer gehen nicht ab, wenn nicht nach der Einnahme der Samen bzw. des Auszugs für eine ausreichende Darmentleerung gesorgt wird.

Cortex Granati.

Die wurmabtreibende Wirkung der Granatbaumrinde war schon den Ärzten des Altertums bekannt; in Europa verwandte man bis um 1800 fast nur die Frucht, erst seit etwa 1850 ist die Rinde wieder in Gebrauch gekommen.

Cortex Granati (offiz.) ist die getrocknete Rinde von Wurzel und Stamm des Baumes Punica granatum, die neben Gerbsäure etwa 0,4% Alkaloide enthält, hauptsächlich das 1878 isolierte, inzwischen in seiner Zusammensetzung erforschte *Pelletierin* und *Isopelletierin*, denen die wurmtreibende Wirkung zukommt.

Cortex Granati wird selten verwandt. Die Rinde wirkt gegen Bandwürmer recht sicher, sofern sie nicht zu lange gelagert hat, doch wird die Kur oft durch die brechenerregende Wirkung gestört. Schwere Vergiftungen mit Sehstörungen, Krämpfen oder Kollaps sind nur selten beobachtet worden.

Für eine Kur müssen 30,0—50,0—75,0 der Cortex Granati verarbeitet werden. Meist wird zunächst ein Dekokt bereitet, das dann wegen des großen Flüssigkeitsvolumens nachträglich eingeengt wird:

Rp. Corticis Granati 30,0
    f. decoct. colat. 300,0
    (oder f. maceratio per horas III col., 300,0)
    Coque ad remanent. 150,0
    Sirupi Cinnamomi 50,0
    M.D.S. Im Laufe einer halben Stunde zu nehmen.

Extractum Granati fluidum wird aus der Droge durch Ausziehen mit wäßrigem Alkohol als braunrote, herb schmeckende Flüssigkeit gewonnen. Im Extract. Granati fluid. müssen mindestens 0,2% Alkaloide enthalten sein. Vom Fluidextrakt werden 1—2 Eßlöffel = 15,0 bis 30,0 gegeben.

(10,0 Cort. Granat. = 0,15 RM.; 10,0 Extr. Granati fluid. = 0,40 RM.)

Santoninum aus Flores Cinae.

Geschichtliches. Verschiedene Artemisiaarten sind schon unter den Wurmmitteln des Altertums zu finden. Seit der Reindarstellung des wirksamen Bestandteiles der Flores Cinae (1830) hat das Santonin die Droge ganz verdrängt.

Chemie. Flores Cinae (offiz.) stammen von einem in den Steppen Turkestans wuchernden Kraut Artemisia cina. Die noch geschlossenen Blütenköpfchen werden gesammelt. Man gewinnt aus ihnen durch einfache Extraktionsverfahren das krystallisierte *Santonin*, das zu etwa 2% in den Blütenköpfchen enthalten ist.

Santoninum (offiz.) ist frisch ein weißes Pulver; am Licht färbt es sich gelb, ohne dabei an Wirksamkeit zu verlieren. Sein methylierter Hydronaphthalinkern besitzt an dem einen Ring eine Ketogruppe, an dem anderen Ring die für die wurmabtreibende Wirkung maßgebende Lactongruppe. Santonin ist in Wasser sehr schlecht löslich, gut löslich in Alkohol oder Öl.

Santonin $C_{15}H_{18}O_3$

Schicksal im Körper. Trotz der geringen Wasserlöslichkeit wird das Santonin ziemlich rasch aus dem Magendarmkanal resorbiert. Das resorbierte Santonin wird zum Teil in den Harn, zum Teil in die unteren Darmabschnitte ausgeschieden. Die Abgabe in den Harn beginnt schon etwa 15 Minuten nach der Einnahme. Im Organismus wird Santonin zum Teil in ein gelb gefärbtes Produkt übergeführt, welches dem Harn nach der Santonineinnahme für über 2—3 Tage eine gelbe bis gelbgrüne Farbe gibt, die auf Laugenzusatz in eine kirschrote Farbe umschlägt. Diese rote Farbe geht zum Unterschied gegen die rote Farbe des Harns nach Rhabarber und anderen Anthrachinondrogen nicht in Äther über.

Wegen dieser langsamen Ausscheidung des Santonins bzw. seiner Umwandlungsprodukte neigt Santonin zu kumulativen Giftwirkungen, wenn es lange Zeit hindurch dargereicht wird.

Indikationen. Während Santonin sich bei Bandwürmern als ungenügend wirksam erweist, ist es bei den verschiedenen Formen von Rundwurmerkrankungen

von recht zuverlässiger Wirkung, besonders bei Ascaris lumbricoides und Ancylostoma duodenale, unsicher dagegen bei Oxyuris vermicularis.

Nebenwirkungen, Gefahren. Schon nach etwas großen therapeutischen San-
toningaben tritt nicht selten eine eigenartige, bis zu 2 Tage lang anhaltende
Störung des Sehvermögens auf. Nach einem Vorstadium, in dem dunkle Gegen-
stände violett erscheinen, wird Weiß als intensives Gelb empfunden. In seltenen
Fällen kam es bei schwerer Santoninvergiftung zu vorübergehendem Verlust des
Sehvermögens. Mit den Sehstörungen sind oft Geruchsanomalien verbunden.

Lebensbedrohliche Santoninvergiftungen, die unter heftigen Krämpfen und
tiefem Koma verlaufen, sind nach richtig durchgeführten Santoninkuren nicht
zu befürchten. Zur Vorsicht verschreibe man keinen größeren Santoninvorrat,
zumal in Form von Zucker- oder Schokoladenplätzchen, da deren rasche Ver-
speisung bei Kindern mehrfach eine tödliche Santoninvergiftung verursachte. .

Darreichung, Dosierung. Die alten Formen der Darreichung von Flores Cinae
als Pulver, Latwerge usw. sind durch die Darreichung des reinen Santonins gänzlich überholt. Santonin wird immer in der offizinellen Zubereitungsform verschrieben:

Pastilli Santonini mit 0,025 Santonin in Zucker oder Schokolade. Beim Erwachsenen werden meist 2—3 Tage lang 3—4 der Pastilli Santonini, also täglich
0,075—0,1 Santonin gegeben (E.M.D. 0,1!, T.M.D. 0,3!). Bei Kindern von 3 bis
8 Jahren gibt man 0,05 pro die, 2—3 Tage lang. Nach dem Santonin ist ein Abführmittel zu geben. Es empfiehlt sich, Ricinusöl nehmen zu lassen!

Rp. Pastilli Santonini 0,025
    D. tal. dos. Nr. IX
    S. Morgens nach dem Essen 3 Pastillen.
    2 Stunden später 1—2 Eßlöffel Ricinusöl.

Wenn nötig, Wiederholung der Kur an den beiden folgenden Tagen (10 Pastilli Santonini
zu 0,025 = 0,25 RM.).

Oleum Chenopodii anthelminthici.

Geschichtliches. In den Vereinigten Staaten von Nordamerika ist das Chenopodiumöl
schon lange als vorzüglich wirksames Rundwurmmittel sehr geschätzt und viel verwandt. In
Deutschland wird es seit 1910 auf BRÜNINGS Empfehlung benutzt.

Das in Nordamerika wachsende Kraut *Chenopodium anthelminthicum* liefert
das ätherische **Oleum Chenopodii antelminthici** (offiz.). Das gelbe, flüssige Öl
hat einen brennenden, unangenehmen Geschmack. Es ent-
hält als wirksamen Bestandteil annähernd 60% *Askaridol.*

Oleum Chenopodii wird offenbar aus dem Körper, soweit
es resorbiert wurde, sehr langsam entfernt; denn die eingetretene Vergiftung zieht sich oft tagelang hin. Die starke
Neigung zur Kumulation bei längerer Zeit hindurch fortgeführter Darreichung ist ein Nachteil des Öles.

Die abtreibende Wirkung auf Ascariden und auf die in
den Tropen so gefürchteten Würmer Ancylostoma duodenale
und Necator americanus ist ausgezeichnet. Weniger sicher **Askaridol $C_{10}H_{16}O_2$**
ist die Wirkung bei Oxyuren, immerhin ist sie derjenigen des Santonins überlegen.

Leider läuft Oleum Chenopodii Gefahr, infolge zahlreicher Vergiftungen in
Mißkredit zu kommen. Bei schweren Chenopodiumölvergiftungen stellte sich ein

tagelang anhaltender komatöser Zustand oft mit gleichzeitigen Krämpfen ein; nicht selten beginnt die Vergiftung mit Hörstörungen oder mit Gastroenteritis. Aber die ganz überwiegende Mehrzahl der schweren Vergiftungen wäre sicher ausgeblieben, wenn folgende Punkte beachtet worden wären:

1. Niemals sollte die therapeutische Normalmenge überschritten werden.

2. Notwendig muß 1 Stunde nach der Einnahme abgeführt werden, am besten durch die rasch wirksamen Abführmittel Oleum Ricini oder Magnes. sulfuric. Ist das Abführmittel unwirksam, so muß die Darreichung in 1—2stündigen Intervallen wiederholt werden, bis eine ausreichende Darmentleerung eintritt.

3. Nie darf das Mittel länger als höchstens 2 Tage nacheinander gegeben werden. Vor einer neuen Kur muß eine lange Pause (2 Wochen) eingeschoben werden.

Die Einzeldosis für den *Erwachsenen* ist 16 Tropfen (1,0 = 38 Tropfen). Die erlaubte Tagesmenge ist 1—2mal 16 Tropfen (E.M.D. 0,5!, T.M.D. 1,0!). Werden zwei Einzeldosen gegeben, so folgt die zweite ½ Stunde nach der ersten. 1 Stunde nach der Darreichung des Ol. Chenopod. wird Ol. Ricini gegeben. Ol. Chenopod. wird morgsns nüchtern verabreicht, und, da es unangenehm schmeckt, am besten in elastischen Gelatinekapseln o der POHLschen Geloduratkapseln.

Kindern gibt man als Einzeldosis so viele Tropfen Ol. Chenopod., wie das Kind Jahre zählt, aber nicht mehr als 10 Tropfen. Schwächliche Kinder bekommen 1—2 Tropfen weniger. Als Tagesdosis gibt man eine oder höchstens zwei dieser Einzeldosen. Die zweite Einzeldosis wäre wie beim Erwachsenen ½ Stunde nach der ersten zu geben. 1 Stunde nach der Zufuhr des Ol. Chenopod. folgt Ol. Ricini. Bei Kindern verabreicht man das Chenopodiumöl ebenfalls morgens nüchtern und am besten auf Stückzucker oder in Milch.

Rp. Olei Chenopodii anth. gutt. XVI ad caps. gelat. elast. D. tal. dos. Nr. II
S. Morgens mit ½ Stunde Abstand zu nehmen. 1 Stunde nach der 2. Dosis 2 Eßlöffel Ricinusöl.

Die magenreizende Wirkung des Chenopodiumöles wird vermieden bei Darreichung in Geloduratkapseln:

Rp. Gelodurat Pohl Ol. Chenop. gutt. XVI
S. wie oben.

Rp. Olei Chenopodii anth. gutt. VIII
Mucil. gummi arabici q. s.
f. emuls. c. aqu. dest. ad 30,0
Sirupi Rubi Idaei 20,0
D. S. Morgens auf einmal zu nehmen, 1 Stunde danach 1 Eßlöffel Ricinusöl (für 8jähriges Kind).

Oleum Chenopodii wird auch als Zusatz zu Reinigungsklistieren (2—10 Tropfen auf das Klysma) bei Oxyuriasis mit Erfolg verwandt.

(1,0 Ol. Chenop. anth. = 0,20 RM.)

Carboneum tetrachloratum, Tetrachlorkohlenstoff, CCl_4, 1921 von Hall in die Therapie der Ancylostomiasis eingeführt, ist eine klare, farblose, flüchtige Flüssigkeit mit charakteristischem Geruch, fast unlöslich in Wasser, aber mischbar mit Alkohol und Öl. Die Flüssigkeit ist nicht brennbar; sie zersetzt sich bei Belichtung.

Tetrachlorkohlenstoff ist besonders wirksam gegen Necator americanus, etwas weniger gegen Ancylostoma duodenale. Bei Taenia soleum und Taenia saginata, bei Ascariden und Oxyuren ist die Wirkung unsicher.

Tetrachlorkohlenstoff ist ein starkes Lebergift. Unreine Präparate sind besonders gefährlich. Die Giftigkeit hängt ab von der im Dünndarm und Dickdarm erfolgenden Absorption. Diese wird begünstigt durch die Gegenwart von Alkohol und unverdauter Nahrung — besonders Fett — im Verdauungskanal. Trotz der raschen Ausscheidung eines großen Teiles des absorbierten Tetrachlorkohlenstoffes durch die Lungen ist die Neigung zu kumulativer Giftwirkung ausgesprochen. Personen mit Leberschädigungen und Alkoholiker sind von der Behandlung auszuschließen.

Darreichung, Dosierung. Erwachsene erhalten per os als durchschnittliche Dosis 2,5 ccm. 4 ccm als Einzel- und Tagesdosis sollten nicht überschritten werden. Die Darreichung erfolgt auf nüchternem Magen; 2 Stunden später ist Magnesiumsulfat als Abführmittel zu geben. Die Kur ist nicht vor Ablauf von drei Wochen zu wiederholen.

Carboneum tetrachloratum 100,0 = 0,30 RM.

Seretin (Bayer) ist Tetrachlorkohlenstoff, welcher chemisch und biologisch auf Reinheit geprüft ist.

Thymolum (offiz.), s. S. 37. Das in Wasser kaum lösliche Thymol wird in den Tropen besonders gegen Ancylostoma duodenale mit gutem Erfolg gegeben. Als Phenolderivat verleiht es dem Harn manchmal eine graugrüne bis dunkelschwarzgrüne Farbe. Um (phenolartig verlaufende) Vergiftungen zu vermeiden, ist für raschen Durchgang durch den Darm zu sorgen, indem man nach dem Mittel Ricinusöl gibt.

2,0—10,0 (bis 40,0) in Pulverform sind die für Erwachsene gebräuchlichen Mengen. Oft verwandt ist auch die Kombination von Santonin mit 1,0 Thymol. (1,0 = 0,20 RM.)

Helminal (Merck), aus der Meeresalge Digenea, mehrmals täglich 1 Tablette zu 0,25, scheint ungiftig zu sein, hat aber weder bei Ascariden noch bei Oxyuren eine sichere Wirkung.

Anhang: Mittel gegen Oxyuriasis.

Bei Oxyuriasis können Oleum Chenopodii oder Santonin in der oben angegebenen Weise angewandt werden. Wie bereits erwähnt wurde, ist der Erfolg der Behandlung unsicher.

Besser ist das Ergebnis der Kur, wenn außer der oralen Zufuhr eines der genannten Wurmmittel *Darmspülungen* mit Wasser gemacht werden. Dem Wasser kann Kochsalz (1—3%), abgekochter Essig (1 : 10), essigsaure Tonerde (1 Teelöffel auf ¼—½ Liter), Tannin (1%) oder Sapo medicatus (0,2—0,5%) zugesetzt werden.

Da die Weibchen von Oxyuris vermicularis aus dem Darm herauskriechen und in der Analgegend ihre Eier ablegen, sind *Einreibungen der Afterumgebung* zweckmäßig, um das Fortkriechen der Würmer zu verhindern und das Festhalten der Eier zu veranlassen. Dazu eignen sich z. B. eine Salbe mit 5% Hydrargyrum praecipitatum album oder Unguentum cinereum oder Unguentum acidi borici. Dauererfolge sind trotz der kombinierten Behandlungsweise nur zu erzielen, wenn durch Reinhaltung des Infizierten und durch Behandlung anderer mit Oxyuren behafteter Personen seiner Umgebung die Reinfektion verhindert wird.

Als neuere Mittel werden auch empfohlen:

Butolan (Bayer), ein p-oxydiphenylmethancarbaminsäureester, 3mal täglich 1 Tablette zu 0,5 (für Kinder unter 10 Jahren 0,2—0,3) 8 Tage lang (20 Tabletten zu 0,5 = 2,24 RM.).

Cupronat (Troponwerke), eine Kupfereiweißverbindung, 2—3 Tabletten mehrmals täglich (1 Kurpackung = 0,97 RM.).

Oxymors (Rudolstadt), Aluminium acetico-benzoicum, täglich 1—2 Tabletten zu 0,5; besondere Kurpackungen (1,71 und 3,09 RM.).

Pulv. contra oxyures R. F. Nr. XII (1,15 RM.), 3mal täglich 1 Pulver.

9. Mittel zur Behandlung der Genitalorgane (ausschließlich der Sexualhormone und der Mittel zur Behandlung der Genitalinfektionen).

Secale cornutum.

Geschichtliches. Die Kenntnis der uteruserregenden Wirkung des Mutterkorns ist bei den früher auch in Mitteleuropa verheerend aufgetretenen Mutterkornepidemien gewonnen worden. Zum formenreichen Krankheitsbild des Ergotismus gehört auch die Fehlgeburt bei schwangeren Frauen. Zur Stillung der Nachgeburtsblutungen ist das Mutterkorn nachweislich schon um 1600 (LONICER) verwandt worden, zunächst nur als Volksheilmittel durch die Hebammen, während die Ärzte die Anwendung bis gegen 1800 meist für zu gefährlich erklärten, so daß der Mutterkorndarreichung in manchen Staaten behördlich verboten wurde. Um 1800 setzte der Umschwung in der Bewertung des Mutterkorns als Heilmittel ein; heute ist seine therapeutische Brauchbarkeit allgemein anerkannt.

Die Droge und ihre Chemie. **Secale cornutum** (offiz.), Mutterkorn, ist die Dauerform (das Sclerotium) eines Pilzes (Claviceps purpurea), dessen Sporen die Getreideblüte, besonders die Roggenblüte befallen und aus dem Fruchtknoten ein hornartig geformtes Gebilde entwickeln. Dessen Länge schwankt zwischen rund 1 und $3\frac{1}{2}$ cm, die Dicke zwischen $\frac{1}{4}$—$\frac{1}{2}$ cm, die Farbe ist dunkelviolett.

Die Droge kommt vorwiegend aus Ländern mit mangelhafter Getreidekultur (Rußland, Spanien), aber auch bei uns sind in manchen Jahren große Mengen zu finden.

Die chemische Untersuchung des Mutterkorns ist noch nicht abgeschlossen. Sie begann mit der Isolierung eines wasserunlöslichen, krystallisierten Alkaloids, Ergotinin, durch TANRET (1875). Während sich Ergotinin pharmakologisch nur als wenig wirksam erwies, gelang es, in der Folgezeit eine Reihe weiterer *wasserunlöslicher* Alkaloide zu isolieren, von denen besonders zwei wegen ihrer starken pharmakologischen Wirksamkeit wichtig geworden sind: *Ergotoxin* und *Ergotamin*. Ergotoxin ($C_{35}H_{39}N_5O_5$) wurde (1906) gleichzeitig von KRAFT und BARGER entdeckt und ist ein Isomeres des Ergotinins. Ergotamin ($C_{35}H_{35}N_5O_5$) wurde (1918) von STOLL isoliert.

Diese beiden Alkaloide galten bis 1932 als die Träger der therapeutischen Secalewirkung. Die klinische Feststellung jedoch, daß Mutterkornzubereitungen, welche ganz oder nahezu frei von diesen Alkaloiden waren, sich als peroral wirksam erwiesen, gab Anlaß zu systematischen pharmakologischen und chemischen Untersuchungen, welche 1935 und 1936 zur Isolierung von *wasserlöslichen* Alkaloiden aus Mutterkorn führten. Das wichtigste der bisher bekannten Alkaloide dieser Gruppe, *Ergometrin*, hat die Zusammensetzung $C_{19}H_{23}N_3O_2$.

Die Secalealkaloide, besonders die wasserunlöslichen, sind leicht zersetzlich. Ihre chemische Konstitution ist noch nicht vollständig aufgeklärt. Der Gehalt der Droge an Alkaloiden schwankt erheblich. Die wasserunlöslichen Gesamtalkaloide sind zu 0,025—0,17% gefunden worden. Der Gehalt an dem wasserlöslichen Alkaloid Ergometrin ist geringer und schwankt zwischen 0,005—0,05%. Neben den wirksamen Alkaloiden enthält das Mutterkorn viel Fett und Eiweiß.

Eine Zeitlang glaubte man den aus den Aminosäuren Histidin und Tyrosin durch Kohlensäure-Abspaltung sich bildenden Aminen, dem Histamin und dem Tyramin, die in Mutterkornauszügen gefunden wurden, einen wichtigen Anteil an der Mutterkornwirkung zuweisen zu dürfen. Aber inzwischen erkannte man, daß diese uteruserregenden Substanzen in der frischen Droge oft fehlen und erst durch sekundäre Gärungsprozesse in den wäßrigen Auszügen gebildet werden.

Secale cornutum muß in der Apotheke über gebrannten Kalk getrocknet und in gut verschlossenen Gefäßen aufbewahrt werden. Das DAB. 6 schreibt vor, daß die Droge nicht über 1 Jahr aufbewahrt werden darf und auf einen Mindestgehalt von 0,05% wasserunlöslicher Mutterkornalkaloide untersucht sein muß; die zuletzt erwähnte Bestimmung berücksichtigt noch nicht die Bedeutung der wasserlöslichen, spezifischen Alkaloide.

Das *Secaleinfus* ist die wichtigste Form der Darreichung neben dem Secalepulver. Es ist nach einer Vorschrift des DAB. immer frisch zu bereiten und zeigt innerhalb von etwa einer Woche eine erhebliche Abnahme des Ergotoxin-Ergotamingehaltes; seine therapeutische Wirksamkeit verliert es jedoch weniger rasch.

Die offizinelle Secalezubereitung ist *Extractum Secalis cornuti fluidum*, eine rotbraune, in Wasser klar lösliche Flüssigkeit, welche durch Auszug mit alkoholhaltigem Wasser gewonnen wird. Wahrscheinlich ist in diesen Auszügen nicht die gesamte wasserunlösliche Alkaloidfraktion der Droge (Ergotoxin-Ergotamin) enthalten.

Schicksal im Körper. Die wirksamen Alkaloide der Droge werden nach der oralen Einverleibung sicher zum Teil unzersetzt resorbiert, denn man erhält die therapeutische Wirkung auch nach der Einnahme in den Magen. Die Wirkung therapeutischer Secalemengen beginnt nach oraler Darreichung nach ungefähr 15 Minuten, nach rectaler Applikation etwas rascher und dauert 4—6 —8 Stunden.

Das wasserlösliche Reinalkaloid Ergometrin wird besonders gut und rasch resorbiert. Die Wirkung ist zuverlässig und beginnt 5—10 Minuten nach oraler und schon innerhalb von 3 Minuten nach rectaler Zufuhr. Die Dauer der Wirkung beträgt 2—4 Stunden. Die wasserunlöslichen Alkaloide (Ergotamin und Ergotoxin) werden schlechter resorbiert. Das 4—6fache der intramuskulär wirksamen Dosis hat, per os gegeben, nur eine schwache und unregelmäßige Wirkung, welche nach ungefähr 35 Minuten beginnt. Nach der intramuskulären Injektion tritt der Erfolg sicherer, aber ebenfalls erst nach 20—25 Minuten ein. Die Wirkung hält 4—6 Stunden an.

Indikationen. Secale cornutum ist wegen seiner sicheren uteruserregenden Wirkung das meist verwandte Mittel, um den Uterus bei atonischen Blutungen post partum zur Kontraktion anzuregen, um die retinierte Placenta zur Ausstoßung zu bringen oder um nach Uterusoperationen (Kaiserschnitt) die Blutungsgefahr zu mindern. Auch zur Abschwächung und Unterdrückung von Meno- und Metrorrhagien findet Secale cornutum vielfache Anwendung.

Ob die Darreichung der Droge bei Blutungen außerhalb der Gebärmutter (z. B. Lungenblutung) Nutzen bringt, ist sehr zweifelhaft.

Die sympathicuslähmende Eigenschaft der Mutterkornalkaloide wird auch gelegentlich benutzt, um die Erregungszustände des Sympathicus beim Basedow zu dämpfen. Sehr bewährt haben soll sich die Injektion der Alkaloidpräparate zur Behandlung von Migräne. Nach amerikanischen Angaben gilt diese Therapie als spezifisch. Es ist aber nicht wahrscheinlich, daß diese Wirkung auf einer Lösung von Spasmen der Hirngefäße beruht.

Nebenwirkungen, Gefahren. Die Allgemeinwirkungen der resorbierten Secalesubstanzen äußern sich gelegentlich schon nach den gewöhnlichen therapeutischen Gaben in Übelkeit, Schwindel, Erbrechen oder vasomotorischen Störungen. Schwere Vergiftungen (Kreislaufkollaps) kommen bei ausgebluteten Patientinnen vor, besonders leicht nach den histaminhaltigen Spezialpräparaten. Bei wiederholten Anwendungen, besonders des Ergotamintartrates, wurde die aus früheren Mutterkornepidemien· bekannte Gangrän von Zehen oder Fingern beobachtet. Das wasserlösliche Alkaloid Ergometrin scheint in therapeutischen Dosen keine toxischen Nebenwirkungen zu verursachen.

Da die Uterusmuskulatur durch die Secalesubstanzen oft in einen Dauerkrampfzustand versetzt wird, gibt man das Mittel *nicht vor der Nachgeburtsperiode*; besonders dann nicht, wenn irgendein Verdacht vorliegt, daß ein Geburtshindernis besteht. Es ist früher oft Asphyxie des Kindes oder Uterusruptur beobachtet worden, als man das Mutterkorn vor der Austreibungsperiode gab. Seit der Entdeckung der wehenanregenden Wirkung der Hypophysensubstanzen ist es ein

Kunstfehler, zur Verstärkung der Wehen im Beginn der Geburt Secale cornutum oder dessen Alkaloide zu geben.

Darreichung, Dosierung. Von *Secale cornutum* wird bei postpuerperalen Blutungen usw. etwa 0,25—0,5—1,0 als Pulver oder Infus gegeben.

Rp. Secalis cornuti pulv. 0,5	**Rp.** Secalis cornuti 5,0
D. tal. dos. Nr. XX	f. infus. col. 100,0
S. 3mal täglich ein Pulver zu nehmen.	Sirupi Cinnamomi ad 150,0
(10,0 des pulv. Secale corn. = 0,90 RM.)	M.D.S. 1 Eßlöffel 2mal täglich.

Von *Extractum Secalis cornuti fluidum* gibt man 0,2—0,5—1,0. 1,0 entspricht 30 Tropfen (10,0 = 0,80 RM.).

> **Rp.** Extracti Secalis cornuti fluidi 10,0
> D. ad vitr. patentat.
> S. 15 Tropfen 2mal täglich.

Von den zahlreichen Handelspräparaten seien hier nur einige genannt:

Ergometrin (Merck) ist das Tartrat des wasserlöslichen Alkaloids Ergometrin. Man gibt 0,00025—0,0005 per os, rectal oder subcutan in der Nachgeburtsperiode zur raschen Ausstoßung der Placenta oder zur Verhütung der Nachgeburtsblutung, im Wochenbett bei Lochialstauung, bei Menstruationsblutungen.

(3 Ampullen zu 0,25 mg = 1,87 RM.; Glas mit 10 ccm 0,25⁰/₀₀ = 3,02 RM.)

Ergobasin (Sandoz) ist gleichfalls Ergometrintartrat.

Secacornin (Roche) enthält in 1 ccm 0,15 mg krystallisiertes Ergometrin. Es ist ergotaminarm, histaminreich. 20 Tropfen 3mal täglich per os. Bei postpuerperalen Blutungen wird 0,3—0,5—1 ccm intramuskulär oder subcutan eingespritzt. O.P. zu 5 ccm (= 1,45 RM.) oder in Ampullen zu 1 ccm (3 Ampullen = 1,53 RM.).

Gynergen (Sandoz) ist die Handelsbezeichnung für eine Auflösung von ½ mg Ergotamintartrat in 1 ccm Wasser. Man spritzt bei Uterusatonie post partum ½ ccm bis höchstens 1 ccm ein.

(15 Tabletten zu 0,001 = 2,38 RM., 2 Ampullen zu 0,0005 = 1,08 RM.)

Clavipurin (Gehe). 1 ccm intramuskulär oder subcutan hat etwa die gleiche Wirksamkeit wie ½ ccm Gynergen (6 Ampullen = 1,71 RM., 12 Tabletten = 1,16 RM.).

Tenosin (Bayer) kann vom pharmakologischen Standpunkt aus nicht als vollwertiger Secaleersatz bezeichnet werden, denn es enthält keine Secalealkaloide, sondern ist ein Gemisch der oben erwähnten, in der Droge nicht immer vorhandenen Amine Histamin und Tyramin (0,0001 bzw. 0,005 pro 1 ccm). Klinisch erwies es sich bei den Secaleindikationen gelegentlich als brauchbar. 1 ccm wird 1—2mal subcutan gespritzt (10,0 = 0,77 RM.).

Hypophysis cerebri, Pars posterior (Corpus pituitarium).

Geschichtliches. Im Jahre 1909 wurde die uteruserregende Wirkung der Auszüge aus den Hypophysenhinterlappen im Tierversuch entdeckt. Bald danach empfahlen Wiener Geburtshelfer die Anwendung bei Wehenschwäche oder Atonie des Uterus.

Chemie. Die Reindarstellung der wirksamen Substanzen des Hinterlappens der Hypophyse ist noch nicht geglückt. 1928 gelang es, die uteruswirksame Fraktion (Oxytocin, Orasthin) weitgehend abzutrennen von einer zweiten Fraktion (Vasopressin, Tonephin), welche der Träger der blutdrucksteigernden, peristaltikanregenden und diuresehemmenden Wirksamkeit ist. Die Hinterlappenextrakte geben keine Eiweißreaktionen. Die gereinigten, wirksamen Substanzen sind als Spaltprodukte von Eiweißkörpern aufzufassen. Bei schwach saurer Reaktion sind ihre Lösungen, in Ampullen eingeschlossen und in der Kälte aufbewahrt, lange haltbar.

Die Hypophysonhinterlappenauszüge des Handels müssen eiweißfrei sein und müssen diejenige Menge an wirksamen Stoffen enthalten, die nach der Deklaration zu erwarten ist. Da die Hinterlappen beim Lagern ungemein rasch an Wirksamkeit verlieren, da also das zur Bereitung der Extrakte verwandte Ausgangsmaterial von verschiedener Wertigkeit ist, muß der bereitete Auszug austitriert und auf eine bestimmte Wirksamkeit eingestellt werden, was nur mit pharmakologischer Methode (Einwirkung auf den ausgeschnittenen Uterus) möglich ist. Die uteruserregende Wirksamkeit wird in Internationalen Einheiten (I.E.) ausgedrückt. 1 I.E. entspricht der Wirksamkeit von 0,5 mg eines in vorgeschriebener Weise bereiteten Hinterlappentrockenpulvers, welches als internationaler Standard anerkannt ist[1]. 1 mg des Standardpulvers entspricht ungefähr 7 mg frischer Hinterlappensubstanz des Rindes.

Die brauchbaren deutschen Handelsauszüge (s. unten) enthalten in 1 ccm meist 3 I.E. oder 10 I.E.

Schicksal im Körper. Infolge raschen Abbaues in der Leber lassen die oral eingenommenen Hypophysenauszüge jede sichere Wirkung vermissen. Nach Schnupfen des Trockenpulvers bzw. nach Aufbringen der Lösung auf die Nasenschleimhaut tritt eine Uteruswirkung auf. Sie ist unzuverlässig, vermutlich weil die Resorptionsbedingungen stark wechseln. Die Hypophysenauszüge werden deshalb subcutan, intramuskulär oder auch intravenös eingespritzt. Die Resorption aus dem Unterhaut- oder Muskelgewebe erfolgt rasch, so daß wenige Minuten nach der Injektion die Wirkung beginnt; sie ist von kurzer Dauer (gegen 2 bis 3 Stunden). Nach dem Abklingen der Wirkung darf, ohne daß eine kumulative Giftwirkung zu fürchten wäre, eine neue Einspritzung vorgenommen werden.

Indikationen. Die Hypophysenauszüge verstärken schon bestehende Wehen; sie dienen daher zur Wehenanregung bei Wehenschwäche. Vorzüglich ist die kontraktionserregende Wirkung auf den Uterus in der Austreibungsperiode. Bei postoperativen Blutungen, Nachgeburtsblutungen oder bei Retention der Placenta pflegt prompte Wirkung einzutreten. In vielen Fällen erschwerter Geburt macht die bei der Austreibung gegebene Spritze die Zange überflüssig.

Über die Darreichung bei Kreislaufkollaps s. S. 143, bei Asthma bronchiale S. 155, bei Darmatonie S. 181 und bei Diabetes insipidus S. 201.

Nebenwirkungen und Gefahren. Da größere Mengen von Hinterlappenauszug den Uterus zu tetanischen Dauerkontraktionen erregen können, wenn auch weniger leicht als Secale, ist die Dosierung vor der Austreibungsperiode *sehr vorsichtig* zu wählen, damit die mehrfach beobachtete Asphyxie des Kindes oder eine Uterusruptur nicht eintritt.

Nach den in der geburtshilflichen Praxis üblichen Mengen sind irgendwelche erheblicheren Nebenwirkungen selten zu fürchten; bei starker Überdosierung des Gesamtextraktes können Coronarspasmus und Kreislaufstörungen (Gesichtsblässe, Übelkeit, Gefühl der Enge über der Brust) auftreten.

Darreichung, Dosierung. Zuverlässige titrierte einheimische Präparate sind z. B. *Hypophysin* (Bayer), *Pituglandol* (Roche) und *Pituigan* (Henning).

---

[1] Das internationale Standardtrockenpulver wird in der deutschen Literatur auch als „Voegtlin-Pulver" bezeichnet; statt Internationale Einheit (I.E.) wird deshalb häufig der Ausdruck „Voegtlin-Einheit" (V.E.) angewandt. Um Unklarheiten zu verhindern, ist diese Bezeichnung zu vermeiden.

Orasthin (Bayer) enthält im wesentlichen nur die uteruswirksame Substanz des Hypophysenhinterlappens und ist fast ohne Einfluß auf Blutdruck, Darmperistaltik und Diurese.

In der Eröffnungsperiode ist die Wirkung unsicher; man gibt nicht mehr als zunächst 1½—2 Einheiten subcutan oder intramuskulär; ist die Wirkung nach ½ Stunde ungenügend, so kann die gleiche Menge erneut injiziert werden. Bei Placentarretention, nach dem Kaiserschnitt und bei Blutungen post partum werden 3—6 Einheiten eingespritzt.

Hypophysin   O.P. 3 Ampullen zu 1 ccm mit je 3 I.E. = 1,28 RM.
Pituglandol   O.P. 3 Ampullen zu 1 ccm mit je 3 I.E. = 1,70 RM.
Pituigan   O.E. 3 Ampullen zu 1 ccm mit je 3 I.E. = 1,57 RM.
Orasthin   O.P. 3 Ampullen zu 1 ccm mit je 3 I.E. = 1,28 RM.

Rhizoma Hydrastis, Hydrastisalkaloide.

Geschichtliches. Die Kenntnis der therapeutischen Wirkungen des Hydrastiswurzelstockes stammt aus der indianischen Volksmedizin. In Europa findet die Droge erst seit der zweiten Hälfte des 19. Jahrhunderts allgemeinere Verwendung bei Uterusblutungen.

Chemie. **Rhizoma Hydrastis** (offiz.) stammt von der in den nordamerikanischen Laubwäldern heimischen Pflanze Hydrastis canadensis; sie enthält als wirksame Körper einige Alkaloide, unter denen Hydrastin und Berberin an Menge und Bedeutung obenan stehen.

Hydrastin, das nach einer Vorschrift des DAB. in dem Rhizom zu mindestens 2,5% vorhanden sein muß, ist chemisch genau bekannt. Es steht dem Narkotin des Opiums sehr nahe, unterscheidet sich von diesem nur durch das Fehlen einer der drei Methoxylgruppen. Die Salze des Hydrastins finden kaum medizinale Verwendung, wohl aber die Salze eines bei der Spaltung des Hydrastins entstehenden, auch aus dem Berberin darstellbaren kleineren Moleküls, des Hydrastinins.

Offizinell ist *Hydrastininium chloratum,* ein gelblichweißes, gut wasserlösliches Pulver, dessen wäßrige Lösungen blaue Fluorescenz zeigen.

Cotarnin ist Methoxyhydrastinin und wird bei der Spaltung des Narkotins erhalten: mehrere Salze desselben sind unter geschützten Namen im Handel.

Das intensiv gelbgefärbte Berberin findet keine therapeutische Verwendung.

Das aus der Droge bereitete, bitter schmeckende *Extractum Hydrastis fluidum* (offiz.) enthält, wie alle Fluidextrakte, in 1,0 die wirksamen Bestandteile aus 1,0 Droge.

Schicksal im Körper. Die wirksamen Alkaloide des Hydrastiswurzelstocks werden aus dem Magendarmkanal mindestens z. T. unzersetzt resorbiert. Über ihr weiteres Schicksal beim Menschen liegen keine näheren Untersuchungen vor.

Indikationen. Die kontrahierende und blutstillende Wirkung der Hydrastisalkaloide auf den Uterus ist weniger prompt als die des Mutterkorns und des Hypophysenauszuges. Desbalb werden Hydrastisrhizom und Hydrastisalkaloide weniger zur Bekämpfung der nach der Geburt oder nach Uterusoperationen auftretenden starken Blutungen, als zur Minderung profuser Menstruationsblutungen oder endometritischer Blutungen verwandt. Die wehenerregende Wirkung ist zu schwach, um therapeutisch ausgenutzt zu werden.

Von problematischem Wert ist die Anwendung bei Lungenblutungen, Magen- oder Darmblutungen.

Nebenwirkungen und Gefahren. Nach den üblichen therapeutischen Mengen werden störende Nebenwirkungen nicht beobachtet.

Darreichung, Dosierung. Rhizoma Hydrastis wird am zweckmäßigsten in der Form des *Extractum Hydrastis fluidum* gegeben (10,0 = 0,95 RM.).

Rp. Extracti Hydrastis fluidi 10,0
     D. ad vitr. patentat.
     S. 20 Tropfen 3mal täglich zu nehmen.
     (20 Tropfen enthalten die wirksamen Stoffe aus 0,4 Droge.)

Von *Hydrastininium chloratum* (nicht abkürzen, sonst kann eine Verwechslung mit Hydrastinum hydrochl. vorkommen!) wird 0,01—0,02 in Lösung oder als Pille gegeben. (E.M.D. 0,05!, T.M.D. 0,15!) (0,1 = 0,85 RM.)

Rp. Hydrastininii chlorati 0,3
    Rad. Liquir. pulv. et Succi Liquir. depur. $\bar{a}\bar{a}$ q. s.
    f. pil. Nr. XXX
    S. 3mal täglich 1—2 Pillen, einige Tage vor und während der Menstruation.

Cotarninium chloratum, Stypticin (Merck), 0,05—0,1. (0,1 Cotarn. chlorat. = 0,25 RM.; 0,1 Stypticin = 0,30 RM.)
Styptol ist phthalsaures Cotarnin, in gleicher Menge gegeben (0,1 = 0,25 RM.).

Chininum hydrochloricum (Näheres s. S. 239) wird als wehenanregendes Mittel sehr empfohlen. Meist wird in der Eröffnungsperiode 2mal 0,3 per os oder intramuskulär innerhalb 2 Stunden gegeben.

Anhang: Mittel zur Anregung und Beruhigung der Geschlechtsfunktionen.

Die Zahl der zur Anregung der Geschlechtsfunktionen empfohlenen Mittel ist groß. Bei der Mehrzahl derselben handelt es sich wohl nur um eine Suggestivwirkung. Eine Reihe dieser Mittel mußte wegen gefährlicher Nebenwirkungen aufgegeben werden, so die früher vielfach dargereichten *Cantharides* (offiz.), Spanische Fliegen (s. S. 64), nach deren Einnahme zwar eine geschlechtliche Erregung einzutreten pflegt, aber häufig schwere Nierenschädigungen beobachtet werden.

Zur Zeit wird vorwiegend verwandt:

Yohimbinum hydrochloricum (offiz.), das Alkaloid der Yohimbe-Rinde von einem zentralafrikanischen Baum. Die Rinde, welche bei den Eingeborenen Kameruns als Aphrodisiacum in Gebrauch ist, kam Mitte der 90er Jahre nach Europa.

Yohimbin hat bei intaktem Erektionsmechanismus eine den Geschlechtstrieb steigernde Wirkung. Die Altersimpotenz und die organischen Störungen der Geschlechtsmechanismen werden dagegen selten günstig beeinflußt.

Man gibt 0,005—0,01 mehrmals täglich per os oder subcutan. (E.M.D. 0,03!, T.M.D. 0,1!) (0,1 = 0,25 RM.) (Über die Anwendung bei Hypertonie s. S. 148.) .

In mehreren zur Anregung der Geschlechtsfunktionen dienenden Spezialpräparaten ist Yohimbin enthalten. Zum Teil handelt es sich dabei um kritiklose Mischungen mit Auszügen aus den Geschlechtsdrüsen. Ihr Preis ist meist sehr hoch.

Muiracithin enthält einen Auszug aus dem in Brasilien als Aphrodisiacum verwandten Holz der Muira Puama und Lecithin. 3mal täglich 2 Pillen bei Impotenz.

Bei abnorm gesteigertem Geschlechtstrieb haben die leichten Schlafmittel (Bromural, Adalin usw.) und die Bromsalze eine einigermaßen sichere beruhigende Wirkung (s. S. 88 und 95).

Seit langem stehen im Rufe, die geschlechtlichen Funktionen herabzusetzen: **Glandulae Lupuli**, Hopfen, von denen 0,1—0,2 als Pulver oder Pille gegeben werden (vgl. S. 98).

Camphora (offiz.), Campher, 0,1—0,2 als Pulver innerlich.

Rp. Camphorae tritae 0,1
    Sacchari 0,3
    M. f. pulv. D. tal. dos. Nr. XX ad chart. paraff.
    S. 3mal täglich 1 Pulver.

10. Mittel zur Förderung und Hemmung der Schweiß- und Speichelsekretion.

Die bei verschiedenen Krankheiten, besonders auch bei Wasserretention infolge von Nierenerkrankungen oder Insuffizienz des Herzens, üblichen Schwitzkuren werden im allgemeinen besser mit den leichter in ihrer Wirkungsstärke zu beherrschenden physikalischen Methoden als mit den chemischen Erregungsmitteln der Schweißdrüsen durchgeführt.

Eine Zeitlang wurde besonders bei renaler Hydropsie oder drohenden urämischen Koma häufig mit Pilocarpin eine abundante Wasserabgabe erzwungen. Der unangenehmen und z. T.

gefährlichen Nebenwirkungen wegen wird diese Behandlung jetzt viel seltener und nur mit vorsichtig gewählten Dosen durchgeführt.

Um 1860 wurde die schweißtreibende und bald danach auch die miotische Wirkung der Jaborandiauszüge in Europa bekannt. Jetzt werden nur noch die Salze des Pilocarpins verwandt.

Pilocarpinum hydrochloricum (offiz.) bildet weiße, gut wasserlösliche Krystalle. Die wäßrige Lösung ist bei saurer Reaktion beständig. Pilocarpin ist das wichtigste der in den *Folia Jaborandi* (offiz.) des brasilianischen Baumes Pilocarpus pennatifolius enthaltenen Alkaloide. Sein chemischer Aufbau ist bekannt.

$$H_3C \cdot N \underset{\underset{HC}{|}}{\overset{\overset{H}{|}}{\rule{1.5cm}{0.4pt}}} C \cdot CH_2 \cdot C \underset{\underset{H_2C}{|}}{\overset{\overset{H}{|}}{\rule{1.5cm}{0.4pt}}} C \cdot C_2H_5$$

HC   CH   H$_2$C   CO

N   O

Pilocarpin $C_{11}H_{16}O_2N_2$

Pilocarpin wird offenbar nur z. T. unzersetzt in den Kreislauf aufgenommen, denn die Subcutaneinspritzung wirkt viel sicherer als die stomachale Einverleibung. Wenige Minuten nach der Einspritzung genügender Mengen setzt ein profuser Speichel- und Schweißfluß ein, der gegen 2 Stunden lang anhält; dabei ist die Gesichtsfarbe lebhaft gerötet. Als Nebenwirkungen treten gelegentlich Durchfälle auf. In seltenen Fällen wurde bei Hydropischen ein schwerer Kollaps oder gar tödliches Lungenödem beobachtet. Kontraindiziert ist Pilocarpin bei Gravidität wegen seiner uteruserregenden Wirkung.

(Über die Anwendung bei Darmatonie s. S. 182, bei Glaukom s. S. 153.)

Zur Förderung der Schweiß- und Speichelsekretion sind 0,01—0,015 subcutan nötig; 0,005 ist meist unwirksam. Aber um unliebsame Zwischenfälle zu vermeiden, empfiehlt es sich, die Allgemeinempfindlichkeit zunächst mit 0,005 zu prüfen. E.M.D. 0,02!, T.M.D. 0,04!

Rp. Pilocarpini hydrochl. 0,1
    Aquae dest. ad 10,0
    M.D. Sterilisa. S. ½, später 1 bzw. 1½ ccm subcutan.
    (0,1 Piloc. hydrochl. = 0,20 RM.)

Zur Verstärkung der Schweißabgabe bei fieberhaften Infektionskrankheiten werden außer den S. 100ff. abgehandelten Antipyreticis, besonders den Salicylaten, herangezogen:

Flores Tiliae (offiz.), Lindenblüten, enthalten Zucker, Schleim und etwas ätherisches Öl.

Flores Chamomillae (offiz.), Kamillen, die Blütenköpfchen der einheimischen Matricaria chamomilla mit ätherischem Öl.

Flores Sambuci (offiz.), Holunderblüten, der einheimischen Sambucus nigra, mit ätherischem Öl.

Alle drei Drogen einzeln oder gemischt als Tee: 1—3 Teelöffel auf ½ Liter Wasser, heiß zu trinken (100,0 Flor. Til. = 0,70 RM., Flor. Chamom. = 1,15 RM., Flor. Sambuci = 0,50 RM.).

Die früher zur Förderung der Schweißsekretion gelegentlich gebrauchten Mittel: *Camphora* (Campher, s. S. 116) und die Ammoniumsalze, z. B. *Ammonium chloratum* (s. S. 127), haben in dieser Anwendung keine Bedeutung mehr.

Bei den profusen Nachtschweißen des Phthisikers, bei vermehrtem Speichelfluß, gegen die durch Jodzufuhr verursachten Schleimhautentzündungen usw. wirkt am sichersten:

Atropinum sulfuricum (offiz.), das Alkaloid der *Folia Belladonnae* (offiz.) (Näheres s. S. 153).

Da die Atropinempfindlichkeit der Drüsen individuell sehr verschieden ist, muß die Dosierungsgröße und die Häufigkeit der Darreichungen dem einzelnen Falle angepaßt werden. Meist gelingt es, zumal wenn subcutan gespritzt wird, die Sekretion zu hemmen, ohne daß stärkere Nebenwirkungen (s. S. 154) auftreten; lästig pflegt nur die Trockenheit des Halses empfunden zu werden.

Die wirksamen Mengen liegen bei 0,00025—0,0005 (bis 0,001) Atrop. sulfuric. Natürlich sind auch die diesen Mengen entsprechenden Gaben von *Extract. Belladonnae* (offiz.), das aber nur per os oder rectal gegeben werden kann, wirksam.

Rp. Atropini sulfuric. 0,0075
   Massae pil. q. s. f. pil. Nr. XXX
   D. S. 1(—2) oder 3 Pillen (mit je 0,00025 Atr. sulfuric.) 2mal täglich bzw. abends.
   (0,1 Atrop. sulfuric. = 0,20 RM.)
   (E.M.D. 0,001!, T.M.D. 0,003!)

Unter den sonstigen atropinartig wirkenden Mitteln entfaltet *Eumydrin* (s. S. 150) eine dem Atropin jedoch unterlegene lähmende Wirkung auf die Schweißdrüsen. 0,001 2mal täglich bzw. abends.

Scopolaminum hydrobromicum (offiz., s. S. 81) ist ungeeignet, da die zentralen Nebenwirkungen zu stark sein würden.

Acidum agaricinicum (offiz.), Agaricin, wird als weißes, in kaltem Wasser kaum lösliches Pulver aus dem schon im Mittelalter verwandten, seit 1862 zur Bekämpfung der Phthisikerschweiße benutzten Lärchenschwamm, *Polyporus officinalis*, gewonnen. Es lähmt nur die Schweiß-, nicht aber die Speichelsekretion, macht also nicht die unangenehme Atropintrockenheit des Halses.

Die Wirkung ist einigermaßen sicher, aber die Patienten gewöhnen sich rasch an das Mittel. Agaricin ist etwa 5 Stunden vor der Zeit des Schweißausbruches zu geben. Die störende Nebenwirkung einer Darmreizung äußert sich in Durchfällen, welche durch Opium unterdrückt werden können.

0,01—0,02 in Pulvern oder Pillen. (E.M.D. = 0,1!)

Rp. Agaricini 0,3
   Massae pil. q. s. f. pil. Nr. XXX
   D. S. Nachmittags 1—2 Pillen zu nehmen.
   (1,0 Acid. agaric. = 1,75 RM.)

Acidum camphoricum. Die Camphersäure wird bei der Oxydation des Camphers als zweibasische, in kaltem Wasser nur schwach lösliche Säure erhalten. Sie vermindert oder unterdrückt die Schweißsekretion, ohne sonstige Nebenwirkungen zu äußern. Die Wirkung ist unsicher.

1,0—2,0 ad caps. amylac. abends bei phthisischen Nachtschweißen.

11. Mittel zur Förderung und Hemmung der Diurese.

Die früheren Verfahren, die Diurese bei Wasserretentionen im Körper zu fördern, erfuhren in den letzten Jahrzehnten sehr wertvolle Bereicherungen. 1885 entdeckte JENDRASSIK wieder die in Vergessenheit geratene diuretische Wirkung des Kalomels. 1890 führte v. SCHRÖDER das dem Coffein nahe verwandte, ihm an harnfördernder Wirksamkeit überlegene Theobromin in die Therapie ein. Der früher selten verwandte Harnstoff wird auf KLEMPERERS Empfehlung seit 1895 häufiger zur Entwässerung des Körpers herangezogen. EPPINGER wies 1917 auf die gelegentlich erfolgreiche wasserausschwemmende Wirkung der Schilddrüsenpräparate hin. 1920 bzw. 1924 wurden die organischen Quecksilberverbindungen Novasurol und Salyrgan eingeführt.

Drogen mit ätherischen Ölen sind in der Volksmedizin seit vielen Jahrhunderten zur Diureseförderung benutzt worden, heute sind sie hinter die Stoffe der nächsten Gruppen zurückgetreten.

Species diureticae (offiz.) sind ein Gemisch von gleichen Teilen Rad. Liquiritiae mit folgenden drei Drogen:

Fructus Juniperi (offiz.), Wacholderbeeren, die getrockneten runden Beerenzapfen des einheimischen Juniperus communis mit etwa 1% eines ätherischen Öles, des farblosen *Oleum Juniperi*, das auch im *Succus Juniperi inspissatus* (offiz.) enthalten ist.

Radix Levistici (offiz.), Liebstöckelwurzel, von dem einheimischen Levisticum offic., mit ½—1% ätherischem Öl.

Radix Ononidis (offiz.), Hauhechelwurzel, von der einheimischen Ononis spinosa.

Außerdem findet viel Verwendung:

Oleum Petroselini aus Fructus Petroselini, Petersilienfrucht.

Die ätherischen Öle bewirken eine vermehrte Diurese; man gibt sie bei Wasserretentionen verschiedenen Ursprungs. Sie wirken erheblich unsicherer als die Purin- oder Hg-Verbindungen, leisten aber zur Unterstützung derselben ebenso wie zur Unterstützung der Scillawirkung (s. S. 137) gelegentlich Brauchbares.

Rp. Succi Junip. inspissati 50,0
　　D. S. 3mal täglich 1 Teelöffel zu nehmen.
　　(100,0 = 0,55 RM.)

Rp. Specier. diuret. 100,0
　　S. 2. Eßlöffel als Teeaufguß 1—2mal
　　täglich zu nehmen.
　　(10,0 = 0,10 RM.)

Rp. Bulb. Scillae 2,5
　　Flor. Sambuci 2,0
　　Fruct. Junip. 5,0
　　Fruct. Carvi
　　Fruct. Petros. āā 3,0
　　M. D. S. 1 Teelöffel als Teeaufguß zu nehmen.

Oleum Juniperi oder Oleum Petroselini werden in der Menge von gutt. I—III zu diuretischen Mixturen zugesetzt (1,0 = 0,20 RM.).

Urea pura, Harnstoff, $CO(NH_2)_2$, farblose, bitter schmeckende Krystalle, löst sich in Wasser bis zu 50%.

Der Harnstoff wird vom Magendarmkanal sehr rasch aufgenommen, so daß schon 2 Stunden nach Einnahme von 20,0 die maximale Konzentration im Blute erreicht ist. Diese sinkt dann infolge glatter Ausscheidung durch die Nieren so schnell ab, daß 24 Stunden nach der Einnahme jener Dosis der Harnstoff fast restlos entfernt ist. Wesentlich langsamer verläuft die Abgabe bei insuffizienten Nieren mit Stickstoffretention im Blut. Bei täglicher Zufuhr von größeren Harnstoffmengen kann es, zumal bei insuffizienten Nieren, zu einer erheblichen Harnstoffkumulation kommen. Man pflegt deshalb nach achttägiger Zufuhr eine harnstofffreie Phase von einer Woche einzuschieben, oder man gibt den Harnstoff in Perioden von zwei aufeinanderfolgenden Tagen mit je einem harnstofffreien Tag als Pause.

Wie alle diuretischen Mittel wird man auch den Harnstoff erst darreichen, wenn die üblichen (hier nicht näher zu schildernden) diätetischen Maßnahmen nicht zum Schwinden der Ödeme oder der Ergüsse in serösen Höhlen geführt haben. Bei allen Formen von Flüssigkeitsretentionen, also bei kardialen Ödemen, bei hepatogenem Ascites, besonders auch bei chronischen Nephrosen, weniger sicher bei chronischen Nephritiden kann Harnstoff bei seiner Ausscheidung viel Wasser mitnehmen, dem Körper also entziehen. Nebenwirkungen sind im allgemeinen nicht zu fürchten. Aus den obenerwähnten Gründen wird man bei schwerer Insuffizienz der Nieren, besonders bei drohender oder bestehender Urämie, den Harnstoff nur vorsichtig geben. Selten tritt nach Urea eine Acne auf.

Erwachsene erhalten 20,0—30,0—50,0 (selten mehr) pro die in wäßriger Lösung mit Sir. Rubi Idaei als Korrigens, Kinder 5,0—10,0 (10,0 = 0,20 RM.).

Als Mittel zur Verbesserung des widerlichen Geschmackes werden auch besonders saure Stoffe empfohlen:

Rp. Urea pur. 50,0
　　Mononatr. phosphor. 10,0
　　Acid. citrici. 10,0
　　Aq. dest. ad 100,0
　　fiat solutio.
　　D. S. Eßlöffelweise in Selterswasser zu nehmen.

Natrium sulfuricum, Tartarus natronatus, Kalium aceticum.

Alle von den Nieren glatt ausgeschiedenen körperfremden Salze haben eine harnvermehrende Wirkung. Therapeutisch werden gelegentlich verwandt die S. 169 näher behandelten salinischen Abführmittel, wie *Natr. sulfuric.* und *Tartarus natronatus.* Damit diese diuretisch wirksam sein können, müssen sie so gegeben werden, daß sie resorbiert werden und keine Abführwirkung entfalten, d. h. in kleinen häufigen Dosen.

Meist verwandt wird:

Liquor Kalii acetici (offiz.), die 33%ige Lösung des hygroskopischen Kaliumacetats. $CH_3 \cdot COOK$, von der 3,0—12,0 rein oder in Mixturen gegeben werden.

Rp. Liq. Kalii acet. 100,0
    M.D.S. 1 Teelöffel 3mal täglich.
    (100,0 Liq. Kal. acet. = 0,60 RM.)

Rp. Mixtur. diuret. F.M.B. 200,0 (enthält
    Liq. Kal. acet. 30,0 u. Ol. Petros. gtt. I)
    S. 3mal täglich 1 Eßlöffel. Vor dem Gebrauch zu schütteln.

Purinderivate.

Coffeinum (offiz.) ist nur 1 : 80 wasserlöslich. Das Doppelsalz **Coffeinum-Natrium salicyl.** (offiz.) mit mindestens 40% Coffein löst sich sehr leicht in Wasser,

Theobrominum ist als Base schlecht wasserlöslich; gut lösliche Doppelsalze sind:

Theobromino-natrium salicylicum (offiz.), *Diuretin* (Knoll), mit mindestens 44% Theobromin, und

Theobromino-natrium aceticum, Agurin (Bayer).

Theophyllinum (offiz.), *Theocin,* farblose, in Wasser schlecht lösliche Nadeln.

Theophyllino-natrium aceticum, *Theocino-natrium aceticum,* leicht wasserlöslich. *Euphyllin* (Byk) ist das wasserlösliche Theophyllin-Äthylendiamin.

Über das Schicksal der Purinderivate im Körper, ihre Nebenwirkungen und Gefahren sowie ihre Anwendung in der Kreislauftherapie s. S. 144.

Auch die Purinkörper kommen bei Ödemen und Wasseransammlungen in den serösen Höhlen erst dann in Frage, wenn die üblichen diätetischen Maßnahmen oder die Digitalistherapie die Entwässerung nicht herbeiführen konnten. Sie sind bei allen Formen der Wasserretention im Prinzip wirksam. Aber der Grad der Wirkung unterliegt starken individuellen Schwankungen; auch kann beim Versagen des einen Purinkörpers ein anderer noch gute Entwässerung bewirken.

Die Behandlung beginnt mit kleinen Mengen. Denn häufig erweisen sich diese als viel besser wirksam als große Dosen, die sogar nicht selten eine starke Diuresehemmung herbeiführen. Besonders ausgesprochen und regelmäßig ist diese Hemmung bei Diabetes insipidus. Die hemmende Wirkung tritt nicht selten erst nach mehrmaligen Gaben auf. Es empfiehlt sich, zur Vermeidung dieser „Nierenermüdung", die Purinsubstanzen, besonders das Theocin, intermittierend zu geben.

Bei akuter Nephritis wird meist auf diuretische Mittel verzichtet. Selbst diejenigen, welche die Purinsubstanzen nicht für direkt kontraindiziert halten, empfehlen vorsichtige Anwendung. Denn obwohl die Purinderivate keine unmittelbare nierenschädigende Wirkung haben, kann die Anregung der Nierenleistung bei akuter Nephritis zu einer Hämaturie führen. Im urämischen Endzustand der Nierenkranken versagen die Diuretica der Purinreihe meistens.

Coffein wird seltener gegeben, da seine diuretische Wirkung relativ schwach ist. (0,1—0,2 mehrmals täglich, Coff.-Natr. salicyl. und Coff.-Natr. benz. in doppelter Dosis.)

Theobromin wird, wie erwähnt, zunächst in kleinen Mengen, etwa 2 mal 0,25 bzw. 0,5 des Doppelsalzes, dann langsam ansteigend in größeren Mengen bis zu 8 mal täglich 0,25 der Base bzw. 0,5 des Doppelsalzes gegeben. Bei längerer Behandlung schiebt man theobrominfreie Pausen ein. Bei dem etwas kräftiger wirksamen *Theophyllin* (E.M.D. 0,5!, T.M.D. 1,5!) wird von 2 mal 0,1 auf 4 mal 0,2 in die Höhe gegangen.

Rp. Theobromini 0,25
    D. t. d. Nr. XX
    S. 2 mal täglich 1 Pulver
    (oder ad caps. gelodur.).
    (1,0 = 0,05 RM.)

Rp. Tabul. Theobr.-natr. sal. 0,5
    Nr. X (= 0,30 RM.)
    S. 2 mal täglich 1 Tablette.

Rp. Theobr.-natr. salic. 10,0
    Aquae dest. ad 100,0
    M. D. S. 2 mal (—8 mal) täglich 1 Eßlöffel.
    (10,0 = 0,30 RM., als Diuretin 2,00 RM.)

Rp. Theophyllino-natrii acet. 2,0
    Aquae dest. ad 100,0
    M. D. S. 2—4 mal täglich 1 Teelöffel (mit
    je 0,1).

Rp. Theophyll.-natr. acet. 0,2
    Ol. Cacao q. s. f. suppos.
    D. t. dos. Nr. X
    2 mal täglich 1 Suppos.

(1,0 Theophyllinum = 0,60, als Theocin = 1,00 RM.; Theoph.-natr. acet. = 0,45, als Theoc.-natr. acet. = 0,80 RM.)

Die Injektion von Purinkörpern zur Diureseanregung kommt nur dann in Betracht, wenn sich bei einem Patienten die ihnen eigene magenreizende Wirkung besonders stark zeigt oder schwere hepatische Stauung besteht. Meist verwandt wird zur Injektion Euphyllin.

Euphyllin wird in Lösung geliefert; 1 ccm enthält rund 0,35 Theophyllin. Es wird wegen der starken lokalen Reizwirkung nicht subcutan, sondern intramuskulär (schmerzhaft) oder *langsam* intravenös eingespritzt.

Quecksilberverbindungen.

Hydrargyrum chloratum (offiz.), Kalomel, Hg_2Cl_2, das kaum wasserlösliche Quecksilberchlorür, ist S. 45 näher behandelt. Per os gibt man es nicht in der feinkristallinischen, leichter resorbierbaren Form des Hydr. chlor. vapore parat.

Kalomel wird nach der Einnahme nur langsam und unvollkommen resorbiert. Die Ausscheidung des Quecksilbers im Harn, die pro Tag nur wenige Milligramm beträgt, erstreckt sich nach einigen therapeutischen Dosen über viele Tage; daher hält die Diurese einige Zeit über die Dauer der Darreichung hinaus an. Um kumulative Nierenschädigungen zu vermeiden, wird Kalomel nur *wenige Tage lang* in je 3 Einzelgaben von 0,2 täglich verabreicht, dann wird eine Pause von 8—14 Tagen eingeschoben.

Organische Quecksilberverbindungen enthalten Hg nicht in ionisierbarer Form, sondern in komplexer Bindung. In diesen Verbindungen besitzt Hg keine so starke Eiweißaffinität wie z. B. in Form der löslichen anorganischen Salze. Die Verbindungen üben daher eine viel geringere örtliche Reizwirkung aus und werden im Organismus nach Injektion auch weniger fest gebunden. Die Ausscheidung dieses Quecksilbers erfolgt schnell und vorwiegend in der Niere, während sonst Hg nur langsam und hauptsächlich im Darm ausgeschieden wird. Diese organischen Hg-Verbindungen wirken zuverlässig diuretisch, weil sie Gewebswasser zu mobilisieren vermögen und auch über die Niere eine Sekretionsförderung anregen.

Die harntreibende Wirkung der organischen Quecksilberverbindungen läßt sich begünstigen durch Verschieben des Säuren-Basen-Gleichgewichtes des Körpers nach der acidotischen Seite, z. B. durch Ammonium chloratum (S. 127 u. 206).

Die Verbindungen besitzen noch eine geringe örtliche Reizwirkung, sie werden daher intravenös oder auch intramuskulär, aber nicht subcutan verabreicht. Sie dürfen *nur bei nicht-renalen Wasserretentionen* Verwendung finden, weil bei bestehender Nierenkrankheit eine nierenreizende Wirkung zu befürchten ist.

Salyrgan (Bayer) ist eine wasserlösliche komplexe Quecksilberverbindung mit Salicylamid-o-essigsaurem Natrium und hat einen Gehalt von 40% Hg (vgl. Formel). Salyrgan wird intravenös oder intramuskulär in Mengen von 0,05—0,1 einmal am Tage injiziert. Die Injektion kann jeden 2. bis 4. Tag wiederholt werden. Die Salyrganlösung des Handels ist 10%ig und enthält 5% Theophyllin.

(5 Ampullen zu 1,0 ccm = 1,96 RM.; 5 Suppositorien zu 0,4 = 2,94 RM.)

Novurit (Henning) enthält 36% komplexgebundenes Quecksilber. Das Präparat wird wöchentlich zu 1—3 ccm intravenös oder intramuskulär injiziert. Die Ampullen enthalten 10% Novurit mit 5% Theophyllin. Es können auch 1—3 Suppositorien mit 0,5 verabreicht werden (5 Ampullen zu 1,0 ccm = 1,89 RM.; 5 Suppositorien = 3,04 RM.).

Esidron (Çiba) enthält 37% Hg komplexgebunden an einen Chinolin-Xanthin-Rest. 2—3 mal wöchentlich wird eine Ampulle intravenös oder intramuskulär injiziert (5 Ampullen = 1,96 RM.).

Novasurol (Bayer) ist eine wasserlösliche Komplexverbindung mit 34% Hg. Sie wird heute nur noch selten verwendet, weil sie häufiger Nebenwirkungen im Sinne einer subakuten Hg-Vergiftung auslösen kann (Stomatitis und Enteritis).

Rp. Hydrarg. chlorat. 0,2
    D. t. dos. Nr. X
    S. 3 mal täglich 1 Pulver 2 Tage lang.
    (1,0 = 0,20 RM.)

Rp. Salyrgan 10% 5 Ampullen zu 1 ccm.
    1 O.P.
    S. 1 ccm intravenös oder intramuskulär.
    (5 Ampullen = 1,96 RM.)

Thyreoidea-Präparate (Näheres S. 223) können in seltenen Fällen von Wasserretention jeden Ursprungs gelegentlich auch dann noch, wenn die üblichen Diuretica versagten, eine prompte Entwässerung bewirken. Über die Einzelheiten der Dosierung usw. s. S. 224.

Die diuretische Wirkung der *Digitalis*-Präparate und digitalisartig wirkenden Mittel ist S. 132ff. abgehandelt.

Mittel bei Diabetes insipidus.

Die starke *diuresehemmende Wirkung*, welche die Auszüge des *Hinterlappens der Hypophyse* (Näheres S. 193) bei Diabetes insipidus entfalten, wurde 1913 von v. d. Velden entdeckt. Bei der Trennung der Extrakte in verschiedene Fraktionen wird die antidiuretische Eigenschaft in jener Fraktion gefunden, welche auch eine Wirksamkeit auf den Blutdruck und auf die Tätigkeit des Darmes hat.

Man verwendet entweder einen der wirksamen Gesamtextrakte des Hinterlappens (z. B. Pituglandol, Hypophysin, Pituigan) oder die (kaum noch uteruswirksame) antidiuretische Fraktion, z. B. in Form des Tonephins.

Die orale Form der Darreichung ist wertlos. Von der Nasenschleimhaut aus ist die Resorption ausreichend, um eine deutliche Wirkung erkennen zu lassen. Am sichersten ist die subcutane oder intramuskuläre Injektion. Die Harnflut sinkt schon in der ersten Stunde nach der subcutanen Einspritzung des Hypophysenauszuges stark ab, es kann eine kurzdauernde völlige Anurie auftreten. Nach 5—6 Stunden ist die Wirkung abgeklungen, kann aber durch eine weitere Gabe erneut erhalten werden.

Eine Heilung des Diabetes insipidus ist durch die Hypophysenextrakte nicht zu erzielen, sondern es kann nur der für die Patienten oft so quälende Zustand der Polydipsie und der Polyurie vorübergehend aufgehoben werden.

Die antidiuretische Wirksamkeit der Extrakte wird im Tierversuch im Vergleich mit einem Standard ausgewertet und in Internationalen Einheiten (I.E.) deklariert. 1 I.E. entspricht der antidiuretischen Wirksamkeit von 0,5 mg des internationalen Standardpulvers des Hypophysenhinterlappens.

Zur Resorption von der Nasenschleimhaut aus wird die ungefähr 10 I.E. entsprechende Einzelmenge entweder in Form des Pulvers (evtl. mit Sacch. lactis vermischt) geschnupft oder in Form der Lösung in einem Tampon auf die Schleimhaut gebracht. Subcutan oder intramuskulär werden 2—5 I.E. injiziert.

Auch die Purinkörper (*Coffein, Theobromin* und *Theophyllin*) (Näheres S. 143, 144, 199) schränken bei Diabetes insipidus in der Regel die Harnflut ein und werden deshalb bei dieser Erkrankung versucht. Die Dosierung entspricht derjenigen, welche auf S. 144 erwähnt wurde.

12. Mittel zur Desinfektion der Harnwege.

Hexamethylentetraminum.

Geschichtliches. NICOLAIER führte das Hexamethylentetramin 1894 als Harndesinfiziens und harnsäurelösendes Mittel ein.

Chemie. **Hexamethylentetraminum.** (offiz.), Urotropin (Schering) bildet sich als farbloser krystallisierter Körper beim Eindampfen von Formaldehyd und Ammoniak. Es löst sich in 1,5 Teilen Wasser.

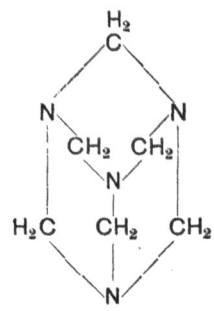

Urotropin
= Hexamethylentetramin
$C_6H_{12}N_4$

Die desinfizierenden Eigenschaften, die dem Hexamethylentetramin selbst fehlen, treten bei der Spaltung in Formaldehyd (und Ammoniak) auf. Diese Spaltung geht in stärkerem Maße nur bei saurer Reaktion, in sehr geringem Umfang auch noch bei neutraler Reaktion, kaum noch im schwach alkalischen Gebiet, nicht mehr bei stärker alkalischer Reaktion vor sich. Während z. B. bei der Acidität des normalen Magensaftes innerhalb einer Stunde etwa 50 % der Substanz zerlegt wird, beträgt der im Harn bei stark saurer Reaktion in der gleichen Zeit zerlegte Anteil nur wenige Prozent und bei neutraler Reaktion des Harns weniger als 1 %.

Hexamethylentetramin bildet mit Harnsäure im Reagensglas relativ gut wasserlösliche Verbindungen.

Schicksal im Körper. Das eingenommene Hexamethylentetramin wird sehr rasch resorbiert; schon wenige Minuten nach der Einnahme ist es im Harn nachweisbar, und das Maximum der Konzentration im Blute wird schon vor Ablauf der ersten Stunde erreicht. Ein wechselnder Anteil der eingeführten Menge wird im sauren Mageninhalt zerlegt. Der Rest — zwischen 30—50—80 % — wird in den Harn ausgeschieden. Daß in den Körperflüssigkeiten, abgesehen von Harn und Magensaft, aus der Substanz Formaldehyd abgespalten wird, ist nicht erwiesen und nach dem oben Gesagten auch nicht zu erwarten. Gegen eine stärkere Formaldehydabspaltung in den Geweben spricht auch die Tatsache, daß die Ameisensäure im Harn nach Hexamethylentetramin kaum vermehrt ist.

Der Harn gibt nach Hexamethylentetramingebrauch mit Esbachscher Lösung eine Eiweiß vortäuschende Fällung!

Indikationen. Bei Cystitis und (weniger sicher) bei Pyelitis kann Hexamethylentetramin innerhalb weniger Tage wirksam werden, wenn der Harn lackmussauer reagiert, also Formaldehyd in reichlicher Menge abgespalten wird. Dagegen versagt das Mittel vollkommen bei Cystitiden, die mit starker ammoniakalischer Harngärung verbunden sind.

Unsicher begründet und unsicher im Erfolg sind die Versuche bei Septicämie, Fleckfieber oder Meningitis cerebrospinalis (Hexamethylentetramin geht in den Liquor über) und anderen Allgemeininfektionen bactericide Wirkungen zu erhalten.

Nach postoperativer Harnverhaltung bringt Hexamethylentetramin, zumal wenn es intravenös eingespritzt wird, oft prompte Harnentleerung.

Über die Anwendung bei harnsaurer Diathese oder Harnsäurekonkrementen s. S. 238.

Nebenwirkungen, Gefahren. Hexamethylentetramin kann im allgemeinen als unschädliches Heilmittel bezeichnet werden. Nach längerer Darreichung größerer Mengen treten häufig Harndrang und gelegentlich Zeichen von Nierenschädigung (Albuminurie, Hämaturie) auf, die aber nach Aussetzen des Mittels innerhalb weniger Tage abheilen. Die Harnmenge ist nach Hexamethylentetramin meist erheblich vermehrt. Gelegentlich stellen sich schmerzhafte Blasentenesmen ein.

Darreichung, Dosierung. Bei Cystitis und Pyelitis mit saurer Harnreaktion wird 0,5—1,0 mehrmals am Tage, evtl. wochenlang, gegeben.

Säuglinge erhalten pro die 1,0—1,5 Hexamethylentetramin, größere Kinder 1,5—2,0.

Rp. Tabul. Hexamethylentetramini 0,5
    D. tal. dos. Nr. XX.
    S. 4 mal täglich 1 Tablette zu nehmen.
    (10 Tabletten = 0,20 RM. Urotropin ist viel teurer: 1,0 = 0,35 RM. gegen 0,15 RM. für 10,0 Hexamethylent.)

Ist die Reaktion nicht lackmussauer, so gibt man neben dem Hexamethylentetramin entweder 3 mal täglich 5,0 *Natrium biphosphoricum* (s. S. 169), 1,0 *Ammonium chloratum* (s. S. 207) oder *Acidol* (s. S. 159), damit die Harnreaktion nach der sauren Seite umschlägt. (Bei starker ammoniakalischer Harngärung gelingt dies nicht, hier versagt die Hexamethylentetramintherapie fast immer.)

Wenn es gilt, bei wiederholten Katheterisationen die Infektion der Harnblase zu verhindern, kommt die orale Darreichung von Hexamethylentetramin und die gleichzeitige Injektion von 50 ccm einer 5%igen Lösung von Natr. biphosphoricum (reagiert sauer!) in die Harnblase in Betracht.

Von den zahlreichen Hexamethylentetraminderivaten seien genannt:

Hexal (Riedel), sulfosalicylsaures Hexamethylentetramin; die Sulfosalicylsäure säuert den Harn (1,0 = 0,20 RM.).

Amphotropin (Bayer), camphersaures Hexamethylentetramin (1,0 = 0,35 RM.). 5 Ampullen zu je 5 ccm 40%iger Lösung für intravenöse Injektion = 3,61 RM.

Helmitol (Bayer), anhydromethylencitronensaures Hexamethylentetramin (1,0 = 0,20 RM.), und

Neu-Urotropin (Schering), methylencitronensaures Urotropin (1,0 = 0,30 RM.), spalten bei alkalischer Reaktion Formaldehyd ab.

Cylotropin (Schering) enthält Urotropin, Natrium salicyl. und Coffeinum natr. salic. in wäßriger Lösung zur intravenösen Injektion (5 Ampullen zu 5 ccm = 3,74 RM.).

Alle genannten Handelspräparate werden in der bei Hexamethylentetramin genannten Menge gegeben, haben aber bei mit ammoniakalischer Harngärung verbundener Cystitis keine sichere Wirkung.

Folia Uvae Ursi.

Geschichtliches. Der Gebrauch der Bärentraubenblätter bei Erkrankung der Harnwege ist aus der nordischen Volksmedizin übernommen. In Mitteleuropa hat er sich erst gegen Mitte des 18. Jahrhunderts durchgesetzt.

Die Droge und ihre Chemie. Arctostaphylos uva ursi ist ein weitverbreiteter, auch bei uns vorkommender Strauch mit Blättern, welche denen der Heidelbeere etwas ähneln. Der wichtigste Bestandteil der *Folia Uvae Ursi* (offiz.), Bärentraubenblätter, ist ein zu 1½—3½% in ihnen enthaltenes Glykosid, *Arbutin*, und dessen Methylderivat. Daneben findet sich in den Blättern bis über 30% Gerbstoff, der ihnen und ihren Auszügen einen bitter-zusammenziehenden Geschmack verleiht. Arbutin ist der Hydrochinonglykoseäther. Unter dem Einfluß eines im Blatte vorkommenden Fermentes können die Glykoside zerlegt werden, so daß Hydrochinon und Methylhydrochinon frei werden, welche als Phenole eine erhebliche antiseptische Wirkung entfalten.

Schicksal im Körper. Das Arbutin wird z. T. schon vor der Resorption im Darmkanal aufgespalten, der Rest in den Harnwegen. Die Spaltung erfolgt vorwiegend bei alkalischer Reaktion. Auch das an Schwefelsäure gepaart ausgeschiedene Hydrochinon kann hier wieder abgespalten werden; der Harn nimmt beim Stehen die für die Phenole typische graugrüne bis dunkelgrüne Farbe an, besonders intensiv an der Oberfläche.

Indikationen. Die Bärentraubenblätter werden bei Cystitis, auch bei solcher mit ammoniakalischer Harngärung, zur Desinfizierung des Blaseninhaltes gegeben, ebenso prophylaktisch bei wiederholt ausgeführten Katheterisationen. Bei Cystitis mit saurer Harnreaktion scheint aber Hexamethylentetramin überlegen zu sein.

Nebenwirkungen, Gefahren. In den üblichen Dosierungen sind die Bärentraubenblätter, von einer leichten diuresefördernden Wirkung abgesehen, frei von Nebenwirkungen.

Darreichung, Dosierung. Folia Uvae Ursi werden in der Menge von 1,0—2,0 gegeben, am besten in Form eines zur Teebereitung zu verwendenden Pulvers oder in Form eines fertigen Dekoktes.

Rp. Folior. Uvae Ursi pulv. 20,0
    S. ½ Teelöffel als Tee 2mal täglich zu
    nehmen.

Rp. Decoct. Folior. Uvae Ursi 10,0 : 100,0
    M. D. S. 2mal täglich 1 Eßlöffel (je etwa
    1,5 Fol. Uv. Ursi) zu nehmen.

Billiger im Handverkauf: Fol. Uvae Ursi 100,0 (100,0 Fol. Uv. Ursi = 0,45 RM.).

Phenylum salicylicum (offiz.), *Salol* (Bayer), ist der Ester der Salicylsäure mit Phenol. Es wurde 1860 von NENCKI synthetisiert, um diese beiden desinfizierenden Mittel in einer im Mageninhalt unlöslichen, also nicht reizenden, im Darm aber spaltbaren und resorbierbaren Form eingeben zu können. Phenylsalicylat ist ein weißes, in Wasser fast unlösliches Pulver, das bei der Verseifung rund 60% Salicylsäure und 40% Phenol frei macht.

Salol $C_{13}H_{10}O_3$

Nach der Einnahme passiert das Phenylum salicylicum den Magen unzerlegt, da es bei saurer Reaktion beständig ist. Im Darm wird es langsam verseift. Die abgespaltenen Bestandteile gelangen z. T. in den Harn, der dadurch schwach antiseptische Eigenschaften annimmt und wegen des Gehaltes an Phenol an der Luft dunkel verfärbt wird. Die Verseifung im Darme scheint mit individuell sehr schwankender Geschwindigkeit vor sich zu gehen. Einerseits wurde nämlich mehrfach nach länger anhaltender Einnahme von Phenylsalicylat die Bildung sog. Salolsteine im Darme beobachtet, die mechanische Verlegung verursachten, andererseits traten gelegentlich nach verhältnismäßig kleinen Mengen schwere Vergiftungen nach Art der Salicylsäurevergiftung (s. S. 102) und der Phenolvergiftung (s. S. 36) auf.

Man gibt bei Cystitis mehrmals am Tage 0,5—1,0, am besten als Pulver in Wasser aufgeschwemmt. Die Darreichung bei infektiösen Darmkatarrhen hat sich als unwirksam auf den Ablauf der Infektion erwiesen und ist fast ganz aufgegeben.

Rp. Phenyli salicylici 0,5
    D. tal. dos. Nr. XX
    S. 2(—3)mal täglich 1 Pulver zu nehmen.
    (10,0 Phenylum salicylicum oder 10,0 Salol = 0,30 RM.)

Moderne Harnantiseptika.

Mandelsäure wird im Organismus nicht abgebaut. In den Harnwegen wirkt bei genügend saurer Reaktion des Harnes die ausgeschiedene freie Säure bactericid. Es werden 4mal täglich 3 g des Ammoniumsalzes verabreicht.

$$\bigcirc\!\!-\!CH(OH)\cdot COOH$$

Ammonium-Mandelat (Asta) enthält 40% des Salzes (100 ccm = 2,92 RM.).

Mancitrop (Ifah) enthält mandelsaures Natrium und Urotropin. Zur intravenösen Injektion (1 Phiole zu 60 ccm = 1,97 RM.).

Pyridium (Boehringer) ist ein Phenylazo-diamino-pyridin-Chlorhydrat. Die ziegelroten Krystalle lösen sich leicht in warmem Wasser. Nach innerlichen Gaben von 3mal täglich 1—2 Tabletten zu 0,1 wird Pyridium im Harn ausgeschieden und wirkt dort antiseptisch gegen gram-positive Kokken, z. B. bei Cystopyelitiden (12 Tabletten zu 0,1 = 1,84 RM.).

Sulfonamide wie Prontosil, Albucid, Euvernil u. a. haben sich neuerdings besonders zur Behandlung von Infektionen der Harnwege bewährt. Sie werden am besten intravenös injiziert und wirken unabhängig von der Reaktion des Harnes (vgl. S. 258).

Balsamum Copaivae, Oleum Santali, Extract. Cubebae.

Balsamum Copaivae (offiz.) wird als klare, gelblichbraune, dicke Flüssigkeit von schwach bitterem Geschmack aus den Balsamgängen der Stämme verschiedener Copaifera-Arten Süd- und Zentralamerikas gewonnen. Es enthält neben einigen Harzsäuren gegen 50% ätherisches Öl.

Der Copaivabalsam wird nach der Resorption nur sehr langsam ausgeschieden; eine eigenartige Harnreaktion, die nach seiner Einnahme zu beobachten ist (Rotfärbung des Harnes bei Zusatz von HCl), schwindet erst 4—5 Tage nach Beendigung einer mehrtägigen Darreichung.

Man gab lange Zeit hindurch Copaivabalsam oder eines der folgenden Präparate fast bei jeder chronischen gonorrhoischen Cystitis und Urethritis — zur Zeit wird der therapeutische Nutzen dieser Darreichung skeptisch beurteilt, obwohl an der leicht antiseptischen Wirkung des Harnes nach Copaivabalsamgenuß nicht zu zweifeln ist. Im akuten Stadium der gonorrhoischen Infektion der Schleimhäute der Harnwege ist der Balsam kontraindiziert, da er die entzündliche Reizung vermehrt.

Die alte Verwendung des Copaivabalsams als sekretionsförderndes Expectorans bei Bronchitis ist ziemlich in Vergessenheit geraten.

Infolge lokaler Reizwirkung haben manche Patienten unter Magen- und Darmbeschwerden zu leiden. Nicht selten treten Hautexantheme auf, gelegentlich kommt es zu stärkerer, mit Albuminurie einhergehender Nierenreizung. Man gibt 0,5—1,0 in Gelatinekapseln.

> **Rp.** Caps. gelatinos. c. Balsamo Copaivae 0,5
> Nr. XX. S. 3mal täglich 1 Kapsel zu nehmen.
> (10 Kapseln = 0,40 RM.)

Aus dem Holz des Stammes und der Wurzeln des vorderindischen Baumes Santalum album wird durch Destillation ein dickes, blaßgelbes oder farbloses, scharf und bitter schmeckendes Öl, **Oleum Santali** (offiz.), Sandelöl, gewonnen, dessen Hauptbestandteil aus Santalol besteht. Das DAB. verlangt einen Mindestgehalt von 90% Santalol (Sandelöl wird oft verfälscht). Das Santalol ist ein Gemisch von zwei Sesquiterpenalkoholen, dem α- und β-Santalol.

Die Anwendung als Antigonorrhoicum wurde 1865 aus der indischen Volksmedizin übernommen. Wenn sie auch im ganzen heute weniger häufig als früher durchgeführt wird, so gilt doch auch jetzt noch das Sandelöl als wirksames Mittel zur Einschränkung der Sekretion im akuten und chronischen Stadium der Gonorrhöe und besonders zur Milderung der Schmerzen und etwa auftretender Erektionen.

Sandelöl, dessen Schicksal im Körper nicht bekannt ist, macht ähnliche Nebenwirkungen wie Copaivabalsam: nicht selten treten störende Reizungen des Magendarmkanals ein, manchmal erscheinen Exantheme oder Urticaria, gelegentlich äußert sich eine Nierenreizung in Albuminurie und Hämaturie oder heftigen Schmerzen in der Nierengegend.

Man gibt mehrmals am Tage 0,3—0,5 Oleum Santali in Gelatinekapseln.

Rp. Caps. gelatin. c. Oleo Santali 0,3
    Nr. XX
    S. 4mal täglich 1 Kapsel.
    (10 Kapseln = 0,95 RM.)

Zahlreiche antigonorrhoische Firmenpräparate enthalten Sandelöl oder Santalol und Derivate desselben, gelegentlich gemischt mit anderen antigonorrhoischen ätherischen Ölen, Balsamen oder Harzen.

Gonorol (Zimmer) ist Santalol, Kapseln zu 0,3.

Gonosan (Riedel) enthält 80% Sandelöl und 20% Kawa-Kawa (Harz aus der Wurzel des tropischen Piper methysticum). Kapseln zu 0,3, 30 Stück = 2,15 RM.

Santyl (Knoll) ist der Salicylsäureester des Santalols, Kapseln zu 0,4.

Blenal (Heyden) ist Santalolcarbonat, ein Öl; Einzeldosis 15 Tropfen.

Extractum Cubebae, Cubebenextrakt, wird durch Ausziehen der zerkleinerten Früchte des in Java, Sumatra, Borneo wachsenden Strauches Piper cubeba als braune, in Wasser unlösliche, stark bitter schmeckende Flüssigkeit gewonnen, in der nachgewiesen sind: ätherisches Öl, ein stickstofffreier bitterer Körper Cubebin und sein saures Harz.

Vor etwa 100 Jahren wurde die Verwendung der Cubeben bei Gonorrhöe aus der indischen in die europäische Medizin übernommen. Zur Zeit werden sie noch seltener als Oleum Santali mit den gleichen Indikationen wie dieses verwendet.

Einzeldosis 0,3—1,0 in Gelatinekapseln.

13. Mittel zur Behandlung von Stoffwechselerkrankungen einschließlich Avitaminosen und innersekretorischen Störungen.

a) Mittel zur Veränderung des Säuren-Basen-Gleichgewichtes.

Wenn im Verlaufe einer Vergiftung nach Einnahme starker Säuren der Alkalibestand des Körpers mehr und mehr zur Neige geht und die Gefahr besteht, daß das Säurekoma zum Durchbruch kommt, oder auch wenn dieses schon vorliegt, kann durch Zufuhr genügender Alkalimengen die Gefahr beseitigt werden oder häufig sogar der schon bestehende komatöse Zustand in kurzer Zeit behoben werden. Beim Coma diabeticum bringt die Alkalitherapie meist nur vorübergehenden Erfolg.

Neben *Natrium bicarbonicum* (offiz.), $NaHCO_3$ (Näheres s. S. 158), kommt **Magnesia usta** (offiz.), MgO (Näheres s. S. 158), in Betracht, wenn die eingenommene Säure aus dem Magen noch nicht entfernt ist.

Das resorbierte doppeltkohlensaure Natrium wird, soweit es nicht durch Säuren unter Freiwerden von CO_2, die mit der Atemluft entweicht, in Blut und Geweben umgesetzt wurde, rasch durch die Nieren ausgeschieden, so daß der Harn die schwach alkalische Reaktion der $NaHCO_3$-Lösungen annimmt.

Bei schwerer Acidosis wird Natr. bicarb. in Einzelmengen von etwa 10,0 mehrmals am Tage, bis zu 50,0—100,0 am Tage, gegeben, bis die Reaktion des Harnes nicht mehr stark sauer ist. (Von dem offiz. Kalium bicarbonicum dürften wegen der K-Giftwirkung derartige Mengen nicht gegeben werden!)

Bei lebensbedrohlichem Säurekoma empfiehlt sich die intravenöse (oder subcutane) Injektion von Natrium bicarbonic. 40,0 wird in 1 Liter Wasser gelöst, durch Kochen sterilisiert, wobei CO_2 entweicht, so daß die zu stark alkalische, Nekrosen erzeugende Soda sich bildet. Deshalb wird nunmehr steril CO_2 zugeleitet, bis die Lösung gegen Phenolphthalein nicht mehr alkalisch ist. Die Lösung wird langsam intravenös infundiert oder auch subcutan eingespritzt.

In ihrem therapeutischen Wert nicht völlig gesichert ist die Alkalizufuhr bei Arthritis urica und Harnsäurekonkrementen. Soweit nicht alkalische Mineralwässer benutzt werden, gibt man Natr. bicarb. messerspitzenweise bis einige Gramm am Tage. Die Annahme, daß unter den Alkalien das *Lithium carbonicum* (offiz.), Li_2CO_3, ein leichtes, in 80 Teilen Wasser lösliches Pulver, in der Gichttherapie eine Vorzugsstellung verdient, hat sich nicht bestätigt.

Eine Verschiebung des Säuren-Basen-Gleichgewichtes nach der acidotischen Seite kann bei der Behandlung der Spasmophilie, der Tetanie und der Epilepsie von Nutzen sein. Durch Säurezufuhr können die Krampferscheinungen häufig gemildert oder zum Schwinden gebracht werden.

Spasmophile oder tetanische Kinder erhalten entweder *Acidum hydrochloricum dilutum* (s. S. 159) oder das neutrale Salz *Ammonium chloratum* (s. S. 127), NH_4Cl, das wie die Einnahme äquivalenter Mengen HCl wirkt, da der im Organismus abgespaltene Ammoniak, mit CO_2 vereinigt, als neutraler Harnstoff entfernt wird. Von Ammonium chloratum werden 0,5—1,0 mehrmals am Tage gegeben.

Über die Behandlung der Tetanie mit Ca-Verbindungen s. S. 100.

Manche Cystitiden und Pyelitiden heilen rascher bei Erzwingen einer sauren Harnreaktion. Diese ist zu erzielen durch 2,0—3,0 Ammonium chloratum (s. auch S. 203) 3mal täglich 3 Tage lang.

Die natürlichen **alkalischen Mineralwässer** enthalten meist nur wenig Alkali (neben wechselnden Mengen freier Kohlensäure). So beträgt der $NaHCO_3$-Gehalt im Wasser von *Neuenahr* etwa 0,1%, von *Fachingen* etwa 0,3%, von *Salzschlirf* (Bonifatiusbrunnen) etwa 0,2%, von *Bilin* (Böhmen) und *Vichy* (Frankreich) etwa 0,5%.

In **alkalisch-muriatischen Wässern** ist neben $NaHCO_3$ Kochsalz enthalten: *Ems* 0,2% bzw. 0,1%; *Selters* 0,12 bzw. 0,23%. Kuren mit diesen Wässern werden vorwiegend bei Gicht, Diabetes und Arthritis durchgeführt.

b) Mittel zur Behandlung von Anämien und zur allgemeinen Kräftigung.
Eisenpräparate.

Geschichtliches. Die Verwendung von metallischem Eisen war in Ägypten und in der Antike — nicht bei Hippokrates — bekannt. Nachdem Eisen als Bestandteil der Gewebe und besonders der roten Blutkörperchen nachgewiesen wurde (MENGHINI 1745), fand die „blutbildende" Wirksamkeit eine Begründung. Seit über 100 Jahren haben die Eisenpräparate in zahllosen Fällen von Chlorose ihre spezifische Heilwirkung erwiesen; besonders nachdrücklich betonten ihren Wert der französische Arzt BLAUD, Anfang des 19. Jahrhunderts, und NIEMEYER. Heute sind aus der Kenntnis von Eisenmangelzuständen neue Indikationen zur Verwertung gewonnen worden.

Chemie.

1. Metallisches Eisen und Verbindungen mit anorganisch gebundenem zweiwertigem Eisen (Ferroverbindungen).

Ferrum reductum (offiz.) wird durch Reduktion von Eisenverbindungen mit Wasserstoff gewonnen und enthält ungefähr 97% Fe. Es löst sich in verdünnter Mineralsäure unter Entwicklung von Wasserstoff. Nach oraler Zufuhr entsteht im Magen Ferrochlorid, $FeCl_2$.

Ferrum carbonicum cum Saccharo (offiz.) ist ein graugrünes Pulver mit 10% Fe und mit Zuckerzusatz als Oxydationsschutz. Neben Ferrocarbonat, $FeCO_3$, enthält es stets beträchtliche Mengen Ferrihydroxyd.

Pilulae Ferri carbonici Blaudii (offiz.) enthalten Ferrocarbonat, das durch Umsetzen von Ferrosulfat und Pottasche erhalten wird. 1 Pille enthält 0,028 Fe und Zucker als Oxydationsschutz.

Ferrum sulfuricum (offiz.), Ferrosulfat, $FeSO_4 \cdot 7 H_2O$, bildet hellgrüne, leicht wasserlösliche Krystalle mit ungefähr 20% Fe.

Ferrum sulfuricum crudum (offiz.) wird nur äußerlich zur Desinfektion von Fäkalmassen angewandt.

Ferrum lacticum (offiz.), Ferrolactat, $Fe(CH_3CHOH \cdot COO)_2$, ist ein grünlichweißes Pulver. Es enthält 19% Fe und löst sich zu 2,5% in Wasser.

Sirupus Ferri jodati (offiz.) ist eine durch Zuckerzusatz haltbar gemachte 5%ige Lösung von Ferrojodid, FeJ_2.

Extractum Ferri pomati (offiz.) wird bereitet aus Eisenpulver und sauren Äpfeln und ist ein grünschwarzer, wasserlöslicher Extrakt mit 5% Fe.

Tinctura Ferri pomati (offiz.) wird aus dem Extractum Ferri pomati durch Verdünnen mit Aqua Cinnamomi 1 : 10 hergestellt. Die schwarzbraune Flüssigkeit enthält 0,5% Fe in der Hauptsache in Form des Ferromalonats, $Fe(COO \cdot CH_2 \cdot COO)$.

Von Spezialpräparaten seien folgende genannt:

Ferfersan (Oehren) ist eine 6%ige Lösung von Ferrochlorid, $FeCl_2$, welches durch Zusätze gegen Oxydation geschützt ist.

Ferrostabil (Schering) ist eine Zubereitung von stabilisiertem Ferrochlorid in Dragées. Ein Dragée enthält 0,06 $FeCl_2$.

Ferro 66 (Promonta), eine durch Askorbinsäure stabilisierte Lösung von zweiwertigem Eisen (7%).

Ce-Ferro (Nordmark), durch Askorbinsäure und Cystein stabilisiertes zweiwertiges Eisen. Pillen mit je 22 mg.

2. Verbindungen mit anorganisch gebundenem dreiwertigem Eisen (Ferriverbindungen).

Ferrum oxydatum cum Saccharo (offiz.), Eisenzucker, ist ein rotbraunes Pulver mit 3% Fe. Es löst sich in 20 Teilen Wasser.

Sirupus Ferri oxydati (offiz.), Eisenzuckersirup, ist eine dunkelbraune Lösung mit aromatischen Zusätzen und enthält 1% Fe.

Die Lösungen des Eisenzuckers sind kolloidale Lösungen von Eisenoxydhydrat. Die einfach-anorganischen $Fe(OH)_3$-Moleküle sind zum Teil komplex an Anionen gebunden.

Liquor Ferri sesquichlorati (offiz.) ist eine klare, gelbbraune, stark sauer reagierende, wäßrige Lösung der Ferrichloride mit 10% Fe (s. auch S. 53 und 65).

Schicksal im Körper. Entgegen älteren Ansichten wird Eisen nach der oralen Darreichung anorganischer Eisenpräparate im Verdauungskanal zum Teil resorbiert. Am besten resorbierbar ist das Eisen der Ferroverbindungen, besonders Ferrochlorid und Ferrobicarbonat. Das Ferroeisen erleidet im Verdauungskanal keine Änderung seiner Oxydationsstufe. Die Ferriverbindungen, wie Ferrum oxydat. sacch., werden zum Teil zu Ferroverbindungen reduziert und dadurch resorbierbar. Die Ferriverbindungen sind erheblich weniger wirksam als die Ferroverbindungen. Das aufgenommene Eisen reichert sich besonders in der Leber an. Die Wiederausscheidung erfolgt in den Verdauungskanal, während der Harn keine Fe-Zunahme zeigt. Ein Teil des Eisens kann im Darm unter der Einwirkung des Schwefelwasserstoffes bei alkalischer Reaktion in Schwefeleisen übergeführt werden und verleiht dann dem Kot eine schwarze Farbe.

Indikationen. Durchschlagende therapeutische Erfolge bringt die Fe-Darreichung bei Chlorose. Gute Erfolge werden bei der Anämie infolge chronischer Achylia gastrica beobachtet. Anämien anderen Ursprunges, besonders die Anämie nach Blutverlusten und bei Tumoren, werden nicht gleich sicher beeinflußt. Bei perniziöser Anämie unterstützt die Eisentherapie in einigen Fällen die Wirkung der Leberdiät (s. S. 213). Hier scheint die Verwendung jedoch nach neuer Auffassung ebensowenig begründet wie bei Fällen von hämolytischem Ikterus und aplastischer Anämie, wo das „Serumeisen" sogar erhöht ist. Bei Fällen von Eisenmangel mit nachweislich vermindertem Serumeisen ist die Eisentherapie besonders gut wirksam. Es werden dem Eisen neben seiner „Materialwirkung" zum

Aufbau des Blutfarbstoffs und neben einer Reizwirkung auf das Knochenmark auch zellkatalytische Eigenschaften und eine Förderung der Infektionsabwehr zugeschrieben. Bei Infektionskrankheiten soll ein gesteigerter Eigenverbrauch an einem verminderten Serumeisengehalt erkannt werden.

Nebenwirkungen. Metallisches Eisen, Ferroverbindungen und die kolloidalen Eisenoxydhydratlösungen, welche kein Eiweißfällungsvermögen haben, führen gelegentlich zu leichten Magenbeschwerden. Schädigungen durch resorptive Giftwirkungen kommen nach der oralen Darreichung therapeutisch üblicher Mengen nicht vor. Daß das gut wasserlösliche Ferrichlorid eine starke ätzende Wirkung hat, wurde auf S. 53 erwähnt. Sie beruht auf der Gegenwart von Ferrihydroxyd und von Salzsäure in der Eisenchloridlösung. Für die hier erörterte Eisentherapie kommt Liquor Ferri sesquichlorati wegen seines starken Eiweißfällungsvermögens auch in starker Verdünnung nicht in Betracht.

Darreichung, Dosierung. Man kommt mit den offizinellen Zubereitungen aus; in den meisten Fällen führt die Darreichung von Ferr. reduct. zum Ziele. Bei achylischer Anämie sind die löslichen Ferrosalze, wie Ferrochlorid oder Ferrosulfat, dem metallischen Eisen überlegen, weil dieses wegen fehlender Säure nicht gelöst werden kann und deshalb unwirksam bleibt. Die Mehrzahl der sehr zahlreichen Spezialpräparate ist überflüssig.

Man gibt als Einzeldosis ungefähr 0,1 Fe am besten als Metall oder als Ferroverbindung. Bei hartnäckigen Chlorosen hat man mit gutem Erfolge die Fe-Mengen erheblich über diese übliche Dosierung hinaus gesteigert und bis zu mehreren Gramm Fe in Form von Ferr. reduct. gegeben. Beschwerden von seiten des Verdauungskanales waren auch nach solchen Gaben gering.

Die Eisensalze sind inkompatibel mit gerbsäurehaltigen Flüssigkeiten (z. B. Tee).

Pulverform.

Rp. Ferri reducti 10,0
Sacchari lactis 20,0
M.D.S. 3mal täglich 1 Messerspitze
(mit je etwa 0,5 Fe).

Rp. Ferri carbon. c. Sacch. 50,0
D.S. 3mal täglich 1 Messerspitze
(mit je etwa 0,15 Fe).

Rp. Ferri oxydati c. Sacch. 50,0
D. 3mal täglich 1 Messerspitze (mit je etwa 0,05 Fe).

(10,0 Ferr. reduct. = 0,15 RM., 10,0 Ferr. lact. = 0,20 RM., 100,0 Ferr. carb. c. Sacch. = 0,65 RM., 100,0 Ferr. oxyd. c. Sacch. = 0,45 RM.)

Pillenform.

Eisenpillen werden leicht hart und gehen dann ungelöst mit dem Stuhl ab, weshalb die BLAUDschen Pillen stets frisch bereitet werden.

Rp. Pil. Ferri carb. Blaudii Nr. LX
S. 3mal täglich 2 Pillen (mit je 0,028 Fe).

Rp. Pil. Chinini cum Ferro F.M.B. Nr. LX
S. 3mal täglich 2 Pillen (in 1 Pille = 0,1 Ferr. red., 0,03 Chinini sulfuric. und Rad. Gent. pulv., Extr. Faecis et Glycerini q. s. f. pil.).

Rp. Pil. Ferri reducti F.M.B. Nr. LX
S. 3mal täglich 1 Pille
(in 1 Pille = 0,1 Ferr. red. und Rad. Gent. pulv., Extr. Faecis et Glycerini q. s. f. pil.).

Rp. Pil. Ferri lactici F.M.B. Nr. LX
S. 3mal täglich 1 Pille
(in 1 Pille = 0,1 Ferr. lact., Rad. Gent. pulv., Extr. Faecis et Glycerini q.s.f. pil.).

Ferrostabil (Schering). Man gibt 3mal täglich 2 Dragées mit je 0,05 $FeCl_2$ in Wasser. (50 Dragées = 1,31 RM.)

Ce-Ferro (Nordmark): 3mal täglich 2—3 Pillen (je 22 mg Fe). (50 Pillen = 1,31 RM.)

Lösung.

Rp. Tinct. Ferri pomati 100,0
  D.S. 3mal täglich 1 Teelöffel (= je
  0,025 Fe).
  (10,0 = 0,15 RM.)

Rp. Sirupi Ferri oxydati 100,0
  D.S. 3mal täglich 1 Teelöffel (mit je
  0,05 Fe).
  (100,0 = 0,45 RM.)

Selten gegeben, vorwiegend bei Skrofulose und Anämie der Kinder:

> **Rp.** Sirupi Ferri jodati 20,0
>   D. ad vitr. patent.
>   S. 3mal täglich 15 Tropfen (bei 10jährigem Kind).
>   (10,0 = 0,10 RM.)

Ferro 66 (Promonta). 3mal täglich 5—15 gtt. 20,0 = 1,21 RM. (1 ccm = 20 gtt.).

Ferfersan (Oehren). 1 ccm (= 12 Tropfen). Es werden 3—4mal täglich 10 Tropfen, mit je 0,05 $FeCl_2$, in Wasser eingenommen (50 g = 0,97 RM.).

Die meisten **Eisenwässer** enthalten Ferrohydrocarbonat, das bei Anwesenheit freier Kohlensäure bis zu etwa 0,004% Fe löslich ist. Ihr Gehalt an Fe ist also sehr klein. Zu den Ferrohydrocarbonatwässern zählen: *Bad Elster* (0,003% Fe), *Homburger Stahlbrunnen* (0,003% Fe), *Rippoldsau* (0,004% Fe). Viel höher ist der Fe-Gehalt der (kohlensäurefreien) Ferrosulfat- (Vitriol-) Wässer: *Bad Lausick* (0,15% Fe), *Levico* (0,19% Fe).

Mit dem Entweichen der Kohlensäure fällt das Eisen der Ferrohydrocarbonatwässer zum Teil als Ferrihydroxyd aus. Das gleiche geschieht beim Altern der Ferrosulfatwässer. Eisenwässer sind deshalb nur wirksam, wenn sie frisch getrunken werden. Die Haltbarkeit beim Versand kann durch eine besondere Technik des Abfüllens erzielt werden.

Arsenpräparate.

Geschichtliches. Ende des 17. Jahrhunderts wurde der schon längst äußerlich verwandte Arsenik in die Fiebertherapie eingeführt; FOWLER empfahl das Mittel 1776 gegen die Malaria, und etwa 100 Jahre später erkannte man seinen oft günstigen Einfluß auf die perniziöse Anämie (BRAMWELL 1877).

Chemie.

Acidum arsenicosum (offiz.), Anhydrid der arsenigen Säure, Arsenik, As_2O_3, bildet farblose amorphe oder weiße krystallinische Stücke. In Wasser löst sich die krystallinische Form nur etwa 1 : 55, die amorphe Form etwas besser.

Liquor Kalii arsenicosi (offiz.), Fowlersche Lösung, enthält 1% As_2O_3 in Lavendelspiritus, Weingeist und Wasser. Die klare, farblose Flüssigkeit reagiert schwach alkalisch.

Pilulae asiaticae (offiz.), asiatische Pillen, enthalten je 0,001 Acid. arsenic. und 0,03 Pfeffer.

Organische As-Verbindungen mit komplex gebundenem As:

Natrium arsanilicum, Atoxyl (s. S. 252), weißes, in Wasser gut lösliches Pulver mit etwa 24,5% As.

Natrium acetylarsanilicum (offiz.), *Arsacetin* (Näheres S. 252), mit etwa 21% As.

Natrium kakodylicum (offiz.), dimethylarsinsaures Natrium, farbloses, wasserlösliches Pulver mit etwa 33% As.

Arsamon (Heyden), monomethylarsinsaures Natrium, wasserlöslich, mit 27% As.

Solarson (Bayer), heptinchlorarsinsaures Ammonium, wasserlöslich, mit ungefähr 30% As.

Elarson (Bayer), monochlorbehenolarsinsaures Strontium, wasserunlöslich, mit 11% As.

Schicksal im Körper. Die Resorptionsgeschwindigkeit des ungelöst per os gegebenen Arseniks hängt sehr von der Korngröße des Pulvers ab; grobe Partikel, zumal des amorphen Arseniks, werden so unvollkommen gelöst und resorbiert, daß der Hauptanteil im Kot erscheinen kann. Gelöster Arsenik wird gut resorbiert und zum Teil in Arsensäure übergeführt. Die Ausscheidung, die in den Harn erfolgt, erstreckt sich nach einmaliger Einnahme auf über eine Woche, da das resorbierte As lange in Leber, Haut usw. gespeichert wird. Nach einer längeren Arsenikkur dauert es sogar über einen Monat, bis der Harn As-frei wird. Arsenik neigt also stark zur Kumulation.

Viele organische As-Verbindungen (s. auch S. 248ff.) werden viel rascher und in der Regel zum größten Teil unverändert in den Harn ausgeschieden. Nur ein kleiner Teil der Verbindungen wird im Körper unter Bildung von arseniger Säure abgebaut. Daher können in Form der organischen Verbindungen meist größere As-Mengen gegeben werden als in Form des Arseniks. Nach Natrium kakodylicum treten geringe Mengen knoblauchartig riechender, in die Atemluft übergehender, flüchtiger, organischer As-Verbindungen auf.

Indikationen. Die As-Verbindungen werden vorwiegend zur allgemeinen Kräftigung bei Asthenikern und Nervösen sowie bei Anämien und bei mit Kachexie einhergehenden chronischen Erkrankungen gegeben. Während bei den meisten Anämien, auch bei der Chlorose, die Wirkung der Arseniktherapie unsicher ist, treten bei der perniziösen Anämie nicht selten sehr auffallende Remissionen ein. Eine Ausheilung ist jedoch mit Arsenik nicht zu erreichen. Auch bei anderen Erkrankungen der blutbildenden Organe (Leukämien und Pseudoleukämien) ist der Erfolg der Arseniktherapie oft ausgezeichnet.

Arsenik begünstigt den Ansatz der Nahrungsstoffe im Körper; er wird bei mangelhaftem Eiweiß- und Fettansatz, Störungen des Knochenbaues (Osteomalacie usw.) mit oft sehr befriedigendem Erfolge gegeben. Unter den chronischen Leiden, bei denen die Kachexie durch eine As-Kur nicht selten vermindert wird, sind Sarkome und andere Tumoren und Lungentuberkulose zu nennen.

In der dermatologischen Praxis wird Arsenik bei Psoriasis und Lichen ruber allgemein innerlich gegeben, da das Mittel bei diesen Erkrankungen geradezu als Specificum wirkt. Auch hartnäckige Ekzeme sprechen gelegentlich darauf an.

Die früher häufig durchgeführte Behandlung der an chronischen Infektionskrankheiten Leidenden (Malaria, Lues usw.) mit Arsenik ist durch die neueren organischen As-Präparate zurückgedrängt (s. S. 248).

Nebenwirkungen, Gefahren. Die lokale gewebszerstörende Wirkung des Arseniks, von der in der Zahnheilkunde bekanntlich viel Gebrauch gemacht ·wird (S. 56), äußert sich nach oraler Einverleibung gelegentlich in einer Störung der Magenfunktion.

Die Gefahr der akuten Vergiftung nach einigen hohen medizinischen Arsenikgaben wird im allgemeinen überschätzt. Man gibt bei bestimmten Krankheiten sehr hohe As_2O_3-Mengen kurze Zeit hindurch, ohne daß Vergiftungen aufzutreten pflegen.

Dagegen findet die bei lange Zeit hindurch fortgeführter As_2O_3-Darreichung kumulativ erzeugte chronische As_2O_3-Vergiftung vielfach nicht genügende Beachtung. Zunächst pflegen sich Erscheinungen der Schleimhautentzündung einzustellen. Die Veränderung an der Magenschleimhaut äußert sich in Appetitmangel und Übelkeit; der Stuhlgang wird unregelmäßig, oft treten Diarrhöen auf. Eine trockene Conjunctivitis erzeugt Rötung und Brennen der Lider, Schnupfen und Bronchitis stellen sich ein. Das Epithel der Haut neigt zu Verdickung und Pigmentierung, sich nur schwer zurückbildende Arsenmelanosen treten auf. Weiterhin erkranken die Patienten oft an Neuritiden; am häufigsten sind die Strecker der unteren Extremität befallen; oft ist das sensible Nervensystem beteiligt, es treten Parästhesien und Anästhesien auf. Bei langanhaltender Arsenikzufuhr können schließlich Verfettungen der parenchymatösen Organe, z. B. des Herzens und der Leber, schwere Gesundheitsstörungen verursachen.

Nach der Einnahme der organischen As-Verbindungen, die ja nur zum Teil in Arsenik übergehen, sind kumulative Arsenikvergiftungen selten. Aber bei manchen von ihnen, besonders bei Atoxyl und Arsacetin (s. auch S. 252) ist große Vorsicht geboten, da sie häufig schwere Störungen der Hör- und Sehfunktionen (schwer oder gar nicht zurückgehende Erblindung) bewirkt haben.

Darreichung, Dosierung. Die für eine Arsenikkur, z. B. bei chronischer Anämie, verwandten *Tagesmengen* liegen bei etwa 0,005—0,01.

Das früher übliche Verfahren, die As-Medikation mit steigenden Dosen und später mit fallenden Dosen durchzuführen, beruht wohl auf irrigen Vorstellungen über die Bedeutung der „Arsengewöhnung". Berechtigt ist lediglich ein vorsichtiges Beginnen mit der Arsenverabreichung, um die Verträglichkeit zu berücksichtigen.

Bei perniziöser Anämie, Psoriasis usw. hat man eine viel energischere Behandlung empfohlen, bei der man weit über die E.M.D. 0,005! und die T.M.D. 0,015! des Arseniks und die E.M.D. 0,5! und T.M.D. 1,5! des Liq. Kalii arsenicosi hinausgeht (Tagesmenge bis 0,1 As_2O_3). Diese hohen Dosen dürfen natürlich nicht lange Zeit hindurch gegeben werden.

Rp. Liquoris Kalii arsenicosi 20,0
D. ad vitr. patentat.
S. 3 mal täglich 2 Tropfen (mit 0,001
As_2O_3) langsam ansteigend auf 3 mal
täglich 5 Tropfen (mit 0,0023).

Rd. Liqu. Kalii arsenicosi 5,0
Aquae Menth. pip. ad 20,0
M.D. ad vitr. patent.
S. 3 mal täglich 5 bis ansteigend auf
15 Tropfen.

(10,0 Liq. Kalii arsen. = 0,20 RM.)

Rp. *Pilul. asiaticarum* (offiz.) Nr. LX
S. 3 mal täglich 1 bis ansteigend 3 Pillen.
(E.M.D. 5 St., T.M.D. 15 St.)

Die Injektion von As-haltigen Lösungen kommt vornehmlich dann in Betracht, wenn As_2O_3 per os nicht vertragen wird.

Solarson (Bayer). 1 ccm der 1%igen Lösung (= 0,03 As) wird 7—10 Tage lang 1mal täglich subcutan injiziert. Bei Kindern wird als Einzeldosis gegeben: im Spielalter 0,2—0,5 ccm; im Schulalter 0,5—0,8 ccm (12 Ampullen = 2,60 RM.).

Viel seltener verwandt:

Natr. kakodylicum, 1 ccm der 2%igen Lösung 1mal täglich (1,0 = 0,20 RM.).
Natr. arsanilicum (*Atoxyl*), 0,04—0,1 in langsamem Steigen alle 2 Tage intramuskulär.
Natr. acetylarsanilicum (Arsacetin), 0,02—0,1 ansteigend subcutan einige Male pro Woche oder 3—4mal täglich 0,05 innerlich. E.M.D. 0,2!

Unter den zahlreichen As-haltigen Spezialpräparaten enthalten viele einen Zusatz an Eisen.

Von den natürlichen **Arsenwässern** wird vorwiegend verwandt:

Dürkheimer Maxquelle. In 60 ccm ist 0,001 As_2O_3 enthalten. Das Wasser ist wie die FOWLERsche Lösung — aber in entsprechend größeren Mengen — zu verwenden.

Leberpräparate.

Geschichtliches. Nach der Beschreibung des Krankheitsbildes der perniziösen Anämie durch ADDISON (1856) und BIERMER (1868) wurde wiederholt beobachtet, daß diätetische Maßnahmen zu Remissionen führen können. 1926 entdeckten MINOT und MURPHY, welche systematische Untersuchungen über die Diätbehandlung der Anaemia perniciosa anstellten, die spezifische Wirkung der Leberdiät. Sie stützten sich in diesen Untersuchungen auf Versuche von WHIPPLE, welcher 1925 beobachtet hatte, daß die Aderlaßanämie des Hundes besonders rasch durch Verfütterung von Leber infolge vermehrter Bildung von roten Blutkörperchen gebessert wird.

Die chemische Natur der wasserlöslichen und sehr alkaliempfindlichen wirksamen Bestandteile der Leber ist nicht aufgeklärt. Kurzdauerndes Erhitzen bis 100° vernichtet die Wirksamkeit der Extrakte nicht. Während die Salzsäure des Magens allein ohne Einfluß ist, scheint aktives Pepsin die Leberpräparate zu inaktivieren. Gereinigte Extrakte geben keine Biuretreaktion. Leberpräparate, welche bei oraler Gabe gut wirksam sind, wirken weniger gut, wenn sie ins Duodenum gegeben werden, und sind unwirksam, wenn sie rectal zugeführt werden. Das Schicksal im Körper ist unbekannt.

Indikationen. Wenn man einem an Anaemia perniciosa Erkrankten täglich Leber oder Leberextrakt in zureichender Menge verabreicht, dann stellt sich eine auffällige Besserung des Allgemeinzustandes ein. Die Zeichen des Kräfteverfalles verschwinden oft schon in einigen Tagen, die Zungenveränderungen bilden sich zurück, eine bestehende Diarrhöe verschwindet. Nur die Achlorhydrie des Magens wird nicht beeinflußt. Ungefähr am 4. Tage nach Behandlungsbeginn setzt eine innerhalb von 3 Wochen wieder vorübergehende Vermehrung der Reticulocyten des Blutes ein; sie ist um so stärker, je niedriger die Zahl der roten Blutkörperchen beim Beginn der Behandlung ist. Nach der Reticulocytenkrise steigen Hämoglobingehalt und Erythrocytenzahlen an und erreichen innerhalb von 4—8 Wochen normale Werte.

Die Symptome der perniziösen Anämie, welche durch Veränderungen an den peripheren Nerven und am Rückenmark bedingt sind, bilden sich nur langsam oder gar nicht zurück. Die Erfolge sind besser, wenn der Kranke frühzeitig zur Behandlung kommt. Selbst in schweren und alten Fällen kann manchmal durch zureichende Leberbehandlung eine Besserung erzielt oder ein Fortschreiten der Erkrankung des Nervensystems verhindert werden.

Außer bei der perniziösen Anämie ist die Lebertherapie wirksam bei der Anämie der Sprue, bei Pellagraanämie und bei Botriocephalusanämie. Sekundäre Anämien, welche auf Eisen ansprechen, heilen zum Teil rascher, wenn gleichzeitig Leber verabreicht wird.

Nebenwirkungen. Gegen die Einnahme der großen Lebermengen per os stellt sich in vielen Fällen und oft sehr rasch eine unüberwindliche Abneigung ein. Nebenwirkungen treten nicht auf. Die Injektion von Leberextrakten hat wiederholt bei überempfindlichen Patienten schwere Allgemeinreaktionen ausgelöst. Der Blutdruck stürzt ab. Es kommt zu Erbrechen und zur Anregung der Peristaltik. An der Haut kann eine ausgedehnte Urticaria auftreten.

Darreichung, Dosierung. Eine Remission der perniziösen Anämie kann durch tägliche orale Darreichung von 250—500 g frischer Leber der Schlachttiere (roh oder *kurz* gekocht) herbeigeführt werden. Eine bequeme Darreichungsform ist der Lebersaft: 500 g fein zerkleinerte Leber werden mit 250 ccm Wasser vermischt; der Lebersaft wird durch ein Haarsieb abgepreßt. Bei parenteraler Verabreichung der

Extrakte sind erheblich geringere Lebermengen nötig. In der Regel ist die tägliche Injektion eines Extraktes aus 10—20 g Leber wirksam. Der Grund der starken Diskrepanz zwischen oraler und parenteraler Wirksamkeit ist nicht bekannt.

Nachdem eine Besserung eingetreten ist, kann man zur Dauerbehandlung die Leberdarreichung auf 3—4 mal wöchentlich reduzieren, oder man kann größere Dosen von Leberextrakt in längeren Zeitabständen injizieren, z. B. genügen je nach der Wirksamkeit des Extraktes und der Ansprechbarkeit des Kranken 5—10 ccm eines zuverlässigen Extraktes in Intervallen von 1—2—3 Wochen (Depotbehandlung).

Um bei schwerer Anaemia perniciosa mit Rückenmarkserscheinungen eine Wirkung zu erzielen, sind erheblich größere als die angegebenen Dosen nötig. Es scheint wesentlich zu sein für den Verlauf der Erkrankung, daß nicht nur der Hämoglobingehalt zur Norm zurückkehrt, sondern daß die Erythrocytenzahlen über der Norm (bei ungefähr 5 Millionen pro Kubikmillimeter) gehalten werden. Dazu sind Lebermengen bis zu 500 g und mehr täglich notwendig. Erfolgreicher ist die tägliche Injektion — auch zur Dauerbehandlung — von Leberextrakt in Dosen, wie sie bei gewöhnlichen Fällen von perniziöser Anämie zur Depotbehandlung benötigt werden.

Da eine Standardisierung der Leberpräparate bisher nicht durchzuführen ist, muß die Zuverlässigkeit der Präparate im einzelnen Falle geprüft und die zureichende Dosis für jeden Kranken ausprobiert werden.

Von den Handelspräparaten, welche zur *Injektionsbehandlung* geeignet sind, seien genannt:

Campolon (Bayer). (1 ccm entspricht der Wirksamkeit von etwa 250 g per os gegebener Frischleber.) Ampullen (2 ccm) 5 Stück = 3,51 RM.; (5 ccm) 3 Stück = 4,68 RM.

Hepatopson (Promonta). (2 ccm entsprechen der Wirksamkeit von etwa 600 g per os gegebener Frischleber.) Ampullen (2 ccm) 10 Stück = 3,25 RM.; (5 ccm) 3 Stück = 2,30 RM.

Hepracton (Merck). (1 ccm entspricht der Wirksamkeit von 300 g per os gegebener Frischleber.) Ampull n (2 ccm) 5 Stück = 2,92 RM.; (5 ccm) 3 Stück = 4,18 RM.

Hepatrat (Nordmark). Gehalt an Nichteiweißstickstoff 1%. (1 ccm entspricht etwa 20 bis 25 g Frischleber.) Ampullen (2 ccm) 10 Stück = 3,09 RM. *Hepatrat ad injectionem forte:* Gehalt an Nichteiweißstickstoff 1,6%. (1 ccm entspricht etwa 30—35 g Frischleber.) Ampullen (5,3 ccm) 5 Stück = 4,01 RM.

Pernaemyl (Degewop). 6 Ampullen „einfach" zu 1 ccm = 2,42 RM., „forte" zur Depotbehandlung 1 Ampulle = 3,61 RM., 3 Ampullen = 9,76 RM.

Spezialpräparate für den *innerlichen* Gebrauch:

Hepamult (Schering), Granulat aus Leberextrakt (75 g = 2,84 RM.).

Hepatopson liquidum (Promonta) (100 ccm = 2,40 RM.).

Hepatratkörner (Nordmark), 60 g = 1,84 RM.; 100 g = 2,90 RM.

Hepatrat liquidum 60 ccm = 1,59 RM.; 100 ccm = 2,45 RM.

Hepracton (Merck). Substanz 50 g = 6,36 RM.; Tabletten (zu 1,0) 24 Stück = 3,18 RM.

Magenpräparate.

Geschichtliches. Die Versuche von CASTLE (1928) über die ätiologische Bedeutung der Magenfunktion für die Entstehung der perniziösen Anämie gaben Veranlassung dazu, die Wirkung von Magenpräparaten auf den Verlauf dieser Erkrankung zu prüfen. Die Magenpräparate erwiesen sich, ebenso wie die Leberpräparate, als spezifisch wirksam bei Anaemia perniciosa.

Verwandt wird der Schweinemagen. Bei der Untersuchung der einzelnen Magenteile erwies sich der Pylorusanteil als besonders wirksam. Der Fundus scheint unwirksam zu sein. Die chemische Natur der wirksamen Substanz ist nicht bekannt. Die Präparate des Magens unterscheiden sich von den Leberpräparaten dadurch, daß ihre Wirksamkeit durch Erhitzen bis 70° vernichtet wird. Die Herstellung der Magenpräparate muß demnach bei niedriger Temperatur erfolgen, und vor der Verabreichung dürfen sie nicht erhitzt werden.

Ähnlich wie die Leberdiät vermag die Verabreichung von Magenpräparaten die Symptome der perniziösen Anämie zu beseitigen. Um eine Remission herbeizuführen, sind im Anfang 20 bis 30—50 g des gepulverten Schweinemagens täglich per os notwendig — entsprechend 150 bis 200—350 g frischen Magens. Zur Dauerbehandlung scheinen in vielen Fällen geringere Mengen ausreichend zu sein. Zur Einnahme läßt man das Magenpulver zweckmäßig mit einer Flüssigkeit verrühren.

Stomopson (Promonta) und *Ventraemon* (Degewop) sind Trockenpulver aus Muscularis und Mucosa des Schweinemagens. (Stomopson, 80 g = 2,57 RM., Ventraemon, 75 g = 2,65 RM.)

c) Mittel bei Avitaminosen.
Vitamin A.

Geschichtliches. Während der Kriegs- und Nachkriegsjahre 1914—1920 trat in verschiedenen Teilen Mitteleuropas bei einseitig fettarm ernährten Kindern eine schon früher bei mangelhafter Ernährung beobachtete Augenerkrankung, Xerophthalmie, auf, welche am besten durch Zufuhr von Butter oder Lebertran geheilt werden konnte. McCollum, Osborne und Mendel hatten 1913 die Existenz eines fettlöslichen Stoffes, der im Tierexperiment eine Wachstumswirkung hatte und Xerosis heilte, in Butterfett und Lebertran nachgewiesen. 1921 zeigte McCollum, daß dieser Stoff (Vitamin A) von dem ebenfalls fettlöslichen, antirachitischen Faktor des Lebertrans verschieden ist. Steenbock sprach 1921 die Vermutung aus, daß das Vitamin A ein Carotinderivat sei. In den folgenden Jahren gelang es Kuhn und Karrer, die chemische und biologische Beziehung zwischen den reinen Carotinen und Vitamin A weitgehend aufzuklären. Synthese durch Kuhn und Morris.

Chemie. **Vitamin A** ist in tierischen Produkten, z. B. in Butter und besonders reichlich in Lebertran, enthalten. Es ist ein farbloses Öl, das in Fetten, Ölen und Lipoidlösungsmitteln löslich ist; in Wasser ist es unlöslich. Die chemische Konstitution ist bekannt. Vitamin A ist ein fünffach ungesättigter Alkohol.

In öliger Lösung ist das Vitamin A gegen Erhitzen ziemlich beständig, wird aber bei Temperaturen über 100° C rasch zerstört. Es ist sehr empfindlich gegen Sauerstoff; Ultraviolettbestrahlung vernichtet die Wirksamkeit.

Im Pflanzenreich scheint Vitamin A nicht vorzukommen; dagegen enthalten viele pflanzliche Produkte zu der Gruppe der Carotine gehörende Farbstoffe, welche im Organismus in der Leber in Vitamin A überführt werden können. Das wichtigste dieser Provitamine ist das *β-Carotin* $C_{40}H_{56}$.

Die Wirksamkeit der Vitamin A-Präparate wird im Tierversuch, z. B. an der Wachstumswirkung bei der Vitamin A-frei ernährten Ratte, eingestellt und in Internationalen Einheiten (I.E.) angegeben. 1 I.E. entspricht der Wirksamkeit von 0,6 γ β-Carotin, welches als internationaler Standard dient.

Oleum Jecoris Aselli (offiz.) (Näheres s. S. 219) enthält in 1 ccm mindestens 750 I.E. Vitamin A.

Vogan (Bayer, Merck) ist ein standardisiertes Vitamin A-Präparat. 1 ccm der öligen Lösung (ungefähr 25 Tropfen) enthält 120000 I.E.; 1 Dragée enthält 12000 I.E.

Das Schicksal des Vitamins A im Organismus ist nicht bekannt. Nach der Resorption aus dem Verdauungskanal wird es zum Teil in der Leber und im Fettgewebe gespeichert.

Indikationen. Die durch Mangel an Vitamin A bedingte nichterbliche Nachtblindheit, die Xerophthalmie, Keratomalacie und die Ophthalmie bei Skrofulose heilen unter dem Einfluß des Vitamins A, wenn die Behandlung rechtzeitig erfolgt. Bei gewissen Hauterkrankungen (z. B. Hyper- und Parakeratosen) und bei manchen Fällen von chronischer Entzündung der Luftwege übt Vitamin A einen günstigen Einfluß aus. Dagegen ist nicht erwiesen, daß durch Zufuhr von Vitamin A eine Erhöhung der Resistenz gegen Infektionskrankheiten erzielt werden kann.

Darreichung, Dosierung. Um eine therapeutische Wirkung zu erzielen, müssen täglich 20000—50000 I.E. Vitamin A zugeführt werden. Man gibt z. B. Ol. Jecor. Aselli 1 Eßlöffel 2—4mal täglich oder Vogan täglich 5—15 Tropfen bzw. 2—4 Dragées.

> **Rp.** Olei jecoris cum Calcio R.F. 200,0
> D.S. 3mal täglich ein Teelöffel. Vor Gebrauch zu schütteln. (2,74 RM.)

Oleum Jecoris Aselli (offiz.) 100,0 = 0,30 RM. Voganöl O.P. Tropfglas mit 5 ccm = 1,76 RM. Vogandragées O.P. mit 50 Stück = 2,45 RM.

Vitamin B₁.

Geschichtliches. 1897 entdeckte EIJKMAN in den Reisschalen ein Mittel, mit dem die Geflügelpolyneuritis geheilt werden kann. Er folgerte aus seiner Entdeckung, daß das Fehlen der Reiskleie in der Nahrung der reisessenden Bevölkerung Ostasiens Beri-Beri bedingt. Die Isolierung der antineuritisch wirksamen Substanz (Vitamin B_1) der Reiskleie in kristallisierter Form gelang JANSEN und DONATH 1926. WINDAUS isolierte sie 1932 aus Hefe. Die Synthese wurde 1936 von WILLIAMS sowie ANDERSAG und WESTPHAL durchgeführt.

Chemie. **Vitamin B₁** ist ein Abkömmling des Pyrimidins und Thiazols und ist ein primärer Alkohol mit stark basischen Eigenschaften. Es bildet farblose Krystalle, ist löslich in Wasser und verdünnter Säure, unlöslich in Öl. Vitamin B_1 ist nicht oxydationsempfindlich, dagegen wird es durch Hitze zerstört und ist unbeständig gegen Alkali. Es kommt in vielen pflanzlichen und tierischen Nahrungsmitteln vor, besonders im Pericarp und in den Keimlingen von Weizen und Reis und in der Hefe.

Die Standardisierung der Vitamin B_2-Präparate kann z. B. erfolgen an der polyneuritischen Taube und wird in Internationalen Einheiten (I.E.) angegeben. 1 I.E. entspricht der Wirksamkeit von 0,01 eines Vitamin B_1-Adsorbates an Kaolin, welches als internationaler Standard anerkannt ist. 0,001 krystallisiertes Vitamin B_1 entspricht 400—500 I.E.

Vitamin B₁: $C_{12}H_{17}ON_4SCl$

Faex medicinalis (offiz.), medizinische Hefe, ist ausgewaschene Bierhefe, welche bei einer Temperatur von höchstens 40° C getrocknet ist. 1,0 enthält ungefähr 20 I.E. Vitamin B_1. Daneben sind eine Reihe von anderen zum Teil chemisch bekannten Substanzen darin enthalten, welche zusammen mit Vitamin B_1 früher für das einheitliche Vitamin B gehalten wurden.

Die Industrie liefert Präparate mit hohem Gehalt an reinem Vitamin B_1 (0,001—0,005 pro Kubikzentimeter) zur parenteralen Zufuhr, z. B.: Betabion (Merck), Betaxin (Bayer), Benerva (Roche).

Die Symptome der Beri-Beri lassen sich durch reines Vitamin B_1 günstig beeinflussen. Ob große Dosen bei Polyneuritiden auch toxischer Genese oder bei funiculären Spinalerkrankungen eine heilende Wirkung haben, ist nicht sichergestellt. Hier werden große Dosen injiziert (10 mg täglich).

Betaxin (Bayer). 3 Ampullen zu 1,0 ccm mit 5 mg = 1,02 RM.; 3 Ampullen mit 25 mg = 3,24 RM.

Betabion (Merck). 3 Ampullen zu 1,0 ccm mit 5 mg = 1,02 RM.; mit 25 mg = 3,24 RM.

Bei B_1-Avitaminosen und bei Störungen, welche durch das Fehlen weiterer Faktoren des Vitamin B-Komplexes bedingt sind (z. B. Pellagra), gibt man Faex medicinalis (offiz.) per os in Mengen von 1—3 Teelöffeln täglich.

Faex medicinalis (offiz.) 10,0 = 0,10 RM.

Nicotinsäurcamid.

Das Amid der Pyridin-3-carbonsäure ist der dem Vitamin B_2-Komplex angehörende pellagraverhütende Bestandteil, der in Leber und Hefe enthalten ist (ELVEHJEM 1937). Er kann als Baustein der „Codehydrasen" wirksam werden bei der Wasserstoffübertragung im intermediären Stoffwechsel.

Das Vitaminpräparat findet Verwendung zur Behandlung von Pellagra, Sprue und gastrogenen Dyspepsien. Es werden täglich 0,1—0,2 parenteral oder 1—3 Tabletten zu 0,25 per os mehrere Tage lang verabreicht.

Nicobion (Merck). 10 Tabletten zu 0,2 = 2,94 RM.; 10 Ampullen zu 1,0 ccm mit 0,1 = 2,94 RM.

Nicotinsäureamid (Bayer). 10 Tabletten zu 0,25 = 3,61 RM.; 10 Ampullen zu 2,0 ccm mit 0,1 = 2,94 RM.

Nicotinsäureamid
$C_6H_6N_2O$

Vitamin C.

Geschichtliches. Seit der Mitte des 18. Jahrhunderts ist es bekannt, daß Citronensaft (bzw. der Genuß frischer Früchte) Skorbut zu heilen und zu verhindern vermag. 1912 wiesen HOLST und FRÖHLICH nach, daß auch der experimentelle Skorbut des Meerschweinchens durch Fruchtsäfte und frische Gemüse heilbar ist. 1932 wurde die antiskorbutisch wirksame Substanz in krystallisierter Form aus Citronensaft isoliert und erwies sich identisch mit einer Hexuronsäure, welche v. SZENT GYÖRGYI 1928 aus Nebenniere gewonnen hatte. Die Synthese gelang REICHSTEIN.

Chemie. **Vitamin C, l-Ascorbinsäure,** ist ein Derivat der Hexose l-Gulose. Die farblosen Krystalle lösen sich mit saurer Reaktion leicht in Wasser; sie sind unlöslich in Öl. Die wäßrige Lösung ist nicht kochbeständig; sie wirkt stark reduzierend. Die l-Ascorbinsäure wird in neutraler oder alkalischer Lösung besonders leicht durch den Luftsauerstoff zerstört; durch Bestrahlung mit Ultraviolettlicht wird sie unwirksam. Die l-Ascorbinsäure ist enthalten in vielen Früchten und frischen Gemüsen, besonders reichlich in ungarischem Paprika, Citronen und Apfelsinen; sie kann auch synthetisch gewonnen werden. Die d-Ascorbinsäure hat keine antiskorbutische Wirksamkeit.

Die Standardisierung der Vitamin C-Präparate erfolgt am skorbutkranken Meerschweinchen und wird in Internationalen Einheiten (I.E.) angegeben. 1 I.E. entspricht der Wirksamkeit von 0,05 mg l-Ascorbinsäure. 0,1 l-Ascorbinsäure enthält demnach 2000 I.E.

l-Ascorbinsäure
$C_6H_8O_6$

Schicksal im Körper. Nach der Aufnahme in den Verdauungskanal wird ein Teil der l-Ascorbinsäure vor der Resorption zerstört. Das genaue Schicksal des resorbierten Anteils ist unbekannt. Bei Zufuhr großer Dosen wird ein Teil durch die Niere ausgeschieden.

Indikation. Durch Zufuhr von Vitamin C lassen sich die Symptome des Skorbuts und der ihm nahestehenden MÖLLER-BARLOWschen Erkrankung der Kinder verhindern oder beheben. Auch bei hämorrhagischen Diathesen anderen Ursprunges sind zum Teil gute hämostyptische Wirkungen erzielt worden.

Bei schweren Infektionskrankheiten soll der tägliche Vitamin C-Bedarf größer sein als normal. Die Ascorbinsäure soll ferner die Widerstandsfähigkeit des Organismus bei Infekten steigern. Aus diesem Grunde wird Ascorbinsäure auch zur Behandlung von Diphtherie und Pneumonie, sogar von Grippe und Erkältungskrankheiten empfohlen. Der Wert ist umstritten.

Nebenwirkungen sind auch bei Dosen bis zu 1,0 l-Ascorbinsäure, welche erheblich über der therapeutischen Tagesgabe liegen, nicht beobachtet worden.

Darreichung, Dosierung. Zur Prophylaxe oder bei leichten skorbutischen Erscheinungen regelt man die Vitamin C-Zufuhr zweckmäßig durch diätetische Maßnahmen. Die Darreichung der reinen l-Ascorbinsäure ist dann angezeigt, wenn die orale Zufuhr in Form von geeigneten Nahrungsmitteln unzweckmäßig ist, oder wenn schwere Krankheitserscheinungen die parenterale Zufuhr notwendig machen. Um eine therapeutische Wirkung zu erzielen, muß ungefähr 0,1 l-Ascorbinsäure täglich per os gegeben werden. In schweren Fällen kann bis zu 0,3 täglich intramuskulär oder intravenös injiziert werden.

Die reine l-Ascorbinsäure ist in folgenden Handelspräparaten enthalten:

Cebion (Merck). Ampullen (0,1 g) 5 Stück = 1,76 RM. Tabletten (0,05 g) 20 Stück = 0,92 RM.

Redoxon (Roche). Trockenampullen (0,1 g) 5 Stück = 2,20 RM. Tabletten (0,05) 20 Stück = 1,23 RM.

Cantan (Bayer). Cantan, Ampullen (2 ccm = 0,1 g), 5 Stück = 2,20 RM. Tabletten (0,05 g) 10 Stück = 0,68 RM.

Vitamin D.

Geschichtliches. Seit Jahrzehnten macht man von der spezifischen Heilwirkung des schon seit 1800 ärztlich verwandten Lebertrans bei Rachitis Gebrauch. MELLANBY wies 1918 im Tierversuch nach, daß ein fettlösliches Vitamin, das auch im Lebertran vorhanden ist, für Entstehung und Heilung der Rachitis von Bedeutung ist. 1919 entdeckte HULDSCHINSKY den antirachitischen Einfluß der Ultraviolettbestrahlung beim Kinde. HESS und STEENBOCK gelang es, unwirksame pflanzliche und tierische Produkte durch Ultraviolettbestrahlung antirachitisch wirksam zu machen. Auf der Suche nach Substanzen, welche durch photochemische Umwandlung gegen Rachitis wirksam werden, entdeckte WINDAUS im Ergosterin der Hefe und des Mutterkornes ein Provitamin D. Die erste 1926 von ihm aus bestrahltem Ergosterin hergestellte krystallisierte, antirachitisch wirksame Substanz (Vitamin D_1) erwies sich als nicht einheitlich. 1931 gelang es WINDAUS und gleichzeitig CALLOW, das reine antirachitische Vitamin, welches bei der Ultraviolettbestrahlung des Ergosterins entsteht, krystallisiert zu gewinnen. Aus vergleichenden Tierversuchen ergab sich, daß die antirachitische Wirkung des Lebertrans nicht mit derjenigen des aus Ergosterin gewonnenen Vitamins übereinstimmte. 1936 wurde im WINDAUSschen Institut das antirachitische Vitamin des Lebertrans künstlich hergestellt und kurze Zeit später aus Tunfischleberöl von BROCKMANN in krystallisierter Form isoliert.

Chemie. Die antirachitische Wirksamkeit kommt mehreren voneinander verschiedenen Substanzen zu, von denen zwei gegenwärtig von praktischer Bedeutung sind: Vitamin D_2 (Calciferol) und Vitamin D_3.

Vitamin D_2 ist ein Isomeres des Ergosterins. Die chemische Natur ist aufgeklärt; es ist ein vierfach ungesättigter Alkohol und entsteht bei der Ultraviolettlichtbestrahlung des Ergosterins neben anderen nicht gegen Rachitis wirksamen Bestrahlungsprodukten, von welchen es abgetrennt werden kann. Da Ergosterin im Pflanzenreich vorkommt, entsteht Vitamin D_2 bei der Bestrahlung bestimmten Pflanzenmaterials (z. B. Hefe, Mutterkorn).

Vitamin D_2: $C_{28}H_{43}OH$

Vitamin D_3 entsteht durch Ultraviolettbestrahlung des 7-Dihydrocholesterins, welches sich aus Cholesterin auf künstlichem Wege gewinnen läßt. Seine Struktur ist bekannt; es ist ein sekundärer, dreifach ungesättigter Alkohol.

Die reichste natürliche Quelle des Vitamins D_3 ist der Lebertran bestimmter Fischarten.

Vitamin D_2 und Vitamin D_3 sind löslich in Fetten und Ölen, sie sind hitzebeständig und ziemlich beständig gegen Sauerstoff. Ölige Lösungen sind mindestens ein Jahr haltbar.

Die Vitamin D-Präparate werden biologisch an Ratten auf ihre Rachitisschutzwirkung eingestellt. Die Wirksamkeit wird in Internationalen Einheiten (I.E.) angegeben. 1 I.E. entspricht der Wirksamkeit von 0,025 γ krystallisiertem Vitamin D_2, gelöst in Olivenöl. 0,001 Vitamin D_2 entspricht demnach 40000 I.E.

Oleum Jecoris Aselli (offiz.) ist das Öl der Leber verschiedener Gadus- (Dorsch-) Arten; die Gewinnung des Lebertrans wird vorwiegend in Norwegen durchgeführt. In den letzten Jahrzehnten hat man durch Verhinderung der Oxydationen, die zuvor den Lebertran ranzig und damit übelriechend machten, viel angenehmer zu nehmende Präparate gewonnen, welche ebenso wirksam sind.

Vitamin D_3: $C_{27}H_{43}OH$

Das blaßgelbe Öl des Lebertrans enthält Vitamin D_3 in wechselnden Mengen (40—400 γ pro 100 g), außerdem wechselnde Mengen von Vitamin A. Ferner enthält der Lebertran Jod in einer Menge von 0,35—1,5 mg% (vgl. S. 225). Der offizinelle Lebertran enthält in 1 ccm mindestens 2 γ (= 80 I.E.) Vitamin D_3 und 750 I.E. Vitamin A. Gereinigte Handelspräparate sind vitaminarm.

Emulsio Olei Jecoris Aselli composita (offiz.) enthält 40% Lebertran, 5% Calcium hypophosphit und Geschmackskorrigentien. Durch das Emulgieren geht leicht ein Teil des Vitamingehaltes verloren.

Vigantol (Merck, Bayer) ist durch Ultraviolettbestrahlung von Ergosterin hergestelltes Vitamin D_2. Die ölige Lösung ist eingestellt auf einen Gehalt von 0,3 mg krystallisiertem Vitamin D_2 pro Kubikzentimeter. Vigantol-Dragées enthalten je 0,06 mg Vitamin D_2.

Vigantol-Lebertran (Merck, Bayer) ist Lebertran mit einem durch Zusatz von Vigantol eingestellten Vitamin D-Gehalt. Die Wirksamkeit von 1 ccm entspricht 15 γ Vitamin D_2 (= 600 I.E.).

Schicksal im Körper. Die antirachitischen Vitamine werden vom Magendarmkanal aus resorbiert. Ihr Schicksal im Körper ist nicht genau bekannt; zum Teil werden sie in einzelnen Organen (z. B. Gehirn, Leber, Niere) und im Fettgewebe gespeichert.

Indikationen. Vitamin D_2 und D_3 haben eine prophylaktische und heilende Wirkung bei allen Formen der Rachitis. Bei Spasmophilie vermindern sie die motorische Erregbarkeit und beseitigen die tetaniformen Krämpfe. Sie werden mit Erfolg verwandt bei der Osteomalacie, besonders bei der Schwangerschaftsosteomalacie. Lebertransalben werden bei Verbrennungen und schlecht heilenden Wunden verwendet.

Nebenwirkungen, Gefahren. Bei lange fortgesetzter, ununterbrochener Vitamin D-Zufuhr kommt es zu übermäßig starken Mineraleinlagerungen in den Knorpelknochengrenzen. Starke Überdosierung äußert sich in Appetitlosigkeit, Erbrechen,

Durchfällen, Gewichtsabnahme. Die dabei bestehende Hypercalcämie kann zu Verkalkungen der Gefäße und zu Kalkablagerungen in inneren Organen (Herz, Leber, Nieren) führen. Da beim nicht an Rachitis leidenden Organismus toxische Erscheinungen besonders leicht auftreten, ist die Darreichung von Vitamin D_2 und D_3 bei Stoffwechselstörungen und Krankheitssymptomen, welche nicht durch Rachitis bedingt sind, zu vermeiden.

Darreichung, Dosierung. Zur Rachitisprophylaxe gibt man per os einige Wochen lang beim Säugling 2mal täglich 0,01—0,02 mg Vitamin D_2, beim Kleinkind von 2—5 Jahren 2mal täglich 0,02 mg. Nach 4wöchentlicher Darreichung ist eine Pause von 8 Tagen einzuschieben.

Bei leichter Rachitis erhält der Säugling 0,05—0,1 mg, das Kleinkind 0,1 mg 2mal täglich. Bei florider Rachitis des Säuglings kann während der ersten 10 Behandlungstage 2mal täglich 0,1—0,15 mg Vitamin D_2 gegeben werden, danach 2mal täglich 0,05 mg.

Neuerdings wird, statt der über einen längeren Zeitraum ausgedehnten Behandlung, bei besonders schweren Formen der Rachitis versucht, eine Heilwirkung durch die sog. Stoßbehandlung zu erzielen. Es wird an einem einzigen Tage eine Dosis von 15 mg Vitamin D_2 (= 600000 I.E.) verfüttert und dann während der folgenden 3 Monate jede weitere Vitamin D-Gabe streng vermieden. Es wird behauptet, daß diese Methode Vorteile bietet: Eine schwere Rachitis soll schneller heilen, Erscheinungen der „Rachitikertetanie" sollen verschwinden ohne Zufuhr von Calciumsalzen oder Säurebehandlung. Auch refraktäre Fälle mit Fieber sollen zur Heilung gebracht werden können. Es bleibt abzuwarten, ob die Behandlung mit einer einzigen großen Dosis Vitamin D wirkliche Vorteile gegenüber der Dauerbehandlung bietet.

Die Dosierung der Lebertranpräparate ergibt sich aus dem Vitamin D-Gehalt. Um die unter dem Einfluß des Vitamins D bzw. des Lebertrans einsetzende Kalkablagerung im rachitischen Knochen zu begünstigen, wird gerne gleichzeitig ein Kalksalz gegeben[1]. Man verschreibt Emulsio Olei Jecoris Aselli composita (offiz.) oder die folgende Zubereitung:

Rp. Calcii phosphorici tribasici 10,0
Olei Jecoris Aselli ad 100,0
M.D.S. Umschütteln! 2—3mal täglich
1 Teelöffel.

Rp. Olei jecoris cum Calcio R. F. 200,0
D.S. 3mal täglich 1 Teelöffel
Vor Gebrauch zu schütteln. (2,74 RM.)

Oleum Jecoris Aselli 100,0 = 0,30 RM. Vigantol-Lebertran O.P. mit 125 ccm = 1,56 RM. Vigantol-Öl O.P. Tropfglas mit 10 ccm = 1,23 RM. Vigantol-Dragées O.P. mit 50 Stück = 1,64 RM.

Unguentolan (Heyl), Vaselinsalbe mit 30% standardisiertem vitaminreichem Lebertran (Tube zu 35 g = 1,14 RM.).

Anhang: Bestrahlungsprodukte des Ergosterins bei parathyreopriver Tetanie.

Bei der Ultraviolettbestrahlung des Ergosterins entstehen außer Vitamin D_2, je nach Art und Dauer der Bestrahlung, wechselnde Mengen verschiedener Umwandlungsprodukte (z. B. Tachysterin, Toxisterin), welche keinen Einfluß auf die Rachitis haben, aber den Calcium- und Phosphatstoffwechsel beeinflussen.

A. T. 10 (Bayer, Merck) ist eine ölige Lösung des Dihydrotachysterins. Es enthält kein Vitamin D_2, hat keine antirachitischen Eigenschaften und ist wirkungslos bei Spasmophilie. Dagegen vermag es in manchen Fällen die Erscheinungen der Nebenschilddrüsentetanie zu bessern oder zu beseitigen. Es erhöht den Calciumgehalt und oft auch den Phosphatgehalt des

---

[1] Die früher übliche Verschreibung von Phosphor-Lebertran ist heute selten.

Serums. Bei Überdosierung kommt es zu starker Hypercalcämie und zu Kalkablagerungen in den Arterien und in den Organen. Die ersten Zeichen der Vergiftung sind Appetitlosigkeit, Übelkeit und starke Müdigkeit. Bei der protrahierten Wirkung des Mittels kann sich eine einmalige Überdosierung, selbst wenn die Behandlung unterbrochen wird, zwei Wochen oder länger unangenehm bemerkbar machen.

Die Darreichung erfolgt per os. Die Wirkung einer einzelnen Dosis beginnt nach einer Latenzzeit von mehreren Tagen und hält mindestens 1—2 Wochen an; es besteht demnach eine ausgesprochene Neigung zu Kumulation. Da die Ansprechbarkeit der einzelnen Kranken sehr verschieden ist, muß die Dosierung für jeden Fall empirisch festgestellt werden. Zur Kontrolle der Dosierung und um vor den Gefahren der Überdosierung zu schützen, ist die Überwachung des Serumkalkgehaltes notwendig. Die Dauerbehandlung kann mit einmaligen wöchentlichen Gaben, welche zwischen 1 ccm und 7 ccm schwanken, durchgeführt werden.

A. T. 10, Glas mit 15 ccm = 9,54 RM.

Koagulations-Vitamin K.

1935 wurde von DAM ein antihämorrhagisch wirksamer Faktor entdeckt, dessen Mangel bei Hühnern Ernährungsstörungen mit Blutungsneigung verursacht. Dieser Stoff kommt besonders in grünen Blättern und bei verschiedenen Bakterien vor. Er ist zur Bildung des Prothrombins im Organismus erforderlich.

KARRER stellte 1939 aus Luzernenblättern das Vitamin K_1 als ein 2-methyl-3-phytyl-1,4-Naphthochinon dar, DOISY gewann aus faulendem Fischmehl einen davon etwas abweichenden K_2-Stoff. Später zeigte sich, daß auch einfachere Naphthochinon- bzw. Hydrochinon-Derivate eine gleichartige, sogar stärkere Wirksamkeit besitzen. Neue synthetische Vitaminpräparate bauen auf diese Verbindungen auf, die freilich, wie das Vitamin K selbst, sich leicht im Licht zersetzen und nicht im Wasser löslich sind; zur Resorption benötigen sie die Anwesenheit von Galle.

2-Methyl-1,4-Naphthochinon

Indikationen. Eine K-Avitaminose ist beim Menschen infolge Störung der K-Resorption in Fällen von Hemmung der Gallensekretion, z. B. bei Stauungsikterus, möglich. In solchen Fällen kann wegen bestehender Blutungsneigung die Operationsmöglichkeit beschränkt sein. Es wird die Vorbereitung des operativen Eingriffs durch Gaben von Vitamin K empfohlen. Bei Neugeborenen ist ein gewisser K-Mangel mit niedrigem Prothrombinspiegel im Blut und mit Blutungsneigung fast physiologisch (hämorrhagische Diathese, Meläna u. a.). Bei Leberschädigungen kann die Prothrombinbildung gestört sein, dann genügt die Zufuhr von Vitamin K auch nicht.

Präparate und Dosierung. Die klinische Erprobung der Vitamin K-Therapie ist noch nicht abgeschlossen.

Karanum (Merck) ist eine 0,75%ige ölige Lösung von 2-methyl-1,4-naphthohydrochinon-dibutyrat mit 200000 Einheiten nach DAM pro 1 ccm. Täglich 1—2 Ampullen zur intramuskulären Injektion (5 Ampullen = 2,25 RM. und 20 Tabletten zu 15 mg = 2,45 RM.).

Hemodal (Bayer). Ähnliche Naphthochinon- oder Hydrochinon-Verbindungen, in wasserlöslicher, auch ohne Gegenwart von Galle resorbierbarer Form für die perorale oder intramusculäre Verabreichung (20 Tabletten zu 10 mg = 2,50 RM.; 5 Ampullen zu 10 mg in 1 ccm = 2,30 RM.).

d) Mittel bei Störungen der inneren Sekretion.

Schilddrüse, Glandulae Thyreoideae siccatae; Thyroxin.

Geschichtliches. Nachdem der Zusammenhang zwischen Schilddrüsenausfall und Myxödem an den Folgeerscheinungen der totalen Schilddrüsenentfernung bei Kropf erkannt worden war (J. L. und A. REVERDIN 1882), setzten um 1890 die Versuche ein, das Myxödem und andere Formen der Hypothyreose durch Zufuhr von Schilddrüsensubstanz zu heilen. 1895 entdeckte BAUMANN den hohen Jodgehalt der Schilddrüse, und OSWALD erkannte 1896 die Bindung des Jodes an Schilddrüsenprotein. 1914 gelang es KENDALL, krystallisiertes Thyroxin aus Schilddrüse zu isolieren. 1927 stellten HARINGTON und BARGER das Thyroxin synthetisch her.

Chemie.

Glandulae Tyreoideae siccatae (offiz.) sind getrocknete und pulverisierte Schilddrüsen von Rindern oder Schafen. Das mittelfeine Pulver hat einen schwachen fleischähnlichen Geruch und besitzt einen Jodgehalt von mindestens 0,18%, welcher nur dem Schilddrüsengewebe entstammen darf. Das Jod ist in der Schilddrüse fast ausschließlich in organischer Bindung vorhanden. Bei der schonenden enzymatischen Aufspaltung verteilt es sich zu annähernd gleichen Teilen auf die beiden frei werdenden Aminosäuren Thyroxin und Dijodtyrosin, welche als Bestandteile des Schilddrüsenproteins aufzufassen sind. Während von den beiden isolierten Aminosäuren das Dijodtyrosin nur ungefähr $1/_{500}$ der biologischen Wirkung des Thyroxins hat, ist die Wirklichkeit des Schilddrüsenpulvers selbst höher, als dem Thyroxingehalt entspricht und geht in Pulvern mit verschiedenem Jodgehalt annähernd dem Jodgehalt parallel.

Thyroxin ist der 3,5-Dijod-4-oxyphenyläther des Dijodtyrosins und kann aus der Schilddrüse gewonnen oder synthetisch hergestellt werden. Es enthält ungefähr 65% Jod. Die weißen Krystalle lösen sich nicht in Wasser, dagegen in verdünntem Alkali. Thyroxin ist optisch aktiv. Aus der Schilddrüse läßt sich l-Thyroxin isolieren; die beiden optischen Isomeren sind beim myxödematösen Menschen von annähernd gleicher Wirkung. Das Mono-Natriumsalz des Thyroxins ist schlecht wasserlöslich; es löst sich besser in verdünnter Natronlauge oder Sodalösung. Das Di-Natriumsalz ist ungefähr zu 4% wasserlöslich. Die alkalischen Thyroxinlösungen sind nicht haltbar.

Dijodtyrosin (Näheres s. S. 225).

Thyroxin $C_{15}H_{11}O_4NJ_4$

Die *Standardisierung* der Schilddrüsenpräparate (mit Ausnahme des Thyroxins) ist notwendig, da der Gehalt an wirksamer Substanz in den Schilddrüsen der Tiere in weiten Grenzen schwankt. Da die Wirksamkeit annähernd dem Jodgehalt parallel geht, genügt die Konstanthaltung des Jodgehaltes mit Hilfe der Bestimmung des organisch gebundenen Gesamtjodes den praktischen Anforderungen. Sie ist der Bestimmung des Thyroxingehaltes überlegen. Es wäre besser, wenn nicht nur der Mindestgehalt, sondern auch die obere Grenze des Jodgehaltes des offizinellen Schilddrüsenpulvers festgelegt wäre.

Die biologischen Methoden der Wertbestimmung haben, vorausgesetzt, daß die Gewinnung und Verarbeitung der Schilddrüse ordnungsgemäß erfolgt, vor der Jodbestimmung des DAB. 6 keinen wesentlichen Vorteil. Verwandt wird z. B. die Acetonitrilreaktion (REID HUNT). Sie beruht auf der durch Schilddrüsenverfütterung erzielbaren Resistenzsteigerung der Maus gegen die Vergiftung mit Acetonitril. In anderen Verfahren wird die Wirksamkeit gemessen an der Steigerung des Gas-Stoffwechsels oder an der Gewichtsabnahme von Meerschweinchen. Ein internationales Präparat, nach dem alle Handelspräparate standardisiert werden, gibt es nicht.

Schicksal im Körper. Die wirksame Substanz des Schilddrüsenpulvers wird aus dem Verdauungskanal gut resorbiert. Thyroxin ist, innerlich gegeben, weniger wirksam als nach parenteraler Zufuhr. Die widersprechenden Angaben über seine Wirksamkeit nach oraler Einnahme beruhen vermutlich darauf, daß Thyroxin in verdünnter (NaOH) alkalischer Lösung und entsprechend das Dinatriumthyroxin ungefähr ½, Mononatriumthyroxin ungefähr ¼ und die freie wasserunlösliche Aminosäure Thyroxin selbst (in Wasser suspendiert verabreicht) nur $1/_{150}$ der Wirkung einer gleich großen, in alkalischer Lösung intravenös gegebenen Thyroxinmenge haben. Das Schicksal des Schilddrüsenhormons bzw. des Thyroxins ist nicht genau bekannt und läßt sich nur unvollkommen am Verbleib des Jodes verfolgen. Nach Einnahme der Schilddrüsensubstanz steigt der Jodgehalt des Blutes innerhalb weniger Stunden an und kehrt im Verlaufe von 12 Stunden zur Norm zurück. Beim Myxödematösen verläßt der größte Teil des Jodes den Körper durch die Niere, ein geringer Anteil wird mit der Galle in den Darm geleitet. Wenn keine Hypothyreose besteht, wird nur ein kleiner Teil des Jodes durch die Niere ausgeschieden, ein größerer Teil gelangt durch die Gallenwege in den Darm.

Nach intravenöser Injektion einer therapeutischen Dosis Thyroxin, ebenso wie nach oraler Zufuhr des Schilddrüsenhormons, wird das Maximum der Stoffwechselwirkung erst ungefähr nach 10 Stunden erreicht; die Wirkung einer einmaligen Gabe hält mehrere Tage lang an. So kommt es bei fortgesetzter Zufuhr notwendig zu einer kumulativen Verstärkung der Wirkung, wenn die Einzeldosis zu hoch gewählt oder in zu kurzen Abständen gegeben wird.

Indikationen. Die Erfolge einer systematischen Schilddrüsentherapie sind ausgezeichnet bei den verschiedenen Formen der Hypothyreose. Bei kretinoiden Zuständen, welche mit Mangel oder Entartung der Schilddrüse verbunden sind, gelingt es meist nur, die geistigen und körperlichen Ausfallserscheinungen zu bessern, aber nicht, sie ganz zu beseitigen.

Da die Schilddrüsenzufuhr auch beim Gesunden den Stoffwechsel stark erhöht, kann dadurch bei Fettsucht Abmagerung erzwungen werden. Bei gewissen Fällen von Sterilität oder habituellem Abort, welche auf einer Unterentwicklung der Geschlechtsorgane beruhen, kann durch Schilddrüsenbehandlung die Sterilität beseitigt und der Verlauf der Schwangerschaft gesichert werden. Hauterkrankungen, besonders im Alter, welche sich durch Trockenheit auszeichnen und zur Verhornung neigen, lassen sich manchmal durch Schilddrüsenbehandlung bessern.

Die Wirkung auf Wasserretentionen wurde auf S. 201 erwähnt.

Nebenwirkungen, Gefahren. Die Behandlung der Hypothyreosen darf nicht mit hohen Dosen begonnen werden. Eine einmalige Injektion einer großen Dosis von Thyroxin (10 mg) führt beim Myxödematösen zu einer starken Stoffwechselsteigerung, welche erst nach Tagen das Maximum erreicht und monatelang anhält. Dabei und auch bei oraler Zufuhr großer Dosen von Schilddrüsenpulver kann die Veränderung der Stoffwechselvorgänge so stürmisch erfolgen, daß Vergiftungssymptome auftreten. Sie äußern sich in Schmerzen, Empfindlichkeit der Muskeln, Haarausfall, Abstoßung der Haut. Während der ersten Tage besteht oft Fieber, gelegentlich Nausea, selten Erbrechen. Bei jeder Schilddrüsentherapie kann es leicht durch Kumulation zu Vergiftungen kommen, die im allgemeinen unter dem Bilde einer Hyperthyreose verlaufen und, wenn sie nicht rechtzeitig beachtet werden, zum Tode führen können. Die wichtigsten Erscheinungen, die zur Dosenverminderung oder zur Beendigung der Darreichung Anlaß geben müssen, sind: Abmagerung, Nervosität, Präkordialangst, Hitzegefühl, Schweißausbrüche, Durchfälle, Pulsbeschleunigung mit Extrasystolie. Es muß also jeder mit Schilddrüse behandelte Patient unter Kontrolle des Grundumsatzes gut beobachtet werden, zumal wenn er bei Beginn der Behandlung keine Hypothyreose hatte (Nephrose, Fettsucht).

Darreichung, Dosierung. Die Dauerbehandlung der Hypothyreosen wird mit kleinen Mengen begonnen; man steigt langsam an, bis gerade die minimale Dosis für die Dauerbehandlung erreicht ist. Das Auffinden der richtigen Dosis kann monatelang dauern. Es ist, um kumulative Giftwirkung zu verhindern, häufig notwendig, mit der täglichen Dosis unter die anfängliche therapeutische Dosis herabzugehen, wenn die normale Stoffwechsellage erreicht ist. Plötzlicher Wechsel der Dosierung ist, besonders bei Kreislaufkranken (Angina pectoris), zu vermeiden. Die Menge eines zuverlässigen Schilddrüsenpulvers mit einem Jodgehalt von ungefähr 0,2%, welche den Kranken von Symptomen freihält, beträgt selten mehr als 0,05—0,15 täglich für den Erwachsenen.

Bei kretinischen Kindern gibt man täglich ungefähr folgende Mengen:

Vom 2. bis 4. Monat 0,005
„ 4. „ 8. „ 0,01
„ 8. „ 12. „ 0,015
„ 1. „ 2. Jahr 0,02—0,03
„ 2. „ 4. „ 0,03—0,05
„ 5. „ 12. „ 0,05—0,1—0,15

Auch wenn Schilddrüse zu anderen Zwecken als zur Substitutionstherapie bei Hypo- oder Athyreosen verwandt wird, ist die Dosierung vorsichtig auszuprobieren. Die Tagesmenge liegt in der Regel zwischen 0,1—0,5 des (offiz.) Schilddrüsenpulvers.

Die orale Zufuhr des Schilddrüsenpulvers genügt allen praktischen Anforderungen der Schilddrüsentherapie. Die zahlreichen Handelspräparate haben keinen Vorteil vor dem offizinellen Präparat: Glandulae Thyreoideae siccatae (E.M.D. 0,5!, T.M.D. 1,0!).

Mit Thyroxin läßt sich der Stoffwechsel nach totaler Schilddrüsenentfernung beim Erwachsenen auf normaler Höhe halten, wenn täglich 0,25—0,35 mg intravenös oder subcutan injiziert wird. Soll Thyroxin oral gegeben werden, so ist das wasserunlösliche (in Wasser suspendierte), krystallisierte, reine Thyroxin zu vermeiden, da es wenig und unsicher wirksam ist. Man gibt am besten die mit verdünnter Natronlauge hergestellte alkalische Lösung des Thyroxins, welche dem Dinatriumthyroxin entspricht, in einer Tagesdosis von 0,0005 bis 0,001 oder das etwa halb so stark wirksame Mononatriumthyroxin in Form der Tabletten.

Glandulae Thyreoideae siccatae (offiz.) 1,0 = 0,30 RM.
Thyroxin (Schering). Ampullen (1 mg) 6 Stück = 2,94 RM.
Thyroxin (Henning). Ampullen (0,5 mg) 12 Stück = 2,40 RM., (1 mg) 12 Stück = 3,61 RM.
Thyroxin (Roche). 0,1%ige Lösung. Ampullen (1,1 ccm) 6 Stück = 3,51 RM.
Elithyran (Bayer) enthält alle wirksamen Jodverbindungen der Schilddrüse in gereinigter, injizierbarer Form.

(O.P. mit 10 Ampullen zu je 2 ccm mit 8 Meerschweinchen-Einheiten = 7,54 RM.)

Behandlung und Prophylaxe des Kropfes mit Jodverbindungen.

Geschichtliches. Die erste Erwähnung der jodhaltigen Asche der Seeschwämme als Mittel gegen Kropf stammt aus dem 13. Jahrhundert. Auch das Wasser gewisser Quellen, welche sich später als jodhaltig erwiesen, und Seewasser wurden als Mittel gegen Kropf benutzt. Wenige Jahre nach der Entdeckung des Jodes verwandte ein Genfer Arzt 1819 mit auffallendem Erfolg das Jod selbst gegen Kropf. Zur Kropfverhütung wurde Jodzusatz zu Speisesalz bereits von Chatin um die Mitte des 19. Jahrhunderts vorgeschlagen. Systematische Versuche der Kropfprophylaxe wurden zuerst 1917 in Amerika und 1918 in der Schweiz durchgeführt.

Zur Verhinderung der Kropfbildung wird in kropfgefährdeten Gegenden entweder täglich eine kleine Menge Jod zugeführt, z. B. indem man ein Jodsalz zum Speisesalz zusetzt; oder man gibt, besonders bei Kindern, jede Woche einmal eine Jodgabe. Welche Jodverbindung gewählt wird, ist belanglos. Die notwendige Joddosis hängt von verschiedenen Faktoren ab, z. B. von Gegend, Klima, Diät, Lebensalter.

Der tägliche Bedarf der Schilddrüse des Erwachsenen an Jod läßt sich auf ungefähr 0,2 mg schätzen. Für Kropfgegenden wird empfohlen, 0,005—0,01 Kalium jodatum zu 1 kg Speisesalz zuzusetzen. Wenn kein jodiertes Speisesalz (Vollsalz) verwendet wird, kann bei gefährdeten Kindern jede Woche einmal ungefähr 0,001 Kalium jodatum gegeben werden.

Die kropfverhindernde Wirkung des Lebertranes beruht vermutlich allein auf seinem Jodgehalt (s. S. 219). Mit 10 ccm Lebertran werden durchschnittlich 0,8 mg Jod eingenommen.

Die Berichte über den Erfolg der Maßnahmen zur Verhütung des Kropfes erwähnen übereinstimmend die gute Wirksamkeit und die geringe Gefährlichkeit der Jodzufuhr. Aber selbst bei solchen kleinen Mengen muß darauf geachtet werden, daß keine Zeichen der Hyperthyreose auftreten. Diese Gefahr liegt besonders nahe, wenn Kropfträger ohne die gebotene Aufsicht Jodverbindungen innerlich einnehmen, lokal Jodtinktur aufpinseln oder jodhaltige Salben einreiben.

Jodverbindungen bei der BASEDOWschen Krankheit.

Die von NEISSER 1920 festgestellte Besserung bei Hyperthyreosen unter dem Einfluß von Kaliumjodid führte zu der zuerst von PLUMMER 1923 systematisch angewandten Jodbehandlung der BASEDOWschen Krankheit. Diese Therapie beeinflußt weder das Fortschreiten noch die Dauer der Erkrankung; sie ermöglicht aber in der Mehrzahl der Fälle, einen Teil der Krankheitssymptome zu mildern und unter Kontrolle zu halten. Der günstige Einfluß erscheint gewöhnlich erst im Verlaufe von 10—14 Tagen nach Beginn der Behandlung und verschwindet nicht sofort nach deren Aussetzen. Die intermittierende Jodzufuhr hat sich als ungünstig erwiesen. Es ist belanglos, welches Mittel und welcher Zufuhrweg gewählt wird. Entsprechende Mengen Jod in Form des Kalium- oder Natriumjodids oder der LUGOLschen Lösung oder einer organischen Verbindung sind gleich wirksam.

Die Höhe der Dosierung ist in verschiedenen Gegenden verschieden, wechselt bei verschiedenen Kranken und ändert sich oft bei dem einzelnen Kranken im Verlaufe der Krankheit. In vielen Fällen ist eine Dosis von 0,005—0,03 Jod 1mal täglich ausreichend, in anderen ist es notwendig, 0,125—0,25 Jod täglich zu geben. Zur Vorbereitung der chirurgischen Behandlung (subtotale Thyreoidektomie), deren Gefahren durch die Jodvorbehandlung in der Mehrzahl der Fälle vermindert werden, verwendet man die größeren Dosen. Man beginnt mit der Jodzufuhr 10—14 Tage vor der Operation und gibt täglich 0,2—0,4 Kal. jodat. Auch bei Basedow muß die Jodbehandlung mit großer Vorsicht und unter guter Beobachtung durchgeführt werden.

Kalium jodatum, Natrium jodatum. Näheres s. S. 252.

Liquor Jodi compositus, LUGOLsche Lösung, enthält in 100 ccm 1,0 Jodum und 10,0 Kal. jodat. 1 Tropfen entspricht ungefähr 0,006 Jod. LUGOLsche Lösung hat einen unangenehmen Geschmack.

Dijodtyrosin, Jodgorgosäure ist 3, 5-Dijod-4-oxyphenylalanin und enthält ungefähr 60% Jod.

Dijodtyrosin ist ein physiologischer Bestandteil der Schilddrüse. Diese Verbindung soll entgegen dem Thyroxin eine Senkung des Grundumsatzes, besonders bei hyperthyreotischen Zuständen bewirken. Sie wird daher zur konservativen Behandlung des Basedow empfohlen, aber auch zur Operationsvorbereitung an Stelle der Jodbehandlung nach PLUMMER, wobei der Chirurg nicht so sehr an einen bestimmten Zeitpunkt für die Operation gebunden sei.

Dijodtyrosin (Roche) 0,1 g pro die per os (20 Tabletten zu 0,1 = 3,38 RM.).

Agontan (Knoll), eine haltbare, wäßrige Lösung des Dinatriumsalzes des Dijodtyrosins zusammen mit einer hochmolekularen Begleitsubstanz als Depotstoff. Zur parenteralen Injektion, 3—6mal wöchentlich 1 ccm (5 Ampullen zu 1,1 ccm mit 20 mg = 2,47 RM.).

Thyreotropes Hormon des Hypophysenvorderlappens.

Das Hormon bewirkt eine Steigerung der Schilddrüsenfunktion, die auch histologisch bei jugendlichen Tieren nachgewiesen werden kann. Die Schilddrüse ist der einzige Angriffspunkt der Wirkung.

Chemie. Es handelt sich um eine eiweißähnliche Verbindung, die in Wasser löslich ist, aber nicht in konzentrierten organischen Lösungsmitteln. Sie wird durch Erhitzen in Lösung, durch Alkali und Verdauungsfermente zerstört. Als Trockenpulver ist sie haltbar.

Die biologische Wirksamkeit wird an den histologischen Veränderungen der Schilddrüse bei Meerschweinchen ausgewertet. Ein internationales Standardpräparat gibt es nicht.

Schicksal im Körper. Bei peroraler Zufuhr wird das Hormon zerstört. Parenteral injiziert wird es schnell resorbiert. Speicherung in den Organen erfolgt nicht. Das Schicksal im Stoffwechsel ist unbekannt. Bei längerer Zufuhr tritt Gewöhnung ein, so daß die Schilddrüse nicht mehr anspricht.

Klinische Verwendung. Die Indikationen sind die gleichen wie für die Schilddrüsentherapie. Voraussetzung für eine Wirkung ist das Bestehen noch vorhandener funktionsbereiter Reste der Schilddrüse. Die Stoffwechselwirkung tritt erst nach 2—5 Tagen auf. Die erforderliche Dosis muß jeweils ermittelt werden. 200—600 Einheiten. Es fehlen noch genügende klinische Erfahrungen über den Wert dieses Präparates.

Pretiron (Schering). O.P. mit 3 Trockenampullen zu je 500 Meerschweinchen-Einheiten = 6,37 RM.

Nebenschilddrüse, Glandula parathyreoidea.

Geschichtliches. Der Zusammenhang zwischen der Funktion der Nebenschilddrüse und der Tetanie wurde 1891 von GLEY erkannt. Die Substitutionstherapie durch Transplantation frischer menschlicher Nebenschilddrüsen wurde seit 1892 immer wieder geübt und brachte oft langanhaltende Besserung. 1923 gelang es BERMAN und später besonders COLLIP, wirksame Extrakte aus Nebenschilddrüsen zu bereiten.

Chemie. Aus den Nebenschilddrüsen der Schlachttiere können wirksame Extrakte durch Säurehydrolyse bereitet werden. Die Isolierung des reinen Hormons ist noch nicht gelungen. Die reinsten Extrakte sind Eiweißkörper. Sie sind wasserlöslich. Die wässerige Lösung ist nicht unbegrenzt haltbar. Die Wirksamkeit geht besonders bei alkalischer Reaktion rasch verloren.

Zur Standardisierung wird der Einfluß auf den Calciumstoffwechsel herangezogen. Die Deklarierung der Extrakte ist nicht einheitlich geregelt. Ein internationales Standardpräparat für die vergleichende Auswertung gibt es nicht. 1 COLLIP-Einheit ist $1/100$ der Menge Extrakt, welche innerhalb von 15 Stunden nach subcutaner oder intramuskulärer Injektion den Calciumgehalt in 100 ccm Serum normaler Hunde (20 kg) um 5 mg erhöht.

Schicksal im Körper. Die orale Darreichung ist wertlos, da die Wirksamkeit der Nebenschilddrüsenpräparate durch die peptische und tryptische Verdauung vernichtet wird. Nach subcutaner oder intramuskulärer Injektion beginnt die Wirkung erst nach einer Latenzzeit von ungefähr 4 Stunden, erreicht das Maximum innerhalb von 8—16 Stunden und klingt im Laufe von 20 Stunden ab. Auch nach intravenöser Injektion wird das Maximum der Wirkung erst im Verlaufe von 5—9 Stunden erreicht. Es besteht eine starke Neigung zu Kumulation. Nach wochenlanger Zufuhr tritt, bei den einzelnen Kranken verschieden rasch und intensiv, eine Gewöhnung ein, so daß z. B. die Injektion des 15fachen einer ursprünglich gut wirksamen Dosis unwirksam bleibt. Der Verbleib des Nebenschilddrüsenhormons im Organismus ist unbekannt.

Indikationen. Bei allen mit einem niedrigen Calciumgehalt im Serum einhergehenden Formen der Tetanie, in erster Linie bei der durch Unterfunktion oder Ausfall der Nebenschilddrüsen bedingten Tetanie, ist die Darreichung der Nebenschilddrüsenextrakte erfolgreich. Sie ist erfolglos bei der gastrischen Tetanie und bei der Hyperventilationstetanie. Es ist nicht möglich, pathologische Kalkeinlagerungen, wie sie bei Myositis ossificans, Otosklerose oder Arteriosklerose entstehen, durch Nebenschilddrüsenhormon zu beeinflussen.

Nebenwirkungen, Gefahren. Die charakteristischen Vergiftungserscheinungen begleiten die bei Überdosierung auftretende Hypercalcämie und zeigen sich, sobald der Ca-Gehalt des Serums den Wert von 14 mg% erreicht. Die ersten Zeichen sind Schwäche und Müdigkeit,

Appetitlosigkeit und Übelkeit. Die stärkere Vergiftung äußert sich in Erbrechen und Durchfällen. Eine Schädigung der Nierenfunktion führt zum Anstieg des Phosphat- und Reststickstoffgehaltes im Blute. Es bilden sich ·Steine in den Nierenwegen, und es kommt zu Kalkablagerungen in den Weichteilen des Körpers.

Darreichung, Dosierung. Bei der thyreopriven Tetanie des Erwachsenen werden im Beginn subcutan oder intramuskulär ungefähr 15 COLLIP-Einheiten täglich injiziert. Die Wirkung ist stärker und gleichmäßiger, wenn die Dosis nicht auf einmal, sondern auf 2 oder 3 Dosen verteilt, in Abständen von mehreren Stunden gegeben wird. Da die Empfindlichkeit der Kranken sehr stark schwankt und infolge der Gewöhnung im Laufe der Behandlung abnimmt, muß die richtige Dosis für den einzelnen Kranken empirisch aufgesucht werden. Zur Kontrolle der Dosierung und zur Verhinderung toxischer Erscheinungen ist es notwendig, die Veränderungen des Calciumgehaltes des Serums sorgfältig zu überwachen; der ·Calciumgehalt des Serums darf nicht über 12—13 mg% ansteigen.

Parathyreoidea(Henning). O.P. mit 3 Ampullen zu je 1 ccm (20 COLLIP-Einheiten) = 3,20 RM., mit 12 Ampullen = 11,60 RM.

Paratotal (Labopharma). O.P. mit 5 Ampullen zu je 1 ccm (60 COLLIP-Einheiten) = 6,40 RM.

Die Handelspräparate, welche wirksame Extrakte aus Parathyreoidea enthalten, sind sehr teuer. Man kann fast stets auf sie verzichten, da man die Tetanie durch Zufuhr von Calciumverbindungen unter Kontrolle halten kann.

Die *Calciumverbindungen* (Näheres s. S. 98) wirken sofort nach der Zufuhr. Die Wirkung einer einmaligen Gabe hält ungefähr zwei Stunden an. Fortgesetzte Anwendung führt nicht zur Gewöhnung.

Die *Bestrahlungsprodukte des Ergosterins* (Näheres s. S. 220) wirken erst nach einer Latenzzeit von einigen Tagen. Die Wirkung einer einmaligen Gabe hält 1—2 Wochen an. Sie wirken auch bei Tetaniekranken, bei welchen Nebenschilddrüsenextrakte durch Gewöhnung unwirksam geworden sind.

Insulin.

Geschichtliches. Die Entdeckung von MINKOWSKI und v. MERING (1889), daß die Entfernung des Pankreas durch Fortfall eines inneren Sekretes beim Tiere einen Diabetes mellitus erzeugt, und die bei der Zuckerharnruhr des Menschen häufig zu findenden Veränderungen in den LANGERHANSschen Inseln des Pankreas legten den Versuch nahe, durch Zufuhr von Pankreasgewebe den Diabetes mellitus zu beeinflussen. Solange man sich auf die seit 1895 geübte Verfütterung des Pankreasgewebes beschränkte, blieben Erfolge aus. 1908 kam ZUELZER der Lösung des Problems nahe, als er trypsinfreie Pankreasauszüge subcutan zuführte. Das Verdienst, ein für die Therapie brauchbares Präparat geliefert zu haben, gebührt BANTING und BEST, welche 1921 ihr Insulin in die Therapie einführten. 1925 gelang es ABEL, Insulin in krystallisierter Form zu gewinnen.

Chemie. Insulin kann durch fraktionierte Alkoholfällungen aus Pankreasgewebe isoliert werden. Die Trockenextrakte sind weiße, trypsinfreie Pulver mit einem wechselnden Gehalt an wirksamer Substanz. Krystallisiertes Insulin bildet weiße Krystalle. Es ist eine Albumose, welche aus einer Anzahl verschiedener Aminosäuren aufgebaut ist; es hat einen Schwefelgehalt von ungefähr 3%. Auch nach wiederholtem Umkrystallisieren hat das reinste krystallisierte Insulin einen geringen Gehalt an Zink. Die Insulinpräparate sind wasserlöslich; bei saurer Reaktion (p_H 3—4) ist die wäßrige Lösung ungefähr 1½ Jahre haltbar, wenn sie kühl aufbewahrt wird.

Die Standardisierung der Insulinpräparate geschieht im Tierversuch, indem man ihre den Blutzucker senkende Wirkung beim Kaninchen oder ihre Krämpfe auslösende Wirkung bei der Maus mit der Wirkung des krystallisierten Insulins, welches als internationaler Standard anerkannt ist, vergleicht. Die Wirksamkeit der Insuline wird in Internationalen Einheiten (I.E.) angegeben. Als 1 I.E. wurde die Wirksamkeit von $^1/_{22}$ mg des krystallisierten Standardinsulins festgesetzt.

Schicksal im Körper. Da die Verdauungsfermente das Insulin größtenteils zerstören, wird Insulin nach der oralen Zufuhr so unvollkommen resorbiert, daß höchstens eine geringe Wirkung eintritt. Auch perlingual geht nicht genug in den Organismus über, um eine wirksame Therapie zu treiben, und rectal sind ebenfalls viel größere Mengen nötig als bei subcutaner Injektion. Nach der Einspritzung unter die Haut wird Insulin gut und vollständig resorbiert. Die blutzuckersenkende Wirkung erreicht das Maximum innerhalb von ungefähr 3 Stunden und hält nach therapeutisch zulässigen Gaben nicht länger als ungefähr 12 Stunden an. Insulin wird im Körper abgebaut. Ob nach therapeutischen Gaben überhaupt eine Ausscheidung im Urin erfolgt, ist fraglich. Fortgesetzte Darreichung scheint nicht zur Gewöhnung zu führen.

Nebenwirkungen, Gefahren. Die lokalen Veränderungen entzündlicher oder atrophischer Art, welche nach der subcutanen Injektion gelegentlich auftreten, lassen sich durch entsprechende Wahl des Insulins und durch häufigen Wechsel der Injektionsstelle' beherrschen. Die Gefahren der Insulintherapie können vermieden werden, wenn man auf die ersten Erscheinungen der hypoglykämischen Vergiftung achtet. Diese Erscheinungen beginnen in der Regel nicht vor Ablauf von 1—2 Stunden nach der Injektion; aber sie treten sehr plötzlich auf, und das Vergiftungsbild entwickelt sich im Verlaufe von wenigen Minuten, besonders dann, wenn viel Insulin und relativ wenig Nahrung aufgenommen oder absorbiert wird. Der Kranke wird bleich, fühlt sich schwach oder schwindelig, ist reizbar oder apathisch. Es besteht Doppeltsehen und häufig Tremor. Sehr charakteristisch und häufig ist ein oft extremes Hungergefühl, dagegen kein Durst. Übelkeit und Erbrechen werden selten beobachtet. Plötzlich können starke Erregungszustände mit Krämpfen auftreten oder der Kranke kann rasch in einen Zustand tiefer Bewußtlosigkeit fallen.

Zuckerzufuhr, welche oral, rectal, subcutan oder intravenös erfolgen kann, behebt die hypoglykämischen Symptome innerhalb von Minuten. Außer durch Zuckerzufuhr kann auch durch subcutane Einspritzung von Adrenalin, wenn die Leber nicht vollkommen glykogenfrei ist, die Hypoglykämie vorübergehend wirksam bekämpft werden. Die Adrenalininjektion macht die Zuckerzufuhr nicht überflüssig.

Darreichung, Dosierung. Insulin wird in der Regel subcutan injiziert, nur bei bedrohlichen Zuständen, z. B. bei der Bekämpfung des Coma diabeticum, injiziert man intravenös. Die Dosierung ist jedem Einzelfalle von Diabetes mellitus anzupassen[1]. Begonnen wird immer vorsichtig mit kleinen Mengen, d. h. mit 15 bis 20 Einheiten täglich. 30 Einheiten kann als durchschnittliche Tagesdosis für den Erwachsenen angesehen werden. Bei leichten Fällen genügt oft eine Injektion am Tage. Gewöhnlich wird täglich zweimal injiziert; die erste Dosis morgens vor dem Frühstück, die zweite Dosis am Abend vor dem Abendessen. Sind größere Insulinmengen notwendig, so sind die Erfolge besser, wenn die Zahl der Einzeldosen erhöht wird, als wenn man die Höhe der Einzeldosis steigert. Bei diabetischem Koma sind meist viel größere Mengen und häufigere Injektionen in kurzen Zeitabständen notwendig; es sind 100—300 Einheiten und mehr täglich dargereicht

---

[1] Es gibt, besonders bei Infektionskrankheiten, insulinrefraktäre Zustände. Andererseits kann z. B. bei Hyperthyreosen die Insulinempfindlichkeit erhöht sein.

worden. Es ist von besonderer Wichtigkeit, daß die Behandlung des Coma diabeticum möglichst frühzeitig beginnt.

Weitere Indikationen. Bei mageren, unterernährten Kranken gibt man zur
Besserung des Ernährungszustandes im Beginn, z. B. 3mal täglich 5—10 Einheiten und paßt höhere Dosen dem Bedürfnis des einzelnen Kranken an. Gleichzeitige Gaben von Insulin und Zucker führen zu einer Erhöhung des Glykogen-
gehaltes in der Leber und steigern damit die Widerstandskraft dieses Organes
(„Leberschutztherapie"). Neuerdings macht man auch von der Krampfwirksamkeit des Insulins im hypoglykämischen Schock Gebrauch, um schizophrene Zustände zu beeinflussen (Krampfbehandlung).

Präparate. Inselzellpräparate, welche bei Diabetes mellitus wirksam sind,
dürfen nur dann die Bezeichnung „Insulin" führen, wenn Herstellung und biologische Einstellung gewissen Vorschriften entsprechen, deren Einhaltung in verschiedenen Ländern von Insulinkomitees überwacht wird. Insulin ist in Deutschland stets pharmakologisch und klinisch auf seine Wirksamkeit geprüft und
nach internationalen Einheiten deklariert. Die folgenden Präparate entsprechen
den Anforderungen des deutschen Insulinkomitees: Insulin (Bayer), Insulin
(Brunnengräber), Insulin (Degewop), Insulin (Schering). Ampullen zu 5 ccm mit
100 I.E. = 0,80 RM., zu 5 ccm mit 200 I.E. = 1,60 RM., zu 5 ccm mit 300 I.E.
= 2,40 RM.

Depotinsuline.

Die Stoßtherapie mit häufig wiederholten parenteralen Injektionen von Insulin
ist kein idealer Ersatz der physiologischen Hormonproduktion. Man hat sich bemüht, die Insulinresorption durch gewisse Zusätze zu verzögern, so daß eine
gleichmäßigere und länger anhaltende Wirkung mit geringeren Blutzucker-
schwankungen erfolgt. Es ist HAGEDORN gelungen, durch Beifügung bestimmter
Eiweißkörper (Protamin) solche „Depotinsuline" herzustellen.

Bei der subcutanen Injektion solcher komplexer Insulin-Protamin-Verbindungen wird das
Hormon nur langsam freigegeben, so daß ein stetiger Hormonstrom erfolgt. Andere Möglichkeiten zu solcher Resorptionsverzögerung sind der Zusatz von „Surfen" als Depotstoff oder
von Lipoiden. Eine weitere Verstärkung kann die Wirkung des Protamin-Insulins noch erhalten durch Zusatz von Zink in kleinen Mengen.

Bei der praktischen Verwendung solcher „Depotinsuline" wird, obwohl die Injektionen
seltener vorgenommen werden können, eine gleichmäßigere und stärkere Wirkung erzielt.
Es können 20—30% Insulin dabei gespart werden. Als Nachteil wird beschrieben, daß die
Zeichen der hypoglykämischen Reaktion bei Überdosierung langsamer und weniger deutlich
erkennbar auftreten können. Ferner eignen sich die Präparate wegen des langsamen Wirkungs-
eintrittes nicht zur Behandlung des Coma diabeticum. Ein abschließendes Urteil über den
Wert der Depotinsuline ist noch nicht möglich.

Depotinsulin (Bayer) enthält Surfen als Resorptionsverzögerer. Flaschen zu 5 ccm mit
200 E. = 1,89 RM. und mit 400 E. = 3,60 RM.

Neo-Insulin „Degewop" (Lipoid als Depotstoff). Flaschen zu 5 ccm mit 200 E. = 1,89 RM.

P.Z.-Insulin „Degewop". Protamin-Zink-Insulin. Flaschen zu 5 ccm mit 200 E. = 1,89 RM.

Nebennierenrindenhormon.

Das Hormon der Nebennierenrinde, als „Cortin" bezeichnet, vermag die Ausfallserscheinungen nach Nebennierenentfernung bei Tieren zu verhüten und deren
Lebensfähigkeit zu erhalten. Man schreibt diesem Wirkstoff einen fördernden
Einfluß auf alle intermediären Phosphorylierungsprozesse, z. B. im Kohlehydrat-
stoffwechsel, bei der Fettresorption und bei der Umwandlung von Vitamin B_2 in

das gelbe Oxydationsferment zu (VERZÀR). Ferner beseitigt es die nach Neben-
nierenexstirpation auftretenden Störungen des Natrium-Kalium-Gleichgewichtes
mit deren Folgezuständen im Wasserhaushalt. Es wirkt hier nachhaltiger als die
nur „lebensverlängernde" Zufuhr von Kochsalz.

Corticosteron $C_{21}H_{30}O_4$ Desoxycorticosteron $C_{21}H_{29}O_3$

Chemie. In den letzten Jahren ist es gelungen, aus Extrakten der Nebennierenrinde 5
krystallisierte Steroidverbindungen mit Cortinwirkung darzustellen, welche dem Progesteron nahestehen (REICHSTEIN, PFIFFNER und KENDALL). Es sind in Wasser schwer lösliche,
bei alkalischer Reaktion labile Verbindungen. Am stärksten wirksam waren das Corticosteron
und besonders das auch synthetisch aus Cholesterin zu gewinnende Desoxycorticosteron, dessen Essigsäureester therapeutische Verwendung findet. Das natürliche Cortin der Rinde
dürfte in einer anderen Form vorliegen.

Standardisierung. Eine international anerkannte Methode der biologischen Einstellung
gibt es noch nicht. Es wird meist die lebenserhaltende Dosis eines Präparates an nebennieren-
exstirpierten Tieren ermittelt.

Schicksal im Körper. Bei peroraler Zufuhr ist die Wirkung unzuverlässig. Nach parenteraler
Injektion tritt die Wirkung schnell ein, sie klingt aber auch bald ab. Eine Speicherung oder Gewöhnung tritt nicht auf. Über das Schicksal des Hormons im Organismus ist nichts bekannt.

Indikationen und Dosierung. Die spezifische Wirkung ist bei ADDISSONscher
Krankheit einzusetzen, wo die Wirkung Na-reicher und K-armer Diät unterstützt
werden kann. Weniger begründet ist bisher die Verwendung bei schweren Infektionskrankheiten und Verbrennungen oder für „Leberschutztherapie". Die Darreichung erfolgt meist intramuskulär in Gaben, die 5—10 mg Desoxycorticosteron
entsprechen.

Nebenwirkungen. Es sollen gelegentlich pathologische Wasserretention, Ödeme, Erhöhung der Blutmenge (Hochdruck) auftreten können.

Präparate:

Cortenil (Bayer) ist ein synthetisches Präparat, das neben Desoxycorticosteron-Acetat
auch noch andere ähnliche Steroidverbindungen in ähnlicher Lösung enthält. Eine Ampulle
entspricht dem Wirkungswert von 5 mg Desoxycorticosteron-Acetat (O.P. mit 3 Ampullen zu
1,0 ccm = 5,88 RM.).

Cortiron (Schering) ist eine ölige Lösung von reinem Desoxycorticosteron-Acetat (O.P. mit
4 Ampullen zu je 5 mg = 7,84 RM.).

Percorten (Ciba), ein gleichartiges Präparat mit 5 oder 10 mg Substanz in 1 ccm. (O.P. mit
4 Ampullen zu 5 mg = 7,84 RM.).

Weibliche Geschlechtshormone.

Die ersten Versuche über die Wirkung oral dargereichter Ovarialsubstanz bei klimakteri-
schen Beschwerden wurden schon 1894 durchgeführt. Bei dieser Art der Darreichung wurden
keine sicheren Erfolge erzielt. Als man dazu überging, höhere Dosen von Ovarialpräparaten
in Form von Extrakten parenteral zu verabreichen, konnten deutliche Wirkungen festgestellt
werden. Erst die Darstellung weiblicher Geschlechtshormone in reiner Form aus Eierstock,
Placenta und Harn hat eine rationelle Therapie ermöglicht. Die anfänglichen Mißerfolge bei der
Verwendung reiner Hormone erwiesen sich zum Teil bedingt durch die niedrige Dosierung.

Follikelhormon.

Geschichtliches. Die Isolierung des Follikelhormons, welches für das Wachstum des Uterus, für die Proliferationsphase des Endometriums und für die Ausbildung der sekundären weiblichen Geschlechtsmerkmale verantwortlich ist, wurde dadurch möglich, daß die von E. ALLEN und DOISY entdeckte, durch das Follikelhormon bedingte Veränderung an der Scheidenschleimhaut kastrierter Mäuse als Erkennungsreaktion bei der chemischen Aufarbeitung benutzt werden konnte. Reines krystallisiertes Follikelhormon wurde 1929 von DOISY und von BUTENANDT dargestellt.

Chemie. Das Follikelhormon kommt in verschiedenen Formen vor. Es läßt sich aus Schwangerenharn gewinnen als Oestron, aus dem Ovar als Oestradiol (= Dihydrooestron). Die Aufklärung der Konstitution dieser Verbindungen hat er-

Oestron $C_{18}H_{21}OOH$

Oestradiolbenzoat
[Oestradiol $C_{18}H_{22}(OH)_2$]

geben, daß sie als Sterinderivate aufzufassen sind. Oestron und Oestradiol sind schlecht löslich in Wasser; sie lösen sich besser in Öl. Sie sind chemisch widerstandsfähig, insbesondere gegen Verdauungsfermente.

Die biologische Wirksamkeit der Hormonpräparate wird im Tierexperiment mit Hilfe der Reaktion der Scheidenschleimhaut der Ratte oder Maus geprüft und in internationalen Einheiten (I.E.) angegeben. Als I.E. der Wirksamkeit des Oestrons gilt die Wirksamkeit von 0,1 γ krystallisierten Oestrons (= 1 Oestron-Einheit). Das Oestradiol findet klinische Verwendung in Form des Oestradiolbenzoates, welches ungefähr fünfmal stärker wirksam ist als Oestron. Als internationale Einheit der Wirksamkeit wurde die Wirksamkeit von 0,1 γ des krystallisierten Monobenzoates des Dihydrooestrons (= 1 Benzoat-Einheit) festgesetzt. (1 Benzoat-Einheit entspricht demnach ungefähr 5 Oestron-Einheiten.)

Schicksal im Körper. Um gleiche Wirkung zu erzielen, sind bei oraler Darreichung ungefähr 5 mal·größere Mengen des Follikelhormons notwendig als bei intramuskulärer Injektion. Alkoholische Lösungen werden per os ohne größere Verluste aufgenommen. Nach parenteraler Injektion öliger Lösungen erfolgt die Resorption langsamer als aus wäßrigen Lösungen. Das Schicksal des parenteral zugeführten oder des im Verdauungskanal absorbierten Hormons ist unbekannt.

Indikation. Übereinstimmend wird von günstigen Erfolgen berichtet bei den Ausfallserscheinungen nach Kastration oder im Klimakterium. Nach zureichender Hormonzufuhr verschwinden Wallungen, Schweiße, Schlaflosigkeit und psychische Depressionen. Der Juckreiz an den äußeren Genitalien läßt sich mildern oder aufheben. Weniger sicher sind die Erfolge bei Hypoplasie des Uterus und den dadurch bedingten Störungen (Dysmenorrhöe, verstärkte Menstruationsblutung, habitueller Abort, Sterilität) und bei Unterentwicklung der sekundären Geschlechtsmerkmale. Bei Amenorrhöe ist die Indikationsstellung noch nicht geklärt. Eine günstige Wirkung wäre dann zu erwarten, wenn die Amenorrhöe darauf beruht, daß die Uterusschleimhaut nicht oder unzureichend proliferiert.

Auch manche extragenitale Störungen, wie gewisse Hauterkrankungen, ferner Arthritiden, periphere Zirkulationsstörungen (vgl. S. 148), Thyreotoxikosen u. a. lassen sich gelegentlich günstig beeinflussen.

Unangenehme Nebenwirkungen — außer einer deutlichen Sekretion der Vaginalschleimhaut wenige Tage nach der ersten Injektion — sind nicht beobachtet worden.

Darreichung, Dosierung. Bei leichten Formen der Hypoplasie oder bei leichten Ausfallserscheinungen sind Mengen von mindestens 0,0005 (= 5000 I.E.) Oestron oder 0,0001 (= 1000 I. Benzoat-E.) Oestradiolbenzoat täglich über längere Zeit notwendig. Schwere Erscheinungen benötigen höhere Dosen, z. B. mehrmals wöchentlich 0,001 Oestradiolbenzoat oder 0,005 Oestron. Um bei einer kastrierten Frau den proliferativen Aufbau der Uterusschleimhaut hervorzurufen, sind ungefähr 0,005 Oestradiolbenzoat 2mal wöchentlich und mindestens bis zu einer Gesamtmenge von 0,025 zu geben. Wenn die Ovarialfunktion nur herabgesetzt ist, sind geringere Mengen ausreichend; die notwendige Dosis muß für den einzelnen Patienten empirisch bestimmt werden.

Wegen der starken Abschwächung der Wirkung bei oraler Zufuhr ist die intramuskuläre Injektion vorzuziehen. Man benützt die wäßrigen Lösungen oder, besonders wenn höhere Dosierung erforderlich ist, die stärkeren öligen Lösungen des Follikelhormons.

Von den im Handel befindlichen Präparaten seien folgende genannt:

1. Präparate, welche Oestron enthalten. 0,001 Oestron = 10000 I.E. (Internationale Oestron-Einheiten).

Follikulin-Menformon (Degewop). Ampullen zu 1 ccm mit 0,0001 (5 Ampullen = 2,96 RM.), mit 0,005 (1 Ampulle = 3,38 RM.).

Perlatan (Boehringer). Ampullen zu 1 ccm mit 0,0001 Oestron (5 Ampullen = 2,50 RM.), mit 0,001 (3 Ampullen = 4,10 RM.).

Unden (Bayer), wäßrige Lösung in Ampullen zu 1 ccm entsprechend 0,0001 Oestron (O.P. mit 5 Ampullen = 2,25 RM.).

2. Präparate, welche Oestradiolbenzoat enthalten. 0,001 Oestradiolbenzoat = 10000 I. Benzoat-E. (Internationale Benzoat-Einheiten).

Progynon B oleosum (Schering). Die ölige Lösung enthält entweder in 1 ccm 0,001 (5 Ampullen = 3,43 RM.) oder 0,005 (1 Ampulle = 2,45 RM.).

Unden (Bayer), ölige Lösung. 1 ccm mit 0,001 (2 Stück = 2,45 RM.), mit 0,005 (1 Stück = 4,50 RM.).

Ovocyclin (Ciba) enthält ein synthetisches, in Öl gelöstes Oestradiol-dipropionat. (O.P. mit 5 Ampullen zu je 1 ccm mit 1 mg = 5,60 RM., mit 1 Ampulle zu 1 ccm mit 5 mg = 4,06 RM. 30 Dragées mit 0,1 mg = 3,66 RM. oder 15 Dragées mit 1 mg = 6,66 RM.)

3. Synthetische Ersatzstoffe des Follikelhormons. Bei den Bemühungen, körpereigene Sexualhormone synthetisch herzustellen, wurden Stoffe gefunden, welche in ihren Wirkungen qualitativ und quantitativ mit denen der weiblichen Brunststoffe übereinstimmen. Es handelt sich um Derivate des Kohlenwasserstoffs *Stilben* (C_6H_5—CH = CH—C_6H_5). Von diesen kann das 4, 4-Dioxy-α, β-diaethylstilben therapeutisch mit den gleichen Indikationen wie das Follikelhormon verwendet werden, insbesondere in Form seines Benzoesäureesters. Toxische Nebenwirkungen sind bei den praktischen Dosierungsbedingungen nicht zu erwarten. (Innerliche Gaben von Cyren A in Tabletten je 0,05 mehrmals täglich oder intramuskulären Injektionen von Cyren B 0,5 mg 2—3mal in der Woche.

Cyren B (Bayer), Dioxydiaethylstilben-dipropionat. O.P. mit 20 Tabletten zu 0,1 mg = 1,14 RM., zu 0,5 mg = 1,96 RM. O.P. mit 5 Ampullen zu 0,5 mg = 1,86 RM. zu 2,5 mg = 2,74 RM.

Oestromon (Merck), Dioxydiaethylstilben. O.P. mit 20 Tabletten zu 1 mg = 1,33 RM.. O.P. mit 5 Ampullen zu 1 mg = 1,85 RM., zu 3 mg = 2,74 RM.

Hormon des Corpus luteum.

Geschichtliches. L. Fränkel wies 1901 nach, daß das Corpus luteum für die Einbettung des Eies und für den erfolgreichen Verlauf der Schwangerschaft notwendig ist. 1928 gelang es Corner und W. M. Allen zu zeigen, daß Extrakte aus Corpus luteum die Umwandlung der Schleimhaut des Uterus aus der Proliferationsphase in die Sekretionsphase verursachen. Die Darstellung des reinen krystallisierten Hormons des Gelbkörpers gelang 1934.

Chemie. Das Hormon des Corpus luteum, Progesteron, ist ein Diketon und ist als Sterinabkömmling aufzufassen. Die künstliche Herstellung gelang aus dem Stigmasterin der Sojabohne.

Zur biologischen Einstellung der Progesteronpräparate dient die Umwandlung der Uterusschleimhaut des Kaninchens von der Proliferationsphase in die Sekretionsphase. Als Internationale Einheit (I.E.) gilt die Wirksamkeit von 0,001 eines Standard-Progesterons.

Indikation. Die Anwendung des Progesterons ist angezeigt bei jenen Formen von Dysmenorrhöe, Sterilität, habituellem Abort, welche dadurch bedingt sind, daß das proliferativ veränderte Endometrium nicht in die Sekretionsphase übergeht. Bei schwerer Amenorrhöe gelingt es, nach entsprechender Vorbehandlung mit Follikelhormon eine Menstruationsblutung zu verursachen. Die Blutungen nach glandulärer Hyperplasie bei Follikelpersistenz lassen sich beendigen.

Darreichung, Dosierung. Um die Dosierung des Corpus luteum-Hormons genauer festzulegen, ist noch weitere Erfahrung notwendig. Über die obere Grenze der Dosierung gibt die folgende Feststellung Aufschluß: Um bei einer kastrierten Frau ein durch Follikelhormon aufgebautes Endometrium in die Sekretionsphase zu bringen und Menstruation auszulösen, werden 0,002—0,003 Progesteron täglich an 5 aufeinanderfolgenden Tagen benötigt. Bei Blutungen z. B. infolge von Follikelpersistenz werden täglich 0,0005—0,002 einige Tage lang gegeben. Bei habituellem Abort injiziert man 2 mal wöchentlich 0,005. Die orale Verabreichung ist unzuverlässig; man injiziert Progesteron in öliger Lösung intramuskulär.

Progesteron $C_{21}H_{30}O_2$

Lutren (Bayer), ölige Lösung des krystallisierten Progesterons (O.P. mit 3 Ampullen zu 2 mg = 3,17 RM., zu 5 mg = 6,39 RM.).

Lutocyclin (Ciba), ein gleichartiges Präparat (O.P. mit je 3 Ampullen zu 2, 5 und 10 mg 3,17, 6,37 und 11,46 RM.).

Lutocyclin-Tabletten (Ciba) enthalten ein peroral wirksames Anhydro-oxyprogesteron. Täglich 4—6 Tabletten zu 5 mg bis zu einer Gesamtdosis von 200—300 mg. (O.P. mit 10 Tabletten zu 5 mg = 4,31 RM.).

Proluton (Schering). 3 Ampullen zu 5 mg und 10 mg Progesteron = 6,37 und 11,47 RM.

Männliche Geschlechtshormone.

Geschichtliches. Die innersekretorische Leistung des Hodens wurde bereits 1849 von Berthold bewiesen. 1889 teilte Brown-Séquard mit, daß die Injektion von Testikelextrakten die Beschwerden des Alters beheben könne. Er hatte damit die Ära der Behandlung mit inneren Sekreten eingeleitet, wenn sich auch seine Versuche später als unzureichend erwiesen. 1927 gelang es F. C. Koch, welcher die Anregung des Kammwachstums beim Kapaunen als Erkennungsreaktion benützte, wirksame Extrakte aus Hoden herzustellen.

Chemie. Das krystallisierte Androsteron wurde von Butenandt 1931 aus Männerharn isoliert. 1934 gelang Ruzicka die künstliche Darstellung und die vollständige Aufklärung der Konstitution. Er baute die Seitenkette des Epi-dihydrocholesterins oxydativ ab und gelangte auf diese Weise zu einem Oxyketon, welches sich mit dem Androsteron identisch erwies. LAQUEUR gelang es 1935, ein dem Androsteron nahe verwandtes Hormon, Testosteron, aus Hoden zu isolieren, das ebenfalls künstlich dargestellt werden konnte. Außer Androsteron und Testosteron sind einige weitere wirksame Stoffe aus Harn und Hoden isoliert worden.

Zur Standardisierung des Androsterons wird die Wachstumswirkung auf den Kapaunenkamm benützt. Die Internationale Einheit (I.E.) der Wirksamkeit entspricht der Wirksamkeit von 0,0001 krystallisiertem Androsteron.

Testosteron und Andrösteron sind wenig in Wasser löslich, dagegen leicht in Lipoidlösungsmitteln und Ölen. Chemisch sind sie relativ beständig.

Androsteron $C_{10}H_{29}OOH$ **Testosteron** $C_{19}H_{27}OOH$

Durch die Veresterung mit organischen Säuren wird ihre Wirksamkeit und ihre Wirkungsdauer erhöht. In der Therapie werden nur solche Ester verwendet.

Aufnahme und Schicksal im Organismus. Bei peroraler Zufuhr sind beide Hormonstoffe etwa 5 mal weniger wirksam als bei parenteraler Injektion. Die Resorption aus öligen Lösungen erfolgt langsamer als aus wäßrig-alkoholischen. Das Schicksal der Verbindungen im Organismus ist unbekannt. Im Harn wurden nur 2—6% der injizierten Menge wiedergefunden.

Indikation und Dosierung der männlichen Geschlechtshormone sind noch nicht befriedigend geklärt. Sie werden empfohlen bei Infantilismus, Kryptorchismus, Impotenz u. a. Auch bei beginnender Prostatahypertrophie ist in einem Teil der Fälle durch eine 1—2 mal wöchentliche Zufuhr von 0,005 krystallisiertem Androsteron (= 50 I.E.) Besserung erzielt worden. Über die therapeutische Wirkung des reinen Testosterons liegen noch keine Berichte vor. Die perorale Zufuhr ist nicht zuverlässig, besser die perlinguale. Man injiziert die Hormonpräparate am besten intramuskulär.

Proviron (Schering) ist eine Lösung von Androsteronbenzoat. 1 ccm enthält 0,005 (= 50 I.E.). O.P. zu 4 Ampullen = 3,69 RM.

Testoviron (Schering), Lösung von Testosteronpropionat in Öl zur Injektion (O.P. mit 4 Ampullen zu 10 mg = 4,80 RM. und 4 Ampullen zu 25 mg = 9,60 RM.).

Testoviron-Tropfen (Schering), Lösung von Testosteron in Alkohol. Zur percutanen Applikation. (Tropfflasche mit 50 mg in 10 ccm = 3,92 RM.)

Perandren (Ciba) enthält das peroral wirksame Methyltestosteron zu 5 mg in 1 „Lingualtablette", die man im Munde zergehen lassen soll (O.P. mit 20 Tabletten = 7,35 RM.).

Vorderlappen der Hypophyse, Hypophysis cerebri — Pars anterior.

Im Vorderlappen der Hypophyse werden Stoffe gebildet, welche einen Einfluß ausüben können auf das Körperwachstum, auf die Funktion der Geschlechtsdrüsen, der Inselzellen des Pankreas, der Nebennierenrinde, der Milchdrüse. Die bisher erzielten Ergebnisse der Therapie mit Gesamtextrakten der Hypophysenvorderlappen bei hypophysär bedingten Stoffwechselstörungen oder Entwicklungsstörungen waren wenig befriedigend. Es ist noch nicht gelungen, die wirksamen Stoffe in reiner Form für die therapeutische Verwendung allgemein zugänglich zu machen,

Wachstumshormon. Das Wachstumshormon kann mit verdünnter Lauge aus dem Vorderlappengewebe extrahiert werden. Die Herstellung zuverlässig wirksamer Extrakte ist schwierig, weil die Stoffe nicht hitzebeständig und auch bei niedriger Temperatur in alkalischer Lösung leicht zersetzlich sind. Als Träger der Wirkung werden hochmolekulare, proteinähnliche Körper angesprochen, deren genaue chemische Natur unbekannt ist. Bei oraler Darreichung geht die Wirksamkeit der Extrakte verloren.

Die fortgesetzte parenterale Zufuhr von wirksamen Extrakten hat in einigen Fällen von hypophysärem Zwergwuchs befriedigende Resultate ergeben. Es ist notwendig, mit der Behandlung frühzeitig zu beginnen und sie in Form von Injektionen 2—3mal pro Woche durchzuführen.

Im Verlaufe der Behandlung kann es zur Hyperglykämie und Glykosurie kommen, und es können Acetonkörper im Blute und im Harn auftreten. Wenn die Präparate des Wachstumshormons nicht frei sind von gonadotropen Stoffen, dann können sie zur Beschleunigung der Ossifikation in den Epiphysengrenzen führen, statt das Wachstum zu fördern.

Gonadotropes Hormon. Die gonadotrope Wirkung des Hypophysenvorderlappens ist nicht geschlechtsspezifisch. Die spezifische Wirkung beruht auf der Anregung der Funktion des Ovars oder des Hodens. Die Behandlung mit Extrakten bei sexueller Unterentwicklung oder bei Dystrophia adiposogenitalis hat keine befriedigenden Resultate ergeben. Bei oraler Darreichung wirken die Präparate unzuverlässig oder sind ganz unwirksam.

Anhang: Die gonadotrope Substanz des Schwangerenharnes.

Aschheim und Zondek fanden 1928, daß der Urin der schwangeren Frau eine dem gonadotropen Hormon des Hypophysenvorderlappens ähnliche Substanz, Prolan, enthält. Auf dem Auftreten dieser Substanz, schon während der ersten Wochen der Schwangerschaft, beruht die Schwangerschaftsreaktion von Aschheim und Zondek. Die Bildungsstätte des Prolans ist nicht sicher nachgewiesen; es ist in der Placenta gefunden worden.

Prolan kann durch Adsorption an geeignete Adsorbentien aus dem Schwangerenharn isoliert werden. Die wirksame Substanz ist vermutlich ein Polypeptid, dessen Aufbau nicht aufgeklärt ist. Die Einstellung der biologischen Wertigkeit erfolgt an infantilen Ratten und wird in Ratteneinheiten (R.E.) angegeben. Während es für die Auswertung des gonadotropen Hormons der Hypophyse kein internationales Standardpräparat gibt, ist ein solches für die Präparate aus dem Harn schwangerer Frauen und aus dem Serum trächtiger Stuten festgelegt.

Indikation und *Dosierung* sind nicht zureichend aufgeklärt. Da der größte Teil der Wirksamkeit der Präparate aus Schwangerenharn bei oraler Zufuhr verlorengeht, ist die intramuskuläre Injektion vorzuziehen. Bei funktionellen Blutungen aus dem Uterus, besonders bei Kindern und jungen Frauen, bei welchen Strahlentherapie unerwünscht ist, läßt sich die Blutung in manchen Fällen durch Zufuhr von Prolan beherrschen. Nach Beginn der Blutung werden bis zu 500—1000 R.E. einmal täglich nicht länger als an 4 aufeinanderfolgenden Tagen intramuskulär injiziert. In einigen Fällen bei Knaben mit Kryptorchismus trat der Descensus der Hoden ein, wenn wöchentlich dreimal je 100 R.E. intramuskulär injiziert wurden.

Preloban (Bayer) aus Hypophysenvorderlappen gewonnen. O.P. mit 3 Trockenampullen (je 25 R.E.) = 4,10 RM.

Praehormon (Promonta), gonadotropes Hormon des Hypophysenvorderlappens in Trockenampullen. O.P. mit 5 Ampullen (100 R.E.) = 2,56 RM.

Anteron (Schering), aus Serum trächtiger Stuten gewonnen. O.P. mit 2 Ampullen zu 25 R.E. = 4,77 RM., zu 50 R.E. = 6,68 RM.

Horpan (Sächs. Serumwerk), aus Schwangerenharn oder Placenta gewonnen. 5 Ampullen mit 100 R.E. = 4,10 RM.

Prolan (Bayer), aus Schwangerenharn oder Placenta gewonnen. O.P. mit 5 Ampullen zu 100 Einheiten = 5,72 RM.

Hinterlappen der Hypophyse (vgl. S. 192ff.).

Über die Wirkung auf den Uterus s. S. 193. Über die Kreislaufwirkung s. S. 143. Über die Wirkung auf die Motilität des Darmes s. S. 181. Über die antidiuretische Wirkung s. S. 201. Über die Wirkung bei Asthma bronchiale s. S. 155.

e) Gichtmittel.

Acidum phenylchinolincarbonicum.

Geschichtliches. Die 1887 synthetisierte Phenylchinolincarbonsäure wurde 1908 durch NICOLAIER und DOHRN in die Gichttherapie eingeführt, nachdem ihre harnsäureausschwemmende Wirkung im Stoffwechselversuch erkannt worden war.

Acidum phenylchinolincarbonicum (offiz.) (*Atophan*, Schering) ist ein gelblichweißes Pulver mit bitterem Geschmack, das sich in Wasser nur nach Alkalizusatz löst.

Die Wirkung ist nach oraler Einnahme ziemlich flüchtig; bei therapeutischen Gaben ist der Einfluß auf die Harnsäureabgabe nach 6—8 Stunden abgeklungen.

$$\begin{array}{c} \text{H} \\ \text{C} \quad \text{C—COOH} \\ \diagup\!\!\!\diagdown \quad \diagup\!\!\!\diagdown \\ \text{HC} \quad \text{C} \quad \text{CH} \\ \| \quad \| \\ \text{HC} \quad \text{C} \quad \text{C·C}_6\text{H}_5 \\ \diagdown\!\!\!\diagup \quad \diagdown\!\!\!\diagup \\ \text{C} \quad \text{N} \\ \text{H} \end{array}$$

Phenylchinolincarbonsäure $C_{16}H_{11}O_2N$

Indikationen. Acidum phenylchinolincarbonicum hat sich in der Therapie der Gicht bewährt. Akute gichtische Erscheinungen pflegen unter raschem Nachlassen der Schmerzen in kurzer Zeit gemildert zu werden. Ob es bei chronischer Gicht gelingt, die Harnsäureablagerungen zu vermindern und die dadurch bedingten Beschwerden zu beheben, ist fraglich. Kontraindiziert ist das Mittel bei Harnsäurekonkrementen in den Harnwegen, da die Harnsäureausscheidung zunimmt und die Harnsäurekonzentration des Urins ansteigt. Wegen seiner antipyretischen und schmerzstillenden Wirkung wird Acidum phenylchinolincarbonicum an Stelle der Antipyretica bei akutem Gelenkrheumatismus gegeben. Chronische Gelenkerkrankungen werden selten günstig beeinflußt. Häufig, aber nicht regelmäßig, wirkt das Mittel schmerzstillend bei Neuralgien (z. B. bei Ischias).

Nebenwirkungen, Gefahren. Bei überempfindlichen Kranken treten an der Haut schon bei therapeutischen Dosen Exantheme auf. Häufig sind Störungen von seiten des Verdauungskanals (Appetitlosigkeit, Übelkeit). Bei langdauernder Darreichung und besonders bei Überdosierung können Leberschädigungen verursacht werden, welche mit Ikterus einhergehen und unter dem bedrohlichen Bilde einer akuten gelben Leberatrophie verlaufen können. Bei Störungen der Leberfunktion ist das Mittel deshalb ganz zu vermeiden.

Darreichung, Dosierung. Bei Gicht gibt man 3—6mal täglich 0,5 Acidum phenylchinolincarbonicum per os 3—4 Tage lang; da das Mittel nicht ganz frei von Kumulation ist, schiebt man danach einige atophanfreie Tage ein, ehe mit der Darreichung fortgefahren wird. Durch gleichzeitige Darreichung von Natrium bicarbonicum können die Magenbeschwerden gemildert werden.

Rp. Tabul. Acidi phenylchinolincarb. 0,5 Nr. XX
     S. 3 Tage lang 3 bzw. 6 Tabletten.
     (1,0 Acid. phenylchinolincarb. = 0,10 RM.; 1,0 Atophan = 0,50 RM.)

Novatophan (Schering) ist der Methylester der 6-Phenyl-chinolincarbonsäure. Es ist ein unlösliches, daher geschmackloses Pulver und wird ebenso angewandt wie Phenylchinolincarbonsäure bzw. Atophan. Es hat keine reizende Wirkung auf die Magenschleimhaut; ob es weniger giftig ist als Atophan, ist unsicher. (O.P. Tabletten zu 0,5 20 Stück = 1,26 RM.)

Atophanyl (Schering) ist ein injizierbares Präparat: Atophan-Natrium und Natr. salicyl. āā 10 % ig. 5 Ampullen zu 5 ccm (intramuskulär) = 3,62 RM. und 5 Ampullen zu 10 ccm (intravenös) = 3,62 RM.

Semen Colchici, Colchicinum.

Geschichtliches. Die Giftwirkungen der Herbstzeitlose waren schon im Altertum bekannt; die frühere Verwendung als Drasticum und Aphrodisiacum ist jetzt aufgegeben. Bei der Behandlung der Gicht wurde schon von den griechischen Ärzten des Altertums eine Abart der Herbstzeitlose verwandt. Diese Kenntnis ging später verloren. Seit der Wiederentdeckung der gichtlindernden Wirkung (1814 in Großbritannien) hat die Herbstzeitlose ihre Bedeutung behalten.

Die Droge und ihre Chemie. Die offizinellen *Semina Colchici* von der einheimischen Herbstzeitlose, Colchicum autumnale, rundliche, braune, bitter schmeckende Körner von 2 mm Durchmesser, enthalten das Alkaloid Colchicin, das 1820 entdeckt wurde. Der Gehalt an Colchicin in den Samen wechselt stark. Man verwendet die aus den Samen durch Ausziehen mit Alkohol 1 : 10 bereitete

Tinctura Colchici (offiz.), die eine gelbe, bitter schmeckende Flüssigkeit mit 0,04% Colchicin ist, oder das reine Alkaloid

Colchicinum (offiz.), ein gelbes, in Wasser lösliches, bitter schmeckendes Pulver.

Colchicin $C_{22}H_{25}O_6N$

Schicksal im Körper. Die Wirkung des Colchicins tritt mit gewisser Latenz auf, weil erst das stärker wirksame Oxydicolchicin im Stoffwechsel gebildet werden muß. Der weitere Abbau bzw. die Ausscheidung erfolgt nur langsam, denn bei länger anhaltender Darreichung pflegen stets kumulative Giftwirkungen aufzutreten.

Indikationen. Colchicum hat eine sichere schmerzstillende und entzündungshemmende Wirkung bei akuten Gichtanfällen. Ob die Colchicumtherapie Einfluß auf die Harnsäureablagerungen hat, ist noch umstritten. Eine Vermehrung der Harnsäureausscheidung ist nicht sicher nachgewiesen

Nebenwirkungen, Gefahren. Die erforderliche Dosierung ist hoch und löst meist Nebenwirkungen aus. Schwere Vergiftungen lassen sich aber leicht verhindern, wenn man auf die ersten gastro-enteritischen Erscheinungen achtet und nach ihrem Einsetzen die Darreichungen abbricht.

Darreichung, Dosierung. Von der *Tinctura Colchici* werden einige Tage lang 10—15—20 Tropfen innerlich gegeben (E.M.D. 2,0!, T.M.D. 6,0!) (10 Tropfen = 0,2; 10,0 = 0,20 RM.). *Colchicinum* gibt man am besten in Pillen mit je 0,001, 3—5mal täglich 1 Pille, einige Tage lang (E.M.D. 0,002!, T.M.D. 0,005!) (0,01 Colchicinum = 0,20 RM.).

Rp. Colchicini 0,06
    Massae pil. q. s. f. pil. Nr. LX
    M.D.S. 3mal täglich 1 Pille, 3 Tage lang.

Rp. Colchicini 0,06
    f. granulae Nr. LX
    S. 3mal täglich 1 Körnchen, 3 Tage lang.

Colchicinum-Compretten (M.B.K.) 25 Stück zu je 0,001 = 0,85 RM.

Über die Darreichung von Salicylaten und Alkalien bei Gicht s. S. 102 und S. 206.

Piperazin (Schering), Diäthylendiamin, in Wasser gut lösliche Krystalle, hat im Reagenzglase eine hohe harnsäurelösende Wirksamkeit. Deshalb wurde das Mittel, das rasch resorbiert, aber langsam und zum größten Teil unverändert in den Harn ausgeschieden wird, bei Gicht und Harnsäurekonkrementen empfohlen. Der Nutzen der Darreichung ist jedoch recht fraglich. 1,0—2,0—3,0 in Wasser per os (1,0 = 0,85 RM.).

Hexamethylentetramin, Urotropin (Schering), (Näheres s. S. 202), löst im Reagenzglas ebenfalls leicht Harnsäure auf. Der Nutzen dieses Mittels bei Gicht oder Harnsäurekonkrementen ist nicht sicher. Man gibt 0,5 mehrmals täglich.

f) Parenterale Schwefeltherapie bei Arthritiden.

Die parenterale Einverleibung von Schwefel bei chronischen Arthritiden wurde zuerst in Frankreich (1918) aufgenommen; sie hat sich bei chronischen Polyarthritiden im allgemeinen gut bewährt.

Sulfur depuratum (offiz., Näheres s. S. 173) wird, in Glycerin oder Oleum Olivarum suspendiert, intraglutäal eingespritzt. Die Injektionen sind schmerzhaft und lösen häufig eine 1—2 Tage lang anhaltende Temperatursteigerung aus.

Am besten scheinen subakute Arthritiden zu reagieren. Man beginnt mit einer kleinen Schwefelgabe, z. B. 0,005. Ist nach dieser die Allgemeinreaktion nicht stark, so wird eine Woche später 0,02—0,05 eingespritzt. Die Kur kann dann mit wöchentlichen Einspritzungen von 0,005 fortgesetzt werden.

Rp. Sulfuris depurati 0,1
    Olei olivarum ad 10,0
    M. D. Sterilisa. S. Intraglutäal ½—2—5 ccm 1mal pro Woche.
    (100,0 Sulf. depur. = 0,15 RM.)

g) Proteinkörpertherapie, unspezifische Reiztherapie.

Seit ungefähr 1914 werden vielfache therapeutische Versuche gemacht, durch die parenterale Einverleibung von Eiweißkörpern tierischer oder pflanzlicher Herkunft die Heilungstendenzen im Körper zu fördern. Wenig geklärt wie die theoretischen Vorstellungen sind auch die Indikationen. Immerhin hat die Empirie der Praxis gezeigt, daß zumal bei chronisch verlaufenden Leiden die Proteinkörpertherapie einen Umschwung zur Besserung des Zustandes bringen kann.

Die wichtigsten Indikationen sind: Chronische rheumatische Muskel- und Gelenkbeschwerden, bei denen die Schmerzen oft überraschend gebessert werden und damit die Beweglichkeit der Glieder wiederkehrt. Über gute Erfolge wird weiter berichtet bei Neuralgien, besonders bei Ischias; auch die mit dem Ulcus ventriculi einhergehenden Schmerzen nehmen oft unter der Behandlung ab. Nahezu alle chronischen Infektionskrankheiten sind mit unspezifischen Reizmitteln behandelt worden. Günstig reagierten Pyodermien, Furunkulosen, Adnexerkrankungen.

Als Nebenwirkungen werden häufig Schüttelfröste und Temperatursteigerungen bis über 39° beobachtet; die Erscheinungen pflegen rasch abzuklingen und nur nach intravenöser Einspritzung zu großer Mengen bedrohlichen Charakter anzunehmen.

Die Zahl der angebotenen Präparate ist übergroß.

Aolan (Beiersdorf) ist eine sterile Milcheiweißlösung, 10 ccm intraglutäal (= 0,67 RM.).

Caseosan (Heyden) ist sterile Caseinlösung, ½—1—2 ccm der 4%igen Lösung intramuskulär (10 Ampullen zu 1 ccm = 3,38 RM.).

Novoprotin (Roche) ist eine sterile Lösung von krystallisiertem Pflanzeneiweiß, 1 ccm intramuskulär (6 Ampullen zu 1,1 ccm = 2,22 RM.).

Das gleiche dürfte leisten:

Kuhmilch. 20 Minuten im Wasserbad sterilisieren, 5—10 ccm intraglutäal.

Behandlung mit tierischen Giften.

In neuerer Zeit wurde die Injektion von *Schlangengiften* zur Behandlung und Schmerzstillung bei malignen Tumoren, Neuralgie, Rheuma u. a. empfohlen; ein sicherer Erfolg ist nicht erwiesen. Bewährter ist die Behandlung chronischer rheumatischer Leiden mit *Bienengiften.* Die Erfahrungen der Imker, welche gegen Bienenstiche immun werden und selten an Rheuma erkranken, haben diesen Weg gewiesen. Eine sichere Erklärung der Heilwirkung gibt es nicht. Es stehen Präparate, deren Gehalt an Bienengift standardisiert ist, zur Verfügung. Die Zufuhr erfolgt intrakutan oder auch in Salbenform perkutan in vorgeschriebenen Kuren.

Apicosan (Wolff). 5 Ampullen I—III zu 2,46—4,10 RM.

Apicur (Roche). 0,05—0,5 ccm ansteigend. (1 Ampulle = 3,12 RM. oder 10 g Salbe in Tuben = 0,99 RM.).

Forapin (Mack). 6 Ampullen A—D = 2,33—5,80 RM.

Forapinsalbe I und II $^1/_2$ Packung 1,47 bzw. 1,65 RM.

Zur therapeutischen *Fiebererzeugung* dient die Injektion von Eiweißstoffen apathogener Bakterien z. B. bei progressiver Paralyse oder bei chronischem Rheuma im Sinne einer allgemeinen Reiztherapie und „Umstimmung".

Pyrifer (Asta) ist ein derartiges Präparat. Es wird in steigenden Dosen von 50—5000 Einheiten intravenös injiziert. Verschiedene Packungen zu 3,01—5,84 RM.

h) Goldtherapie bei rheumatischen Erkrankungen.

Die chemotherapeutische Wirkung einiger Goldpräparate (vgl. S. 262) wird auch gelegentlich bei primärem und sekundärem Rheuma versucht. Dabei dürften gelegentliche Heilerfolge aber wohl mehr der unspezifischen Reizwirkung dieser Präparate (Herdreaktion) zuzuschreiben sein. Diese Verwendung sollte nur unter vorsichtiger Dosierung und unter Beachtung der relativ häufigen Nebenwirkungen stattfinden. Als solche wurden beschrieben Gastroenteritis, allgemeine Dermatitis, Leber- und Nierenschäden, auch tödlich verlaufende Agranulocytose. Präparate vgl. S. 262.

14. Mittel zur spezifischen Behandlung von Infektionskrankheiten (Chemotherapie und Immunkörpertherapie).

In den letzten 50 Jahren ist es gelungen, zur Bekämpfung der Infektionskrankheiten, deren Erreger man entdeckt hatte, spezifische Heilmittel neben den schon vorher empirisch gefundenen Mitteln wie Chinarinde, Ipecacuanhawurzel und Quecksilber herzustellen.

Die Bezeichnung „Chemotherapie" wurde geprägt für diese Verwendung von chemischen Verbindungen oder rein dargestellten Wirkstoffen der Drogen, die den Krankheitserreger im lebenden Organismus direkt schädigen. Man sollte diesen Begriff nicht mißbrauchen, um damit allgemein eine Verwendung von synthetischen „Ersatzstoffen" oder von „Chemikalien" in der medikamentösen Therapie im herabsetzenden Sinne zu kennzeichnen.

a) Malariamittel.

α) Cortex Chinae, Chininum hydrochloricum.

Geschichtliches. Erst über 100 Jahre nach dem Einrücken der Spanier in Peru tauchten die ersten Nachrichten über die Verwendung der Chinarinde bei Wechselfieber durch die dortigen Eingeborenen auf. Allgemeinere Beachtung fand die Rinde nach der erfolgreichen Behandlung der Gattin des spanischen Vizekönigs (1638), der Gräfin CINCHON, der späteren Taufpatin des Chinabaumes. Durch Vermittlung der Jesuiten kam die Rinde als Jesuitenrinde um 1640 nach Spanien, ein Jahrzehnt später auch nach Deutschland. Ende des 17. Jahrhunderts, nachdem die Chinarinde vorher längere Zeit als Geheimmittel eines Engländers Verwendung gefunden hatte und zu sicherem therapeutischem Ansehen gekommen war, setzte sich ihre Anwendung bei Wechselfieber endgültig durch. Sehr bald nach der Darstellung des Chinins aus der Rinde (durch PELLETIER und CAVENTOU 1820) trat dieses bei der Malariabehandlung an die Stelle der Rinde. Der Weltbedarf an Chinin, der früher auf 1 Million Kilogramm geschätzt wurde, ist im Rückgang begriffen, seitdem die neuen synthetischen Ersatzpräparate das Chinin verdrängen.

Die Droge. Im Andengebiet Perus wachsen eine ganze Reihe von Cinchonaarten wild, deren Rinde die wirksamen Alkaloide enthält. Als die Versorgung des Drogenmarktes mit Rinde infolge des Raubbaues im Heimatlande der Chinabäume auf Schwierigkeiten zu stoßen begann, legte man in Bolivien und besonders in Britisch- und Holländisch-Indien (seit etwa 1850) Kulturen der Chinabäume an. Durch rationale Zuchtverfahren ist es gelungen, den Alkaloidreichtum der Rinden der kultivierten Cinchonaarten sehr stark zu erhöhen. Zur Zeit liefert Holländisch-Indien rund 9 Zehntel der Chinarindenweltproduktion, die etwa 12 Millionen Kilo Rinden pro Jahr beträgt. Offizinell ist nicht die Rinde der ertragreichsten Cinchonaarten, sondern die relativ alkaloidarme Rinde von *Cinchona succirubra*, die an bestimmten Zeichen besonders leicht zu identifizieren ist. In den Plantagen werden vorwiegend Cinchona Lodgeriana und calisaya gezogen.

Cortex Chinae (offiz.) enthält mindestens 6,5% Alkaloide, oft wesentlich mehr, bis zu 8% und darüber, während in den Cinchonaarten der indischen Plantagen bis zu 15% Alkaloide enthalten sein können.

Chemie. Das wichtigste der Alkaloide ist das Chinin; die an Menge es zum Teil noch übertreffenden minderwichtigen Nebenalkaloide sind Chinidin (ein Stereoisomeres des Chinins), Cinchonin und Cinchonidin, denen sich einige weitere in unbedeutenden Mengen vorhandene Alkaloide anschließen. Das Mengenverhältnis der einzelnen Alkaloide wechselt in den verschiedenen Rindenarten sehr stark.

Die Rinden der zur Chiningewinnung kultivierten Arten enthalten vorwiegend Chinin, während in der Succirubrarinde meist mehr Cinchonin und Cinchonidin vorkommt. Die Alkaloide sind in der Rinde zum Teil an Gerbsäure gebunden. Die offizinelle Rinde ist besonders gerbstoffreich.

Die Konstitution des Chinins ist aufgeklärt. Es ist der Methyläther des aus 2 N-haltigen Ringsystemen aufgebauten Cupreins.

Chinin $C_{20}H_{24}N_2O_2$

Die Rinde und die offizinellen Zubereitungen derselben finden bei der Therapie der Malaria, der Pneumonie usw. keine Anwendung, sie dienen als sog. Stomachica (s. S. 160).

In Europa verwendet man bei den S. 241 genannten Infektionskrankheiten stets die Salze des Chinins, in den Tropen z. T. auch Mischungen der Gesamtalkaloide, z. B. Totaquin, Quinetum.

Chininum hydrochloricum (offiz.) mit 82% Chinin bildet weiße, sehr bitter schmeckende Krystallnadeln, die sich in kaltem Wasser 1 : 32 mit neutraler Reaktion lösen.

Chininum sulfuricum (offiz.), mit 72% Chinin. Weiße, ebenfalls sehr bitter schmeckende Krystalle, sind in kaltem Wasser nur 1 : 800 löslich, bei Zusatz von etwas Schwefelsäure tritt starke blaue Fluorescenz auf.

Chinidinum hydrochloricum (s. S. 138) findet in der Malariatherapie (außer bei chinin-refraktären Fällen) bisher nur wenig Verwendung.

Von den zahlreichen Präparaten, in denen Chinin in schwächer oder kaum bitter schmeckende Verbindungen übergeführt wurde, die alle in der gleichen Indikation wie Chinin. hydrochloric. gegeben werden, seien genannt:

Chinin. tannicum (offiz.), ein gelbliches Pulver mit ganz geringer Wasserlöslichkeit und schwach bitterem Geschmack. Enthält nur etwa 30% Chinin.

Euchinin (Bayer, Zimmer) ist der Chininkohlensäureäthylester. Die weißen Nadeln sind fast unlöslich in Wasser und schmecken nur wenig bitter.

Aristochin (Bayer), der Chininkohlensäureester, ist unlöslich und geschmacklos. Aus allen diesen Verbindungen wird im Magendarmkanal Chinin frei.

Schicksal im Körper. Chininsalze werden von den Schleimhäuten des Magen-darmkanales rasch und vollkommen resorbiert. Über das Schicksal des Chinins und seine Ausscheidung beim Menschen gehen die Angaben weit auseinander. Nach einigen werden über $9/10$ des eingeführten Chinins in den Harn ausgeschieden, die meisten fanden dagegen nur etwa 25—40% der zugeführten Menge im Harn wieder, daneben noch unbedeutende Spuren im Kot.

Übereinstimmung besteht aber in der wichtigsten Feststellung, nämlich darüber, daß die Ausscheidung des Chinins nach einer einmaligen therapeutischen Gabe in 24 Stunden nicht beendet ist, sondern sich über den 2. und 3. Tag hinweg erstreckt. Daher resultiert die Neigung des Chinins, bei länger anhaltender Dar-reichung kumulative Giftwirkung zu verursachen.

Eine Gewöhnung an Chinin gibt es nicht.

Indikationen. Die hervorragenden Leistungen des Chinins bei der prophylak-tischen und therapeutischen Bekämpfung der *Malaria* stehen endgültig fest. Die Sicherheit, mit der z. B. die experimentell bei Paralyse erzeugte Malariainfektion durch Chinin coupiert werden kann, die vorzüglichen Erfolge der prophylak-tischen Chinindarreichungen in den malariaverseuchten Gebieten Italiens lassen den hohen Wert des Chinins sicher erkennen, wenn auch nicht verkannt werden darf, daß das Mittel seit manchen Enttäuschungen, die besonders bei der Behand-lung der Balkanmalaria während des Krieges 1914—1918 sich einstellten, wesent-lich skeptischer beurteilt wird als früher. Chinin wirkt auf die ungeschlechtlichen Formen der Parasiten viel sicherer als auf die geschlechtlichen; je jünger der Parasit ist, um so sicherer ist die Wirkung.

Bei frühzeitigem Einsetzen der Chininbehandlung gelingt es in der Mehrzahl der Fälle, die Malaria quotidiana, tertiana, quartana unter stufenweisem Absinken der Fieberanfälle in wenigen Tagen zur Ausheilung zu bringen. Bei veralteten Fällen dieser Malariaformen und besonders bei der Tropica bedarf es meist lang-anhaltender Chininbehandlung. Besonders bei der Tropica wird diese oft mit einer Plasmochinkur (S. 245) oder mit einer Neosalvarsankur (S. 249) kombiniert oder durch diese ersetzt.

Bei anderen Infektionskrankheiten wirkt Chinin nicht annähernd so sicher wie bei der Malaria. Zwar gelingt es in der Regel, die erhöhten Temperaturen zu senken — zu diesem Zwecke werden jedoch heute die synthetischen Antipyretica bevorzugt —, aber eine sichere Heilung oder auch nur Abkürzung der Krankheits-dauer tritt nicht ein. Widerspruchsvoll lauten noch die Berichte über den Einfluß der Chininbehandlung auf die *Pneumonie* der Erwachsenen und die Bronchopneumonie der Kinder, so daß bei diesen Krankheiten heute die Behandlung mit Sulfonamidpräparaten bevorzugt wird (vgl. S. 256).

Ganz unsicher ist der Einfluß auf den Verlauf des *Keuchhustens*, aber angesichts der nicht besseren Erfolge der anderen bei dieser Krankheit gebräuchlichen Mittel wird Chinin auch bei Keuchhusten noch oft versucht.

Die *antineuralgische Wirkung* des Chinins kann bei manchen Neuralgien und bei Migräne Nutzen bringen. Auch bei MENIÈREscher *Krankheit* wird von günstigem Einfluß berichtet.

Über die Verwendung der Chinarinde, ihrer zahlreichen Zubereitungen und ihrer Salze als Roborantien und Stomachica wurde S. 160 Näheres mitgeteilt.

Über die Verwendung des Chinins und des (in der Malariatherapie kaum verwandten) Chinidins bei Herzrhythmusstörungen s. S. 138. Über die Verwendung der Chininsalze bei Wehenschwäche s. S. 195.

Nebenwirkungen, Gefahren. Schädigungen der Patienten durch Chinintherapie lassen sich, wenn man von dem Ausbruch des Schwarzwasserfiebers (s. weiter unten) absieht, in der Regel leicht vermeiden, da vor den lebensbedrohlichen Erscheinungen kaum zu übersehende Vorboten auftreten.

Nach einmaligen mittleren und größeren Mengen oder wenn kleine Dosen längere Zeit hindurch genommen werden, stellt sich in 1—2 Stunden der Chininrausch ein; die Patienten werden leicht benommen und schwindelig, haben Schlafsucht, oft treten Übelkeit und Erbrechen ein und fast immer ein unangenehmes Ohrensausen, gelegentlich auch Schwerhörigkeit, Händezittern und Unruhe. Diese Beschwerden, die oft mit Durchfällen einhergehen, pflegen bald vorüberzugehen, wenn mit der Chinindarreichung aufgehört wird. Andernfalls können sie sich zu völliger Taubheit und tiefem Koma steigern, nicht selten wird dann auch das Sehvermögen gestört. Völlige Erblindung ist öfters beobachtet, sie geht aber, ebenso wie die übrigen Erscheinungen, nahezu ausnahmslos in wenigen Tagen vorüber.

Manche Menschen besitzen eine sehr ausgesprochene Überempfindlichkeit gegen Chinin derart, daß schon nach kleinen Mengen ein besonders starker Chininrausch auftritt oder daß sie sehr heftige Hautreaktionen zeigen. Urticaria, Ödeme und Purpura können so stark und quälend sein, daß sie zum Abbrechen der Chininbehandlung zwingen.

Während also die Chininbehandlung im allgemeinen mit wenig ernsten Gefahren verbunden ist — die tödliche Menge liegt weit über der therapeutisch gebräuchlichen —, stellt sich bei Tropicakranken manchmal ohne Vorboten ein sehr schwerer Krankheitszustand ein. Der Harn verfärbt sich dunkelrot durch Übertreten von Blutfarbstoff, der durch massenhaften Zerfall von roten Blutkörperchen in das Plasma ausgetreten war. Die von diesem Zwischenfall, dem Schwarzwasserfieber, Betroffenen sterben manchmal an dem durch die Hämolyse bewirkten Mangel zum Sauerstofftransport befähigten Blutfarbstoffes oder weil der Blutfarbstoff beim Durchtritt durch die Nieren deren Kanälchen verlegt, so daß Anurie und Urämie auftreten. Sichere Verfahren zur Verhinderung des Schwarzwasserfiebers bestehen nicht. Es empfiehlt sich aber, bei Tropicakranken mit kleinen Chinindosen zu beginnen, da diese meist nur einen leichten Anfall auslösen, der überwunden wird. In ganz seltenen Fällen wurde Schwarzwasserfieber auch dann beobachtet, wenn keine Malaria tropica oder überhaupt keine Malaria vorlag.

Darreichung, Dosierung.

Malaria. Zur *prophylaktischen Behandlung* sind verschiedene Verfahren empfohlen. Bei malariagefährdeten Truppenteilen werden in diesem Kriege täglich 0,3 Chinin. hydr. verabreicht.

Die bei der *Malariatherapie* üblichen Chininsalzmengen liegen bei 1,0—2,0 pro die. Es sind viele angeblich besonders wirksame Verfahren der Chinindarreichungen empfohlen, die meisten derselben fußen auf der Absicht, zur Zeit des Anfalles, also des Ausschwärmens der Parasiten aus den Blutkörperchen, möglichst viel Chinin im Blute anzureichern. Es wird deshalb empfohlen, etwa 2—3 Stunden vor dem zu erwartenden Anfall reichlich Chinin zu geben. Angesichts der recht langsamen Ausscheidung des Chinins scheint es aber nicht sehr wahrscheinlich, daß dieses Verfahren vor der meist angewandten Darreichung kleiner Einzelmengen in kurzen Zeitabständen wirklich besondere Vorzüge besitzt.

NOCHT empfiehlt, bis über die Zeit der Entfieberung hinaus täglich 4—5mal 0,2—0,3 Chininum hydrochloricum zu geben und noch mehrere Wochen — mit zwischengeschobenen, immer ausgedehnteren chininfreien Intervallen — mit täglich 1,0 Chininum hydrochloricum anzuschließen.

Des schlechten Geschmackes wegen, der durch Zusatz von Korrigentien nicht zu beheben ist, läßt man die Pulver in Oblaten oder (besser) in Gelatinekapseln einnehmen.

Rp. Chinini hydrochlor. 0,5
  D. tal. dos. Nr. XX cum oblat.
  S. 2mal täglich 1 Pulver zu nehmen.
  (1,0 Chinin. hydrochlor. = 0,30 RM.)

Rp. Tabul. Chinini hydrochlor. 0,3
  D. tal. dos. Nr. XX
  S. 4—5mal täglich 1 Tablette.
  (10 Tabletten = 1,00 RM.)

Rp. Capsul. gelat. c. Chinino hydrochlor. 0,3
  D. tal. dos. Nr. XX
  S. 3—5mal täglich 1 Kapsel zu nehmen.
  (10 Kapseln = 1,50 RM.)

Pneumonie. Auch bei Pneumonie wird etwa 1,0 Chininum hydrochloricum pro die eingenommen.

Kinder (Bronchopneumonie, Keuchhusten) erhalten im Säuglingsalter 0,1—0,15, im Alter von 5 Jahren 0,25, im Alter von 14 Jahren gegen 0,5 als Tagesmenge, und zwar im Klysma oder als Suppositorium.

Rp. Chinini hydrochlorici 1,5
  Mucilag. Gummi arab. 30,0
  Aquae dest. ad 100,0
  M.D.S. 2 Eßlöffel (= 0,5 Chinin. hydrochl.) als Klistier.

Chininum sulfuricum hat keine therapeutischen Vorzüge vor dem salzsauren Chinin.

Chininum tannicum enthält nur 30% Chinin. Bei Keuchhusten 0,5—1,0 in Pulvern (1,0 = 0,20 RM.)

Euchinin mit 90% Chinin, bei Keuchhusten in den gleichen Mengen wie Chininum hydrochloricum. Teuer! (1,0 = 1,00 RM.)

Aristochin mit 96% Chinin, bei Keuchhusten in der üblichen Chinindosierung. Doppelt so teuer wie Euchinin!

Die zahlreichen nicht offizinellen Chininverbindungen, wie Chininum arsenicicum, Chininum arsenicosum, Chininum ferro-citricum, Chininum glycerino-phosphoricum, Chininum lacticum, Chininum salicylicum, sind entbehrlich.

Zur *Injektionsbehandlung* mit Chinin, z. B. gelegentlich bei Pneumonie oder auch bei Malaria, muß das Chininum hydrochl., welches nur 1:32 wasserlöslich ist, durch Zusätze

16*

von Äthylurethan oder Antipyrin (Phenyldimethylpyrazolon) in Lösung gebracht werden (vgl. folgende Rezeptbeispiele). Subcutan dürfen solche Lösungen nicht injiziert werden, denn sie verursachen schmerzhafte Infiltrate und Gewebsnekrosen; auch intramuskuläre Injektionen sind meist schmerzhaft.

Für die intravenöse Injektion stehen auch einige Fertigpräparate zur Verfügung:

Chininum dihydrochl. carbamidatum (Ingelheim) (Erg. B) mit 57% Chinin. 5 Ampullen zu 0,1 = 0,65 RM., 5 Ampullen zu 0,3 = 0,85 RM.

Chinin-Urethan-Amphiolen (M.B.K.). 5 Stück zu 1 ccm mit 0,25 Chinin = 1,01 RM.

Solvochin (Homburg) mit 25% Chinin in Antipyrin gelöst. 3 Ampullen zu 2,2 ccm = 2,45 RM.

Rp. Chinini hydrochlorici 10,0
  Aethylurethani 5,0
  Aquae dest. ebull. ad 30,0
  M. f. sol. D. Sterilisa.
  S. Nach Erwärmen 1—2 ccm (mit 0,3—0,6 Chinin. hydrochlor.) intra-
  muskular.
  (Das Erwärmen ist zur Auflösung des in der Kälte Niedergeschlagenen nötig.)

Rp. Chinini hydrochlorici
  Pyrazoloni phenyldimethylici $\overline{aa}$ 2,0
  Aquae dest. ad 10,0
  M.D. Sterilisa. S. 2 ccm
  (= 0,4 Chinin. hydrochlor.) intramusku-
  lär.
  [Entspricht dem (teuren!) Solvochin.]

β) Synthetische Ersatzprodukte des Chinins.

Es ist in den letzten Jahren in systematischen Untersuchungen über die Wirksamkeit vieler Chinolinderivate und Farbstoffverbindungen gelungen, neue Heilmittel zu finden, die dem Chinin gegenüber gewisse Vorzüge in der Behandlung der Malaria bieten. Plasmochin wurde 1926 und Atebrin wurde 1932 in die Therapie eingeführt.

Atebrin (Bayer) ist das Dihydrochlorid des 2-Methoxy-6-chlor-9-α-diäthylamino-δ-pentylaminoacridins. Das gelbe Pulver löst sich bei Zimmertemperatur zu 2,5%, bei 40°C zu 7% in Wasser. Die gelbe, wäßrige Lösung reagiert neutral gegen Lackmus und fluoresciert.

Schicksal im Körper. Nach oraler Zufuhr wird Atebrin gut resorbiert. Es verteilt sich im ganzen Organismus und färbt als Acridin-Farbstoff besonders das Unterhautzellgewebe gelb. Die Gelbfärbung bleibt wochenlang bestehen, da die Eliminierung sehr langsam verläuft. Sie bedeutet keine Gesundheitsschädigung, insbesondere liegt keine Leberstörung vor. Im Laufe von 3 Wochen nach dem Beginn einer mehrtägigen Behandlung wird nur eine geringe Menge des zugeführten Atebrins (z. B. 0,3 nach Zufuhr von 2,1 in 7 Tagen) durch die Niere und durch den Darm ausgeschieden. Das ausgeschiedene Atebrin ist unverändert und läßt sich aus dem Kot und aus dem Urin der Ausscheidungsperiode in ungefähr gleich großen Mengen wiedergewinnen. Atebrin hat eine ausgesprochene Neigung zu Kumulation.

Indikation. Atebrin wird bei allen Formen der Malaria, besonders bei der Tertiana, mit Erfolg gegeben und wirkt ähnlich wie Chinin auf die asexuellen Formen des Erregers. Auch bei der Impfmalaria hat es sich als brauchbar erwiesen. Unter Atebrinbehandlung tritt die Heilung schneller auf und ist die Recidivgefahr geringer als bei der früheren Chininbehandlung. Atebrin ist bei chininresistenten Fällen wirksam und wird bei Chininüberempfindlichkeit vertragen. Atebrin verursacht nie Schwarzwasserfieber, kann sogar zur Weiterbehandlung in solchen Fällen nach Chinin verwendet werden. Es ist nicht kontraindiziert bei Schwangerschaft.

Nebenwirkungen, Gefahren. Während therapeutische Dosen per os in der Regel gut vertragen werden und nur gelegentlich Appetitverlust, Magenbeschwerden und Kopfschmerzen verursachen, kommt es nach größeren Dosen zu Nausea, Erbrechen und Durchfällen. Die lang anhaltende Gelbfärbung der Haut kann Ikterus vortäuschen.

Darreichung, Dosierung. Bei Malaria gibt man 5—7 Tage lang 3mal täglich je 0,1 per os (am besten nach dem Essen und mit viel Flüssigkeit, um lokale Reizwirkungen zu vermeiden). Zur Verhinderung einer Giftwirkung durch Kumulation sind Pausen von mindestens 8 Wochen zwischen aufeinanderfolgenden Kuren einzuschalten. Die Behandlung wird auch vielfach eingeleitet mit der intramuskulären Injektion von je 0,3 an den beiden ersten Tagen.

Zur Atebrinvorbeugung werden täglich 0,06 abends verabreicht und wöchentlich an zwei aufeinanderfolgenden Tagen je 0,2.

Atebrin-Tabletten. O.P. zu 15 Stück mit 0,1 = 2,05 RM., Atebrin pro injectione, 2 Trockenampullen zu 0,3 = 2,74 RM.

Plasmochin (Bayer) ist ein geschmackloses, hellgelbes Pulver, das als wirksamen Bestandteil die synthetisch hergestellte Verbindung N-diäthyl-aminoiso-pentyl-8-amino-6-methoxychinolin enthält.

Nach der Aufnahme per os wird es nur langsam aus dem Körper eliminiert; zum Teil wird es zerstört, ein geringer Teil wird im Urin ausgeschieden.

. Bei der Behandlung der menschlichen Malaria hat sich ergeben, daß Plasmochin stärker auf die geschlechtlichen Formen der Parasiten einwirkt als Chinin. In Dosen, welche die Malaria heilen würden, hat es sich jedoch als toxisch erwiesen. Als Nebenwirkung tritt häufig eine Cyanose auf, welche auf Methämoglobinbildung beruht. Bei schwerer Vergiftung kommt es zu Schwindelanfällen und Schmerzen im Leib, besonders über der Leber, zu Methämoglobinämie und Methämoglobinurie. Ein ausgesprochener Ikterus kann die starke Cyanose begleiten. Die Vergiftung kann zu komatösen Zuständen führen.

Plasmochin wird nur in Kombination mit Chinin oder im Anschluß an Atebrin in der Malariatherapie verwendet. Die Tagesdosis beträgt ungefähr 0,02—0,04. Man gibt z. B. im Anschluß an die Atebrinbehandlung 3—5 Tage lang 3mal täglich 0,01 in Form von Tabletten (O.P. zu 25 Stück mit je 0,02 = 3,12 RM.).

Plasmochin compositum (Bayer) enthält in 1 Tablette 0,01 Plasmochin und 0,125 Chininum sulfuric. (O.P. zu 30 Stück = 2,25 RM.).

Chinoplasmin (Bayer) ist eine Mischung von Chininsulfat und Plasmochin und enthält 1 Teil Plasmochin auf 30 Teile Chininsalz (O.P. zu 12 Tabletten = 1,31 RM.).

b) Antiluetica,
α) Quecksilberpräparate.

Geschichtliches. Aus der arabischen Medizin wurde im Mittelalter das in der Antike wenig beachtete Hg zur äußerlichen Anwendung gegen Ungeziefer und bei Hautleiden übernommen. Seit dem Auftreten der Lues am Ende des 15. Jahrhunderts kam die Quecksilberschmierkur besonders in Gebrauch. Nach einer längeren Zeit der Ablehnung der zu energisch betriebenen Hg-Kuren hat sich die nunmehr vorsichtiger durchgeführte Hg-Therapie seit vielen Jahrzehnten eine Stellung in der Luestherapie erobert.

Chemie. Die wichtigsten Hg-Verbindungen, die gegen Lues zur Anwendung kommen, sind folgende:

Anorganische Lösungen, wasserlösliche Verbindungen.

Hydrargyrum bichloratum (offiz.), Sublimat, $HgCl_2$ (Näheres s. S. 44), in Wasser gut lösliche weiße Krystalle.

Hydrargyrum oxycyanatum (offiz.), $Hg(CN)_2 \cdot HgO$ (Näheres S. 45), ebenfalls gut wasserlöslich.

Metallisches Quecksilber und schwer wasserlösliche Verbindungen.

Hydrargyrum wird in Form der Verreibung in Salbe oder Öl verwandt. Offizinell ist

Unguent. Hydrarg. cinereum (Näheres S. 45), die Graue Salbe, die 30% Hg-Metall in einer gut streichbaren Salbenmasse enthält.

Hydrargyrum chloratum vapore paratum (offiz.) Näheres (S. 45), feinkörniger Kalomel, Hg_2Cl_2, in Wasser und Öl unlöslich.

. **Hydrargyrum salicylicum** (offiz.), o-Hg-Salicylsäureanhydrid, ein weißes, in (nicht alkalischem) Wasser und in Öl unlösliches Pulver.

Viel seltener verwandt werden:

Hydrargyrum bijodatum (offiz.), HgJ$_2$, ein scharlachrotes, in Wasser unlösliches, in Jodsalzlösungen lösliches Pulver.

Hydrargyr. oxydat. via humida parat. (offiz.), HgO (Näheres S. 46), und *Hydrarg. praecipitat. alb.* (offiz.) (Näheres S. 46), beide unlöslich in Wasser und Öl.

Hydrargyrum tannicum oxydulatum, dunkelgrünes, wasserunlösliches Pulver.

Organische, wasserlösliche Verbindungen (vgl. S. 200).

Schicksal im Körper. Nach der Einreibung der therapeutischen Mengen grauer Salbe wird nur ein Bruchteil des verriebenen Hg resorbiert, und zwar hauptsächlich durch die Haut, zum kleinen Teil auch als Hg-Dampf durch die Lungen. Die Tagesausscheidung beträgt im Verlaufe der Schmierkur nur einige Milligramm Hg, der Hauptanteil erscheint im Kot, der Rest im Harn. Ein Teil des resorbierten Hg wird in den Organen gespeichert, denn es dauert nach Beendigung einer Schmierkur monatelang, bis der Harn Hg-frei wird.

Nach der intramuskulären Einspritzung eines Depots schwer löslicher Hg-Verbindungen (Kalomel, Salicylquecksilber) wird das übliche therapeutische Quantum im Verlauf etwa einer Woche resorbiert. Salicylquecksilber wird hierbei rascher aufgenommen als Kalomel oder als Hg in Form des grauen Öles. Auch bei dieser Darreichung wird im Laufe der Zeit viel Hg gespeichert; es dauert nach Beendigung der Kur monatelang, bis der Organismus Hg-frei ist. Die leichtlöslichen Hg-Verbindungen, besonders Sublimat, werden aus dem Muskelgewebe weit schneller resorbiert. Es muß deshalb in dieser Form eine viel kleinere Hg-Menge injiziert werden als in Form der schwer löslichen Verbindungen!

Indikationen. Der hohe Wert der Hg-Therapie bei allen Frühformen der Lues wird allseitig anerkannt; doch sind Salvarsan und Wismut an Sicherheit und besonders Geschwindigkeit der Wirkung überlegen. Bei metasyphilitischen Erscheinungen (Tabes, Paralyse) tritt der Nutzen der Hg-Behandlung weniger sicher in Erscheinung.

Nebenwirkungen, Gefahren. Bei der Schmierkur wirkt das Auftreten einer durch örtliche Reizung bedingten Folliculitis häufig störend. Alle genannten Verbindungen machen nach der intramuskulären Einspritzung eine örtliche Gewebsschädigung; sie ist am stärksten nach Sublimat, das die Muskeln nekrotisiert, aber auch nach Kalomel-, Salicylquecksilber- und Hg-Ölinjektionen treten mehr oder weniger schmerzhafte Infiltrate auf.

Bei allen Formen der Hg-Kur können *resorptive* Giftwirkungen leicht eintreten, da ja in allen Fällen Hg im Körper gespeichert wird. Die schweren Formen der Hg-Vergiftung lassen sich aber durch gute Beobachtung und rechtzeitiges Abbrechen der Kur fast sicher verhindern. Die ersten Anzeichen sind eine Gingivitis mit Speichelfluß und Stomatitis (ist sie nur leicht, so kann weiter behandelt werden); ihr folgt dann eine Entzündung des Darmes, die bedrohliche Formen annehmen kann. Häufig werden die Nieren geschädigt. Die anfangs gesteigerte Harnmenge nimmt unter Auftreten von Zylindern und Eiweiß bis zur Anurie ab; die schweren degenerativen Nierenepithelveränderungen können zur Urämie führen. Der Harn ist also regelmäßig zu kontrollieren! Gelegentlich erscheinen bei der resorptiven Hg-Vergiftung starke Erytheme.

Wird vor der Hg-Kur eine Zahnbehandlung durchgeführt und während derselben gute Mundpflege eingehalten, so läßt sich eine Stomatitis meist vermeiden.

Gleichzeitig mit der Hg-Depotbehandlung darf kein Jodkalium gegeben werden; es würden sich leichter lösliche Hg-Verbindungen bilden, die örtliche Schädigungen oder allgemeine Vergiftung bewirken können.

Darreichung, Dosierung. Seit FOURNIER wird fast allgemein nur noch die intermittierende Hg-Behandlung durchgeführt, d. h. man wechselt Perioden der Hg-Zufuhr mit langen Hg-freien Perioden ab und setzt die Behandlung, wenn es notwendig ist, jahrelang fort.

a) Die *Schmierkur* gilt als besonders zuverlässig. Von dem *Unguent. Hydrarg. ciner.* werden täglich 3,0—5,0 in die Haut eingerieben. Um die Folliculitis möglichst zu vermeiden, werden in 6tägigem Turnus verschiedene Hautgebiete (jeweils 20—30 Minuten lang) eingerieben, z. B. linker Unterschenkel, linker Oberschenkel und Hüfte, linker Oberarm und Brust, dann rechts ebenso. Am 7. Tag folgt ein Bad. Diese Einreibungen werden 4—6 Wochen lang fortgesetzt, dann wird vor Beginn der nächsten Kur eine längere Pause eingeschoben.

Rp. Ung. Hydrarg. ciner. (3,0—)5,0
    D. ad chart. cerat. t. dos. Nr. XL
    (10,0 graue Salbe = 0,20 RM.)
    S. Äußerlich zur Schmierkur
    (oder billiger: Caps. gelat. c. Ung. Hydrarg. ciner. 5,0, 10 St. = 2,05 RM.).

(Von verschiedenen Firmen wird die graue Salbe in Glastuben, die mit Strichteilung zur exakten Dosierung versehen sind, geliefert.)

b) Zur *Injektion eines Depots* schwer löslicher Präparate werden vorwiegend verwandt: *Hydrarg. chlorat. vap. parat.*, das besonders energisch wirkt, aber auch relativ leicht Vergiftungen bewirkt; *Hydrarg. salicyl.* und die Suspension des metallischen Hg in Öl.

Kalomel und Hg-Salicylat wird in 10%iger oder besser in 40%iger Suspension in Öl intraglutäal eingespritzt. Die Einzelmenge beträgt (0,05—)0,1; die Injektion wird jeden 4. bis 5. Tag wiederholt, bis etwa 15 Injektionen ausgeführt sind. (Die 40%ige Suspension muß fertig vom Handel bezogen werden.)

Rp. Hydrarg. chlorat. vap. parat. (oder Hydr. salicyl.) 1,0
    Olei Oliv. (oder Olei Amygd. oder Paraff. liquid.) ad *10,0 ccm*
    M.D. Sterilisa. S. Nach kräftigem Schütteln *1,0 ccm* (= 0,1 der Hg-Ver-
    bindung) intraglutäal einzuspritzen.

Die E.M.D. des Hydr. salic. ist 0,15!, die des Hydr. chlorat. bei Injektion 0,1! (1,0 Hydr. chlor. vap. par. und Hydr. salicyl. = 0,05 RM.).

Oleum cinereum ist eine 40%ige Suspension von Hg-Metall in Öl. Es empfiehlt sich, da die Suspensionen nicht leicht zu bereiten sind, das Firmenpräparat *Mercinol* zu nehmen. Wöchentlich wird 0,15—0,2 ccm (mit 0,06—0,08 Hg) intraglutäal injiziert. Im ganzen werden 8—10 Injektionen gegeben.

c) *Wasserlösliche, anorganische Verbindungen* werden seltener eingespritzt. Nur bei der Behandlung von Säuglingen werden sie bevorzugt. Von *Hydrarg. bichloratum* (E.M.D. 0,02! T.M.D. 0,06!) und *Hydrarg. oxycyanatum* (E.M.D. 0,01!, T.M.D. 0,03!) erhalten Erwachsene alle 2 Tage 0,01—0,02 (also viel weniger, als von den schwer löslichen Präparaten zu geben ist!), und zwar etwa 20mal intraglutäal. Bei Säuglingen wird alle 8 Tage, im ganzen 10mal, 0,002 intraglutäal gespritzt.

Rp. Hydrarg. bichlor. 0,3
Natrii chlorati 1,0
Aquae dest. ad 30,0
M. D. Sterilisa. S. alle 2 Tage 1 ccm
intraglutäal, bei Säuglingen alle 8 Tage
0,2 ccm.

Rp. Hydrarg. oxycyanat. 0,3
Natr. chlorati 1,0
Aquae dest. ad 30,0
M.D. Sterilisa.
S. wie nebenstehend.
(1,0 Hydr. bichl. = 0,05 RM., Hydr.
oxycyan. = 0,10 RM.)

d) Von den *wasserlöslichen*, organischen *Verbindungen* wird Salyrgan (Bayer) zur Zeit am meisten verwandt. Von der 10%igen Lösung wird alle 2—3 Tage 1 ccm intramuskulär oder intravenös gespritzt.

e) Die *interne Hg-Behandlung* leistet nicht so viel wie die bisher angeführten Behandlungsformen. Gelegentlich wird verwendet das *Hydrarg. tannic. oxydulat.* (1,0 = 0,20 RM.), von dem täglich etwa 0,05 in Pillenform für 6—8 Wochen gegeben wird.

β) Wismutpräparate.

Die 1921 in Frankreich aufgenommene Behandlung der Syphilis mit komplexen, teils wasserlöslichen, teils in Öl suspendierten Wismutverbindungen hat im allgemeinen gute Erfolge, welche die einer energischen Hg-Behandlung wohl meist übertreffen. Die meisten der Präparate machen keine örtliche Reizung, bei allen kann im Verlaufe der Kur eine resorptive Bi-Vergiftung auftreten, die manche Ähnlichkeit mit der Hg-Vergiftung hat (Stomatitis mit Wismutsulfidsaum am Zahnfleischrand, Enteritis und häufig Nierenschädigungen).

Von den zahlreichen Präparaten seien genannt:

Bismogenol (Tosse), 10%ige ölige Suspension einer wasserunlöslichen Oxybenzoesäure-Bi-Verbindung. 10—12 intraglutäale Injektionen zu 1—1,5 ccm der Suspension, 2mal pro Woche eine Injektion. 1 ccm = 0,05—0,06 Bi (15 ccm = 2,15 RM.).

Casbis (Bayer), Wismuthydrat in Ölemulsion. 1 ccm mit 0,1 Bi (15 ccm = 2,15 RM.).

Bismophanol (Riedel) ist phenylcinchoninsaures Bi mit 26% Bi in 10%iger Emulsion (11 ccm = 2,61 RM.).

Spirobismol (Homburg), ein Gemisch wasserlöslicher und unlöslicher organischer Bi-Verbindungen mit 0,03 Bi in 1 ccm (10 ccm = 2,46 RM.).

γ) Salvarsan und andere organische As-Verbindungen.

Geschichtliches. Als Ergebnis langwieriger systematischer Versuche, organische As-Verbindungen mit möglichst hoher spirillocider Wirkung bei möglichst geringer Allgemeinwirkung zu synthetisieren, gelang EHRLICH 1909 die Darstellung des Salvarsans, dessen klinische Erprobung bald erkennen ließ, daß zwar die ursprünglichen Hoffnungen auf eine Therapia sterilisans magna wenigstens bei der Luesbekämpfung sich nicht erfüllten, daß das Salvarsan jedoch bei Lues und einigen anderen Krankheiten einen hohen Heilwert hatte.

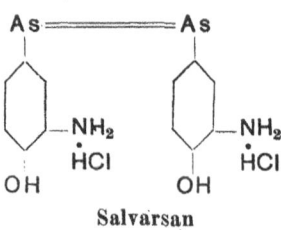

Salvarsan
$C_{12}H_{12}O_2N_2As_2 \cdot 2\,HCl$

Chemie. **Salvarsan** (offiz.) ist das Dihydrochlorid des Dioxydiamidoarsenobenzols; es ist ein intensiv gelbes, in Wasser leicht lösliches Pulver. Die wäßrige Lösung hat eine *stark* saure Reaktion; beim Versuch, die Acidität mit NaOH abzustumpfen, fällt das in Wasser ungemein schlecht lösliche Dioxydiamidoarsenobenzol aus, um bei weiterem Laugenzusatz wieder in Lösung zu gehen. Es hat sich das gut wasserlösliche Dinatriumsalz, das

Salvarsan-Natrium (offiz.) gebildet. Das 20% As enthaltende goldgelbe Pulver ist in Wasser mit stark alkalischer Reaktion löslich; bei Säurezusatz fällt das Dioxydiamidoarsenobenzol aus.

Neosalvarsan (offiz.) ist Dioxydiamidoarsenobenzol-methylensulfoxylsaures Na (mit 21,7% As), ein intensiv gelbes Pulver, das sich in Wasser sehr leicht mit *neutraler Reaktion* löst.

Silbersalvarsan (offiz.), ein braunschwarzes Pulver, ist eine komplexe, der Konstitution nach nicht sicher bekannte Verbindung (mit 22,5% As und 14% Ag), die sich in Wasser löst; die Reaktion ist alkalisch.

Neosilbersalvarsannatrium (offiz.), eine Verbindung des Silbersalvarsans mit Neosalvarsan von gleichem Aussehen, in Wasser mit alkalischer Reaktion leicht löslich (19% As, 6,5% Ag).

Myosalvarsan (Bayer) ist salvarsandimethansulfonsaures Natrium, mit 19% As. Es kann intramuskulär eingespritzt werden.

Alle diese Verbindungen sind außerordentlich sauerstoffempfindlich. Sie werden deshalb in Glasampullen, deren Luft durch Ätherdampf verdrängt wurde, eingeschmolzen geliefert. Bei der oxydativen Zersetzung der drei erstgenannten Präparate geht deren rein gelbe Farbe in Gelbbraun und Braun über: bräunliche Präparate (Sprung im Glas!) sind notwendig zu verwerfen! (Den Silbersalvarsanen kann man die Zersetzung nicht leicht ansehen.)

Auch in den wäßrigen Lösungen werden Salvarsan und die erwähnten Derivate sehr rasch oxydiert; in einer Neosalvarsanlösung ist z. B., nachdem man 10 Minuten lang bei Körpertemperatur Luft durchgeleitet hat, 50% der Substanz oxydiert. Die Oxydation führt zu giftigen Produkten. Deshalb dürfen die Lösungen erst unmittelbar vor dem Gebrauch hergestellt werden, und sie dürfen nicht aufbewahrt werden. Dem Apotheker ist die Herstellung zu injizierender Salvarsanlösungen untersagt.

Alle diese Verbindungen enthalten gewisse Mengen von nicht entfernbaren Nebenprodukten und unterliegen deshalb einer staatlichen Prüfung auf Reinheit, Löslichkeit, Giftigkeit und spirillocide Wirksamkeit im Tierversuch sowie auf Ungiftigkeit am Menschen.

Schicksal im Körper. Salvarsan und Neosalvarsan werden nach intravenöser Einspritzung nur zu einem Bruchteil in der unveränderten Form ausgeschieden. Die für die koppelnde Bindung typische Reaktion ist im Harne nur während der ersten 5—6 Stunden, oft noch kürzer oder gar nicht zu erhalten, während die Ausscheidung des As sich viel länger hinzieht. Das Doppelmolekül wird also rasch gesprengt, und da ein Teil des Salvarsans als Oxyamidophenylarsinsäure auch im Harne auftritt, ist die intermediäre Bildung des „Salvarsanoxydes" wahrscheinlich. (Salvarsanoxyd ist beim Menschen stark spirillocid wirksam.) Ein Teil des Salvarsans wird im Körper zu anorganischen As-Verbindungen abgebaut; so ist das gelegentliche Auftreten von Arsenikvergiftungen nach Salvarsankuren verständlich. Die As-Mengen des Harnes sinken nur sehr allmählich ab; noch nach Monaten sind die letzten Spuren nachzuweisen. Ein die As-Mengen des Harnes noch übersteigender Anteil des As geht durch die Galle in den Kot über.

Indikationen. Der hervorragende Wert des Salvarsans bei der Behandlung der *Lues* wird allgemein anerkannt. Salvarsan übertrifft an Schnelligkeit und Zuverlässigkeit der Wirkung das ältere Heilmittel Quecksilber. Im besonderen sind die Heilungsaussichten dann sehr günstige, wenn die Behandlung frühzeitig nach der Infektion einsetzt. Da die Spirochäten der Papeln nach 1—2 Tagen verschwinden, wird die Infektionsgefahr erheblich vermindert. Die frühzeitige Behandlung luetischer Gravider verringert die Gefahr der kongenitalen luetischen Erkrankung des Kindes sehr erheblich. Bei veralteten Fällen beweist das häufige Auftreten von Rezidiven, daß hier die Therapia sterilisans magna meist nicht mehr gelingt. Während bei Hirnlues und Tabes zum Teil gute Erfolge erzielt wurden, ist die Behandlung der Paralyse mit Salvarsan aufgegeben. Sehr wertvoll ist das Mittel bei Aortenlues.

Viel günstiger noch als bei der Lues liegen die Heilungsaussichten bei der tropischen *Framboesie,* die fast mit Sicherheit durch eine oder wenige Salvarsaneinspritzungen geheilt wird. Ähnlich günstige Erfolge wurden auch bei der tropischen *Aleppobeule* erzielt.

Vorzüglich ist weiter die Wirkung bei *Febris recurrens;* die Spirillen verschwinden meist nach einer oder wenigen Einspritzungen für dauernd, das Fieber fällt prompt ab.

Bei der *Angina* Plaut-Vincenti gelingt es mit großer Sicherheit, die Krankheit in kurzer Zeit zur Ausheilung zu bringen (durch Aufblasen von Neosalvarsanpulver). Es ist nicht erforderlich, hier Salvarsanpräparate intravenös zu injizieren. Man bedenke immer, daß Salvarsan kein harmloses Heilmittel ist und nur in dringenden Fällen injiziert werden darf.

In nicht wenigen Fällen von *Lungengangrän* wurde durch Salvarsan Heilung herbeigeführt, so daß bei dieser Erkrankung das Mittel stets zu versuchen ist.

Schließlich ist die Salvarsantherapie bei allen chininresistenten oder chininüberempfindlichen (Schwarzwasserfieber!) Fällen von *Malaria* indiziert, da sie in vielen Fällen der Infektion ein Ende bereitet.

Dagegen ist der Heilerfolg bei *Alveolarpyorrhöe, Schlafkrankheit* und anderen Infektionskrankheiten recht unsicher, gelegentlich besser bei *Colicystitis.*

Nebenwirkungen und Gefahren. Die Salvarsanpräparate haben (mit Ausnahme des Myo-Salvarsans) eine sehr starke örtlich reizende und gewebsschädigende Wirkung, so daß man schon aus diesem Grunde, wenn irgendmöglich, nur intravenös injiziert. Auch bei der intravenösen Einspritzung muß auf exakte Technik geachtet werden, da, wenn vorbeigespritzt wird, sehr schmerzhafte Infiltrate und starke Nekrosen auftreten können. Die Subcutaneinspritzung darf nicht ausgeführt werden. Ist die intravenöse Einspritzung technisch nicht möglich (Säuglinge), so wird tief in die Glutäalmuskulatur eingespritzt. In jedem Falle treten hiernach beim Erwachsenen schmerzhafte Infiltrate auf.

Da nach der Einspritzung des Salvarsans und Salvarsannatriums im Blute das ungemein schwer lösliche Dioxydiamidoarsenobenzol frei wird, muß die Injektion *sehr langsam* ausgeführt werden. Geschieht dies, so pflegen die akuten, der Injektion unmittelbar folgenden Nebenwirkungen nur gering zu sein oder zu fehlen. Man faßt diese Erscheinungen unter dem Namen „angioneurotischer Symptomenkomplex" zusammen. Kopfröte, Cyanose, Atemnot, Übelkeit, Ödeme im Gesicht, Urticaria treten auf; diese Erscheinungen sind viel geringer, wenn prophylaktisch oder auch gleichzeitig mit der Salvarsaninjektion eine Calciumlösung (s. S. 99) oder Suprarenin hydrochl. (s. S. 140) eingespritzt wird.

Viel ernster ist die Prognose, wenn erst 2—3 Tage nach der Einspritzung meningitische Symptome sich einstellen (Erbrechen, Bewußtlosigkeit, heftige Krämpfe usw.), denn die sie verursachende Encephalitis haemorrhagica endet meist tödlich.

Die Salvarsanexantheme haben nur selten das Aussehen der Arsenikhautausschläge, meist treten hartnäckige Dermatitiden auf, die auch tödlich verlaufen können. Die geringsten Anzeichen derartiger Veränderungen an der Haut machen es notwendig, die Behandlung zu unterbrechen. Es wird empfohlen, in solchen Fällen zur „Entgiftung" große Dosen Thiosulfat intravenös zu injizieren.

Die eine Zeitlang häufig beobachteten Leberschädigungen, die unter dem Bilde der akuten gelben Leberatrophie zum Teil tödlich verliefen, sind seltener geworden. Dagegen sind in den letzten Jahrzehnten Fälle von tödlicher Agranulocytose beobachtet worden. Zur Zeit scheint auch die Zahl der toxischen Nebenwirkungen, insbesondere der Dermatitiden, zu steigen. Die Salvarsanpräparate selbst sind keineswegs giftiger. Man vermutet eine kriegsbedingte Resistenzverminderung als Ursache.

Die durch den Zerfall der Spirochäten bedingten HERXHEIMERschen Reaktionen bei der Salvarsanbehandlung Luetischer seien hier nur kurz erwähnt.

Darreichung, Dosierung. Die Einspritzung des *Salvarsans*, d. h. des Dihydrochlorids des Dioxydiamidoarsenbenzols, ist schwierig, da das seiner sauren Reaktion wegen nicht injizierbare Hydrochlorid erst in das Natriumsalz übergeführt werden muß. Zunächst wird das der Ampulle entnommene Pulver in destilliertem Wasser gelöst, dann wird so viel Liquor Natrii caustici, der 15% NaOH enthält, zugetropft, bis der gebildete Niederschlag sich soeben wieder löst. Für 0,4 Substanz sind etwa 15 Tropfen erforderlich. Man füllt dann mit 0,5%iger steriler NaCl-Lösung auf 160 ccm auf und infundiert *sofort* langsam in die Vene. Salvarsan wird in Ampullen mit 0,2, 0,3, 0,4, 0,5, 0,6 geliefert.

Einfacher ist die Anwendung des *Salvarsannatriums.* Sofort nach dem Öffnen des Röhrchens wird das gewünschte therapeutische Quantum in 10 ccm sterilen Wassers aufgenommen und sofort intravenös langsam injiziert. Ebenso wird das etwas schwächer wirksame *Neosalvarsan* gehandhabt. Das *Neosilbersalvarsannatrium* wird zweckmäßigerweise in 20 ccm gelöst, auch hier darf zwischen Lösung und Einverleibung nur kurze Zeit vergehen.

Die eingespritzten Mengen werden natürlich je nach der Schwere des Falles, dem Kräftezustand usw. variiert. Die für Erwachsene meist gebräuchlichen Mengen sind 0,15—0,3—0,45, in seltenen Fällen 0,6 Salvarsannatrium und Neosalvarsan[1]. Die Einspritzungen werden zunächst 1 mal, dann 2 mal in der Woche ausgeführt, bis im ganzen 4,0—4,5 verbraucht sind. Säuglinge mit kongenitaler Lues erhalten intramuskulär Neosalvarsan, in 1 ccm destilliertem Wasser gelöst.

Die Gefahr der Nebenwirkung hängt naturgemäß von der Dosierung ab. Nach Angabe von CLARKE (1923) war die Mortalität bei solchen therapeutischen Eingriffen relativ hoch. Sie betrug bei Gaben von Salvarsan 1:13000 und bei Gaben von über 0,6 Neosalvarsan sogar 1:5000, während sie nach kleineren Dosierungen des Neosalvarsans nur 1:130000 ausmachte.

---

[1] Die Dermatologie empfiehlt heute, als übliche Dosis 0,45 bei Frauen und 0,60 bei Männern auch nicht zu unterschreiten, weil sich sonst eine Salvarsanresistenz der Spirochäten ausbilden könne.

Salv.-Natr. und Neo-Salv. werden nur in Ampullen geliefert. Salv.-Natr. Dosis 0,15 — Dosis 0,45: 1,04—1,60 RM. Neo-Salv. Dosis I = 0,15, Dosis II = 0,3, Dosis III = 0,45, Dosis IV = 0,6 : 1,04—1,84 RM.

Von *Neosilbersalvarsannatrium* erhalten Männer 0,3 oder 0,45, Frauen 0,2 oder 0,4, jeden 3.—4. Tag etwa 5—7 Wochen lang. *Myosalvarsan* wird in gleichen Mengen wie Neosalvarsan gegeben.

(Neosilbersalvarsan 0,2, 0,3, 0,4 je eine Ampulle = 1,45, 1,67, 1,99 RM.)

Myosalvarsan (Ampullen zu 0,01—0,6 = 0,72—1,84 RM.).

Spirocid (Bayer), Stovarsol, 3-Acetamino-4-oxyphenylarsinsäure, wurde von LEVADITI in die Luestherapie eingeführt. Das Mittel hat vor Salvarsan den Vorzug, daß es per os gegeben werden kann. Die Wirkung scheint aber beim Erwachsenen hinter der des Salvarsans zurückzustehen.

Spirocid wird viel verwandt bei Lues des Säuglings und Kleinkindes. Man beginnt mit 2mal täglich ¼ Tablette (1 Tablette = 0,25) und steigt, wenn das Mittel vertragen wird, allmählich auf 1—2 Tabletten täglich. Eine Kur dauert 4—6 Wochen. Etwa alle 5 Tage müssen einige spirocidfreie Tage eingeschoben werden, um die Gefahr der kumulativen Giftwirkung zu vermindern. Auf Zeichen einer Nierenschädigung muß sorgfältig geachtet werden. Gelegentlich treten Exantheme auf.

(Spirocid: 30 Tabletten zu je 0,25 = 3,42 RM.)

Spirocid $C_8H_{10}O_5NAs$

Natrium arsanilicum (Atoxyl).

Atoxyl wurde von UHLENHUTH 1907 gegen Hühnerspirochätose und später gegen Kaninchensyphilis angewandt. Vor der Entdeckung des Salvarsans wurde auch bei Lues des Menschen eine Zeitlang Atoxyl gegeben. Wegen der häufigen schweren Vergiftungen ist diese Anwendung verlassen, aber bei Schlafkrankheit hat Atoxyl noch erhebliche Bedeutung, da es im Frühstadium Heilung bringen kann. Atoxyl ist p-amidophenylarsinsaures Na, ein weißes, wasserlösliches Pulver mit 24% As, das nach der Injektion innerhalb 5—9 Stunden zum größten Teil unzersetzt in den Harn ausgeschieden wird. Sehr zahlreiche schwere Vergiftungen — Enteritis, Gehörstörungen und besonders schwerste Sehstörungen mit schlechter Prognose — mahnen zu größter Zurückhaltung!

Bei Schlafkrankheit wird 0,05—0,1—0,2 subcutan in mehrtägigen Abständen gegeben.

Atoxyl
$C_6H_7O_3NNaAs$

Natr. acetylarsanilicum (offiz.) (*Arsacetin*) ist Acetylatoxyl. Auch diese wasserlösliche Verbindung mit etwa 21% As hat öfters zu irreparabler Erblindung geführt und wird deshalb bei Lues vermieden. Bei Schlafkrankheit ist 0,1—0,2 Arsacetin, in mehrtägigen Abständen subcutan gespritzt, wirksam (E.M.D. 0,2!).

δ) Jodverbindungen bei Lues.

Geschichtliches. Seitdem 1836 ein irischer Arzt auf die spezifische Wirkung der Salze des 1811 entdeckten Jodes auf die tertiär-syphilitischen Krankheitsprozesse aufmerksam gemacht hatte, werden die Jodsalze allgemein verwandt, um die Zurückbildung jener Krankheitserscheinungen herbeizuführen.

Chemie. **Kalium jodatum** (offiz.), KJ, Kaliumjodid, in Wasser sehr leicht lösliche farblose Krystalle mit 76,5% J, von bitterem Geschmack.

Natrium jodatum (offiz.), NaJ, Natriumjodid, ebenfalls leicht lösliches hygroskopisches Pulver mit etwa 80% J, schlecht schmeckend.

Von den zahlreichen jodsubstituierten Fettsäuren seien genannt:

Dijodyl (Riedel), Ricinstearinsäuredijodid mit 46% J, wasserunlöslich.
Jodipin (Merck), Jodsesaṁöl, gelbrote Flüssigkeit mit 10 bzw. 20% J.
Jodival (Knoll), Monojodisovalerianylharnstoff, weiße Krystalle mit 47% J.
Jodostarin (Roche), Taririnsäuredijodid, wasserunlöslich, mit 46% J.
Sajodin (Bayer), monojodbehensaures Ca mit 26% J, weißes, wasserunlösliches Pulver.
Alival (Bayer), Joddihydrooxypropan mit 63% Jod, farblose, wasserlösliche Krystalle.

Schicksal im Körper. Vom Magendarmkanal aus werden die anorganischen Jodsalze rasch resorbiert, so daß die ersten Jodspuren schon wenige Minuten nach der Einnahme im Harne nachzuweisen sind und die maximale Konzentration im Blute schon nach ½—1 Stunde erreicht ist. Meist werden insgesamt gegen 80% des eingegebenen J im Harne wiedergefunden; die Abgabe ist erst nach recht langer Zeit beendet, so daß der Harn nach 0,5—1,0 erst in 30—50—60 Stunden jodfrei wird. Bei wiederholten Darreichungen muß es also zu Kumulation kommen; sie ist besonders ausgesprochen bei Niereninsuffizienz.

Die Jodfettsäurepräparate werden im allgemeinen langsamer aufgenommen und ausgeschieden. Aber bei den meisten derselben ist der Unterschied gegenüber der Ausscheidungsgeschwindigkeit der Jodalkalien nicht erheblich.

Nebenwirkungen, Gefahren. Alle diese Jodverbindungen können bei längere Zeit hindurch fortgesetzter Einnahme durch Kumulation Jodismus erzeugen. Es stellen sich besonders bei Überempfindlichen starker Schnupfen, Conjunctivitis, Stirnhöhlenkatarrh, Gastritis, Bronchitis und in seltenen Fällen sogar Glottisödem ein; daneben zeigen sich auf der Haut Erytheme und Acneeruptionen. Weit ernster sind die durch vermehrte Bildung von Thyreoidsekret bewirkten thyreotoxischen Vergiftungserscheinungen zu beurteilen, die wie der Jodismus individuell sehr verschieden rasch auftreten, oft schon nach sehr kleinen Dosen. Die Patienten werden nervös, schlaflos, sie magern stark ab, ihr Puls wird frequent und zeigt Extrasystolen — kurz das Bild einer Hyperthyreose tritt auf. Jeder Patient, der Jodpräparate erhält, ist besonders auf diese Symptome hin zu beobachten.

Indikationen. Die Jodtherapie der *Syphilis* kann zwar die Lues im Tertiärstadium nicht heilen, wohl aber die mannigfaltigen Erscheinungsformen derselben (Gummaknoten, Periostitis, Aortitis usw.) in spezifischer Weise zur raschen Rückbildung bringen. Eine spezifische Wirkung auf den Erreger besitzt sie nicht. Die Wa.-Reaktion bleibt trotz der Behandlung positiv.

Weniger sicher sind die Erfolge bei *Actinomykose*; die Jodtherapie konnte daher die chirurgische Therapie nicht verdrängen. Auch bei *Skrofulose* wird Jod herangezogen, um die Drüsenschwellungen zu rascherem Schwinden zu bringen.

(Über die Darreichung bei Bronchitis S. 127, Arteriosklerose S. 148, Struma und BASEDOWscher Krankheit s. S. 225.)

Darreichung, Dosierung. Bei Tertiärlues werden von den Jodsalzen 0,5—1,0 2—3mal täglich, in hartnäckigen Fällen bis 10,0 am Tage, gegeben.

Kinder erhalten bei Skrofulose im Säuglingsalter 0,05, im Spielalter 0,1, im Schulalter 0,25 Kal. jodat.

Rp. Kalii (oder Natrii) jodati 10,0
  Aquae dest. ad 50,0
  M. D. S. 2—3mal täglich 1 Teelöffel (mit je 1,0) zu nehmen.
(10,0 Kal. jodat. = 0,25 RM.; 10,0 Natr. jodat. = 0,40 RM.).

Dijodyl, Tabletten zu 0,3 Nr. XX (= 1,70 RM.).
Jodipin, 20%ig, 3mal täglich 1 Teelöffel (50,0 = 5,72 RM.).
Jodival, Tabletten zu 0,3 Nr. XX (= 2,69 RM.).
Jodostarin, Tabletten zu 0,25 Nr. XX (= 3,25 RM.).
Sajodin, Tabletten zu 0,5 Nr. XX (= 1,94 RM.).
(Alle diese Präparate sind, auf Jodgehalt berechnet, wesentlich teurer als die Jodsalze, z. B. 1,0 Sajodin 0,35 RM., Jodival 0,65 RM., Alival 0,65 RM.)

ε) Saponindrogen.

Im 16. Jahrhundert stand die Behandlung der Lues durch Guajacholz und andere Saponindrogen in so hohem Ansehen, daß sie die Hg-Behandlung für lange Zeit zurückdrängen konnte. Die Saponine besitzen keine spezifische Wirkung. Man nimmt an, daß sie über den Stoffwechsel Hautwirkungen ausüben können.

Diese Drogen sind infolge der jetzt angewandten wirkungsvolleren Therapie fast ganz verlassen worden. Man hält sich an die offizinellen Zubereitungen.

Decoctum Sarsaparillae compositum fortius (offiz.) enthält vorwiegend *Rad. Sarsaparillae* (offiz.), die Honduras-Sarsaparillawurzel südamerikanischer Smilaxarten, mit schäumenden, kratzend schmeckenden Saponinen, daneben etwas Sennesblätter, Alaun und verschiedene Korrigentien.

Decoctum Sarsap. comp. mitius (offiz.) wird aus den Rückständen des starken Dekoktes nach Zusatz von Korrigentien bereitet.

Decoctum ZITTMANNI (offiz.) ist identisch mit dem starken Dekokt, nur enthält es auch noch ein wenig Hg, denn während des Auszuges wird etwas Kalomel und Zinnober in einem Säckchen hineingehängt (!).

Lignum Guajaci (offiz.), das Kernholz des westindischen Baumes Guajacum officinale, enthält Saponine und bildet den Hauptbestandteil der

Species Lignorum (offiz.), in der außerdem noch

Lignum Sassafras (offiz.), das Wurzelholz des nordamerikanischen Sassafras mit ätherischem Öl und die diuretisch wirksame Hauhechelwurzel, *Radix Ononidis* (offiz.), sowie etwas Süßholz enthalten sind.

Rp. Decocti Sarsapar. compos. fort. 2000,0
  M. D. S. An jedem Tag 500 zu trinken
  (oft nach einigen Tagen abwechselnd
  mit dem schwachen Dekokt).
  Decoctum ZITTMANNI ebenso.

Rp. Specier. Lignorum 100,0
  S. 2 Eßl. mit 5 Tassen Wasser, auf 4 Tassen einkochen, täglich zu nehmen.
  (100,0 = 0,55 RM., viel billigere Kur als bei Verwendung der Dekokte.)

c) Mittel gegen tropische Infektionskrankheiten.
α) Antimonpräparate.

Die günstige Wirkung der Injektion von Antimonsalzen der Weinsäure bei Trypanosomenerkrankungen wurde 1906 entdeckt. In der Folgezeit erwiesen sich diese Antimonverbindungen als besonders wirksam bei Leishmaniosen. Die Mortalität der Kala Azar konnte durch die Behandlung mit Antimonverbindungen von 90% auf ungefähr 10% verringert werden.

Da Natrium- und besonders Kaliumbrechweinstein (Näheres s. S. 126) starke Giftwirkung entfalten, sind organische Verbindungen hergestellt worden. Unter diesen haben die Derivate der p-Amino-phenylstibinsäure, welche entsprechend der p-Aminophenylarsinsäure (s. Atoxyl auf S. 252) aufgebaut ist, besondere Bedeutung für die Behandlung der Leishmaniosen (Kala Azar, Aleppobeule) gewonnen.

p-Amino-phenylstibinsäure
$C_6H_8O_3NSb$

Als Nebenwirkungen bei Verwendung der organischen Verbindungen des fünfwertigen Antimons sind Erbrechen, Durchfälle und Leberschädigung, welche mit Ikterus einhergehen, beobachtet worden. Bedrohlich sind gelegentlich Anaphylaxie-ähnliche Erscheinungen, welche erst nach einigen Injektionen plötzlich auftreten und das sofortige Absetzen der Behandlung nötig machen.

Neo-Stibosan (Bayer) ist p-Amino-phenylstibinsaures Diäthylamin. Bei Kala Azar und bei Hautleishmaniosen werden Einzeldosen von 0,1—0,3 täglich, in ein- bis mehrtägigen Intervallen, intramuskulär oder intravenös gegeben. Zu einer vollständigen Kur sind 8 bis 10 Injektionen nötig (1 Trockenampulle zu 0,05 = 0,98 RM.; zu 0,1 = 1,17 RM.; zu 0,2 = 1,74 RM.).

Fuadin (Bayer) ist antimonbrenzcatechindisulfosaures Natrium mit 13,5% Sb^{III} (1 ccm ≙ 8,5 mg Sb). Zur intramuskulären Injektion am 1. Tag 3,5 ccm, dann 9mal jeden 2. Tag je 5 ccm (entsprechende Kurpackung von 10 Ampullen = 6,87 RM.).

β) Germanin.

Germanin (Bayer 205) ist das Carbamid der m-Amino-benzoyl-m-amino-p-methyl-benzoyl-1-naphthyl-amin-4, 6, 8-trisulfosäure. Diese aromatische Harnstoffsulfosäure ist verwandt mit den Farbstoffen der Trypanrot-Reihe. Das feine, weiße Pulver löst sich gut und mit schwach rosa Färbung in Wasser.

Bayer 205 wird seit 1921 zur Behandlung der Trypanosomenerkrankungen verwandt. Bei der afrikanischen Schlafkrankheit hat es prophylaktische Wirkung. Die chemotherapeutische Nachwirkung einer Einzelinjektion hält 3—6 Monate an. Frühfälle der Erkrankung zeigen unter der Behandlung häufig günstige Ergebnisse; chronische Trypanomosiasis dagegen wird entweder gar nicht oder nur vorübergehend gebessert.

Als Nebenwirkungen können Hautjucken und Haut- und Schleimhautentzündungen auftreten. Gefährlich ist die Nierenreizung, welche zu akuter Nephritis mit tödlichem Verlauf führen kann.

Zur Therapie der afrikanischen Schlafkrankheit injiziert man intravenös beim Erwachsenen Einzeldosen von 0,5—2,0 in Form der 10%igen Lösung in wöchentlichen Abständen bis zu einer Gesamtmenge von 5,0—10,0 (Germanin: Ampullen mit je 0,5, 10 Stück = 17,87 RM.).

γ) Oleum Chaulmoograe.

Das Chaulmoogra-Öl war in der indischen Volksmedizin als Mittel gegen Lepra seit Jahrhunderten bekannt. In der abendländischen Medizin wurde es zum erstenmal 1854 erwähnt. Erst als es möglich wurde (seit 1914) Zubereitungen des Chaulmoogra-Öles parenteral zuzuführen, erwies sich der volle Wert des Mittels für die Behandlung der Lepra. In vielen Fällen gelingt es, diese zuvor unheilbare Krankheit zur völligen Ausheilung zu bringen.

Oleum Chaulmoograe ist das Samenöl des in Burma und Assam heimischen Kalawbaumes. Es ist (unterhalb von 20° C) eine bräunlich-gelbe Flüssigkeit und enthält eine Reihe von Fettsäureestern. Therapeutisch verwendet man zur parenteralen Zufuhr vorzugsweise die Äthylester oder die Natriumsalze der Fettsäuren des Chaulmoogra-Öles. Diese Cyclopentenylverbindungen können heute von der Ricinolsäure aus synthetisch gewonnen werden.

Bei Lepra werden in wechselnden, individuell zu variierenden Abständen 1—5 ccm intramuskulär injiziert. Die Behandlung muß einige Jahre lang fortgesetzt werden.

Antileprol (Bayer) ist eine klare, farblose Flüssigkeit und besteht aus Estern verschiedener Fettsäuren des Chaulmoogra-Öles.

δ) Emetin.

Emetinum hydrochloricum

Radix Ipecacuanhae (offiz.) (Näheres s. S. 125) ist ein in der Therapie der Amöbenruhr — nur dieser! — und der Amöbenleberabscesse sehr bewährtes Mittel. Statt der Droge wird seit 1912 das in ihr enthaltene Alkaloid Emetin als

Emetinum hydrochloricum (offiz.) benutzt, das meist subcutan gegeben wird; zunächst 0,05—0,1 1mal täglich, dann mit 2—3tägigen Intervallen 0,1—0,3 am Tage(!) (E.M.D. 0,05!, T.M.D. 0,1!).

Als Nebenwirkungen treten gelegentlich Nausea, Schwindel und Erbrechen ein; die Injektionen sind etwas schmerzhaft. (Über die Anwendung der Ipecacuanhawurzel als Expectorans s. S. 125.)

d) Chemotherapie bakterieller Infektionen.

Bis vor wenigen Jahren war es nicht gelungen, neben der erfolgreichen Chemotherapie von Protozoenerkrankungen auch eine spezifische Behandlung bakterieller Infektionen mit den zahlreichen bacterieiden Stoffen, die sich als Desinfektionsmittel oder Tiefenantiseptica gegen diese Erreger bewährt hatten, auszubauen. Das Optochin, einzelne Metall- und Farbstoffverbindungen (vgl. S. 261) bewährten sich nur begrenzt oder waren noch zu giftig. 1936 wurde von DOMAGK tierexperimentell für das *Prontosil* als ersten Stoff einer Gruppe von Sulfonamidverbindungen eine spezifische streptokokkenschädigende Wirkung im Tierkörper nachgewiesen und gleichzeitig auch seine Wirksamkeit bei derartigen Infektionen am Menschen klinisch erprobt. Inzwischen sind viele derartige Verbindungen von der pharmazeutisch-chemischen Industrie synthetisch hergestellt worden, die auch gegen Staphylokokken, Gonokokken, Meningokokken und sogar Anaerobier (Gasbrand) wirksam sind.

α) Sulfonamidverbindungen.

Chemie. Bald nach Einführung des Prontosils gelang der Nachweis, daß auch eine einfachere, diesem zugrunde liegende Verbindung, die im Organismus daraus abgespalten werden kann, die gleiche chemotherapeutische Wirkung ausübt, nämlich das Sulfanilamid (Prontalbin).

$$NH_2\langle\bigcirc\rangle SO_2 \cdot NH_2$$

Von diesem Stoff ausgehend wurden durch verschiedenartige Substitution eine große Zahl ähnlich wirkender Sulfonamide gewonnen (vgl. nebenstehende Tafel der Formeln). Die Erforschung der unter diesen Verbindungen bestehenden Beziehungen zwischen chemischer Konstitution und Wirkung ergab, daß die para-Stellung der Sulfonamidgruppe zur Amino- oder Azogruppe für die spezifische Wirkung entscheidend ist.

Neuestens wurden aber auch wirksame Verbindungen hergestellt, bei denen die Aminogruppe durch ein CH_2-Radikal vom Benzolring getrennt steht (Marfanil) oder wo eine SO_2-Brücke zwei Aminobenzolringe verbindet (Tibatin). Diese Verbindungen besitzen z. T. spezifische Wirkungen gegen den Gasbranderreger. Ihre praktische Erprobung, insbesondere unter Kriegsbedingungen, ist noch nicht abgeschlossen. Im Tierversuch ist es aber schon mit Sicherheit gelungen, auch diese schwere Infektion erfolgreich zu bekämpfen.

Die Sulfonamide sind fast durchweg schwerlösliche, aber haltbare Verbindungen, deren Natriumsalze auch in höherprozentigen wäßrigen Lösungen für Injektionszwecke Verwendung finden können.

Verhalten im Körper. Die peroral zugeführten Verbindungen werden trotz der geringen Löslichkeit genügend schnell und vollkommen aufgenommen. Nach Ermittlung ihrer Konzentration im Blut wird innerhalb von 4 Stunden ein Maximum erreicht. Um möglichst konstante Konzentrationen im Blut zu erhalten, empfiehlt es sich, alle 4 Stunden eine Teildosis zu verabreichen.

Die Sulfonamide verteilen sich schnell und gleichmäßig in Geweben und Körperflüssigkeiten ohne Neigung zu einer spezifischen Anreicherung. Im Blut werden Konzentrationen von 3—15 mg% erreicht, je nach Dosierung der einzelnen Stoffe. Sie treten auch in den Liquor über; hier liegen die Konzentrationen wenig unter den Blutwerten. Nur das Prontosil und die Ulironverbindungen erreichen selten Liquorkonzentrationen über 1 mg %.

Im Gewebsstoffwechsel (Leber) kann in sehr geringem Ausmaß eine Oxydation an der Anilidogruppe erfolgen, wobei besonders reaktionsfähige Phenylhydroxylaminderivate ent-

Prontalbin
(Sulfanilamid)

$NH_2\langle\rangle SO_2\cdot NH_2$

Prontosil rubrum

$NH_2\cdot SO_2\langle\rangle-N=N-\langle\rangle NH_2$ (mit NH_2 oben)

Prontosil solubile

$NH_2\cdot SO_2\langle\rangle-N=N-$ (Naphthalinring mit OH, $NH\cdot CO\cdot CH_3$, NaO_3S, SO_3Na)

Uliron

$NH_2\langle\rangle SO_2\cdot NH\langle\rangle SO_2N(CH_3)_2$

Neo-Uliron

$NH_2\langle\rangle SO_2\cdot NH\langle\rangle SO_2NH\cdot CH_3$

Albucid

$NH_2\langle\rangle SO_2\cdot NH\cdot CO\cdot CH_3$

Eubasin, Sulfapyridin

$NH_2\langle\rangle SO_2\cdot NH-$ (Pyridinring mit N)

Eleudron, Cibazol
(Sulfathiazol)

$NH_2\langle\rangle SO_2\cdot NH-C$ (Thiazolring: $N-CH$, CH, S)

Globucid
(Sulfathiodiazol)

$NH_2\langle\rangle SO_2\cdot NH-C$ (Thiadiazolring: $N-N$, CH, S)

Pyrimal, Debenal
(Sulfapyrimidin)

$NH_2\langle\rangle SO_2\cdot NH-C$ (Pyrimidinring: $N=CH$, CH, $N-CH$)

Euvernil
(Sulfanilylcarbamid)

$NH_2\langle\rangle SO_2\cdot NH-CO-NH_2$

Marfanil

$NH_2\cdot SO_2\langle\rangle CH_2\cdot NH_2$

Tibatin

$O_5H_{12}C_6=N\langle\rangle-SO_2-\langle\rangle N=C_6H_{12}O_5$

stehen. Darauf können gewisse toxische Nebenwirkungen (Methämoglobinbildung s. S. 259) zurückgeführt werden. Ferner kann durch Acetylierung dieser Anilidogruppe eine Entgiftung der Sulfonamide im Körper erfolgen.

Die *Ausscheidung* der Sulfonamide erfolgt ziemlich schnell. Die meisten Verbindungen werden zu 80—90% im Harn ausgeschieden, und zwar vorwiegend unverändert, zum geringeren Teil in der acetylierten Form. Nach 24 Stunden finden sich von einer Einzelgabe meist nur noch geringe Reste im Körper, auch nach Abschluß einer Kurbehandlung ist die Ausscheidung nach wenigen Tagen beendet. Die Ausscheidung verläuft für das Prontalbin am schnellsten und für das Uliron am langsamsten. Aus diesem Grunde muß bei der Stoßbehandlung mit Uliron auch jeweils eine mehrtägige Behandlungspause eingeschaltet werden. Auch das Prontosil wird schnell ausgeschieden, und zwar noch in der unveränderten Form (rote Farbe des Harns!), zum Teil wird das abgespaltene Sulfanilamid auch in acetylierter Form ausgeschieden.

Wirkungsweise und Indikationen. Die Sulfonamide sind in vitro wenig auf die verschiedenen Bakterienstämme wirksam. Im Körper gewinnen sie aber eine hohe, spezifische antibakterielle Wirksamkeit, so daß der Organismus mit den geschädigten Keimen unter Mitwirkung der Phagocyten leicht fertig wird. Die verschiedenen Hypothesen über die chemische Abwandlung der Verbindungen im Körper als Voraussetzung ihrer Wirksamkeit oder über die der chemotherapeutischen Wirkung zugrunde liegenden spezifischen Reaktionen mit zelleigenen Produkten sind noch nicht genügend bewiesen[1].

. Für die verschiedenen Präparate haben sich spezifische Indikationen ergeben, nach welchen sie kurz zusammengestellt werden sollen:

Streptokokkeninfektionen (Erysipel, Meningitis, septische Prozesse): Prontosil, auch Sulfapyridin und Tibatin.

Staphylokokkeninfektionen: Sulfapyridin, Sulfathiazol, Prontosil, Neo-Uliron, Pyrimal.

Gonokokkeninfektionen: Sulfathiazol, Albucid, Neo-Uliron, Sulfapyridin, Pyrimal und Globucid.

Meningokokkeninfektionen: Sulfapyridin, Sulfathiazol, Prontalbin, Albucid.

Infektion der Harn- und Gallenwege: Prontosil, Albucid und Sulfathiazol, Euvernil.

Pneumokokkeninfektionen (besonders croupöse Pneumonie): Sulfathiazol und Sulfapyridin.

Anaerobierinfektion (Gasbrand): Marfanil und Globucid.

Ruhrinfektion: Sulfapyridin.

Darreichung und Dosierung. Die Sulfonamidpräparate werden in der Hauptsache peroral verabreicht. Bei schlechter Verträglichkeit, oder wenn eine starke Einwirkung in kurzer Zeit erforderlich ist, können die löslichen Salzverbindungen auch intravenös oder intramuskulär injiziert werden, vielfach in Kombination mit

---

[1] Am bedeutsamsten erscheint die auch experimentell gut gestützte Annahme, daß die Sulfonamide die p-Aminobenzoesäure, einen physiologischen Wachstumsfaktor der Bakterienzelle, auf Grund seiner chemisch verwandten Struktur vom Zellsubstrat „verdrängen" können.

gleichzeitigen peroralen Gaben. Die intralumbale Injektion bei Meningitis ist aufgegeben worden.

Die Einzeldosen werden meist so verteilt (Einzelgaben alle 4 Stunden), daß im Blut eine gleichmäßige Konzentration erreicht wird. Bei Pneumokokken- und Gonokokkeninfektionen wird oft eine „Stoßtherapie" mit höheren Dosen an den ersten 2—3 Tagen bevorzugt. Die mengenmäßige Begrenzung der Gesamtdosierung einer Kur ist genau zu beachten. Nach Durchführung einer mehrtägigen Behandlung wird eine Pause eingeschoben, um kumulative Wirkungen zu vermeiden.

Sulfonamide sind auch *äußerlich* zur Behandlung infizierter Wunden empfohlen worden, insbesondere auch in der Kriegschirurgie. Es wird für diese Zwecke besonders ein Marfanil-Prontalbin-Puder im Verhältnis 1 : 9 empfohlen. Dieses Behandlungsverfahren hat noch keine allseitige Anerkennung gewonnen.

Ferner wird bei Staphylokokkeninfektionen der äußeren Haut eine 5%ige Ulironsalbe („Stada") benutzt.

Nebenwirkungen, Verträglichkeit. Obwohl die Sulfonamide in großen Gaben verabreicht werden müssen, werden sie im allgemeinen gut vertragen. Ihre „organotropen" Wirkungen scheinen gering zu sein. Im Tierversuch wirken bei akuter Toxizitätsbestimmung und bei wiederholten Gaben erst sehr große Dosen schädlich. Spezifische Organschädigungen sind dabei nicht als Todesursache nachgewiesen worden.

Bei der praktischen Verwendung kommen, auch bei etwaiger Überdosierung, akute Vergiftungen nicht vor, dagegen sind mancherlei toxische Nebenwirkungen oder Überempfindlichkeitsreaktionen beobachtet worden, die bei genügender Vorsicht vermieden werden können. In einem wechselnden Prozentsatz treten bei innerlicher Verabreichung Erbrechen und Magenbeschwerden auf. Diese örtlichen Reizwirkungen sind besonders häufig nach Sulfapyridin beschrieben worden (10%). Sie können weitgehend verhütet werden, wenn die Präparate nicht auf den leeren Magen und mit reichlich Flüssigkeit (Milch oder Schleimsuppen) verabreicht werden.

Ebenfalls in etwa 10% der Behandlungsfälle wird eine leichte Cyanose beobachtet, die wohl durch eine Bildung von Methämoglobin (vgl. S. 258) bedingt ist. Der Grad dieser Methämoglobinbildung ist aber ganz außerhalb der gefährlichen Grenzen, es erfolgt auch schnelle Rückbildung.

Man hat darauf hingewiesen, daß bei gleichzeitiger Aufnahme von Schwefel oder schwefelhaltigen Arzneien (auch abführende Sulfate?) eine Bildung von „Sulfhämoglobin" erfolgen könne. Es handelt sich dabei aber um eine S-freie, richtiger als „Verdohämochromogen" zu bezeichnende, irreversibel oxydierte Abbaustufe des Hämoglobins, die in Gegenwart von SH_2 leicht entstehen soll.

Als weitere, nicht bedrohliche Nebenerscheinungen sind gelegentlich beschrieben worden: Schwindelgefühl, Kopfschmerzen, Exantheme der Haut, Fieber u. a. Die früher bei Uvironbehandlung mehrfach beobachteten schweren Neuritiden sind jetzt bei vorsichtiger Dosierung und bei Verwendung von Neo-Uliron nicht mehr aufgetreten. Als besonders leicht verträglich gilt das Sulfathiazol (Eleudron und Cibazol).

In seltenen Fällen kommt es auch zu schweren Störungen durch Schädigung der Nieren oder des blutbildenden Apparates. Die Nierenschädigung, deren frühes Stadium man aus dem Auftreten von Erythrocyten im Harn erkennen kann, wird daraus erklärt, daß die im Stoffwechsel gebildeten Acetylamidverbindungen schwerlöslich sind und in Krystallform in der Niere beim Ausfallen mechanische Verletzungen auslösen können. Dies ist besonders für das Sulfapyridin beschrieben worden, gilt in geringerem Ausmaß aber wohl auch für das Sulfathiazol. Man sucht durch reichliche Flüssigkeitsgaben die Gefahr möglichst einzuschränken. Im Blutbild kann man gelegentlich eine Leukopenie feststellen (Kontrolle unter der Behandlung!), die in vereinzelten Fällen bis zu einer tödlich verlaufenden Agranulocytose führen kann. Hier handelt es sich um Überempfindlichkeitsreaktionen.

Im allgemeinen darf wohl gesagt werden, daß es keine direkten Kontraindikationen gegen die Verwendung der Sulfonamide gibt, mit Ausnahme einer schon bekannten Überempfindlichkeit. Es ist aber zu fordern, daß die Durchführung einer solchen Behandlung unter ärztlicher Kontrolle erfolgt und daß während einer Kur der Genuß von Alkohol und Tabak unterbleibt.

Präparate:

Prontosil rubrum (Bayer) ist 4-Sulfonamid-2′, 4′-diamino-azobenzol. Tagesdosis: 2—5 g per os. 20 Tabletten zu 0,5 = 2,45 RM.

Prontosil solubile (Bayer) ist das Dinatriumsalz der 4′-Sulfonamido-phenylazo-7-acetylamino-1-oxynaphthalin-3, 6-disulfosäure. 5%ige Lösung zur intramuskulären Injektion (0,5 bis 1,25 g als Einzelgabe), auch in Kombination mit peroralen Gaben des Prontosil rubrum. 5 Ampullen zu 5 ccm (5% ig) = 5,14 RM.

Prontalbin (Bayer) ist p-Aminophenylsulfonamid (Sulfanilamid). Tagesdosen von 2—5 g per os. 20 Tabletten zu 0,5 = 1,70 RM.

Neo-Uliron (Bayer) ist das 4-(4′-Aminobenzolsulfonamido)-benzolsulfonmonomethylamid. Behandlungsstöße mit insgesamt 12 g innerhalb 4 Tagen (3 g täglich), nicht mehr als 3 Stöße mit Behandlungspause von 1 Woche. 25 Tabletten zu 0,5 = 2,65 RM.

Die Verwendung von Uliron empfiehlt sich nicht mehr, da es nicht so ungiftig ist wie das Neo-Uliron. Es kann jedoch noch äußerlich verwendet werden (vgl. S. 259).

Albucid (Schering) ist ein p-Aminobenzolsulfonacetylamid (Acetylsulfanilamid). Dosierung: in 6 Tagen 40—60 Tabletten zu 0,5 bei Gon. Bei Meningitis neben peroraler Darreichung (3mal 3 Tabletten täglich) auch täglich 3 g intravenös. Solche Injektionen auch bei Infektionen der Harnwege. 23 Tabletten zu 0,5 = 2,94 RM., 5 Ampullen zu 5 ccm (1,5 g) = 4,58 RM.

Sulfapyridin ist ein p-Aminobenzolsulfonamido-pyridin. Bei Pneumonie und Meningitis zunächst 2,0, dann alle 4 Stunden 1,0. Insgesamt in 5 Tagen 20—25 g per os. Auch intramuskuläre Injektionen von 3mal täglich 1 Ampulle.

Bei Gonorrhöe Behandlungsstöße mit insgesamt 12 g (3 g pro Tag). Behandlungspause von 1 Woche. Bis zu 3 Stößen.

Eubasin (Nordmark). 20 Tabletten zu 0,5 = 3,12 RM.

Eubasin solubile (Nordmark). 3 Ampullen zu 3,3 ccm (10% ig) = 2,28 RM.

Sulfapyridin (Bayer oder Homburg). 20 Tabletten zu 0,5 = 2,94 RM., 5 Ampullen zu 5,0 ccm (10% ig) = 3,51 RM.

Sulfathiazol ist p-Aminobenzolsulfonamidothiazol. Bei Gonorrhöe 2-Tagesstoß zu je 5 g, insgesamt 10 g, dann Behandlungspause von 1 Woche. Bei Pneumonie und Meningitis 7 g innerhalb der ersten 24 Stunden, beginnend mit 2 g. Am 2. und 3. Tag je 4 g, am 4. Tag 3 g. Gesamtdosis nicht über 20 g. Zur Injektionsbehandlung täglich 1—3 g intramuskulär.

Cibazol (Ciba). 20 Tabletten zu 0,5 = 2,94 RM., 5 Ampullen zu 5,0 ccm (1 g) = 4,90 RM.

Eleudron (Bayer). 20 Tabletten zu 0,5 = 2,94 RM., 5 Ampullen zu 5,0 ccm (1 g) = 4,90 RM.

Sulfapyrimidin (in Amerika Sulfadiazin genannt) ist 2-(p-Aminobenzolsulfonamido)-pyrimidin. Dosierung wie bei Sulfapyridin.

Pyrimal (Schering) noch nicht im Handel.

Debenal (Bayer). 20 Tabletten zu 0,5 = 2,75 RM.

Euvernil (Heyden) ist ein N-Sulfanilylcarbamid, welches schnell in hohen Konzentrationen im Harn ausgeschieden wird. Bei Cystopyelitiden und anderen Infektionen der Harnwege 4mal täglich 3 Tabletten zu 0,5. 20 Tabletten zu 0,5 = 1,86 RM., 5 Ampullen zu 10,5 ccm = 4,55 RM.

Globucid (Schering) ist ein Sulfathiodiazol. Bei Gonorrhöe und Pneumonien Dosierung wie Sulfathiazol. (20 Tabletten zu 0,5 = 4,00 RM., 5 Ampullen zu 10 ccm = 7,02 RM.)

Tibatin (Bayer) ist ein Galaktosid des 4, 4'-Diamino-diphenylsulfon. Bei septischen Infektionen, insbesondere Puerperalinfektionen, 5—10 g täglich intravenös oder intramuskulär in 3 Einzeldosen aufgeteilt (5 Ampullen zu 5 ccm 20% ig = 4,90 RM.).

Marfanil (Bayer) ist das salzsaure Salz des 4-Aminomethyl-benzolsulfonamids. Bei Gefahr einer Allgemeininfektion 3—6 g und bei Gasödeminfektion 6—8 g täglich, beginnend mit 2 g peroral. Nicht länger als 6 Tage lang. Gleichzeitig kann die Wunde mit Marfanilpuder örtlich behandelt werden (250 Marfaniltabletten zu 0,5 = 24,80 RM. und 250 g Marfanil-Prontalbin-Puder = 13,50 RM.).

β) Cupreinderivate.

Das Cuprein ist entmethyliertes Chinin. Es wurde vor 40 Jahren in der China cuprea aufgefunden; seine synthetisch dargestellten Alkylderivate haben als äußere und innere Desinfizientien Verwendung gefunden.

Optochin (Zimmer) ist das Äthylhydrocuprein, das sich durch besonders starke abtötende Wirksamkeit auf Pneumokokken auszeichnet. Bei Pneumonie und Grippe ist der Nutzen einer Optochinbehandlung nicht einwandfrei erwiesen. Da nach interner Optochinbehandlung sehr viele schwere Störungen des Sehvermögens bis zur dauernden Erblindung vorgekommen sind, sollte von derselben Abstand genommen werden, oder es sollte zum mindesten mit äußerster Vorsicht vorgegangen werden.

Von *Optochinum hydrochloricum* (manche halten das Optochinum basicum für weniger gefährlich) werden 5mal 0,2 am Tage einige Tage lang gegeben. Man achte gut auf beginnende Sehstörungen, die oft von Hörstörungen begleitet sind, und setze das Mittel sofort nach dem Auftreten derselben ab! (0,1 = 0,25 RM.)

(Über die örtliche Anwendung bei Ulcus corneae s. S. 44.)

Eucupin (Zimmer) ist Isoamylhydrocuprein, dessen Hydrochlorid als inneres Desinfiziens bei verschiedenen Infektionskrankheiten versucht wurde. Da häufig schwerste Opticusschädigungen auftraten, ist die interne Darreichung so gut wie ganz verlassen.

γ) Farbstoffe.

Methylenum caeruleum (offiz.), *Methylenblau*, bringt bei chininrefraktärer Malaria quartana oder chronischer Sepsis in seltenen Fällen endgültige Entfieberung (täglich 5mal 0,2 per os, 1 Woche lang).

Argochrom (Merck), eine Silbermethylenblauverbindung mit 20% Ag, in Ampullen mit 0,05 in 5,0 Wasser. Intravenös bei Sepsis.

Trypaflavin (Bayer) ist ein Diamino-methyl-acridiniumchlorid. Intravenös bei septischen Erkrankungen 5—20 ccm der 0,15—2%igen Lösung.

δ) Kolloidale Metalle.

Argentum colloidale (offiz.), *Collargol* (Heyden) (Näheres S. 51), kolloides Silber, dunkle Schuppen, die sich in Wasser rotbraun lösen, wird bei septischen Erkrankungen *intravenös* gegeben. Ein sicheres Verschwinden der Bacillen ist bei Sepsis keineswegs zu erreichen, aber in seltenen Fällen wurde bei desolat aussehendem Zustand des Patienten im Anschluß an die Einspritzung Entfieberung und Heilung beobachtet.

Das intravenös injizierte Collargol wird rasch aus der Blutbahn entfernt und im Reticuloendothel gespeichert. Bei oft wiederholten Darreichungen kann Argyrie (S. 52) auf-

treten. Sehr oft reagieren die Patienten einige Stunden nach der Einspritzung mit Schüttelfrost, Cyanose und Kollaps. Da die Lösungen nicht dauernd haltbar sind und allmählich
Flocken auftreten, die zur Embolie führen können, müssen sie immer frisch bereitet werden.

Rp. Argenti colloid. 0,2
   Aquae dest. ad 10,0
   M. D. Sterilisa. S. 5(—10) ccm, *langsam* intravenös.
   (1,0 Argent. colloid. = 0,40 RM.; 1,0 Collarg. = 1,10 RM.)

Noch unsicherer wirksam ist die Einreibung des *Unguentum Argent. colloidalis* (offiz.),
mit 15% Ag, der CREDÉschen Salbe, da nur ein schwankender Bruchteil resorbiert wird.
3,0 der Salbe werden täglich 1—2mal verrieben.

Die therapeutische Anwendung anderer kolloidaler Metalle (Au, Cu) hat bisher noch
keine eindeutigen Ergebnisse gezeigt.

ε) Goldtherapie.

Das von R. KOCH 1890 geprüfte Kaliumgoldcyanid hemmt das Wachstum von Tuberkelbacillen in starken Verdünnungen. Das Metall wird auch nachweislich in tuberkulösen Herden
abgelagert. Eine chemotherapeutische Wirkung ist mit den nicht ungiftigen Goldverbindungen
aber praktisch nicht zu erreichen. Neuere Präparate wie Krysolgan, Solganal und Sanocrysin
werden auch im Sinne der unspezifischen Reiztherapie, wie bei chronischem Rheuma (vgl.
S. 239), aber in vorsichtigster Dosierung versucht.

Die Goldtherapie der Tuberkulose wird nicht allgemein anerkannt. Es bestehen Bedenken wegen der häufigen Nebenwirkungen (vgl. S. 239). Als Indikationen werden auch
chronische Entzündungen und Lupus erythematodes genannt. Während der Behandlung ist
Kontrolle von Blutbild und Urin erforderlich.

Solganal B (Schering), Aurothioglucose mit 50% Au. 1 Ampulle zu 0,01—1,0 = 1,16
bis 10,0 RM.

Solganal B oleosum (Schering), S. in öliger Lösung. 1 Ampulle zu 0,01—0,2 = 0,92 bis
2,84 RM.

Neosolganal (Schering), Calcium-Gold-Keratinat. 1 Ampulle zu 0,01—1,0 = 1,42—6,48 RM.

Auro-Detoxin (Wülfing), Goldkeratinat. 1 Ampulle zu 0,01—1,0 = 1,36—6,48 RM.

e) Immunkörpertherapie.

Während die Chemotherapie die Krankheitserreger im Organismus durch Zufuhr bactericid
wirkender Verbindungen direkt zu schädigen versucht, benutzt die Immunkörpertherapie
die Möglichkeiten der Selbsthilfe des Körpers, nämlich seine Fähigkeit der „Antikörper-
bildung" gegen Bakterien und deren Toxine.

VON BEHRING entdeckte dieses Verhalten und baute diesen wichtigen Zweig der Therapie
planmäßig aus, beginnend mit der Einführung des Diphtherieheilserums (1893). Bei Über-
tragung eines antitoxinhaltigen Heilserums erzielt man eine „passive Immunität", die sofort
wirksam wird, aber nur begrenzt anhält. Bei Behandlung mit abgeschwächten Keimen oder
Toxinen (Schutzimpfung) gewinnt man eine „aktive Immunität", die sich erst allmählich
ausbildet und lange anhalten kann.

α) Heilsera.

Chemie. Die chemische Natur der Antitoxine ist unbekannt. Die therapeutisch
wichtigen Antitoxine sind hauptsächlich an die Globuline des Serums gebunden
und können dadurch gereinigt werden, daß man die Globuline von dem Serum-
eiweiß und anderen Bestandteilen des Serums oder des Plasmas abtrennt. Die
Heilsera werden vorwiegend von Pferden gewonnen, die mit steigenden Toxin-
mengen behandelt wurden. Gegen sekundäre bakterielle Verunreinigung werden
sie mit 0,5% Phenol oder mit Trikresol versetzt. Soweit es technisch möglich

ist, werden die Heilsera auf ihre Wirksamkeit im Tierversuch austitriert; bei manchen Heilseren bestehen über diese Prüfungen bindende staatliche Vorschriften. Die staatlich kontrollierten Seren werden, wenn beim Lagern eine Abschwächung eintritt, eingezogen.

Schicksal im Körper. Für einige Sera (z. B. Diphtherie- und Tetanusheilserum) ist festgestellt, daß sie wochenlang im Blute kreisen, so daß die prophylaktische Einspritzung einen einige Wochen lang anhaltenden Schutz gewähren kann.

Gefahren. Mit dem Heilserum wird dem Menschen artfremdes Eiweiß zugeführt. Dadurch können gelegentlich gewisse Reaktionserscheinungen ausgelöst werden, nämlich einmal die meist 10 Tage nach der (ersten) Injektion auftretende „Serumkrankheit" (Fieber, Exantheme, Urticaria, Kreislaufschwäche) und weiter die bei einer zweiten oder späteren Seruminjektion einsetzenden anaphylaktischen Erscheinungen (Hautausschläge, Fieber, Herzschwäche, asthmatische Beschwerden), die aber nur bei intravenöser Zufuhr einen ernsten Charakter annehmen. Durch Vorinjektion einer kleinen Gabe (1,0 ccm) kann man eine „Desensibilisierung" erzielen. Reinjektion nach 4—6 Stunden.

Wird Serum bei Diphtherie usw. prophylaktisch gegeben, so empfiehlt es sich, nicht Pferdeserum, sondern Hammel- oder Rinderserum zu wählen, damit bei einer etwa notwendigen späteren Serumheilinjektion, bei der man auf das wirksamere Pferdeserum angewiesen ist, oder bei einer wiederholten prophylaktischen Injektion (Tetanus) keine Anaphylaxie in Erscheinung tritt.

Einzelne Heilsera und ihre Darreichung.

Serum antidiphthericum (Behring) wird staatlich auf seinen Gehalt an Antitoxineinheiten (A.E.) geprüft. Die Aussicht, die ausgebrochene Diphtherie zu heilen, ist um so günstiger, je früher die Einspritzung erfolgt. Über die Dosierung gehen die Meinungen auseinander. In leichten Fällen werden nicht unter 4000 A.E., in schweren Fällen bis zu 100000 A.E. in die Muskulatur eingespritzt. Die Injektion kann auch intravenös erfolgen. Für die prophylaktische Schutzimpfung (1000 A.E.) wählt man am besten Hammel- oder Rinderserum.

Diphtherieserum (Behring). Ampullen: je 1000 A.E. = 0,84 RM.; je 6000 A.E. = 7,70 RM.; je 6000 A.E., gereinigt, eiweißarm = 9,43 RM.; je 20000 A.E., gereinigt, eiweißarm = 28,42 RM.

Serum antitetanicum (offiz.) (Behring) unterliegt ebenfalls der staatlichen Kontrolle. 1 ccm Serum muß mindestens 500 bzw. 750 A.E. enthalten, 1 g festes Serumpulver, das. auf die Wunden örtlich aufgebracht wird, 10 mal soviel. Der hervorragende Wert des Tetanusantitoxins kommt nur bei der prophylaktischen Darreichung zum vollen Ausdruck. Da es fast mit Sicherheit gelingt, den Starrkrampf zu verhüten oder ihm einen leichten Verlauf zu geben, wenn sofort nach der Verwundung und Infektion eingespritzt wird, muß bei allen tetanusverdächtigen Verletzungen (Erde in zerfetzten Wunden, Pfählung mit faulem Holz, Kleiderfetzen in Wunden usw.) notwendig Tetanusantitoxin, mindestens 2500 A.E. subcutan oder intramuskulär gegeben werden. Ist der Wundstarrkrampf ausgebrochen, so hat die Antitoxinbehandlung keine sicheren Erfolge mehr, auch nicht wenn große Mengen (bis 125000 A.E.) intravenös gegeben werden.

Die von vielen Firmen gelieferten Packungen enthalten meist 2500, 12500, 25000, 50000 A.E.

Streptokokkenserum. Streptoserin (Behring) ist ein polyvalentes Pferdeserum. Die Heilerfolge bei Erysipel, Streptokokkensepsis usw. sind nicht sicher. Gegeben werden 25—50 ccm intramuskulär oder intravenös. Auch andere Antistreptokokkenseren haben keine sicheren Erfolge gebracht.

Dysenterieserum (Behring) gegen die bakterielle Dysenterie (Shiga-Kruse), ein polyvalentes, staatlich geprüftes Serum. 20—50 ccm intramuskulär oder intravenös.

Meningokokkenserum (offiz.), ebenfalls polyvalent und staatlich geprüft. 20—40 ccm intramuskulär, intravenös oder intralumbal.

Pneumokokkenserum (Behring), polyvalentes Serum gegen Typ I und Typ II (mit 250 A.E. gegen Typ I und mit 25 A.E. gegen Typ II in 1 ccm). 25 ccm intramuskulär oder intravenös.

Polyvalente *Schlangengiftheilsera* haben wegen ihrer günstigen Heilwirkungen in den Tropen große Bedeutung gewonnen.

Bei einigen weiteren Heilseren sind die therapeutischen Erfolge so unsicher, daß sie hier nur kurz erwähnt seien:

Milzbrandserum dürfte vorwiegend prophylaktisch wirksam sein. 10—50 ccm intramuskulär oder intravenös.

Typhusserum 20 ccm intramuskulär oder intravenös.

β) Schutzimpfstoffe.

Die durch JENNER 1796 Allgemeingut der ärztlichen Praxis gewordene Schutzimpfung gegen Pocken mit Kuhpockenlymphe und die von PASTEUR ausgearbeitete Schutzimpfung gegen Lyssa mit abgeschwächten Tollwuterregern haben so außerordentlichen Nutzen gebracht, daß wohl bei jeder Infektionskrankheit, deren Erreger isoliert zu züchten sind, Immunisierungsverfahren ausgearbeitet und versucht worden sind. Entweder werden abgeschwächte lebende Erreger oder nach dem Verfahren KOCHS, der das Tuberkulin einführte, die abgetöteten Bakterien oder deren Toxine in den Körper eingeführt.

Die wichtigsten zur prophylaktischen Immunisierung angewandten Impfstoffe, welche abgetötete Bakterien oder Bakterientoxine enthalten, sind folgende:

Typhusimpfstoff (Behring, Merck) besteht aus abgetöteten, in Wasser suspendierten Bacillen verschiedener Typhusstämme. 1 ccm enthält 1 Milliarde Keime. Die prophylaktische Immunisierung gewährt einen ziemlich sicheren Schutz. Es werden 0,5, 1,0 und 1,0 ccm in Abständen von einer Woche subcutan eingespritzt. Die Schutzwirkung hält länger als ein Jahr an.

Polyvalente Impfstoffe gegen Typhus und Paratyphus A und B werden in ähnlicher Weise angewandt.

Choleraimpfstoff (Behring) besteht aus einer Aufschwemmung abgetöteter Choleravibrionen. 1 ccm enthält 5 Milliarden Keime. Man injiziert zur Choleraprophylaxe 0,5 ccm und 5 Tage später 1,0 ccm subcutan. Der Impfschutz hält nicht länger als 3 Monate an.

Diphtherie-Schutzimpfstoffe enthalten Diphtherietoxin, welches durch Neutralisieren mit Antitoxin oder durch Behandeln mit Formol entgiftet ist, aber noch die Fähigkeit hat, aktive Immunisierung hervorzurufen.

Diese Schutzimpfung wird heute bei Kindern in großem Ausmaß erprobt. Bei 60% sollen Antitoxine nach 2—3 Wochen auftreten. Die Impfung wird zweckmäßigerweise nach 4 Wochen wiederholt. Der Impfschutz hält anscheinend über Jahre an.

Diphtherie-Formol-Toxoid (Behring) ist durch Formol entgiftetes Toxin. Man injiziert subcutan 3mal 1 ccm in Abständen von 2 Wochen.

Impfstoffe zur Therapie.

Tuberkulin KOCH (offiz.), Alttuberkulin, wird durch Eindampfen von glycerinhaltigen Fleischbrühkulturen der Tuberkelbacillen und Abfiltrieren als klare braune, in Wasser lösliche Flüssigkeit gewonnen. Es unterliegt, ebenso wie das *albumosefreie Tuberkulin* (offiz.), Tuberkulin A.F., der staatlichen Prüfung.

Neutuberkulin besteht aus zerriebenen, dann mit Kochsalzlösung ausgezogenen und mit Glycerin zu Emulsionen verarbeiteten Tuberkelbacillen. (Über die zahlreichen weiteren Tuberkuline und die Einzelheiten ihrer Anwendung wird auf die Spezialliteratur verwiesen.)

Für diagnostische Zwecke, für die meist die PIRQUETsche Cutanmethode verwandt wird, bringt man auf die äthergereinigte Haut der Arminnenseite an zwei Stellen je 1 Tropfen Tuberkulin KOCH auf und verletzt die obersten Epithelschichten der Haut im Zentrum der Tropfen mit einem Impfbohrer. Im Vergleich mit zwei tuberkulinfreien Kontrollimpfstellen wird der Ausfall der Reaktion festgestellt; bei positivem Ausfall bildet sich innerhalb 24—48 Stunden unter den Tuberkulintropfen eine Impfpapel von 1—3 cm Durchmesser.

Zur Tuberkulintherapie mit Tuberkulin KOCH werden in besonderen Fällen von Tuberkulose allmählich steigende Mengen, von sehr kleinen Mengen beginnend, alle paar Tage 1 mal subcutan eingespritzt. Die Länge der Pausen, die Steigerung der Dosierung, die zu erreichende Enddosis richten sich ganz nach der lokalen Herdreaktion und dem Allgemeinzustand der Patienten. Meist wird mit 1 ccm des auf das 100 000- oder 1 000 000fache verdünnten Tuberkulin KOCH begonnen (diese starken Verdünnungen sind nur kurz haltbar, die Stammflüssigkeit ist dagegen dauernd haltbar). Der Wert dieser Therapie ist unsicher.

Staphylokokkenvaccine werden unter dem Namen Leukogen (Behring), Opsonogen (Güstrow), Staphylosan (Sächs. Serum-Werk) als polyvalente Vaccinen geliefert. Die Injektionen steigender Mengen — zunächst 50 Millionen Keime, dann bis 1 Milliarde Keime — haben sich bei hartnäckiger Furunkulose bewährt.

Gonokokkenvaccine [Arthigon (Schering), Gonargin (Behring) usw.] enthält ebenfalls abgezählte Mengen abgetöteter Gonokokken pro 1 ccm; man injiziert intramuskulär alle 3—7 Tage von 5 Millionen auf mehrere Milliarden Keime ansteigend. Besonders bei geschlossenen gonorrhoischen Krankheitsherden hat sich die Vaccinetherapie bewährt.

Colivaccine (polyvalent) wird bei der Behandlung chronischer Colipyelitis und Cystitis verwandt. Es werden 1 Million bis ansteigend auf 50 Millionen Keime injiziert.

Trichophytievaccine, bereitet aus verschiedenen Trichophytonarten, wird bei tiefen Trichophytien gegeben.

Maximaldosentabelle.

	Größte Einzelgabe g	Größte Tagesgabe g		Größte Einzelgabe g	Größte Tagesgabe g
Acetanilidum	0,5	1,5	Extractum opii	0,075	0,25
Acidum agaricinicum	0,1	—	Extractum Strychni	0,05	0,1
Acidum arsenicosum	0,005	0,015			
Acidum diaethylbarbituricum	0,75	1,5	Filmaronöl	20,0	20,0
Acidum phenylacthylbarbitu-			Folia Belladonnae	0,2	0,6
ricum	0,4	0,8	Folia Digitalis	0,2	1,0
Athylmorphinum hydrochlori-			Folia Hyoscyami	0,4	1,2
cum	0,1	0,3	Folia Stramonii	0,2	0,6
Agaricinum	0,1	—	Fructus Colocynthidis	0,3	1,0
Amylenum hydratum	4,0	8,0			
Amylium nitrosum	0,2	0,5	Glandulae Thyreoideae		
Antifebrin	0,5	1,5	siccatae	0,5	1,0
Apomorphinum hydrochlori-			Gutti	0,3	1,0
cum	0,02	0,06			
Aqua Amygdalarum amara-			Herba Lobeliae	0,1	0,3
rum	2,0	6,0	Heroin hydrochloricum . . .	0,005	0,015
Argentum nitricum	0,03	0,1	Homatropinum hydrobromi-		
Arsacetin	0,2	—	cum	0,001	0,003
Aspidinolfilicinum oleo solu-			Hydrargyrum bichloratum . .	0,02	0,06
tum	20,0	20,0	Hydrargyrum bijodatum . . .	0,02	0,06
Atropinum sulfuricum . . .	0,001	0,003	Hydrargyrum chloratum (zu		
			Einspritzungen)	0,1	—
Bromoformium	0,5	1,5	Hydrargyrum cyanatum . . .	0,01	0,03
			Hydrargyrum oxycyanatum .	0,01	0,03
Cantharides	0,05	0,15	Hydrargyrum oxydatum . . .	0,02	0,06
Chloralum hydratum	3,0	6,0	Hydrargyrum oxydatum via		
Chloroformium (zum Ein-			hum. par.	0,02	0.06
nehmen)	0,5	1,5	Hydrargyrum salicylicum . .	0,15	—
Cocainum hydrochloricum . .	0,05	0,15	Hydrastininium chloratum . .	0,05	0,15
Cocainum nitricum	0,05	0,15	Hydrastininium hydrochlori-		
Codeinum phosphoricum . . .	0,1	0,3	cum	0,05	0,15
Colchicinum	0,002	0,005	Kreosotum	0,5	1,5
Diacetylmorphinum hydro-			Liquor Kalii arsenicosi . . .	0,5	1,5
chloricum	0,005	0,015	Lobelinum hydrochloricum . .	0,02	0,1
Dihydrooxycodeinonum hydro-			Luminal	0,4	0,8
chloricum	0,03	0,1	Luminal-Natrium	0,4	0,8
Dionin	0,1	0,3			
			Medinal	0,75	1,5
Emetinum hydrochloricum . .	0,05	0,1	Methylsulfonalum	1,0	2,0
Eukodal	0,03	0,1	Morphinum hydrochloricum .	0,03	0,1
Extractum Belladonnae . . .	0,05	0,15			
Extractum Colocynthidis . .	0,05	0,15	Narcophin	0,03	0,1
Extractum Filicis	10,0	10,0	Natrium acetylarsanilicum . .	0,2	—
Extractum Hyoscyami . . .	0,15	0,5	Natrium diaethylbarbituricum	0,75	1,5

Maximaldosentabelle (Fortsetzung).

	Größte Einzelgabe g	Größte Tagesgabe g		Größte Einzelgabe g	Größte Tagesgabe g
Natrium nitrosum	0,3	1,0	Santoninum	0,1	0,3
Natrium phenylaethylbarbi-			Scopolaminum hydrobromicum	0,001	0,003
turicum	0,4	0,8	Semen Strychni	0,1	0,2
Nitroglycerinum solutum . .	0,1	0,4	Strophanthinum	0,001	0,005
			Strychninum nitricum. . . .	0,005	0,01
Oleum Chenopodii anthelmin-			Sulfonalum.	1,0	2,0
thici.	0,5	1,0	Suprarenin. (Adrenalin, Epi-		
Oleum Crotonis	0,05	0,15	renan usw.)	0,001	—
Opium concentratum und alle					
Zubereitungen, die etwa 50%			Tartarus stibiatus.	0,1	0,3
Morphin und außerdem die			Theophyllinum	0,5	1,5
Hauptmenge der übrigen			Tinctura Cantharidum . . .	0,5	1,5
Opiumbestandteile enthalten	0,03	0,1	Tinctura Colchici	2,0	6,0
Opium pulveratum	0,15	0,5	Tinctura Colocynthidis . . .	1,0	3,0
			Tinctura Digitalis.	1,5	5,0
Papaverinum hydrochloricum.	0,2	0,6	Tinctura Jodi	0,2	0,6
Paraldehyd.	5,0	10,0	Tinctura Lobeliae.	1,0	3,0
Phosphorus.	0,001	0,003	Tinctura Opii crocata	1,5	5,0
Phosphorus solutus	0,2	0,6	Tinctura Opii simplex. . . .	1,5	5,0
Physostigminum salicylicum .	0,001	0,003	Tinctura Strophanthi	0,5	1,5
Physostigminum sulfuricum .	0,001	0,003	Tinctura Strychni.	1,0	2,0
Pilocarpinum hydrochloricum	0,02	0,04	Trional	1,0	2,0
Pilulae asiaticae (0,001 g Aci-	5	15	Veratrinum.	0,002	0,005
dum arsenicosum je Pille). .	Stück.	Stück	Veronal	0,75	1,5
Plumbum aceticum	0,1	0,3	Veronal-Natrium	0,75	1,5
Podophyllinum	0,1	0,3			
Pulvis Ipecacuanhae opiatus	1,5	5,0	Yohimbinum hydrochloricum.	0,03	0,1

Sachverzeichnis.

Die Arzneimittel sind, sofern sie einen offizinellen, lateinischen Namen besitzen, unter diesem angeführt. Deutsche Namen wurden nur mit aufgenommen, soweit sie von den offizinellen sehr weitgehend abweichen. In dem Verzeichnis sind auch die wichtigeren Indikationsgruppen berücksichtigt. Auf der schräggedruckten Seite finden sich die näheren Angaben über die Beschaffenheit und Wirkungsbedingungen der Mittel.

Gedruckt im Druckhaus Tempelhof
U.S. Druckgenehmigung Nr. 4006

The manufacturer's authorised representative in the EU is Springer
Nature Customer Service Centre GmbH, Europaplatz 3, 69115 Heidelberg,
Germany. If you have any concerns regarding our products, please
contact ProductSafety@springernature.com

Printed and bound by CPI Group (UK) Ltd, Croydon, CR0 4YY

24/04/2026

02096346-0007